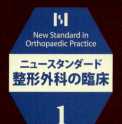

整形外科の病態と診察・診断

専門編集
井尻 慎一郎　井尻整形外科

編集委員
田中 栄　東京大学
松本 守雄　慶應義塾大学
井尻 慎一郎　井尻整形外科

中山書店

●本巻の専門編集

井尻慎一郎 　井尻整形外科

●編集委員

田中　栄 　東京大学大学院医学系研究科整形外科学

松本守雄 　慶應義塾大学医学部整形外科学教室

井尻慎一郎 　井尻整形外科

【読者の方々へ】
本書に記載されている診断法・治療法については，出版時の最新の情報に基づいて正確を期するよう最善の努力が払われていますが，医学・医療の進歩からみて，その内容がすべて正確かつ完全であることを保証するものではありません．したがって読者ご自身の診療にそれらを応用される場合には，医薬品添付文書や機器の説明書など，常に最新の情報に当たり，十分な注意を払われることを要望いたします．

中山書店

シリーズ刊行にあたって

　わが国の整形外科は脊椎，上下肢など内臓以外ほぼすべての器官をカバーするとともに，対象とする疾患も外傷，変性疾患，炎症性疾患，腫瘍性疾患，先天性疾患と広範囲にわたります．また整形外科医は外科的治療だけではなく薬物療法やリハビリテーションといった保存療法も担当し，まさに運動器疾患のトータルマネジメントを担う存在です．多くの専門家を配する大学病院や基幹病院とは異なり，中小の一般病院や開業現場では，これらの多様な疾患に少数の整形外科医が対応する必要があります．しかし一人の整形外科医がこれらすべての整形外科疾患に精通し，専門的な治療を行うことはきわめて困難です．

　本シリーズは，基礎から実際の診察法や保存的治療まで，各専門分野のエキスパートが臨床現場で役立つ知識をできるだけ具体的に解説することを目指した，臨床現場における「指南書」です．なかでも保存的治療に関しては具体的な解説を心がけました．現在整形外科の教科書は数多く存在しますが，そのほとんどは脊椎外科や関節外科など，専門分野の解説書です．しかし一般病院の整形外科外来や整形外科開業医を受診する患者さんの多くは，「肩こり」や「腰痛」など，明確な病変があいまいな訴えをもって来院されます．「肩こり」「腰痛」は国民生活基礎調査で長年日本人の愁訴の上位を占めていますが，その病態や具体的な治療法を解説した教科書はほとんどありません．本シリーズでは，「肩がこる」「寝違えたようで首が痛い」「介護の仕事だけれど腰痛がひどい」「事務仕事でパソコンを使うと肘が痛む」といった患者さんの愁訴に対して，実際の臨床現場でどのように診察して治療していくか，というプロセスを具体的に解説しています．まさに臓器や疾患ではなく，「患者さんを治療する」ことを目指しています．

　X線やMRI検査でなどの画像検査では明らかな病変を指摘できず，対症的な治療を行うことしかできないことも少なくありません．そのような場合，患者さんの痛みや障害を完全にとることはできないかもしれません．しかし，たとえ障害や痛みが多少残ったとしても患者さんが満足できるような医療を行うことが求められています．このような考えに基づいて，本シリーズは EBM (Evidence Based Medicine) だけではなく NBM (Narrative Based Medicine) も重要な医療である，というスタンスで執筆されています．

　本シリーズは，「整形外科開業医や一般病院整形外科勤務医に真に役立つ書籍」を提供することを主眼とし，大病院へ送るべき疾患を見逃さず，自院で治療できる病態は治せることを目指して編集をしています．整形外科の最前線で活躍する開業医や勤務医，またこれから専門医を目指す若い医師の方々に，実臨床でご活用いただけましたら，この上ない喜びです．

2024 年 9 月

編集委員　田中　栄，松本守雄，井尻慎一郎

序文

　私の整形外科医としての座右の銘に「診断半分・手術半分」「手術半分・リハビリ半分」があります．私が若い頃に勤務していた病院の整形外科部長の教えでした．若い医師が少しでも早く多くの手術経験を積みたい，そのような熱い気持ちは大切です．しかしその若い医師たちに，その経験豊かな部長が「手術は正確に上手にすべきだが，その前にきっちりと診断することが大事」「手術がうまくできても，そのあとのリハビリがとても重要」と教えてくれたものでした．

　メスを置いて開業してすでに24年経ちましたが，毎日の診療で私はいつもその恩師の言葉を思い出します．われわれ医師は病める人を治すのが使命です．しかし，手術をするにしても保存的治療をするにしても，目の前の患者さんの病気やケガの原因や病態をまず見極めることが大事です．病気の原因を間違って診断すれば，治る人も治らないかもしれません．もちろんすべての原因が分かるわけではありませんし，自分以外の専門医などに紹介して別の目で診断して貰うことも必要だと思います．

　そして診断をつけて「X線で大きな問題がないので，湿布と鎮痛薬を出します」だけでは，治らないこともしばしばです．整形外科を受診する患者さんの主訴は運動器の障害や痛みやしびれがほとんどです．診断や治療の後のリハビリや日常生活の指導がとても重要です．どのような体操をどの程度すればよいのか，してもよいこととよくないことなどを患者さんに寄り添って導くことが大切です．

　中山書店からこのたび，『ニュースタンダード整形外科の臨床』という全11巻のシリーズの本が順次刊行されることになりました．中山書店にはすでに専門的な大系や手術書の全集もあります．このシリーズでは，大学病院や基幹病院だけでなく，一般中小病院や開業医に受診するような日常でよくある腰痛，肩こり，五十肩や捻挫などの疾患も解説されています．その意味で私のような開業医が編集委員の一人として選ばれたのだと思います．

　この第1巻は整形外科の病態と診察法・診断法についてそれぞれの分野の専門家に執筆をお願いしました．第1章では，骨・関節・靱帯・関節包・筋肉・末梢神経の病態生理と治癒機転を解説していただいています．第2章では，体表解剖で痛みやしびれのある部位から想定される病態を解説していただきました．第3章では診察法を動画などを交えて説明していただいています．基本的な診察法は整形外科医にとって大事だと思います．第4章では整形外科で代表的あるいは少し周辺的な疾患も含めて解説をお願いいたしました．

　第4巻以降にそれぞれの部位のより詳しい解説がありますが，この1巻から第3巻までは基本的なこと，知っておいた方がよいことを解説するように企画しています．分かりやすいように，なるべく図やイラストを多くし，診察法やエコーの動画を紙面の二次元コードからスマートフォンなどで簡単に参照できるようにしています．

　本書が整形外科医やプライマリケア医などの先生方の診療に少しでもお役に立てれば，幸甚に思います．

2024年9月

井尻整形外科
井尻慎一郎

目次

■◀：ビデオあり

1章 運動器の病態生理と治癒機転

骨の基礎知識と骨折治癒機転の基礎知識	前田和洋，斎藤　充	2
関節の基礎知識	中村伸一郎，松田秀一	14
靱帯・関節包の基礎知識	松下雄彦，黒田良祐	21
筋の基礎知識と筋治癒機転の基礎知識	荒川高光	26
末梢神経の基礎知識と神経治癒機転の基礎知識	柿木良介	40

2章 体表解剖と痛みやしびれから想定される病態

頚部	古矢丈雄，大鳥精司	50
肩関節周辺	高瀬勝己	56
肘	今谷潤也	64
手関節と手	中村俊康	71
胸部と背部	加藤裕幸，渡辺雅彦	76
腰部	紺野愼一	84
骨盤と股関節 ■◀	帖佐悦男	89
大腿	帖佐悦男	93
膝関節周辺	星野祐一，黒田良祐	97
下腿	安田稔人	105
足関節	宮本拓馬，田中康仁	109
足 ■◀	原口直樹	116

3章 診察法（患者問診・診察・検査・診断）

頚部 ■◀	牧　聡，大鳥精司	124
肩関節周辺 ■◀	山本宣幸	135
肘 ■◀	丸山真博	139

vii

手関節と手 ■◀ ··· 建部将広　144

胸部と背部 ··· 山下一太，西良浩一　153

腰部 ··· 手束文威，西良浩一　160

骨盤と股関節 ■◀ ·· 伊藤重治，髙木理彰　169

大腿 ■◀ ··· 立石智彦　177

膝関節周辺 ■◀ ·································· 橋口直史，中前敦雄，安達伸生　181

膝靱帯損傷 ■◀ ··· 荒木大輔　195

下腿 ■◀ ··· 熊井　司　207

足関節 ··· 窪田　誠　215

足 ■◀ ··· 青木孝文　224

小児 ··· 薩摩眞一　232

4章　整形外科の代表的な病態と治療

痛み ··· 寺嶋祐貴，牛田享宏　244

炎症 ··· 首藤敏秀　249

急性・慢性の違い ··· 三木健司　255

関連痛，放散痛 ■◀ ······································· 三木健司　257

関節痛，関節炎，変形性膝関節症 ········ 井石智也，神頭　諒，中尾吉孝，中山　寬　260

関節ねずみ ■◀ ··· 五月女慧人，岩崎倫政　266

神経痛，神経麻痺 ··· 柿木良介　269

デルマトーム図と末梢神経分布図 ················· 亀山　隆　283

腱炎，腱鞘炎 ■◀ ··· 上原浩介　288

石灰性腱炎・滑液包炎 ··································· 浜田純一郎　295

肉離れ ■◀ ··· 仁賀定雄　298

こむら返り ··· 鈴木幹也　304

疲労骨折 ································· 新倉隆宏，荒木大輔，中西雄太　307

骨挫傷，不顕性骨折 ······················· 新倉隆宏，小田崇弘　311

骨粗鬆症 ··· 萩野　浩　315

関節リウマチ ■◀ ··· 松本卓巳　322

リウマチ性多発筋痛症 ··································· 小俣康徳　332

RS3PE 症候群 ··· 近藤正一　337

痛風 ▶	横川直人	340
偽痛風	井尻慎一郎	345
肩こり	新井貞男	350
首下がり症候群 ▶	遠藤健司	353
ストレートネック	熊谷玄太郎	364
いわゆる腰痛症	杉浦宏祐, 藤谷順三, 西良浩一	367
骨腫瘍および軟部腫瘍 ▶	筑紫　聡	378
ロコモ, フレイル, サルコペニア	石橋英明, 柴田輝明	387
成長痛	小林大介	394

索引 ... 397

動画閲覧について

本書内の動画は，パソコンおよびモバイル端末にて，web site でご覧いただけます．
右の二次元コードもしくは動画掲載項目に示した二次元コードを読み込むか，下記 URL をブラウザに入力してアクセスしてください．

　　　https://www.nakayamashoten.jp/series/ortho_new_std/9784521750910/

①下記のユーザー名とパスワードを入力し，ログインしてください（共通）．

　　　ユーザー名：ortho_new_std1　　　　**パスワード**：k7$peH83
　　　　　　　　　　　　　　　　　　　　　　（大文字小文字の区別があります）

②再生について
・再生ボタン（▶）をクリックすると，その動画が同一ウインドウで表示されます．

・動画閲覧には標準的なインターネット環境が必要です．
・ご使用のブラウザによっては，まれに閲覧できないことがあります．その場合は他のブラウザにてお試しください．
・通信環境やご使用のパソコン，モバイル端末の環境によっては，動画が乱れることがあります．
・掲載の動画の著作権は各著者が保有しています．本動画の無断複製を禁じます．

■執筆者一覧(執筆順)

前田和洋	東京慈恵会医科大学整形外科学講座／同大学附属病院手外科センター
斎藤　充	東京慈恵会医科大学整形外科学講座
中村伸一郎	京都大学大学院医学研究科運動器機能再建学講座
松田秀一	京都大学大学院医学研究科整形外科
松下雄彦	神戸大学大学院医学研究科整形外科学
黒田良祐	神戸大学大学院医学研究科整形外科学
荒川高光	神戸大学大学院保健学研究科
柿木良介	近畿大学医学部整形外科学教室
古矢丈雄	千葉大学医学部附属病院整形外科
大鳥精司	千葉大学大学院医学研究院整形外科
高瀬勝己	東京医科大学運動機能再建外科学寄附講座
今谷潤也	岡山済生会総合病院整形外科
中村俊康	国際医療福祉大学医学部整形外科／山王病院整形外科
加藤裕幸	東海大学医学部外科学系整形外科学
渡辺雅彦	東海大学医学部外科学系整形外科学
紺野愼一	一般財団法人脳神経疾患研究所附属総合南東北病院
帖佐悦男	宮崎大学医学部整形外科
星野祐一	神戸大学大学院医学研究科整形外科学
安田稔人	大阪医科薬科大学看護学部
宮本拓馬	University of Utah, Orthopedic Research Laboratory／奈良県立医科大学整形外科学教室
田中康仁	奈良県立医科大学整形外科学教室
原口直樹	聖マリアンナ医科大学横浜市西部病院整形外科
牧　聡	千葉大学大学院医学研究院整形外科学
山本宣幸	東北大学大学院医学系研究科整形外科学
丸山真博	山形大学医学部整形外科学講座
建部将広	安城更生病院整形外科
山下一太	徳島大学大学院医歯薬学研究部運動機能外科学
西良浩一	徳島大学大学院医歯薬学研究部運動機能外科学
手束文威	徳島大学大学院医歯薬学研究部運動機能外科学
伊藤重治	日本海総合病院整形外科
髙木理彰	山形大学医学部整形外科学講座
立石智彦	同愛記念病院整形外科
橋口直史	広島大学大学院医系科学研究科整形外科学
中前敦雄	広島大学大学院医系科学研究科整形外科学
安達伸生	広島大学大学院医系科学研究科整形外科学
荒木大輔	兵庫県立リハビリテーション中央病院スポーツ医学診療センター整形外科／神戸大学大学院医学研究科整形外科学
熊井　司	早稲田大学スポーツ科学学術院
窪田　誠	東京慈恵会医科大学葛飾医療センター整形外科
青木孝文	国際医療福祉大学臨床医学研究センター／山王病院整形外科
薩摩眞一	兵庫県立こども病院整形外科
寺嶋祐貴	愛知医科大学メディカルセンター疼痛緩和外科
牛田享宏	愛知医科大学医学部疼痛医学講座
首藤敏秀	千代田病院リウマチ科・整形外科
三木健司	大阪行岡医療大学
井石智也	兵庫医科大学整形外科学教室
神頭　諒	西宮回生病院整形外科
中尾吉孝	兵庫医科大学整形外科学教室
中山　寛	兵庫医科大学整形外科学教室
五月女慧人	北海道大学大学院医学研究院機能再生医学分野整形外科学教室
岩崎倫政	北海道大学大学院医学研究院機能再生医学分野整形外科学教室
亀山　隆	中部ろうさい病院脳神経内科
上原浩介	埼玉医科大学整形外科
浜田純一郎	桑野協立病院整形外科
仁賀定雄	JIN整形外科スポーツクリニック
鈴木幹也	国立病院機構東埼玉病院神経内科
新倉隆宏	兵庫県立西宮病院整形外科
中西雄太	神戸大学大学院医学研究科整形外科学
小田崇弘	兵庫県立西宮病院整形外科
萩野　浩	山陰労災病院リハビリテーション科
松本卓巳	東京大学医学部附属病院整形外科
小俣康徳	東京大学医学部附属病院整形外科骨軟骨再生医療講座
近藤正一	近藤リウマチ・整形外科クリニック
横川直人	東京都立多摩総合医療センターリウマチ膠原病科
井尻慎一郎	井尻整形外科
新井貞男	あらい整形外科
遠藤健司	東京医科大学整形外科学分野
熊谷玄太郎	弘前大学大学院医学研究科整形外科学講座
杉浦宏祐	徳島大学大学院医歯薬学研究部運動機能外科学
藤谷順三	徳島大学大学院医歯薬学研究部運動機能外科学
筑紫　聡	愛知がんセンター整形外科
石橋英明	伊奈病院整形外科
柴田輝明	北本整形外科
小林大介	兵庫県立こども病院リハビリテーション科／整形外科

1章
運動器の病態生理と治癒機転

New Standard in Orthopaedic Practice

1章　運動器の病態生理と治癒機転

骨の基礎知識と
骨折治癒機転の基礎知識

■ 骨の解剖

1. 骨の進化について

　生命は約40億年前に深海で誕生し，進化の過程の初期には水中環境に生息していた[1][*1]．3億8,500万年前に水生脊椎動物が陸上に移動し，骨の進化に重要な影響を与えた．重力に対する抵抗力を高めるために，骨はより堅牢で複雑な構造をもつようになり，運動を可能にする動的なシステムへと進化した．また，陸生脊椎動物の骨の内部には骨髄が形成され，造血が行われるようになった．陸上は，水中と比較すると紫外線の影響が大きい．造血幹細胞を紫外線によるDNA損傷から守るために，水生脊椎動物では腎臓や肝臓で行われていた造血の場が，進化の過程で堅牢な皮質骨の内側に格納されたものと考えられている[2]．

　さらに，骨はミネラルの貯蔵庫としての機能も果たし，体内のカルシウムやリンのバランスを維持するために重要な役割を担うようになった．イオン化カルシウムは，神経インパルスの生成，筋肉機能，細胞膜電位の調節，血液凝固，さらには硬組織の形成など生命活動において重要な役割を果たしているため，血清カルシウム濃度は厳密に制御されなければならない．水生脊椎動物は周囲の水にカルシウムが含まれているために，生命活動に必要なカルシウムは効率良く水中から採取することができる[3]．しかし，陸生脊椎動物は，カルシウムを食物から摂取しなければならず，骨格がカルシウムを貯蔵する器官として重要な役割を担うようになったと考えられている[*2]．また，血清中のカルシウムを上昇させるビタミンDや副甲状腺ホルモンなどの内分泌系を進化の過程で獲得したのも両生類以降である（図1）．

2. 骨の構造について

　成人の骨格は206個の骨から構成される．これらはさまざまな形状や大きさをもち，体の種々の機能に寄与する．骨は外側の骨膜に覆われた硬い皮質骨と内部の柔らかい海綿骨から成る．皮質骨に存在する細長い管状の構造物がHavers（ハヴァース）管（haversian canal）で，水平方向に走りHavers管同士を連結しているのがVolkmann（フォルクマン）管（Volkmann's canal）である．Havers管は骨の長軸に沿って走り，骨組織への血液供給を担う．血管，神経，リンパ管を含み，骨内部への酸素と栄養素の供給に寄与している．Havers管を中心に，同心円状に配置された骨層板が骨単位（osteon）を形成する．これらの骨層板は，コラーゲン線維とミネラル（主にヒドロキシアパタイト）から構成されており，骨の強度と柔軟性を提供する．各骨層板のあいだには，骨小

---

*1　生命と海

生命は海から始まり，人体を構成する十大元素はリンを除くすべて海水と一致する．唯一異なるリンは，陸生に適応した脊椎動物でリン酸カルシウムとして硬組織に蓄積されるようになった．これらはホルモンなどによって調節され，生命活動や体内ミネラルの恒常性に寄与する．

*2　食卓で学ぶ硬組織の進化学

魚の骨は柔らかく薄い．手羽先やステーキの骨は固くて丈夫である．硬骨魚類ではミネラルを骨に貯蔵する必要がなく，造血は肝臓で行われる．哺乳類の胎仔もミネラルは母体から供給され，造血は肝臓で行われる時期がある．食卓で「個体発生は系統発生を繰り返す」を実感することができる．

▶ 骨単位：osteon

骨の基礎知識と骨折治癒機転の基礎知識

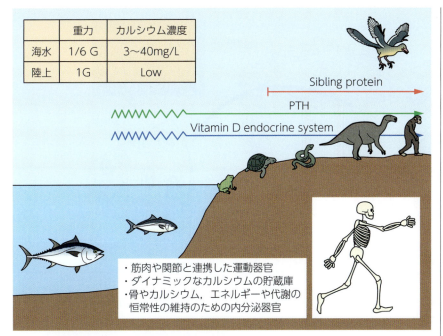

図1 脊椎動物の進化と骨組織の役割の変化
カルシウム供給の少ない陸生脊椎動物の骨組織は，運動器官として進化するとともに，カルシウム貯蔵庫として，また内分泌器官として進化した．内分泌系ホルモンとしてビタミンDが進化したのは両生類以降である．また，魚類ではPTHの遺伝子は存在するが，蛋白質として見いだされていない．
(Bouillon R, Suda T. Bonekey Rep 2014；3：480[1] より)

腔（osteocytic lacunae）が存在し，ここには骨細胞が存在する[4]（図2）．骨小腔から伸びる細い管状の構造は骨細管（canaliculi）とよばれる．骨細胞は，非常に多数の樹状突起を有している．これらの突起は，骨細管を通って骨表面の細胞や血管系につながっている．これにより，骨細胞はネットワークを形成し，骨内部や骨表面との情報交換を行っていると考えられている[5]．また，皮質骨と海綿骨は互いに明瞭な境界をもたずに移行している．最近，皮質骨の海綿骨側の内膜に，軟骨や骨，脂肪に分化することのできる幹細胞が存在することが示された[6]．

▶骨細管：canaliculi

成熟した骨の血流は，骨幹部からの栄養動脈と骨幹端部/骨端部の骨幹端動脈/骨端動脈によって供給される．また，骨膜の内側は毛細血管網が発達しており，やはり骨への血流供給に寄与している．皮質骨の血流の1/3は骨膜の動脈から，2/3は栄養動脈によって骨髄側から栄養されている[7]（図3）．これらの血液は中心静脈洞に流れ込み，栄養静脈から骨外へ出る．成長期の骨端部は，骨幹部と独立した循環系が存在するが，成長を終えると骨端線の消失に伴い，骨端部に骨幹端部からの骨髄血管系の侵入がみられる．

骨組織に分布する神経線維は無髄のC線維と細い有髄のAδ線維であり，痛みを受容する感覚神経および血管作動性の自律神経としての機能がある．感覚神経は骨膜において密度が高く，網目状に分布し侵害刺激に対して敏感に痛み

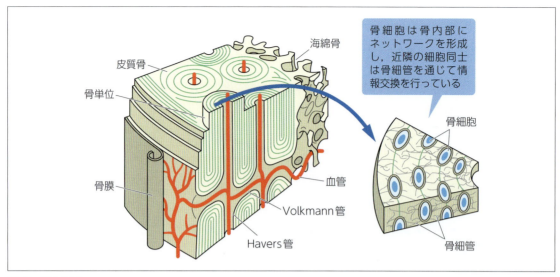

図2 骨の構造
(Leeper-Woodford SK, Adkinson LR. Musculoskeletal System Bone. Lippincott Illustrated Reviews Integrated Systems. Wolters Kluwer；2015. p.101-10[4])をもとに作成)

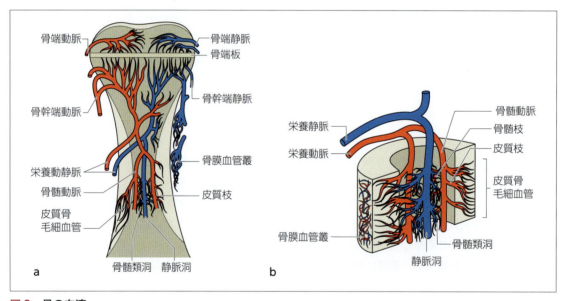

図3 骨の血流
a：矢状断面．b：横断面．
(小澤英浩ほか．新 骨の科学．第2版．医歯薬出版；2016. p.19-29[7])をもとに作成)

を感じる．また，皮質骨，骨髄にも感覚神経が認められる．皮質骨に向かう神経線維はVolkmann管から骨に入り，Havers管を通って骨髄に至る[7] (図4)．

■ 骨の成長とリモデリング（膜性骨化と軟骨内骨化）

1. 骨の組織発生について（膜性骨化と軟骨内骨化）

a. 外骨格と内骨格
無脊椎動物の硬組織は甲殻類や貝類のように身体の表面に外殻として存在す

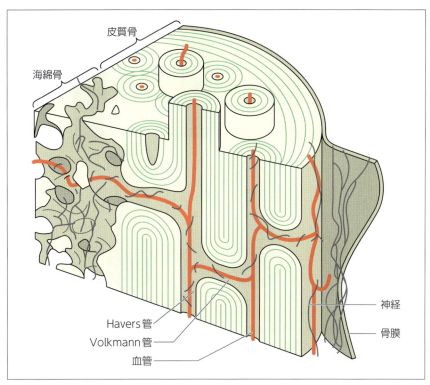

図4 骨の神経分布
神経は血管とともにVolkmann管，Havers管を通って骨髄腔に至り，骨梁に沿って走行する．
（小澤英浩ほか．新 骨の科学．第2版．医歯薬出版；2016．p.19-29[7]）をもとに作成）

る．一方で脊椎動物の骨は，外側に形成される外骨格と，内側に形成される内骨格として存在する．外骨格は膜性骨化により，内骨格は軟骨内骨化により形成される．初期に出現した脊椎動物は，身体のほぼ全面が外骨格で覆われていた．しかし，進化の過程で外骨格は退化し，ヒトでは頭蓋骨の一部と鎖骨を残すのみとなった[7]．すなわち，系統発生の視点でとらえると膜性骨化は軟骨内骨化と比較して原始的な骨化様式であると考えられる．

b. 膜性骨化 (intramembranous ossification)

前述のように頭蓋骨の一部と鎖骨が膜性骨化組織である．軟骨形成を介さずに直接骨が形成される骨化様式である．膜性骨化は血管の発達の良い間葉組織で起こる．間葉系細胞が直接骨芽細胞に分化し，骨芽細胞は基質蛋白質を分泌し類骨を形成する．類骨は，骨芽細胞の産生する基質小胞などの作用により石灰化し骨化が生じると考えられている．

c. 軟骨内骨化 (enchondral ossification)

長管骨をはじめとする大部分の骨は，軟骨内骨化により形成される．軟骨形成を経て骨組織が形成される骨化様式である．間葉系の細胞が凝集して軟骨細胞へと分化する．凝集の中心部の軟骨細胞は増殖が停止し肥大化する．肥大化した軟骨細胞が退化変性すると同時に，基質中では基質小胞性の石灰化が開始

▶膜性骨化：intramembranous ossification

▶類骨：osteoid

▶軟骨内骨化：enchondral ossification

▶軟骨細胞：chondrocyte

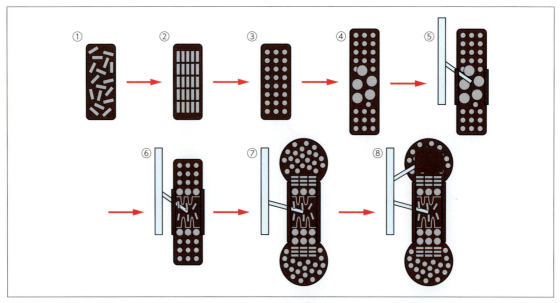

図5 軟骨内骨化の機序
①間葉系細胞．②間葉系細胞が凝集する．③間葉系細胞が軟骨細胞に分化する．④中央にある軟骨細胞が増殖を停止し，肥大軟骨細胞に分化する．⑤肥大軟骨細胞が隣接する軟骨膜に血管新生と骨性骨膜襟の形成を誘導する．⑥新生血管から多くの未分化な間葉系の細胞が流入し，骨芽細胞へと分化する．⑦軟骨細胞は増殖を続け，柱状構造を形成する．⑧二次骨化中心が形成される．
(Kronenberg HM. Ann N Y Acad Sci 2006；1068：1-13[8]より)

し，そこに一次骨化中心(primary center of ossification)が形成される．また，肥大軟骨細胞は隣接する軟骨膜に血管新生と骨性骨膜襟の形成を誘導する．新生血管から多くの多能性未分化間葉系細胞が流入し，その細胞は後に骨芽細胞へと分化する．分化した骨芽細胞は海綿骨を形成し，骨性骨膜襟の骨芽細胞は皮質骨を形成する．長管骨の骨化に伴い骨髄腔が拡大され，両端に骨幹端が形成される．その後，骨端軟骨の中央にある軟骨細胞は肥大化し，その部位にも新たな血管侵入が生じ，石灰化が開始される．このような新たに形成された石灰化部位を二次骨化中心(secondary centers of ossification)という[8](図5)．

▶骨化中心：center of ossification

2. 骨の成長について
a. 長さの成長

長管骨の長軸への成長は骨端軟骨によって行われる．骨端軟骨の成長を促すホルモンは下垂体から分泌される成長ホルモンである．成長ホルモンは，肝臓でソマトメジンC(somatomedin C＝insulin-like growth factor 1：IGF-1)の産生を促進し，IGF-1が軟骨細胞の増殖と分化を促進する．また，軟骨細胞がサイトカインを産生して軟骨細胞自身の機能や分化を調節することも示されている．

遺伝子改変マウスを用いた研究から，軟骨細胞の増殖，分化が副甲状腺ホルモン関連蛋白(PTH-related protein：PTHrP)やインディアンヘッジホッグ(Indian hedgehog：Ihh)により制御されていることが明らかになった．すな

▶成長ホルモン：growth hormone (GH)

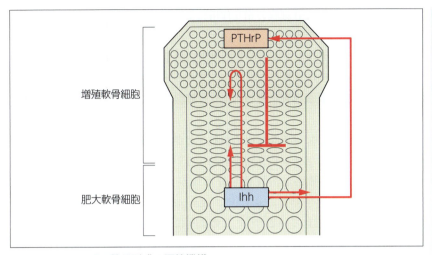

図6 PTHrPによる軟骨形成の調節機構
肥大軟骨層上層の細胞（前肥大軟骨細胞）はインディアンヘッジホッグ（Ihh）を産生する．Ihhは遠位の軟骨膜に働きかけ副甲状腺ホルモン関連蛋白（PTHrP）の発現を促進する．PTHrPは肥大軟骨細胞への分化を抑制することで間接的にIhhの分泌量を減少させる．このように，ネガティブフィードバックループを形成して，軟骨細胞の成熟速度を調整している．
（Kronenberg HM. Ann N Y Acad Sci 2006；1068：1-13[8] より）

わち，PTHrPは軟骨細胞の増殖を促進し，肥大軟骨細胞への分化を抑制する．また，前肥大軟骨が分泌するIhhは軟骨周囲の細胞のPTHrP産生を促進して軟骨細胞の増殖，分化を調節している[8]（図6）．

さらに，最近の報告では，後述する骨の横径増大に関与する骨膜の細胞もIhhを発現し，骨端軟骨の成長を遠隔でコントロールする可能性も示されている[9]．

b. 径の成長

長管骨の横径は骨膜下の骨化によって増大する．この過程は骨の外側の層で起こる．骨が長くなると，骨幹の中心にある骨性骨膜襟の厚みが増え，骨の内側（骨内膜側）には線維性骨による骨梁の網目が増加する．この骨梁は，破骨細胞によって吸収され，同時に骨膜部では骨芽細胞が新たな骨を添加する．このバランスにより，骨髄腔は拡大し，骨幹部は一定の厚さを保ちつつ，より太くなる[7]．

3. リモデリングと骨強度について
a. 骨量の制御機構とリモデリング

骨は，古くなった部位が吸収され，引き続いて吸収された部位に新しい骨の形成が生じて埋め戻される，というサイクルを繰り返すことで骨量が維持されている．この一連のサイクルはリモデリングとよばれる．骨では，常にリモデリングが営まれており，ヒトでは1年間で約10％の骨が入れ替わるといわれている[10]．リモデリングは骨表面に存在する骨芽細胞による骨形成と破骨細胞

▶リモデリング：remodeling

1 章　運動器の病態生理と治癒機転

による骨吸収，さらに骨の深部に埋め込まれた骨細胞の相互作用により制御されている．

　骨芽細胞は，I 型コラーゲンやオステオカルシンなどの骨基質蛋白質を産生する．骨芽細胞の寿命は 2～3 か月と考えられており，最終的にアポトーシスに陥るもののほかに，自身の産生した骨基質蛋白質に埋め込まれ骨細胞に分化するものもある[5]．

　骨細胞は，重力負荷を感知して骨量の維持に重要な細胞であることが知られている．重力負荷は，骨細胞によるスクレロスチンの発現を抑制する[*3]．スクレロスチンの発現が抑制されると，Wnt 経路が活性化し骨形成が促進する[5,11,12]．さらに，骨細胞は破骨細胞分化因子である RANKL（receptor activator NF-κB ligand）の供給源としても知られている[2,5,7]．このように，骨細胞は骨形成と骨吸収の双方にかかわる骨代謝の司令塔としての役割が徐々に明らかになってきた．

　破骨細胞は多核の巨細胞で，生体内で骨吸収をつかさどる唯一の細胞である．破骨細胞の前駆細胞は単球・マクロファージ系細胞である．破骨細胞前駆細胞から破骨細胞への分化は，骨芽細胞/骨細胞により厳格に調節されている．骨芽細胞/骨細胞は，破骨細胞の分化誘導に必要な 2 つのサイトカイン RANKL と M-CSF（macrophage-colony stimulating factor）を発現する．骨芽細胞による M-CSF の発現は恒常的であるのに対し，RANKL の発現は種々の骨吸収促進因子（PTH，活性型ビタミン D_3，炎症性サイトカインなど）により誘導される[2,5,7] [*4]．破骨細胞前駆細胞は，M-CSF の受容体 c-Fms と RANKL の受容体 RANK を発現し，両者の刺激を受け破骨細胞へと分化する．また骨芽細胞は，RANKL のデコイ受容体である OPG（osteoprotegerin）も分泌する．OPG は RANKL-RANK 相互作用を阻害し，骨吸収を抑制する[2,7,12]．このように，骨吸収と骨形成の均衡がとれることにより骨量は維持される（図7）．

b. 骨量以外の骨強度を規定する因子—骨質について—

　骨強度は，70％が骨量で説明され，残りの 30％は骨質により説明できると考えられている．骨質は，微細構造や石灰化度などカルシウムベースの検査で評価することのできる構造特性と，骨リモデリングとは独立した機序で骨強度を規定する材質特性とに大別される．前者は，新陳代謝機構である骨リモデリングに依存する．後者は，骨基質を合成する細胞機能や基質の周囲の環境（酸化や糖化のレベル），また，ビタミン D やビタミン K の充足状態により変化する．骨強度は，骨量と骨質によって規定されるため，そのどちらかが低下しても骨強度は低下し，骨折のリスクは高まる[13]．

　構造特性を規定する骨リモデリングは加齢により亢進する．閉経に伴うエストロゲンの欠乏は破骨細胞を活性化し，骨吸収が優位となる．また，加齢や生活習慣病の罹患に伴う酸化ストレスの増大は，骨吸収優位の骨リモデリングをさらに助長する．その結果，皮質骨の菲薄化，海綿骨における骨量幅や骨梁数の減少，骨基質のライフスパンの短縮，および二次石灰化の遅延が生じる．こ

▶骨芽細胞：osteoblast

▶骨細胞：osteocyte

*3　スクレロスチンについて

スクレロスチンは硬結性骨化症（OMIM：269500）の原因遺伝子 *SOST* がコードする蛋白質として 2001 年に発見された．その後，骨形成を促進する Wnt 古典経路を阻害する因子であることが明らかとなり，中和抗体であるロモソズマブが開発された．2019 年 3 月より世界に先駆けてわが国で使用が開始された．

▶破骨細胞：osteoclast

*4　RANKL について

RANKL は 1997 年から 1998 年にかけて日本を含むいくつかのグループにより同時に報告されたサイトカインである．破骨細胞の分化に必須であり，中和抗体であるデノスマブは骨粗鬆症治療に用いられている．日本では 2013 年 6 月から使用されている．また，多発性骨髄腫・固形癌骨転移による骨病変，骨巨細胞腫および関節リウマチに伴う骨びらんの進行抑制に対しても適応がある．

▶骨量：bone volume

▶骨質：bone quality

▶骨リモデリング：bone remodeling

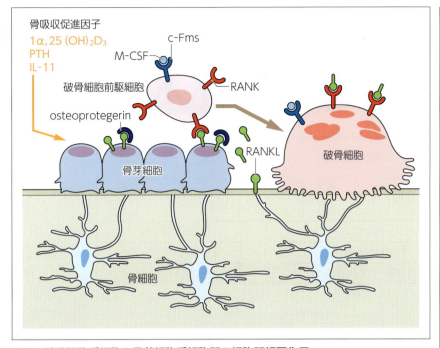

図7 破骨細胞系細胞と骨芽細胞系細胞間の細胞間相互作用
骨芽細胞/骨細胞は,破骨細胞の分化誘導に必要な2つのサイトカインRANKLとM-CSFを発現する.骨芽細胞によるM-CSFの発現は恒常的であるのに対し,RANKLの発現は種々の骨吸収促進因子（PTH,活性型ビタミンD_3,炎症性サイトカインなど）により誘導される.
(Maeda K, et al. Inflammation and bone metabolism in rheumatoid arthritis：molecular mechanisms of joint destruction and pharmacological treatments. Int J Mol Sci 2022；23：2871 より)

▶コラーゲン架橋：collagen cross-link

＊5　骨質劣化と関連する病態①
慢性腎臓病（CKD）（eGFR 60 mL/分以下）では,慢性的な酸化ストレス亢進状態となる.腎機能低下に伴う副甲状腺機能亢進症や骨代謝回転の亢進は,eGFR 60 mL/分以下で起こる.CKDでのPTH過剰症による皮質骨劣化は,DXAでとらえられない可能性が示唆されている.

＊6　骨質劣化と関連する病態②
HbA1c 7.5％以上のコントロール不良の2型糖尿病患者では,骨密度は上昇しているにもかかわらず,骨折リスクが上昇することが示されている.糖尿病における骨折リスクの上昇は,骨量の低下ではなく骨質の劣化に起因する割合が大きいと考えられる.

のように骨リモデリングの亢進による構造劣化や石灰化度の低下は骨密度を低下させる要因となる.近年,さまざまな画像解析法が考案され,微細構造や石灰化度の異常を非侵襲的にとらえることが可能となってきた.CTによる脊椎骨や大腿骨近位部の微細構造解析や有限要素解析,DXAによる大腿骨近位部骨密度を用いた Hip Structure Analysis,および腰椎DXA画像のデータから求める Trabecular Bone Score などが構造特性の評価法として用いられる[13]).

一方,骨の材質特性を規定する要素の一つがコラーゲン架橋である.コラーゲン架橋は形成機序の差により大きく2つに分類される.すなわち,骨芽細胞が産生するリジンヒドロキシラーゼ（PLOD）やリシルオキシダーゼ（LOX）によって形成される生理的な酵素依存性架橋〔リジノノルロイシン（lysinonorleucine：LNL）架橋,ピリジノリン（pyridinoline：PYD）架橋〕と酸化や糖化によって形成される非生理的架橋である.前者は,コラーゲン線維の適度な力学的強度の獲得や石灰化に大きく寄与する.後者の本態は,酸化や糖化のストレスによってもたらされるペントシジンに代表される advanced glycation end products（AGEs）である.老化や糖尿病によって生ずる酸化[＊5]や糖化ストレス[＊6]の亢進により,AGEsが無秩序に増え続けると適度な弾力性のあるコラーゲン線維に過剰な架橋が形成され,硬くてもろい状態へと変化する[14])（図8）.

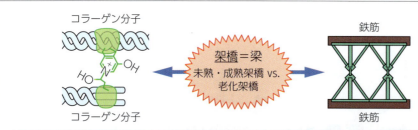

図8　骨の材質特性を規定するコラーゲン架橋
コラーゲン分子の集合体であるコラーゲン線維の強度を規定しているのが，隣り合う分子同士をつなぎ止める構造体「コラーゲン架橋」である．コラーゲン架橋は鉄筋同士をつなぎ止める「梁」に相当する．コラーゲン架橋は，骨強度を高める善玉の酵素依存性架橋と，酸化や糖化によって形成され骨を脆弱にする悪玉の非生理的なAGEsに分けられる．前者は，コラーゲン線維の適切な力学的強度の獲得や石灰化に大きく寄与する．一方，後者のAGEsが無秩序に増え続けると，適度な弾力性のあるコラーゲン線維に過剰な架橋が形成され，硬くてもろい状態へと変化する．AGEsは翻訳後修飾の一つにすぎないので，網羅的に善玉，悪玉を評価し骨強度に及ぼす影響を多変量解析などにより解明する必要がある．
(Saito M, Marumo K. Calcif Tissue Int 2015；97：242-61[14] より作成)

骨（骨折）の修復機転

1. 一次骨癒合と二次骨癒合

骨折の治癒過程における骨癒合には2つの形態が知られている．

手術でインプラントを用い骨折部を強固に固定すると，インプラントの剛性と骨片同士の圧着により骨折部の可動性は減少する．この状態で骨折部に力学的な負荷を加えても転位はほとんど生じない．この安定した骨折部の状態を絶対的安定とよぶ．絶対的安定により骨折部のひずみは減少し，仮骨の形成を伴わない直接的癒合が生じる．この直接的癒合は，接触した骨同士のHavers管による生理的骨リモデリングによってもたらされる．このような骨癒合の形態は一次骨癒合とよばれる[15]（図9）．

一方で，仮骨形成を伴う骨癒合の形態を二次骨癒合とよぶ．二次骨癒合は，炎症期，軟性仮骨期，硬性仮骨期およびリモデリング期の4つのステージに大きく分けられる[16,17]．それぞれのステージ間で一部重複するなど詳細な定義は一定していない（図10）．炎症期は，骨折部に血腫が形成され，骨折部断端に壊死が起こる時期である．血腫には好中球，マクロファージおよびリンパ球な

▶ 骨癒合：bone union

骨の基礎知識と骨折治癒機転の基礎知識

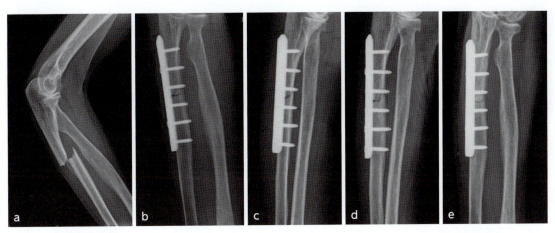

図9　一次骨癒合の例
80歳代女性，尺骨骨幹部骨折．a：受傷時．b：受傷1週で圧迫プレート固定法で骨折観血的手術施行．c：術後4週．d：術後6週．e：術後12週．仮骨形成を介さず骨癒合が得られた．

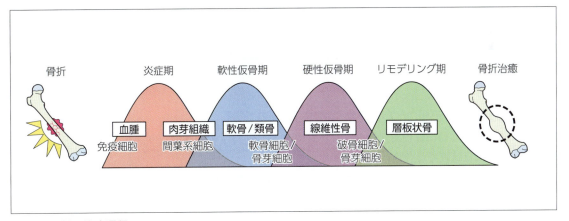

図10　骨折の治癒過程
二次骨癒合は，炎症期，軟性仮骨期，硬性仮骨期，およびリモデリング期の4つのステージに大きく分けられる．それぞれのステージ間で一部重複する．
(Ono T, Takayanagi H. Curr Osteoporos Rep 2017；15：367-75[17] より)

どの種々の免疫細胞が含まれている．これらの細胞は，炎症の誘導，壊死組織の除去などに働く．本来，生体防御に関与するγδT細胞が産生するIL-17やマクロファージが産生するLDL-receptor related protein (LRP) 1は骨形成を活性化し，骨折治癒を促進することが報告されている[17,18]．炎症に続いて骨折部には間葉系の細胞が集積され，肉芽組織が形成される．軟性仮骨期に入ると，これらの肉芽組織は徐々に軟骨から線維性骨へと置換され軟性仮骨を形成する．仮骨へ毛細血管の進入がみられ，骨膜下で新生骨の形成が始まる．骨折部が軟性仮骨により架橋されると硬性仮骨期へと移行する．硬性仮骨期に入ると，軟性仮骨は内軟骨性骨化と膜性骨化によって硬く石灰化した組織に変化していく．軟性仮骨で骨折部が架橋されただけでは骨折部の力学的強度は不十分であり，膨隆した仮骨が縮小し皮質骨と同様の骨に置換されることにより力学

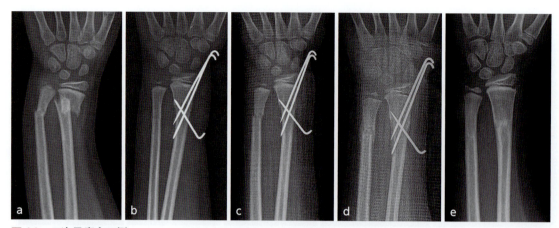

図11 二次骨癒合の例
8歳男児，橈尺骨遠位端骨折．a：受傷時．b：救急室で徒手整復を試みたが整復不能のため，同日，骨折鋼線刺入固定術を施行．c：術後1週．d：術後4週．e：術後10週，仮骨形成を介し骨癒合が得られた．

的強度が上昇する．リモデリング期には破骨細胞による骨吸収と骨芽細胞による骨形成が行われ，幼若な新生骨は強度のある層板骨へと数か月から数年かけて徐々に置換されていく[16,17]（図11）．仮骨の量よりも質が力学的強度の獲得に重要である．

2. 全身の骨リモデリングが骨折修復に及ぼす影響

縦軸に骨強度，横軸に骨代謝回転をプロットすると，逆U字の曲線となり，骨強度の維持には適度な骨代謝回転を要する[19]．

破骨細胞による骨吸収と骨芽細胞による骨形成は共役する．エストロゲンの低下は骨吸収を促進し，それに引き続き，骨形成も促進し骨代謝回転は亢進する．卵巣摘出ラットの骨折モデルを用いた検討では，卵巣摘出群で骨折線の消失や仮骨から層板骨への置換を早期に認めるなど，骨折治癒に対して悪影響はないと報告されている[20]．閉経後骨粗鬆症患者の骨折観血的手術の術後において，骨癒合が若年症例と比較して遅延するということは少なく，実臨床における経験からも納得できる結果である．むしろ，全身の骨リモデリングが亢進した状況下では，仮骨のリモデリングも亢進し，骨折修復を促進する可能性も示唆される．一方で，ビスホスホネート製剤は，骨吸収を抑制し骨代謝回転は低下する．ラットの骨折モデルに第3世代ビスホスホネート製剤であるincadronateを皮下投与した報告では，骨折部の仮骨増加により，架橋部の力学的強度は上昇する．しかし，仮骨のリモデリングが著しく抑制されるため，未熟な線維性骨が残存し骨折治癒は遷延すると述べられている[21]．また，筆者らはラット骨折モデルを用い骨折治癒過程におけるアレンドロン酸の影響を調査した．その結果，アレンドロン酸投与群では骨折部の構造的機械特性に差を認めないものの，仮骨部の線維性骨から層板骨への置換が遅延することが明らかとなった[22]．以上をまとめると，骨折の治癒過程において高骨代謝回転の状態では仮骨の成熟が促進し，低骨代謝回転の状態では骨強度に影響を与えない程度

に仮骨の成熟が遷延することが考えられる.

（前田和洋, 斎藤　充）

■文献

1) Bouillon R, Suda T. Vitamin D : calcium and bone homeostasis during evolution. Bonekey Rep 2014 ; 3 : 480.
2) Tsukasaki M, Takayanagi H. Osteoimmunology : Evolving concepts in bone-immune interactions in health and disease. Nat Rev Immunol 2019 ; 19 : 626-42.
3) Atkins A, et al. Remodeling in bone without osteocytes : billfish challenge bone structure-function paradigms. Proc Natl Acad Sci U S A 2014 ; 111 : 16047-52.
4) Leeper-Woodford SK, Adkinson LR. Musculoskeletal System Bone. Harvey RA, ed. Lippincott Illustrated Reviews Integrated Systems. Wolters Kluwer ; 2015. p.101-10.
5) Dallas SL, et al. The osteocyte : An endocrine cell and more. Endocr Rev 2013 ; 34 : 658-90.
6) Matsushita Y, et al. Bone marrow endosteal stem cells dictate active osteogenesis and aggressive tumorigenesis. Nat Commun 2023 ; 14 : 2383.
7) 小澤英浩ほか. 第 2 章 1 骨の構造/第 3 章 3 骨（軟骨）の組織発生（膜性骨化と軟骨内骨化）. 須田立雄ほか編. 新 骨の科学. 第 2 版. 医歯薬出版 ; 2016. p.19-29/p.66-8.
8) Kronenberg HM. PTHrP and skeletal development. Ann N Y Acad Sci 2006 ; 1068 : 1-13.
9) Tsukasaki M, et al. Periosteal stem cells control growth plate stem cells during postnatal skeletal growth. Nat Commun 2022 ; 13 : 4166.
10) Manolagas SC. Birth and death of bone cells : basic regulatory mechanisms and implications for the pathogenesis and treatment of osteoporosis. Endocr Rev 2000 ; 21 : 115-37.
11) Bonnet N, et al. The matricellular protein periostin is required for sost inhibition and the anabolic response to mechanical loading and physical activity. J Biol Chem 2009 ; 284 : 35939-50.
12) Maeda K, et al. The regulation of bone metabolism and disorders by Wnt signaling. Int J Mol Sci 2019 ; 20 : 5525.
13) 骨粗鬆症の予防と治療ガイドライン作成委員会（委員長　折茂　肇）編. 骨粗鬆症の予防と治療ガイドライン 2015 年版. ライフサイエンス出版 ; 2015. p.8-9.
14) Saito M, Marumo K. Effects of collagen crosslinking on cone caterial croperties in cealth and cisease. Calcif Tissue Int 2015 ; 97 : 242-61.
15) Perren SM. Fractures with absolute stability of surgical fixation. Ruedi TP, Murphy WM, eds. AO Principles of Fracture Management. AO Publishing ; 2001. p.17-25.
16) Claes L. Fractures with flexible surgical fixation. Ruedi TP, Murphy WM, eds. AO Principles of Fracture Management. AO Publishing ; 2001. p.11-7.
17) Ono T, Takayanagi H. Osteoimmunology in bone fracture healing. Curr Osteoporos Rep 2017 ; 15 : 367-75.
18) Vi L, et al. Macrophage cells secrete factors including LRP1 that orchestrate the rejuvenation of bone repair in mice. Nat Commun 2018 ; 9 : 5191.
19) Weinstein RS. True strength. J Bone Miner Res 2000 ; 15 : 621-25.
20) Cao Y, et al. Raloxifene, estrogen, and alendronate affect the processes of fracture repair differently in ovariectomized rats. J Bone Miner Res 2002 ; 17 : 2237-46.
21) Li C, et al. Long-term effect of incadronate disodium（YM-175）on fracture healing of femoral shaft in growing rats. J Bone Miner Res 2001 ; 16 : 429-36.
22) Saito M, et al. Comparison of effects of alfacalcidol and alendronate on mechanical properties and bone collagen cross-links of callus in the fracture repair rat model. Bone 2010 ; 46 : 1170-79.

1章　運動器の病態生理と治療機転

関節の基礎知識

■ 関節軟骨とは

　関節軟骨は硝子軟骨（hyaline cartilage）でできている血管のない組織である．軟骨は水分が豊富なため，圧力が加わると変形するが，圧力がなくなると元に戻る可塑性を有している[1]．硝子軟骨は関節面だけでなく，成長軟骨層や鼻，気管，気管支にも存在する．

　関節軟骨の表面は肉眼では非常に滑らかにみえる．走査電顕で表層よりみると，波状の凹凸があり，関節液が凹部に認められる．軟骨の平均の厚さは大関節で2〜4 mmとされている．同部位の関節の軟骨でも厚さは一定でなく，また関節によっても異なる．最も厚い膝蓋骨軟骨は5 mm程度の厚さがある．その一方で最も薄いのは指節間関節軟骨である．

▶関節軟骨：articular cartilage

▶硝子軟骨：hyaline cartilage

■ 関節軟骨の微細構造

　関節軟骨表面には，骨膜や軟骨膜はない．関節軟骨は4層に分類される（図1）[2,3]．

a. 表層（superficial zone）

　関節腔との境界に位置する層である．軟骨細胞は関節表面に平行に並び，表層に輝板（lamina splendens）をもつ．これはコラーゲン線維の厚い層であり，軟骨縁では骨膜のコラーゲン線維と入り交じっていて，骨にしっかりと固定されている．この軟骨表面の厚いコラーゲン層は軟骨内外の物質の流入の障壁となっている．この部分の基質はムコ多糖をもたない．

b. 中間層（transitional zone）

　軟骨基質にはムコ多糖が存在し始める．この層から細胞は丸みを帯びて配列は不規則となる．

c. 深層（deep zone）

　最もムコ多糖が多く含まれる．この層では軟骨細胞は表層に対して縦に並ぶ．最も重要な部分である．

d. 石灰化層（calcified zone）

　軟骨基質は石灰化しており，細胞密度は低く，ムコ多糖は少ない．

　軟骨基質であるⅡ型コラーゲン，プロテオグリカン，ヒアルロン酸などは軟骨細胞から産生される．中間層，深層の軟骨細胞はミトコンドリアを豊富にもち，基質の産生過程を活発に行っていることがうかがえる．

　関節軟骨のコラーゲン線維配列は，表層では関節表面に平行に多くの成熟したコラーゲン線維層が存在する．中間層ではコラーゲン線維も配列は不規則と

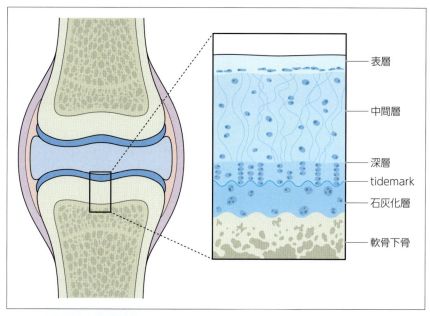

図1　関節軟骨の微細構造
関節軟骨表面には，骨膜や軟骨膜はない．関節軟骨は4層に分類される．
(Bacenkova D, et al. Int J Mol Sci 2023；24：17096[3]より)

なり，深層ではコラーゲン線維は垂直方向に配列し始めるが，疎である．石灰化層ではコラーゲン線維は垂直に密に配列し，その間隙を石灰化物が埋める．

　荷重に対して，各層が担う働きが明白である．輝板と表層は主に関節表面に平行に加わる剪断力に対して防御機能をもつ．深層は圧縮力に対しての抵抗力と分散させる機能をもつ．石灰化層は軟骨を骨に連結させる機能をもつ．

　関節軟骨の関節腔に面する軟骨表層より深部へ軟骨層が続き，骨との連結部分の手前（中間層）より軟骨が石灰化した軟骨石灰化層が存在する．この軟骨石灰化層と関節面に近い軟骨層との境界に，HE染色で塩基性に染まる線が組織切片でみられるが，これをtidemarkとよんでいる．成長中の関節軟骨では，この線はみられないが，成人では明らかに染色される．軟骨が外力によって骨からずれることはまれであるが，ずれる場合にはtidemarkの部分で起こる．石灰化軟骨と非石灰化軟骨との硬さなどの物理的性状の違いのためである．

■ 関節軟骨の化学組成

　関節軟骨は細胞に乏しい組織であるので，化学組成は基質成分を反映する．湿重量のうちで水が約65〜80％を占める[4,5]．残りの湿重量の約20〜30％がコラーゲンとプロテオグリカンである．なお乾燥重量の約60％はコラーゲンである（表1）．

▶コラーゲン：collagen

▶プロテオグリカン：proteoglycan

1．水

　関節軟骨の水は軟骨の柔軟性を保ち，関節の運動に際して潤滑を与えるのに

表1 関節軟骨の化学組成

水	66〜79%	
固形物	21〜34%	（コラーゲン　　　　　　48〜62%） （グリコサミノグリカン　14〜23%） （蛋白質　　　　　　　　8〜15%） （ヒアルロン酸　　　　　<1%） （脂質　　　　　　　　　<1%）

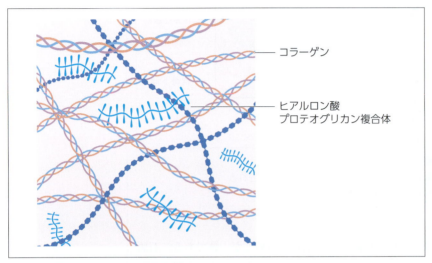

図2 関節軟骨の細胞外基質の詳細
(Bacenkova D, et al. Int J Mol Sci 2023；24：17096[3] より作成)

必須である．水含有量は若年時に多く，年齢とともにわずかであるが徐々に低下する．コラーゲンとプロテオグリカンは水とともにゲルを形成する．関節軟骨中の水分子はかなり自由に関節腔の水と交換される．軟骨が荷重を受けて変形するときには，水分は部分的に関節腔に押し出される[6,7]．基質と非常に固く結合しているのは5%以下とかなり少ない．

2. プロテオグリカン

　蛋白質にコンドロイチン硫酸とケラタン硫酸が付いたものがプロテオグリカン（proteoglycan）である．コンドロイチン硫酸とケラタン硫酸が100個以上ヒアルロン酸に結合して，ヒアルロン酸プロテオグリカン複合体の形で軟骨中に存在している[8]（図2, 3）．コンドロイチン硫酸は幼年時に多いが，年齢が上がるに従ってケラタン硫酸の割合が増加してくる．また軟骨の深層ではケラタン硫酸の割合が多い．プロテオグリカンは軟骨内では水の保有量が高く，ゲル状で存在し，軟骨の性状を維持している．

　プロテオグリカン含有量が低下すると軟骨の物理的性状が変化し，軟骨の弾力性の低下が起こる．その際にはコラーゲンはプロテオグリカンゲルの支持を受けられなくなるため摩耗破損し，軟骨のfibrillation（細線維化）を示すよう

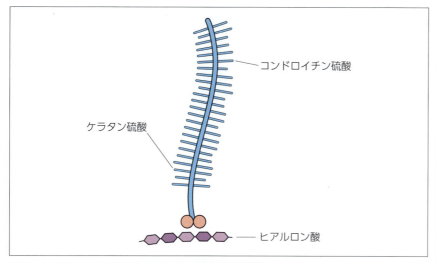

図3　ヒアルロン酸プロテオグリカン複合体の詳細
コンドロイチン硫酸とケラタン硫酸が100個以上ヒアルロン酸に結合している．
（Bacenkova D, et al. Int J Mol Sci 2023；24：17096[3]）より作成）

になる．コラーゲンとプロテオグリカンは軟骨内で分子による「ふるい」の役目をしている．すなわち，大きい分子は「ふるい」を通過できない一方，小さい分子は「ふるい」の目を自由に出入りする．軟骨の性状はこのような仕組みによっても維持されているが，分子「ふるい」が破壊されると，分解酵素の軟骨内への侵入が容易となる．

3. コラーゲン

関節軟骨のコラーゲンはほとんどⅡ型である[9]．単一のα鎖であるα1（Ⅱ）鎖のトリマーである．他のⅠ型やⅢ型のコラーゲンと大きく異なるところは，ヒドロキシリジンを多く含み，そのうち約半分が中性糖であるガラクトースやグルコシルガラクトースと結合していることである．Ⅱ型コラーゲンのほかにⅨ型コラーゲンとⅪ型コラーゲンが軟骨中に存在する．Ⅸ型コラーゲンは軟骨中の全コラーゲンの約15％を占め，コラーゲン網の形成維持や，コラーゲンとプロテオグリカンの結合に関与している．Ⅺ型コラーゲンはⅤ型コラーゲンに似ていることから，細胞周囲に存在して細胞と間質の相互作用に関与しているとされる．

4. その他

微量の多数の物質が存在する．コンドロネクチン（chondronectin）は軟骨細胞とⅡ型コラーゲンの接着にかかわっている．プロテオグリカンのlink protein以外に糖蛋白質が多量に存在するが，この役割はいまだ不明である．脂質は成人関節軟骨の湿重量の1％程度存在する．細胞外の脂質は細胞周囲と軟骨表層に存在する．しかし加齢とともに軟骨全層にみられるようになる．

1 章　運動器の病態生理と治癒機転

■ 軟骨の栄養と代謝

　軟骨には血管，リンパ管，神経は認めない．軟骨細胞の生命の維持に必要なものは，関節腔から浸透によりすべてが供給される．軟骨基質の組成より，軟骨は分子「ふるい」として作用するとともに，イオン交換樹脂の働きももっている．軟骨にとって必要な物質は関節液から供給され，その関節液は滑膜に由来する．関節運動は関節液の灌流を良くして軟骨への栄養物の偏りをなくすばかりでなく，軟骨での栄養物の動きを助ける働きをしている．動物の膝関節を数週間ギプス固定したり免荷をすると軟骨が萎縮するとともに変性を起こす[10]．この軟骨変性は関節の運動制限のみならず荷重の減少によって発生している．このことから軟骨組織の維持には荷重および運動が重要であることがわかる．

　基質中のコラーゲンは，成人ではその代謝が非常に遅く，その半減期の測定は難しい．一方，プロテオグリカンの代謝はコラーゲンより速い．しかし2相に分かれており，代謝回転の速い相は45日であり，遅い相は250〜500日がturnover rate とされている．

■ 関節軟骨の損傷・変性と修復

　軟骨の損傷・変性と修復は，軟骨の代謝を別な角度からみることと同じであり，いまだ詳細はわかっていない．軟骨の修復能が乏しいこともあり，加齢とともに軟骨は摩耗と変性をまぬがれることはない．加齢とともに現れる軟骨変性の最初の像は，平滑な表面が不整となり，その表面に垂直に裂隙が生じ，fibrillation（細線維化）が起こる[11]．これによってコラーゲン線維の破壊が起こり，さらに裂隙は進行する．このような状態になると，軟骨細胞の壊死や細胞の集積（cluster）が認められ，プロテオグリカンは減少する[12]．さらに軟骨の水平断裂が生じたりすることもある．別な表現をすれば，プロテオグリカンの破壊の進行と生合成の減少は軟骨を軟化させ，線維構造を弱くする．コラーゲンアーチが壊されてさらにプロテオグリカンの減少が進み，軟骨細胞の環境が悪化し細胞活動は低下し，悪循環に陥ってしまう．

▶細線維化：fibrillation

■ 関節包と滑膜

　滑膜は特殊な結合組織で，関節を覆い，腱を取り囲み，滑液包や脂肪体を形成する特殊な結合組織である．滑膜は滑膜腔と関節液を周囲の組織から遮断している．滑膜は主に lubricin とヒアルロン酸の産生により，関節液の量と組成の維持を担っている．関節軟骨には血管やリンパ液の供給がないため，関節液を通して軟骨下骨と軟骨細胞の栄養補給を助ける．

　関節包は外層と内層に分けられる．外層は厚さ5 mm ほどで，線維（高密度のコラーゲン），脂肪（主に脂肪体に存在する）から成る．この層は，I型コラーゲンと微小血管による血液供給に富み，リンパ管と神経線維を伴っている[13]．内層は関節腔に隣接し，1〜4個の細胞層で，厚さは20〜40 μm である．

▶滑膜：synovial membrane

▶関節包：articular capsule

18

これらの滑膜細胞は，免疫組織化学的および細胞化学的手法により，マクロファージおよび線維細胞として同定されている[14]．関節包は関節の内面を袋状に取り囲む細胞層で，ひだが多く，関節の動きにつれて自在に伸縮する．

　変形性関節症（OA）患者の滑膜の組織学的パターンでは滑膜の過形成，下層の線維化，血管形成が特徴的である[15]．サイトカインや細胞接着分子に反応して，血管区画から白血球が大量に流入する．

■ 滑液（関節液）

　滑液は関節内に存在する粘稠な液である．主成分は血漿からの浸出液であるため，血漿蛋白のほとんどすべての成分が含まれるが，分子量の大きいフィブリノーゲンのような物質はきわめてわずかしか存在しない．また総蛋白濃度も血漿の 30% 程度である．滑液特有の成分としてヒアルロン酸蛋白複合体があり，これが滑液に粘性を付与している．ヒアルロン酸はグルコサミンとグルクロン酸が等分子結合した高分子グリコサミノグリカンであり，滑膜細胞より合成分泌される．

　滑液中に細胞成分は少なく，主として滑膜表層組織由来の単球である．滑液は関節軟骨の栄養をつかさどり，関節の運動をなめらかにする役割を果たしている．また軟骨を保護し軟骨内に浸透したり浸出したりすることによって，軟骨のショックアブソーバーとしての機能を補っている．

　正常滑液は少量で透明，高粘性，低比重の液であるが，炎症の強さに応じて量を増し，混濁し，粘性が低下し，高蛋白濃度，高比重となる．関節液を酢酸液中に滴下するとヒアルロン酸はムチンとなって凝塊を形成するので，そのかたまり具合によってヒアルロン酸の濃度を推定することができる（ムチン凝塊テスト）．

（中村伸一郎，松田秀一）

▶ 滑液（関節液）：synovial fluid (joint fluid)

■文献

1) Roughley PJ, Lee ER. Cartilage proteoglycans : structure and potential functions. Microsc Res Tech 1994 ; 28 : 385-97.
2) Hunziker EB, et al. An educational review of cartilage repair : precepts & practice — myths & misconceptions — progress & prospects. Osteoarthritis Cartilage 2015 ; 23 : 334-50.
3) Bacenkova D, et al. Human chondrocytes, metabolism of articular cartilage, and strategies for application to tissue engineering. Int J Mol Sci 2023 ; 24 : 17096.
4) Hall AC, et al. The cellular physiology of articular cartilage. Exp Physiol 1996 ; 81 : 535-45.
5) Hodgkinson T, et al. Mechanosignalling in cartilage : an emerging target for the treatment of osteoarthritis. Nat Rev Rheumatol 2022 ; 18 : 67-84.
6) Carter DR, et al. The mechanobiology of articular cartilage development and degeneration. Clin Orthop Relat Res 2004 ; 427 Suppl : S69-77.
7) Franzen A, et al. Variations in the composition of bovine hip articular cartilage with distance from the articular surface. Biochem J 1981 ; 195 : 535-43.
8) Dudhia J. Aggrecan, aging and assembly in articular cartilage. Cell Mol Life Sci 2005 ; 62 : 2241-56.

9) Zhang L, et al. The role of tissue engineering in articular cartilage repair and regeneration. Crit Rev Biomed Eng 2009 ; 37 : 1-57.

10) Nomura M, et al. Thinning of articular cartilage after joint unloading or immobilization. An experimental investigation of the pathogenesis in mice. Osteoarthritis Cartilage 2017 ; 25 : 727-36.

11) Martin JA, Buckwalter JA. Telomere erosion and senescence in human articular cartilage chondrocytes. J Gerontol A Biol Sci Med Sci 2001 ; 56 : B172-9.

12) Musumeci G, et al. Age-related degeneration of articular cartilage in the pathogenesis of osteoarthritis : molecular markers of senescent chondrocytes. Histol Histopathol 2015 ; 30 : 1-12.

13) Scanzello CR, Goldring SR. The role of synovitis in osteoarthritis pathogenesis. Bone 2012 ; 51 : 249-57.

14) Smith MD. The normal synovium. Open Rheumatol J 2011 ; 5 : 100-6.

15) Prieto-Potin I, et al. Characterization of multinucleated giant cells in synovium and subchondral bone in knee osteoarthritis and rheumatoid arthritis. BMC Musculoskelet Disord 2015 ; 16 : 226.

1章　運動器の病態生理と治癒機転

靱帯・関節包の基礎知識

■ 関節包の構造

関節包は線維性の膠原組織と裏打ちする滑膜から主に成り立つ．関節ごとに力学的環境が異なるため，環境に応じてその厚みや線維走行が異なる．多くの関節においては，関節の安定性に寄与する関節包靱帯を有する．また，腱が関節包に付着し，腱の一部が関節を形成する関節もある．膝関節において近位は四頭筋腱が，遠位は膝蓋腱が関節包と付着して関節を形成する（図1）．肩関節においては腱板が関節包と付着して形成している．関節包は線維軟骨により骨と付着する．組織学的には，関節包線維，非石灰化線維軟骨，石灰化軟骨，骨という4層構造から成り立っている[1]．

▶関節包：articular capsule

■ 関節包の損傷

関節包の損傷をきたす疾患の代表的なものとして脱臼があげられる．脱臼をきたす部位として肩関節や膝蓋骨があげられる．肩関節脱臼では，主に上腕骨頭が前方に脱臼するが，関節包が付着する関節窩前下方の関節唇が関節から剥がれるBankart病変を認める[2]．膝蓋骨脱臼では，膝蓋骨が外方に脱臼するが，この際に関節包を内方から補強して膝蓋骨の外方偏位を制御している内側膝蓋大腿靱帯がしばしば損傷する[3,4]．これらの肩関節や膝蓋骨脱臼後には，同部の修復不全が生じ関節の緩みを生じて，反復性とよばれる脱臼を繰り返す状態をしばしば認める．一方，膝関節脱臼のような大きな外傷では，関節内外の靱帯の断裂とともに関節包が断裂する．

▶脱臼：dislocation

■ 関節包の修復

手術で関節包を完全に修復できないことがあるが，小さい範囲であれば自然に関節包が修復される．Abeらはウサギに関節唇損傷モデルを作成してその治癒過程について報告している．その組織学的評価では，術後3週では損傷部に線維性組織により充填されコラーゲン線維様の組織に置換され始め，力学的評価では作成後4週で元来の強度に戻ったと報告している[5]．一方，腱を含む部分が広範囲に欠損すると修復は困難と考えられる．Hasegawaらは棘上筋腱の広範囲欠損モデルを作成し，大腿筋膜を移植して修復した群としなかった群で修復組織を比較し観察したところ，修復しなかった群では線維性組織のみで修復された一方，筋膜で修復した群では16週後には移植片と骨の付着部は正常に近似した構造で修復されていたと報告している[6]．

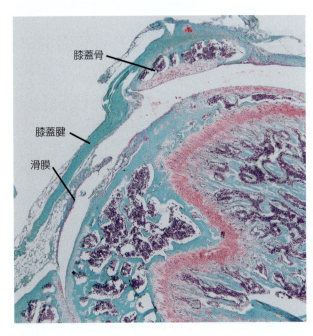

図1 マウス膝関節
膝蓋腱後方に裏打ちされた滑膜組織を認める．関節包の内部の滑膜組織．(Safranin-O/fast green染色)

靱帯の構造

靱帯は主にはコラーゲン線維により構成され，線維芽細胞がコラーゲンマトリックスに囲まれて存在する．靱帯の主成分はコラーゲンであるが，そのコラーゲン組成はⅠ型コラーゲンが約85％近くを占め，その他Ⅲ，Ⅴ，Ⅵ，Ⅺ型などにより構成される．コラーゲンは，細胞外基質に前駆コラーゲンとして産生された後に翻訳後修飾を経てコラーゲンフィブリル，コラーゲンの形成へと進む．偏光顕微鏡で観察すると，線維が波を打ったような状態で観察され，力学的な負荷により伸長する[7]．

▶靱帯：ligament

骨-靱帯間結合の構造

靱帯や腱が骨に付着する部位はenthesisとよばれる．さらに，直接骨に付着する線維性結合と線維軟骨組織を介した間接的な結合に分けることができる．線維性結合部では骨膜を介して石灰化した線維が骨を貫通して結合する．付着が広く，三角筋などの筋線維の付着でみられる．一方，線維軟骨結合を介する場合は，関節包の付着で述べたように靱帯線維，非石灰化線維軟骨，石灰化軟骨，骨という4層構造から成り立っている[8-10]．非石灰化線維軟骨層の部分は曲げ伸ばしの力を伝達分散し，力学的にストレス受けやすい．このため，オーバーユースなどの疲労性の損傷を起こしやすい部分になる．靱帯の付着部の構造は同じ靱帯でも部位によって異なる．膝内側側副靱帯においては，脛骨側の遠位付着部は靱帯の走行が一致している靱帯表層，多方向に向かう中間層，骨膜，骨といった層構造で結合している．一方，大腿骨側の付着部は，線維軟骨を介した結合で構成される[11]（図2）．

▶enthesis：腱（靱帯）付着部

▶線維性結合：fibrous enthesis

▶線維軟骨結合：fibro-cartilaginous enthesis

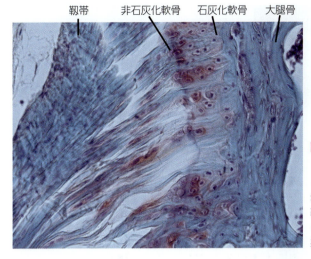

靱帯　非石灰化軟骨　石灰化軟骨　大腿骨

図2　マウス膝関節内側側副靱帯の大腿骨付着部
赤く染まる軟骨様組織が靱帯付着部に観察される.（Safranin-O/fast green染色）

■ 靱帯損傷

スポーツや交通外傷で起こるが，さまざまな部位で起こる．膝靱帯損傷や足関節靱帯損傷などは比較的に日常診療で多くみられる．

■ 靱帯の修復

1. 修復過程
基本的な靱帯修復の過程としては以下の相があると考えられている[12-14]．

a. 第1相（出血期）
靱帯損傷部からの出血により血腫が形成される．血腫内には白血球やリンパ球が出現しサイトカインの放出により炎症性の反応が惹起される．

b. 第2相（炎症期）
24〜48時間程度でマクロファージが出現してくる．マクロファージから放出される成長因子により，新生血管形成と肉芽形成が起こる．受傷後3日目までに受傷部には血小板やリンパ球，多核白血球が含まれ，PDGF，TGF-βなどの成長因子が放出され，損傷部への細胞遊走やコラーゲン，非コラーゲン蛋白の産生が促進される．

c. 第3相（増殖期）
損傷部にはリクルートされたと考えられる線維芽細胞が出現する．これらの線維芽細胞からはコラーゲンやマトリックスが産生され，受傷後2週目までに，血腫内の配列が落ち着いてくる．また，血管腔の形成が始まる．

d. 第4相（再構築・成熟期）
細胞密度は減少し，マトリックスはより密になり線維方向に配列するようになる．I型やIII型コラーゲン産生量も正常レベルに落ち着いてきて，コラゲナーゼやプラスミノーゲンの発現がみられコラーゲン線維が再構築されていく．組織修復には数か月かかると考えられている．しかしながらウサギの膝蓋

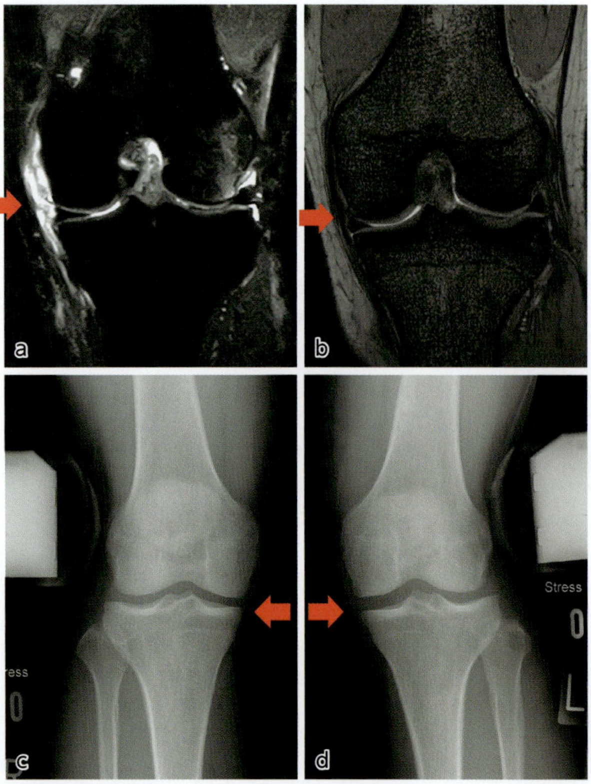

■ 1章　運動器の病態生理と治癒機転

図3　膝内側側副靱帯損傷の一例
a, b：MRI．a：受傷直後，b：受傷後6か月．修復
された線維を認める．
c, d：受傷後6か月の外反ストレスX線像．c：健
常側，d：受傷側．矢印は内側関節裂隙を示す．受傷
側は健常側と比較して関節裂隙の開大がみられ，正
常な機能の回復に至っていないことがわかる．

腱採取後の修復を調べた研究において，モデル作成後の修復組織は6か月の時
点でも正常な靱帯と比較して力学的には劣る．また，正常な靱帯様のコラーゲ
ン配列には戻っていないと報告されている[15]．臨床例においても，一見画像上
修復が得られているようにみえても，力学的強度が戻っていない例がみられる
（図3）．

2. 靱帯損傷の部位による修復の違い

靱帯損傷の修復は部位によって異なる．代表例としては，前十字靱帯損傷の
修復は不良である一方，内側側副靱帯損傷は比較的に自己修復が良好であるこ
とがあげられる．これは，前十字靱帯が関節内である一方，内側側副靱帯が関
節外の靱帯であることより，環境の違いが影響していると考えられる．また，
靱帯のコラーゲン組成や線維芽細胞の形状も異なり，内側側副靱帯由来の線維
芽細胞のほうが前十字靱帯由来の線維芽細胞より増殖能が高いという報告もあ
る[16]．このため，前十字靱帯損傷においては自然に十分な靱帯の機能回復を得
ることが困難であり，靱帯を再建する手術が標準的となっている．また，母指
の中手指節関節の尺側靱帯損傷の場合は，靱帯断端が母指の内転筋膜表層に乗
り上げて修復が困難となる Steiner lesion とよばれる損傷もあり，部位や損傷
の程度によって修復過程が異なる[17]．

24

■ 臨床におけるポイント

　診断は，受傷部の腫脹ならびに徒手検査と超音波検査や MRI の画像診断を合わせて総合的に判断する．損傷の部位により，治癒過程や修復の状況が異なるため，詳細は他書を参照されたい．

（松下雄彦，黒田良祐）

■文献

1) Ralphs JR, Benjamin M. The joint capsule：structure, composition, ageing and disease. J Anat 1994；184：503-9.
2) Rowe CR, et al. The Bankart procedure：a long-term end-result study. J Bone Joint Surg Am 1978；60：1-16.
3) Elias DA, et al. Acute lateral patellar dislocation at MR imaging：injury patterns of medial patellar soft-tissue restraints and osteochondral injuries of the inferomedial patella. Radiology 2002；225：736-43.
4) Nomura E, et al. Correlation of MR imaging findings and open exploration of medial patellofemoral ligament injuries in acute patellar dislocations. Knee 2002；9：139-43.
5) Abe H, et al. Healing processes of the glenoid labral lesion in a rabbit model of shoulder dislocation. Tohoku J Exp Med 2012；228：103-8.
6) Hasegawa A, et al. Histologic changes during healing with autologous fascia lata graft after superior capsule reconstruction in rabbit model. J Shoulder Elbow Surg 2021；30：2247-59.
7) Frank CB. Ligament structure, physiology and function. J Musculoskelet Neuronal Interact 2004；4：199-201.
8) Woo SL, et al. Tissue engineering of ligament and tendon healing. Clin Orthop Relat Res 1999；367 Suppl：S312-23.
9) Schlecht SH. Understanding entheses：bridging the gap between clinical and anthropological perspectives. Anat Rec (Hoboken) 2012；295：1239-51.
10) Apostolakos J, et al. The enthesis：a review of the tendon-to-bone insertion. Muscles Ligaments Tendons J 2014；4：333-42.
11) Thambyah A, et al. Microanatomy of the medial collateral ligament enthesis in the bovine knee. Anat Rec (Hoboken) 2014；297：2254-61.
12) Lu HH, Thomopoulos S. Functional attachment of soft tissues to bone：development, healing, and tissue engineering. Annu Rev Biomed Eng 2013；15：201-26.
13) Yang G, et al. Tendon and ligament regeneration and repair：clinical relevance and developmental paradigm. Birth Defects Res C Embryo Today 2013；99：203-22.
14) Gracey E, et al. Tendon and ligament mechanical loading in the pathogenesis of inflammatory arthritis. Nat Rev Rheumatol 2020；16：193-207.
15) Miyashita H, et al. Histological and biomechanical observations of the rabbit patellar tendon after removal of its central one-third. Arch Orthop Trauma Surg 1997；116：454-62.
16) Nagineni CN, et al. Characterization of the intrinsic properties of the anterior cruciate and medial collateral ligament cells：An in vitro cell culture study. J Orthop Res 1992；10：465-75.
17) Forli A, et al. Recent and chronic sprains of the first metacarpo-phalangeal joint. Orthop Traumatol Surg Res 2022；108：103156.

1章 運動器の病態生理と治癒機転

筋の基礎知識と
筋治癒機転の基礎知識

■ 解剖と機能

筋は収縮する器官であり，組織学的分類として平滑筋，心筋，骨格筋（ほぼ横紋筋と同義）に区別される．ここで論ずる筋は組織学的には骨格筋についてである．

筋は一般的に骨に付着する，とされるが，関節包に付着するもの，皮膚に付着するもの，内臓に存在するものもある．また，一部が筋膜に付着するものも多い．

▶骨格筋：skeletal muscle

1. 筋膜とは何か

「筋膜」という用語には概念が統一されていないところが多く，基礎医学的には使用が躊躇われる用語である．日本解剖学会が解剖学用語について定めた書籍『解剖学用語　改訂13版』においても，筋膜の定義の難しさが記載され，注意書きが長文にわたっている[1]．それによれば，筋膜（fascia）において浅筋膜（fascia superficialis）と深筋膜（fascia profunda）は日本の解剖学用語として採用されているが，Terminologia Anatomica（人体解剖学用語の国際基準）では，fascia に日本人が使用してきた用語とは別の意味を与えており，fascia superficialis と fascia profunda は削除されている．

「筋膜」はなぜこのように用語や対象構造を統一できないのであろうか．それは筋膜をさす部分が周囲のさまざまな構造と連続してしまっているからであろう．組織学的に筋の横断面を観察すると（図1），筋線維を包んでいる筋内膜があり，筋線維はいくつかの筋束となって筋周膜に包まれ，さらに筋束も最外層で筋上膜に包まれる．組織学的な筋上膜が筋膜とよばれる部分である．すなわち筋膜＝筋上膜は筋周膜，筋内膜と組織学的な分類は同一の疎性結合組織であり，それを構成する膠原線維（コラーゲン線維）は互いにゆるくつながりあっているのである．すなわち「ここまでが筋膜である」と言及できない構造なのである．さらに，筋上膜は周囲の皮下組織と連続しあう．皮下組織内には末梢神経や血管も存在する空間となっている．皮下組織の疎性結合組織内の膠原線維は末梢神経や血管の外膜ともゆるく連続性をもつ．すなわち，筋膜は皮下組織や神経・血管の外膜ともゆるく連続性をもっており，どこからどこまでを筋膜とよぶのかわかりにくくなっているのである．また，筋によっては筋膜が密性結合組織となっている部もある（棘下筋筋膜[2]，中殿筋筋膜[3]，下腿筋膜[4]など）．

2018年に改訂になった国際疾病分類（ICD-11）では，体組成の基本構造物に fascia が追加された．すなわち筋膜は治療対象として重要視されている部で

▶筋膜：fascia

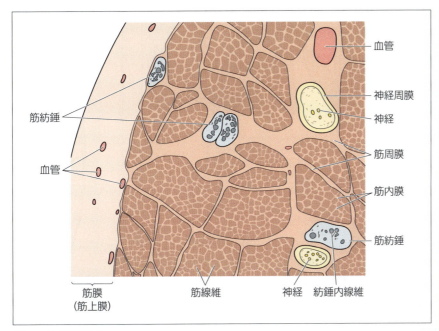

図 1　筋の横断面
(藤田恒夫. 標準組織学　総論. 第 6 版. 医学書院；2022. p.218-53[11]) をもとに作成)

あるとわかる．日本国内では，「筋膜」という名称を避け，「ファシア」と称するグループも存在する[5,6]．

以上のように，治療対象として重要視されている筋膜であるが，皮下組織，浅筋膜，深筋膜，筋上膜から筋周膜などを包含した概念であり，そこには疎性結合組織の部位もあれば密性結合組織の部位もあることに注意するべきである．

2. 骨格筋の形状

普通みられるものには以下のようなものがある（図 2）．

a. 紡錘状筋

中部が太く両端が細い（例：上腕筋，半腱様筋〈腱画を有する〉など）．

起始に近い部を筋頭，中部の太い部を筋腹，停止に近い部を筋尾とよぶ．

細胞レベルの筋線維はほぼ太さが均一であり，中間部が立体的に若干太くなるものの，それは神経支配によるものである．では肉眼的にみた筋腹部に必ず支配神経が入るのかというと，必ずしもそうではない．ではどうして肉眼的に紡錘状に観察されるのであろうか．骨格筋を立体的に詳細に観察すれば，起始腱，停止腱が筋内に伸びている筋も少なくない．そのような筋では，実際は下記の半羽状筋や羽状筋の形態を呈していることになるのである（例：図 3）．このような情報は肉離れの好発部位などを力学的に考察する際の重要な情報となる．今後，筋の形状の詳細な調査による臨床応用が期待される．

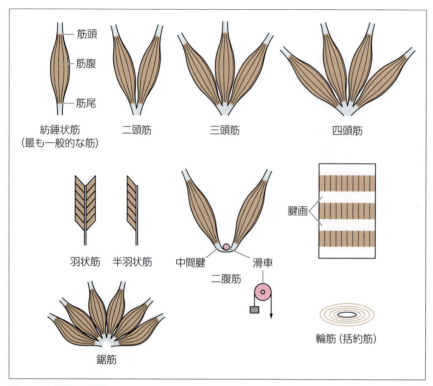

図2 骨格筋の種類

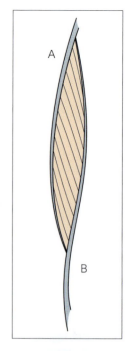

図3 起始腱膜（A）と停止腱膜（B）の発達した筋の縦断図
（森 於菟ほか．分担解剖学1．金原出版；1982．p.250より）

b. 羽状筋
筋の中心に腱があり，その両側に筋束が平行して停止するもの（例：長母指屈筋，総指伸筋，前脛骨筋など）．

c. 半羽状筋
筋の一側に腱があり，これに対し筋が平行に停止するもの（例：長趾伸筋，長母趾伸筋など）．

d. 二頭筋，三頭筋，四頭筋
起始を2つ，3つ，4つもつもの．起始腱が分かれている場合（大腿直筋など）も，分かれた起始腱をさしてそれぞれ筋頭に名称を付けている場合がある．筋束ごと筋頭が大きく分かれている場合（上腕二頭筋，大腿二頭筋など）もある．

e. 筋尾が分かれて停止する筋
筋束ごと分かれている場合（浅指屈筋など）や，停止腱のみが分かれている場合（上腕二頭筋など）もある．

f. 二腹筋
中間腱によって筋腹が2つある筋（例：顎二腹筋，肩甲舌骨筋など）．

g. 鋸筋
起始が多数の筋尖に分かれているもの（例：前鋸筋，外腹斜筋）．

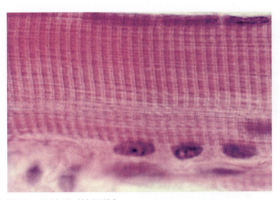

図4 筋線維（筋細胞）
骨格筋の縦断面．核が下の方に観察され，偏在していることがわかる．横紋がはっきりと観察される．

h．輪筋（括約筋）
筋線維の走行が輪状を呈するもの．

3．筋の付着

　筋の付着は骨である，というのが通常の考え方であろう．しかし細胞レベルでは，筋線維は直接骨膜や骨に付着せず，筋周膜や筋内膜から続く結合組織を介している，というのが教科書的記載である[12]．現在，筋の付着は結合組織を介して以下の2通りと考えられている．①筋線維の接続した膠原線維が骨内に進入するSharpey（シャーピー）線維になるもの＝骨に付着するもの．②筋線維の接続した膠原線維が，骨膜やその周囲の結合組織へと連続するもの[7,8]．最近，肉眼解剖学レベルにおいても，筋の起始腱や停止腱が，その周囲を構成する結合組織性の構造へと連続する様子が明らかになりつつあり[9,10]，さまざまな臨床応用が期待される．

4．骨格筋の構造（組織学レベル）

　上記の肉眼レベルの「筋」の中には筋線維とともに付属する結合組織，そして神経や血管を含んでいる．以下では，筋線維の構造を中心に述べる．
　骨格筋は筋線維（筋細胞）でつくられる（図4）．筋細胞は多核であり，核は細胞膜の近くに偏在する．筋細胞はほぼ円柱状を呈している．骨格筋細胞は主としてアクチンとミオシンという筋原線維の配列でつくられる．それによって横紋が観察される．筋線維は太さが20〜100μmで，長さが数cmに達するのが普通とされる[11]．筋線維が枝分かれすることはまれである．筋線維と基底膜のあいだには衛星細胞が存在する（図5）．衛星細胞は筋の再生時に筋芽細胞に分化するため，筋の再生に重要な細胞である．

▶ 筋線維：muscle fiber

▶ 衛星細胞：satellite cell

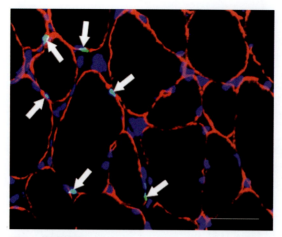

図5 衛星細胞
8週齢ラット長趾伸筋に観察された衛星細胞（矢印）．骨格筋の横断像．細胞膜をジストロフィンで赤，核をDAPI（4',6-diamidino-2-phenylindole）で青に染色している．衛星細胞に存在するPax7を緑で染色し，青などと重なって観察される．スケールバー=20μm.
（Kawashima M, et al. Unloading during skeletal muscle regeneration retards iNOS-expressing macrophage recruitment and perturbs satellite cell accumulation. Histochem Cell Biol 2020；154：355-67 より）

5. 白筋と赤筋[11]

　筋線維は赤筋線維と白筋線維に区別される．赤筋線維は遅筋線維またはⅠ型線維ともよばれる．白筋線維は速筋線維またはⅡ型線維ともよばれる．Ⅱ型線維はさらに，やや持続的な収縮特性をもつⅡaと，より迅速な収縮特性をもつⅡxに分類される．これに関しミオシン重鎖（myosin heavy chain：MHC）に3つのサブタイプが存在する．Ⅰ型線維のMHC Ⅰ，Ⅱ型線維のMHC ⅡaとMHC Ⅱxである．げっ歯類などの小型の動物ではⅡxの代わりにⅡbをもつため，Ⅱx/bと表記されることもある．

　白筋線維の多い筋は肉眼でも白っぽくみえる（腓腹筋など）．赤筋線維は赤みが強く観察される（長短回旋筋群など）．両筋線維の混合の割合により白筋と赤筋とよばれる筋ができるのであるが，割合の比率的には中間的な性格をもつ筋も多く，前脛骨筋のように浅層と深層でその割合が異なる筋もある．

▶ 白筋線維（速筋線維）：fast-twitch muscle fiber

▶ 赤筋線維（遅筋線維）：slow-twitch muscle fiber

■ 損傷と修復

1. 筋損傷の種類

　肉眼的にとらえた「筋」の中には筋線維とともに付属する結合組織，そして神経や血管などを含んでいる．すなわち，骨格筋の損傷の中には筋線維そのものの損傷だけでなく，その付属する要素の損傷が含まれている可能性がある．逆に言えば，捻挫や脱臼など，筋と直接関係なさそうな傷害と診断された場合にも，筋線維の損傷が含まれている可能性が高いことも理解しておく必要があ

筋の基礎知識と筋治癒機転の基礎知識

るだろう.

また，筋損傷の中には細胞膜が破壊されない微細な損傷も含まれる．過剰な運動後に遅発性筋痛（delayed onset muscle soreness：DOMS）を起こす筋損傷は，筋線維自体の損傷はほぼ観察されない[13,14]．すなわち，筋痛が起こっていたとしても，筋線維が破綻している状態にはさまざまな程度があり，筋線維自体に損傷が見つからないこともある．以下，筋損傷を，遅発性筋痛を起こす筋損傷と筋細胞膜が破綻するような筋損傷に分けて述べる.

▶遅発性筋痛：delayed onset muscle soreness (DOMS)

2. 遅発性筋痛（DOMS）を起こす筋損傷

一般的に筋損傷と聞くと，いわゆる「筋肉痛」を起こす状態を想起することは多いと思われる．運動後に遅れて引き起こされる筋痛を遅発性筋痛とよび，後述する筋線維の損傷時に起こる急性の疼痛とは区別する．遅発性筋痛を引き起こすことのできる実験モデルとして遠心性収縮後の遅発性筋痛がある[13,14]．遠心性収縮の実験系では，筋細胞膜が破壊されることはめったにない[14,15]．よって筋細胞自体はほぼ壊死を起こさない．遠心性収縮後の筋には，電子顕微鏡による観察においてZ帯の乱れが生じていることは判明している[14]．しかしながらこのような筋の様態が疼痛とどのような関連があるのかは判明していない.

遅発性筋痛のメカニズムについては炎症・損傷説が近年まで広く信じられてきたが[13-15]，最近では筋損傷と遅発性筋痛は必ずしも一致しないことが明らかになっている[16]．遅発性筋痛は筋損傷ではなく，筋紡錘内の急性の軸索障害ではないか，ともいわれ始めている[16-18]．とくに動物実験における遠心性収縮で引き起こされた遅発性筋痛は，軸索障害で引き起こされていると考えられている[17]．さらに，遅発性筋痛の起こる部位として最近，筋膜も注目されている[20]．しかしながら，そのメカニズムも含め不明な点も多く，ヒトで同様のことが説明できるのかどうかも現時点では明らかでないため，今後の研究による解明が待たれるところである.

3. 筋細胞膜が破綻する筋損傷

臨床的には強度の外傷や肉離れによる筋線維の損傷がこれに相当する．極度の負荷をかけたスポーツ後においても筋細胞膜が破綻するものが数％みられることがあるという[21,22].

骨格筋は細胞膜が破綻すると次第に壊死が進行していく[23,24]．重要なことは，壊死の進行に伴い，その後の再生・修復過程が同時に進行していることである．以下この節では壊死の進行と炎症性の細胞の動向について，その組織像の変化を中心に述べる．次節においてその後起こる過程，主に筋の再生・修復過程について述べる．しかし，壊死の進行と再生はオーバーラップしながら同時に進行していくことが重要な点である.

まず骨格筋は損傷されるとその組織像として輪郭が不鮮明になり，細胞質の染色性が淡くなる（図6）．この状態は筋線維壊死の初期像であり，炎症がま

31

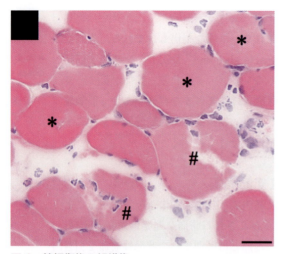

図6 筋損傷後の組織像
マウス腓腹筋筋損傷惹起後1日目．壊死筋線維（＊）は筋線維が膨張し，ピンクで染まる細胞質の染色性が淡くなっている．一部の筋線維（#）は好中球がすでに浸潤している．スケールバー＝30μm．
（Kawashima M, et al. J Appl Physiol (1985) 2021；130：1410-20[24]より）

だ起きていない時期と思われる．この時期に壊死した細胞に白血球系の細胞が集積する[19]．

骨格筋損傷の急性期にはまず好中球が反応し，筋損傷2時間以内にその数が増加する（図7）．好中球の集積は通常，損傷後6時間から24時間後にピークがあり，その後すぐに数が減少する[19, 25]．好中球の集積と壊死筋線維への浸潤が生じた後に，炎症性マクロファージが損傷部に集積し始める（M1マクロファージ）[19, 24, 26]．損傷後約24時間から2日後まで炎症性マクロファージ集積は有意に上昇し，後に急激に減少する．続いて非浸潤性の抗炎症性マクロファージの集積が，損傷後4日後から数日間起こる（M2マクロファージ）[19, 26]．
in vitro の実験では，筋再生に関与している遺伝子の発現は血球成分（すなわち好中球やマクロファージ）が欠如していても起こるため，*in vitro* では筋の初期再生に好中球やマクロファージは必ずしも必要なものではないといわれている[19, 27]．しかし好中球やマクロファージは，筋再生に関与するいくつかの遺伝子発現の程度とタイミングの調節に影響していることが明らかになっているため[19]，好中球やマクロファージが出すサイトカインが筋再生に関与している可能性は高い．*in vitro* では，マクロファージから放出される因子によって衛星細胞の分裂を引き起こす[19]．

損傷部に集積した好中球とマクロファージは壊死した細胞成分を貪食し，クリーニングする[19, 24, 27]（図8）．好中球やマクロファージが集積し貪食している時期に炎症が起こる．このように炎症を引き起こしている細胞である好中球とマクロファージであるが，その後の再生において重要な役割を果たすことも示唆されている[24-26]．よって炎症過程はその後の再生と結びついたプロセスであ

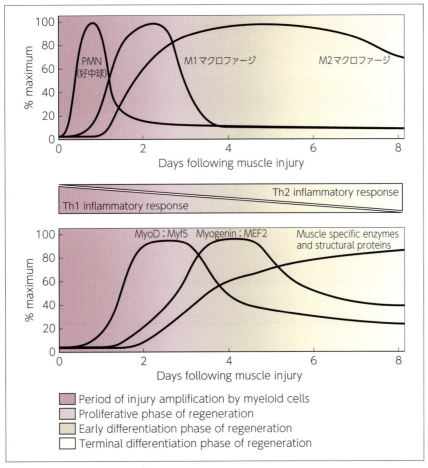

図7 筋損傷後の炎症性細胞の動向
(Tidball JG, Villalta SA. Am J Physiol Regul Integr Comp Physiol 2010；298：R1173-87[19] より)

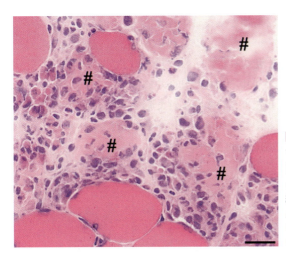

図8 筋損傷後の組織像
マウス腓腹筋筋損傷惹起後3日目．好中球やマクロファージによって浸潤されている壊死筋線維（#）が観察される．スケールバー＝30 μm．
(Kawashima M, et al. J Appl Physiol (1985) 2021；130：1410-20[24] より)

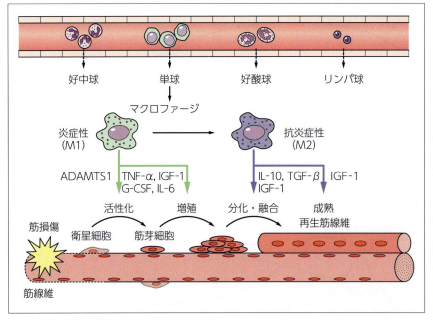
図9 筋損傷後の筋再生

り，再生にとって炎症は不可欠な過程ともいえる．

4. 筋損傷後の修復

　筋細胞膜が破壊され，細胞が壊死する筋損傷においては，炎症性の細胞が出すさまざまなサイトカインによって，その後の筋再生が引き起こされる（図9）．ここで重要なのは主にマクロファージである．まず，M1マクロファージと関連性が高い ADAMTS1 や TNF-α によって衛星細胞が活性化され，Myo-D を発現する筋芽細胞へと分化する[28,29]．ここまでの過程は，筋損傷を惹起させた動物実験においては，平均して筋損傷後12時間から1日半程度で起こっているようである[24-26]．筋芽細胞はマクロファージなどに由来する TNF-α，IGF-1 などによって融合し，myogenin を発現する筋管へと分化する．筋管はさらに再生が進むと，横断面において細胞核を中心にもつ幼弱な筋線維（中心核線維）となる（図10）．中心核線維は筋損傷後5日から7日で形成されることが多い．中心核線維がさらに成熟すると核が辺縁へ移動し，その後筋線維タイプの変化が起こり，再生が完了する．筋線維の再生の完了は2〜4週間程度である．

5. 筋損傷後の対処
―冷やすほうが良いのか，温めるほうが良いのか

　筋損傷が起きたときの治療法，とくに急性期の対処，温度刺激は何がベストなのか，どんなときにどのような治療をしたほうがいいのか，について現在決定的な科学的根拠は示されておらず，安定した見解は存在しない．以下，現在

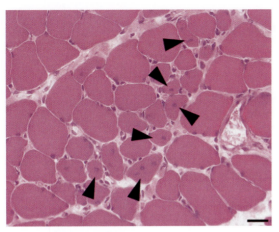

図10 筋損傷後の筋再生
筋損傷惹起後7日後，ラット長趾伸筋横断像．再生筋線維（矢頭）は細胞の核が横断面において中心に存在する．スケールバー＝30 μm．
(Nagata I, et al. Am J Physiol Regul Integr Comp Physiol 2023；324：R574-88[30])より)

までの急性期治療の経緯と，現在までに判明している動物実験による根拠について述べたい．

a. 筋損傷急性期に対する治療の歴史的変遷

通常筋損傷が生じた急性期には冷却を実施していることが多いと思われる．それは1978年に刊行された"The Sports Medicine Book"で述べられた「RICE treatment（RICE処置）」[31]の一環として行われるようになり，それが現在でも変わらず実施されているのである．「RICE」とは，R：Rest（安静），I：Ice（冷却），C：Compression（圧迫），E：Elevation（挙上），の頭文字をつなげたものである．

RICE処置は現在までにまったく変容を遂げなかったのかというとそうではなく，P：Protection（保護）を加えて「PRICE」処置[32]が提唱され，その後にR（安静）ではなくOL：Optimal Loading（適切な負荷）を加えるべきだ，ということから「POLICE」処置が提唱された[33]．最近では「PEACE and LOVE」という処置が提唱されており[34]，I（冷却）の代わりにA：Avoid anti-inflammatories（抗炎症薬を避けること）が加わり，Eは挙上ではなくEducation（教育）となり，続く「LOVE」はL：Load（負荷），O：Optism（楽観思考），V：Vascularization（血流を増やす），E：Exercise（運動）となった．しかし，これら急性期処置の効果については動物実験などによる基礎医学的な検証がほぼなされていない．そのため，RICE処置がいまだに通常の処置として実施されていても，後に提唱されたさまざまな治療法のほうが良いとする根拠がないのが現状である．

筋損傷急性期の冷却に関しては，炎症を抑制する目的で行われている．しかし近年は上記のとおり抗炎症薬を避けることが提唱されている[34]．足関節捻挫

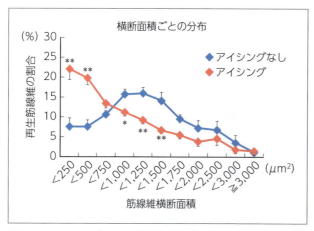

図11 アイシングによる筋再生の阻害
（Kawashima M, et al. Icing after eccentric contraction-induced muscle damage perturbs the disappearance of necrotic muscle fibers and phenotypic dynamics of macrophages in mice. J Appl Physiol (1985) 2021；130：1410-20 より）

に対する治療の臨床的ガイドラインも変わってきているようである[34]．しかしながらこれらは臨床上での経験に基づくものが多く，基礎医学的裏づけはいまだ不十分であると言わざるをえない．新規の治療法が適しているかどうかも含め，動物実験などを用い，筋に対し冷却を施したときの影響を，メカニズムを含めて検証していく必要がある．

b．筋損傷急性期に対する冷却の影響

　近年の研究技術の発達により，筋損傷，筋再生，それに深くかかわるマクロファージを詳細に観察できるようになり，われわれの研究室を含め2010年代以降に筋損傷後の冷却＝アイシングの効果をみる動物実験が行われるようになった[35]．しかし，それらの報告の中には驚くべきことに「アイシングで筋再生が良くなった」というものは1つもなかったのである[24-26,35-37]．われわれは，損傷した筋細胞の貪食と再生を担う炎症性マクロファージ（M1マクロファージ）の炎症部への集積をアイシングが阻害し，それがきっかけとなって筋再生を阻害している可能性を明らかにした[24-26]（図11）．すなわち，炎症性マクロファージによる筋再生にプラスとなる要素を，アイシングが抑制していたのではないかと考えられた．

　一方で，極度の負荷をかけたスポーツ後において細胞膜が破綻し壊死していく筋線維は多くても数％であるのに対し[21,22]，上記のような動物実験での筋損傷は，壊死する筋線維は全体の20％を超える場合が多く[24-26]，90％近くの筋線維が壊死するような実験もある．動物実験での筋損傷の程度をヒトの臨床に当てはめると，肉離れの重症度Ⅱ以上が動物実験で惹起している筋損傷の程度であろう．しかし，アイシングをよく行っている場面，スポーツ現場で起きている筋損傷は，肉離れの重度なものでなければ重症度Ⅰか，ほぼ筋線維に壊死の起こらない筋損傷であると思われる．そこでわれわれは筋損傷による壊死

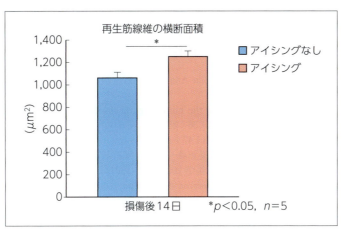

図12　アイシングによる筋再生の促進
（Nagata I, et al. Am J Physiol Regul Integr Comp Physiol 2023；324：R574-88[30]より）

を全筋線維の4％程度と，従来に比べて軽微にした動物に対し従来と同様のアイシングを実施した[30]．すると先ほどとは逆に，アイシングによって骨格筋の再生は促進していた（図12）．この検証によって，動物実験においてアイシングで筋再生を促進できる状況を初めて示すことができた[30]．損傷後早期に集まる炎症性マクロファージは誘導型一酸化窒素合成酵素（iNOS）を介して損傷を広げてしまう負の側面ももっており，iNOSを発現している炎症性マクロファージの集積がアイシングによって弱まることから，このことと筋再生が促されることになんらかの関係があるのではないかと考えられた．

　現在までのところ動物実験では，筋損傷が重度（広範囲）の場合に行う急性期のアイシングは筋再生を阻害するが，比較的軽微な筋損傷に対するアイシングは逆に筋再生を促進することが明らかになってきている．今後，筋再生を促すことのできる損傷程度の線引きが重要となる．「アイシング」という治療そのものの是非を問うのではなく，患者の状態に合わせて適切な治療法を選択することが重要と考えられる．

　上記の比較的重度の筋損傷動物に対し，急性期に温熱刺激を与えたことがあるが，その際の筋再生は促進していた[38,39]．しかしながら，筋損傷急性期の炎症が強い時期に温熱を与えることは，ヒトの臨床では現在禁忌であり，現実的ではないのかもしれない．

　上記のアイシングや温熱刺激はすべて損傷急性期に実施しているが，回数や時間は臨床と同様にまちまちであり，統一されたものはない．アイシングの効果は筋損傷程度によって変わってしまうように，アイシングや温熱刺激を与える時期や回数に関しても効果が変わる可能性はあるので，今後検討しなければならない課題である．

（荒川高光）

■文献

1) 解剖学用語委員会編. 解剖学用語. 改訂 13 版. 医学書院；2007. p.87.

2) Moccia D, et al. Fascial bundles of the infraspinatus fascia：anatomy, function, and clinical considerations. J Anat 2016；228：176-83.

3) Flack NA, et al. The anatomy of the hip abductor muscles. Clin Anat 2014；27：241-53.

4) Stecco C, et al. Investigation of the mechanical properties of the human crural fascia and their possible clinical implications. Surg Radiol Anat 2014；36：25-32.

5) 小林　只, 今北英高. 発痛源としてのファシア. 臨床麻酔 2023；47：1008-17.

6) 木村裕明ほか. エコーガイド下 Fascia リリースのための基礎知識―エコーガイド下 Fascia ハイドロリリースを実践するための基本. 臨床スポーツ医学 2020；37：192-201.

7) Rudd RW, et al. Utilization of cadaver tissue for a scanning electron microscopic study of the insertion of the masseter muscle. J Prosthet Dent 1979；41：331-9.

8) Turcotte CM, et al. Elevated activity levels do not influence extrinsic fiber attachment morphology on the surface of muscle-attachment sites. J Anat 2020；236：827-39.

9) Yamamoto R, et al. The ulnar nerve is surrounded by the tendon expansion of the flexor carpi ulnaris muscle at the wrist：an anatomical study of Guyon's canal. Anat Sci Int 2021；96：422-6.

10) Nishimura Y, et al. Morphological differences between the dorsal and palmar septa of the first extensor compartment in relation to the brachioradialis and pronator quadratus. Ann Anat 2024, Online ahead of print.

11) 藤田恒夫. 筋組織. 岩永敏彦ほか編. 標準組織学　総論. 第 6 版. 医学書院；2022. p.218-53.

12) Williams PL. Gray's Anatomy. 38th ed. Churchill-Livingstone；1995.

13) Armstrong RB. Mechanisms of exercise-induced delayed onset muscular soreness：a brief review. Med Sci Sports Exerc 1984；16：529-38.

14) Friden J, Lieber RL. Structural and mechanical basis of exercise-induced muscle injury. Med Sci Sports Exerc 1992；24：521-30.

15) Fridén J, et al. Myofibrillar damage following intense eccentric exercise in man. Int J Sports Med 1983；4：170-6.

16) 山口翔大ほか. Delayed Onset Muscle Soreness のメカニズム. スポーツメディスン 2022；240：25-7.

17) Mizumura K, Taguchi T. Delayed onset muscle soreness：Involvement of neurotrophic factors. J Physiol Sci 2016；66：43-52.

18) Sonkodi B, et al. Have we looked in the wrong direction for more than 100 years？ Delayed onset muscle soreness is, in fact, neural microdamage rather than muscle damage. Antioxidants (Basel) 2020；9：212.

19) Tidball JG, Villalta SA. Regulatory interactions between muscle and the immune system during muscle regeneration. Am J Physiol Regul Integr Comp Physiol 2010；298：R1173-87.

20) Taguchi T, et al. Nociception originating from the crural fascia in rats. Pain 2013；154：1103-14.

21) Stauber WT, et al. Extracellular matrix disruption and pain after eccentric muscle action. J Appl Physiol (1985) 1990；69：868-74.

22) Macaluso F, et al. Preferential type II muscle fiber damage from plyometric exercise. J Athl Train 2012；47：414-20.

23) Paulsen G, et al. Time course of leukocyte accumulation in human muscle after eccentric exercise. Med Sci Sports Exerc 2010；42：75-85.

24) Kawashima M, et al. Icing after eccentric contraction-induced muscle damage perturbs the disappearance of necrotic muscle fibers and phenotypic dynamics of macrophages in mice. J Appl Physiol (1985) 2021；130：1410-20.

25) Miyakawa M, et al. Inhibition of the migration of MCP-1 positive cells by icing applied soon after crush injury to rat skeletal muscle. Acta Histochem 2020；122：151511.

26) Miyazaki A, et al. Icing after skeletal muscle injury decreases M1 macrophage

accumulation and TNF-α expression during the early phase of muscle regeneration in rats. Histochem Cell Biol 2023；159：77-89.

27) Cornelison DD, Wold BJ. Single-cell analysis of regulatory gene expression in quiescent and activated mouse skeletal muscle satellite cells. Dev Biol 1997；191：270-83.

28) Arnold L, et al. Inflammatory monocytes recruited after skeletal muscle injury switch into antiinflammatory macrophages to support myogenesis. J Exp Med 2007；204：1057-69.

29) Du H, et al. Macrophage-released ADAMTS1 promotes muscle stem cell activation. Nat Commun 2017；8：669.

30) Nagata I, et al. Icing after skeletal muscle injury with necrosis in a small fraction of myofibers limits inducible nitric oxide synthase-expressing macrophage invasion and facilitates muscle regeneration. Am J Physiol Regul Integr Comp Physiol 2023；324：R574-88.

31) Mirkin G, Hoffman M. The Sports Medicine Book. Landstowne；1978.

32) Bleakley CM, et al. Guidelines on the Management of Acute Soft Tissue Injury Using Protection Rest Ice Compression and Elevation. ACPSM, 2011.

33) Bleakley CM, et al. Price needs updating, should we call the police？ Br J Sports Med 2012；46：220-1.

34) Dubois B, Esculier JF. Soft-tissue injuries simply need PEACE and LOVE. Br J Sports Med 2020；54：72-3.

35) Takagi R, et al. Influence of icing on muscle regeneration after crush injury to skeletal muscles in rats. J Appl Physiol (1985) 2011；110：382-8.

36) Shibaguchi T, et al. Impact of different temperature stimuli on the expression of myosin heavy chain isoforms during recovery from bupivacaine-induced muscle injury in rats. J Appl Physiol (1985) 2019；127：178-89.

37) Singh DP, et al. Effects of Topical Icing on Inflammation, Angiogenesis, revascularization, and myofiber regeneration in skeletal muscle following contusion injury. Front Physiol 2017；8：93.

38) Takeuchi K, et al. Heat stress promotes skeletal muscle regeneration after crush injury in rats. Acta Histochem 2014；116：327-34.

39) Hatade T, et al. Effect of heat stress soon after muscle injury on the expression of MyoD and myogenin during regeneration process. J Musculoskelet Neuronal Interact 2014；14：325-33.

1章　運動器の病態生理と治癒機転

末梢神経の基礎知識と神経治癒機転の基礎知識

■ 末梢神経の解剖と生理

1. 神経細胞体

末梢神経は，神経細胞体より伸びる神経突起と神経軸索から構成されている．神経突起は神経細胞体同士をつなぎ，軸索は末梢に伸びて筋，感覚受容器に接続している．神経細胞体は運動神経では，脊髄前角細胞にあり，中枢は神経突起で大脳に，末梢は軸索で神経筋接合部につながっている．また感覚神経では，中枢は神経突起で脊髄，脳幹へ，末梢は軸索で皮膚の感覚受容器につながっている[1]（図1）．

2. 神経軸索

神経軸索はその周囲を神経内膜で覆われ，その外側にSchwann（シュワン）細胞（Schwann cell）が取り巻く構造になっている．

a. 有髄線維と無髄線維

神経軸索のすぐ外側には，Schwann細胞の細胞膜があり，無髄線維（non-myelinated fiber）では，Schwann細胞膜を通して，神経線維を取り囲むように存在し，1つのSchwann細胞にいくつかの神経線維を取り巻いて存在することもある（図2）．有髄線維（myelinated fiber）ではSchwann細胞の細胞膜が軸索を取り込むように，その周囲を何重にも巻き込んで存在し，髄鞘

▶Schwann細胞：Schwann cell

▶無髄線維：non-myelinated fiber

▶有髄線維：myelinated fiber

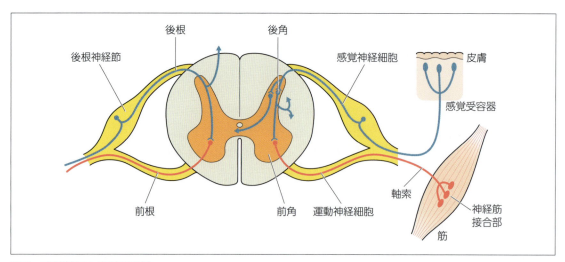

図1　末梢神経と脊髄の関係
運動神経の一次ニューロンは脊髄前角細胞であるが，感覚神経の一次ニューロンは脊髄に入る直前にある後根神経節である．

末梢神経の基礎知識と神経治癒機転の基礎知識

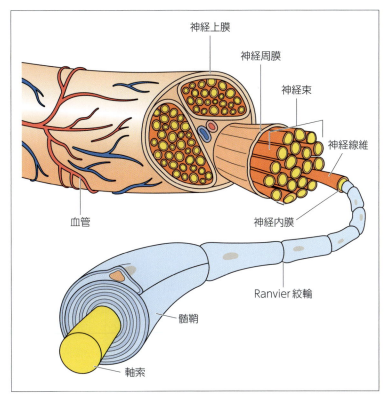

図2　神経線維
末梢神経軸索周囲にはSchwann細胞があり，有髄線維ではSchwann細胞膜が髄鞘を形成している．神経線維が集簇して神経束を形成し，神経周膜で覆われている．末梢神経はいくつかの神経束が集まって形成され，神経束間およびその周囲には神経上膜がある．神経束間には交通枝が存在し神経線維を出し合い，受け取りあっている．

を形成する．神経軸索とその周囲のSchwann細胞，髄鞘を含めて神経線維とよぶ．このSchwann細胞膜の外側にはSchwann細胞の基底膜があり，基底膜の外側には血管を含む薄い結合組織の層がある．これを神経内膜（endoneurium）とよぶ（図3）．有髄，無髄の神経線維は，集簇して束になり神経束を形成する．神経束はいくつか集まり集合体を作り，その周囲は強固な結合組織で覆われていて，神経周膜とよばれている．神経周膜はコラーゲン線維と弾性線維からなり，多層構造をしている．各層構造のあいだには周膜空間（perineural space）とよばれる間隙がある．神経周膜はある程度の弾力を有し，神経にかかる外力にも対応できる構造となっている．神経周膜の外側には疎な結合組織から成る神経上膜（epineurium）がある．神経上膜には血管を含み，神経全体を包むクッション的な役割も果たしている[2,3]（図4）．

b. 髄鞘，ランビエ（Ranvier）絞輪

髄鞘は軸索周囲を2枚の細胞膜が何重にも巻き付いた構造でできており，この2枚の細胞膜のあいだをらせん形に細長くSchwann細胞の細胞質の残った部分があり，Schmidt-Lanterman（シュミット-ランテルマン）切痕とよばれ

▶髄鞘：myelin sheath

■ 4章　運動器の病態生理と治癒機転

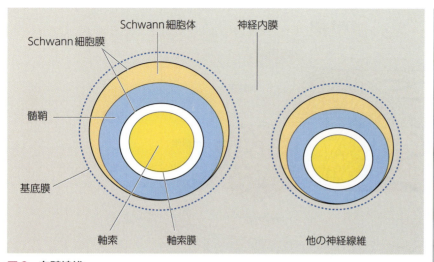

図3　有髄線維
有髄線維では，軸索の周囲に軸索膜があり，その周囲をSchwann細胞膜が何重にも巻き付いて髄鞘を形成している．髄鞘の外側にはSchwann細胞質とSchwann細胞核が存在し，その周囲は基底膜で覆われている．基底膜の外側で他の神経線維とのあいだに神経内膜とよばれる結合組織がある．

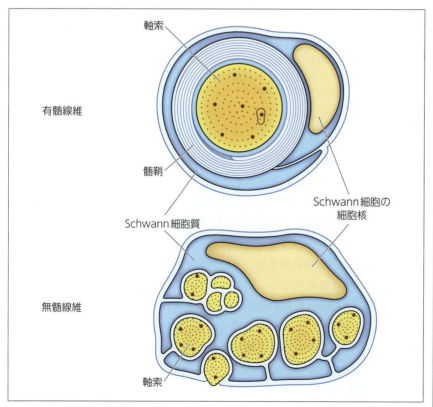

図4　有髄線維と無髄線維
有髄線維では1つのSchwann細胞は1本の軸索を取り囲むが，無髄神経線維では1つのSchwann細胞は複数の軸索を取り囲むように存在する．

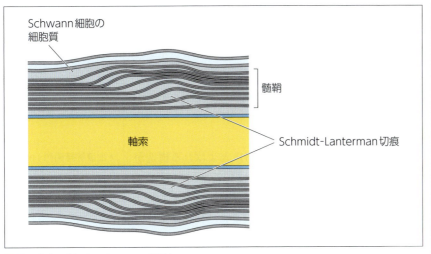

図5　Schmidt-Lanterman切痕
Schmidt-Lanterman切痕は，髄鞘を形成する2枚のSchwann細胞膜間にある細胞質で，神経軸索への栄養，神経軸索のクッションの作用をもつ．

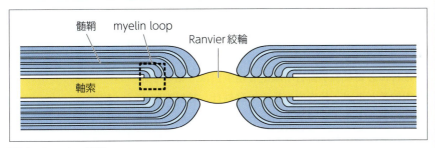

図6　Ranvier絞輪
Ranvier絞輪では，髄鞘が途切れており絶縁されていないため，イオンの出入りがあり脱分極が起こる．脱分極は疎密波を起こし，絶縁された髄鞘部を通って次の絞輪部を脱分極させる．これを跳躍伝導とよぶ．このため，有髄線維での神経伝導速度は無髄線維に比べ速い．

ている（図5）．この切痕は常時決まった位置にあるのではなく，神経の移動によりその位置は変化し，髄鞘への過度の歪み，外力の集中を予防していると考えられる．またこの切痕を通して軸索への栄養を供給しているものと考えられている．

　有髄線維では，同一軸索の1つのSchwann細胞の細胞膜から成る髄鞘とそれに隣接するSchwann細胞から成る髄鞘のあいだは，Ranvier絞輪（node of Ranvier）といわれる間隙がある．Ranvier絞輪では，髄鞘を形成するSchwann細胞膜はSchwann細胞の中央方向にループ状に翻転しておりmyelin loopとよばれている（図6）．この翻転部には少量のSchwann細胞の細胞質を含んでいる．Ranvier絞輪は髄鞘によって絶縁されておらず，軸索膜におけるNaイオン，Kイオンの出入りが起こり，1つの絞輪が脱分極して興奮すると，軸索内に流入した大量のNaイオンはクーロン力をもとにしたプラスに帯電した疎

▶Ranvier絞輪：node of Ranvier

■ 4章　運動器の病態生理と治癒機転

密波を形成し，疎密波は軸索内を次の絞輪に向かって流れ，そこで脱分極を起こす．この繰り返しによって興奮が伝達し，脱分極が髄鞘を飛び越えて起こるようにみえるので跳躍伝導とよばれる．髄鞘部は絶縁されており Na チャネルがなく，電気的な疎密波の伝導においてチャネルを開口させる必要がないため，伝導時間を短縮できる．そのため有髄線維では無髄線維より速い電気的伝導が起こる[2]．

c. 血液神経関門

神経周膜には血液神経関門（blood-nerve barrier：BNB）とよばれる構造があり，末梢神経循環を全身循環系から隔絶する働きをしている．BNB は神経周膜内の微小血管に存在する血管内皮細胞と血管周細胞などにより構成されており，全身循環系からの有毒物の侵入を防ぎ，中毒性，炎症性，代謝性ニューロパチーでは病的リンパ球の末梢神経実質への侵入を抑えて，末梢神経に対し保護的に働く．一方，末梢神経の健常な修復過程を必要とする虚血性ニューロパチーやある種の遺伝性ニューロパチーでは，BNB があるために十分な神経栄養因子が病巣部に到達せず，その治療に関しては負の側面を呈している．また末梢神経実質に損傷が起こった場合には，一時的に BNB が開放され，軸索再生に必要な物質が全身循環から神経内膜内へ運搬される[4]．

▶血液神経関門：blood-nerve barrier（BNB）

d. 軸索輸送

軸索内にはリボソームが存在せず，蛋白質を作ることがほぼできないため，細胞体，軸索，シナプスの維持に必要な膜小器官や細胞骨格蛋白は，軸索を通して輸送される．これを軸索輸送とよぶ．軸索内の物質の移動は，神経細胞体から末梢方向に向かう順行性輸送と末梢から神経細胞に向かう逆行性輸送とがある．軸索内には軸索内での物質輸送におけるレールの役割を果たす微小管とよばれる物質が存在し，そのレールに沿って物質を動かすモーター蛋白の存在も確認されていて，順行性輸送ではキネシン，逆行性輸送ではダイニンがモーター蛋白として作用している．また軸索輸送では，速い軸索輸送（50〜400 mm/日）と遅い軸索輸送（8 mm/日以下）がある．膜小器官は速い軸索輸送によって運ばれ，細胞骨格蛋白は遅い軸索輸送によって運ばれる．細胞骨格蛋白は輸送の途中でモーター蛋白と離れ，細胞骨格に取り込まれ，再びモーター蛋白と接合して輸送されるため，輸送速度が遅くなる[5]．

▶軸索輸送：axonal transport/axoplasmic transport

3. 神経筋接合部

軸索と筋組織とのシナプス部を神経筋接合部（neuromuscular junction）とよぶ．脊髄前核細胞 α 細胞から伸びた軸索は筋肉に近づくと数十から数百の神経線維に分かれ，分かれた個々の神経線維は筋肉線維とシナプスを作る．1つの α 細胞から伸びた軸索によって支配された神経線維のグループを1運動単位（motor unit）とよぶ．神経筋接合部では，軸索末梢のシナプスに到着した電気シグナルによりシナプス小胞からアセチルコリンが放出され，約700〜800オングストローム離れた筋肉線維側の基底膜にある受容体に接合することによって，電気的シグナルが化学的に伝達され，筋収縮が起こる．アセチルコリンは

▶神経筋接合部：neuromuscular junction

速い軸索流によって神経細胞体から軸索末梢のシナプスに輸送される[6].

4. 感覚受容器

a. 皮膚の機械受容器

皮膚の機械受容器は，刺激に対する放電パターンにより遅順応受容器と速順応受容器に分けられる（中間順応に分ける分類法もある）.

① Merkel（メルケル）小体：表皮基底膜から真皮の乳頭（ridge）に1本の軸索が数本に分枝して存在している．2～4mmの比較的狭い範囲の静的二点識別覚をつかさどっている．圧，形態，粗さなどの触覚を識別する遅順応受容器である.

② Ruffini（ルフィーニ）小体：皮膚，筋膜の緊張など，比較的広い範囲の静的刺激を識別している遅順応受容器である.

③ Meissner（マイスナー）小体：皮膚真皮層にあり，瞬間的な軽い接触，急激な刺激の変化（50 Hzの音叉），刺激のオン・オフに対応する速順応受容器である．Merkel小体とともに比較的狭い範囲の触覚，動的二点識別覚をつかさどっている.

④ Pacini（パチーニ）小体（Vater-Pacini〈ファター-パチーニ〉小体）：皮下組織にある米粒大の大きさの受容器で，断面は各層に分かれたタマネギ状の構造をもつ．比較的広範囲の皮膚，筋膜の200～300 Hzの急激な振動（圧変化）に対応する速順応受容器である.

⑤ 神経自由終末（free nerve endings）：Aδ線維とC線維がある．Aδ線維は有髄線維で伝導速度が速く，部位，強さの明瞭な鋭い刺激を伝える．C線維は無髄線維で遅順応の不明瞭な，不快な鈍い痛みを伝える．かゆみは自由神経終末に対する化学的的刺激により起こる.

⑥ 毛包受容器（hair follicle receptor）：毛根にあり毛髪の位置を感知する．最も敏感な圧受容器である.

b. 腱受容体

筋肉が引き伸ばされると筋紡錘が感知し，その信号がIa神経線維を介して脊髄の前角細胞に送られ，さらに運動神経を介してγ運動ニューロンを増強し，筋肉が収縮する.

筋線維と腱の移行部に「Golgi（ゴルジ）腱器官（腱紡錘）」があり，腱が強く引っ張られるとGolgi腱器官が察知し，その情報はIb神経線維を通して中枢に伝達され，α運動ニューロンを抑制し，主動筋が弛緩して，拮抗筋が緊張する．これをGolgi反射という．このγ運動ニューロンをα運動ニューロンに同期させる運動をα-γ連関という[7,8].

5. 末梢神経の分類

末梢神経は，髄鞘の有無，運動神経か感覚神経か，およびその機能で分類されている．Gasser（ガッサー）の分類，Lloyd（ロイド）の分類がある[8]（**表1**）.

4章　運動器の病態生理と治癒機転

表1　末梢神経の分類

Gasser の分類	Lloyd の分類	有髄神経 or 無髄神経	神経の種類	機能
Aα		有髄神経	運動神経	骨格筋の収縮
	Ia	有髄神経	感覚神経	筋感覚 (筋伸展)
	IIb	有髄神経	感覚神経	筋感覚 (筋張力)
Aβ	II	有髄神経	感覚神経	圧覚，触覚
Aγ		有髄神経	運動神経	α-γ連関
Aδ	III	有髄神経	感覚神経	温度覚，痛覚 (fast pain)
B		有髄神経	自律神経	節前線維
C		無髄神経	自律神経	節後線維
	IV	無髄神経	感覚神経	痛覚 (slow pain)，瘙痒感

末梢神経には，Gasser の分類と，感覚神経の分類として Lloyd の分類がある.

■ 末梢神経の修復と再生

1.　軸索の断裂シグナルの細胞体への伝達

軸索の断裂情報は逆行性軸索輸送の途絶などにより細胞体に伝達される. 軸索の断裂は，神経細胞に近い軸索損傷ほど神経細胞体に対する影響が大きい. また有髄神経より無髄神経が，運動神経神経細胞より感覚神経神経細胞がより大きな影響を受ける. 軸索損傷を受けると神経細胞体は染色体融解 (chromatolysis) を起こし，細胞体は肥大化する. 回復期に入るとニューロフィラメントの産生は減少するが，微小管を形成するチューブリンやアクチンなどの軸索構成蛋白の産生が増加する[9, 10].

2.　神経細胞体アポトーシスの抑制

軸索損傷により，軸索損傷部近位側断端に低親和性 NGF (nerve growth factor) 受容体である p75 が発現される. 軸索損傷により 2 型マクロファージ，損傷近位側断端の Schwann 細胞，そのほか損傷遠位側断端の Schwann 細胞，神経筋接合部，感覚受容器などで生成されたさまざまな神経栄養因子が p75 を介して神経細胞体に輸送される. また脊髄の神経膠細胞などからも神経栄養因子が生成され，神経細胞の細胞死を抑制する方向に働く[9, 10].

▶ p75

3.　軸索損傷部以遠の末梢神経の変化

損傷以遠部の末梢神経では，変性した軸索とミエリンは Schwann 細胞や 1 型マクロファージの食作用で処理され，基底膜を残した管状構造を形成し，その周囲に髄鞘非形成型に脱分化した Schwann 細胞が活発に増殖する. これを Waller (ワーラー) 変性 (Wallerian degeneration) とよぶ. Waller 変性により再生増殖した Schwann 細胞は，その細胞突起の複合体を中心とした構造物を形成し，Büngner (ビュングナー) 帯とよぶ. 損傷部中枢より再生した軸索は，この Büngner 帯を足場として，その中をゆっくり伸長する[9, 10].

▶ Waller 変性：Wallerian degeneration

4. 再生軸索の発芽, 伸長, 髄鞘化

損傷部の中枢 3～4 分節の Schwann 細胞までは損傷により変性するが, 神経細胞体が死滅しなければ数日以内に, 残存した最も遠位の Ranvier 絞輪部より軸索の発芽が起こる. 発芽した軸索の先端部は成長円錐 (growth cone) とよばれ, Waller 変性により増殖した髄鞘非形成型 Schwann 細胞は NGF (nerve growth factor), BDNF (brain derived neurotrophic factor), NT3/4 (neurotrophin 3/4) などの神経栄養因子を分泌し, これらの栄養因子の一部は成長円錐部の受容体を介して神経細胞体に輸送され, 軸索の発芽や伸長を促進し, 神経細胞の細胞死を抑制する作用がある. とくに NGF は感覚神経細胞体の細胞死を抑制する. また Schwann 細胞や 2 型マクロファージより IL-6/1β (interleukin 6/1β) や IGF-I/II (insulin-like growth factor I/II) などの因子が放出され, 神経の発芽や伸長にかかわっている. 成長円錐から伸長した幼若な発芽の多くは, らせん状になって消失するが, いくつかの再生軸索は神経断端部より遠位の神経内の Büngner 帯の管状構造を足場とし, さらに Büngner 帯内の末梢神経基底膜成分であるラミニン 2 やカドヘリンなどの接着因子の誘導を受けて伸長する. 再生軸索の伸長速度は, 遅い軸索流の影響を受ける. 軸索再生は中枢では速く, 末梢では遅くなる. ヒトでは 1～2 mm/日である. 神経断端部を超えて伸長したいくつかの軸索は, 神経筋接合部や感覚受容器に達すると 1 本の軸索となって成熟し, 周囲の Schwann 細胞は髄鞘化する. 再生直後の軸索は正常軸索より細く, 髄鞘も薄い. そのため伝導速度は遅いが, 次第に成熟してくる[9, 10].

▶ 成長円錐：growth cone

5. 神経過誤支配

再生する軸索は, それぞれ機能する終末効果器に接続しなければ機能しない. 断裂神経を縫合したとき, 縫合部での軸索の過誤支配が発生し, 感覚神経線維が神経筋接合部に, 運動神経線維が皮膚感覚器官に伸びたような場合には, 感覚, 運動の機能的回復は起こらない. しかしながら, 断裂した運動神経線維には末梢の運動神経線維を見つけ出し, その線維に向かって伸長する運動神経好性神経再生 (preferential motor regeneration：PMR) という能力があるという報告もある. また感覚神経にも同様な感覚神経好性神経再生を提言する学者もいる[11].

腕神経叢損傷に対する再建手術では, 肋間神経を筋皮神経に縫合して肘屈曲再建する手術や, 健側の C7 神経根を麻痺した神経に縫合する手術がある. これらの手術では, 医原性に神経過誤支配を起こさせることになるが, 脊髄, 脳レベルで神経形成的変化が起こり, 術後時間の経過とともに, 大きな呼吸をしなくても麻痺肘関節を屈曲することや, 健側上肢を意図的に動かさなくても患側肢の運動が可能になることも知られている.

6. 末梢神経損傷の分類

末梢神経損傷の分類には, 損傷を 3 段階に分ける Seddon (セドン) 分類と,

4章 運動器の病態生理と治癒機転

表 2 末梢神経損傷の分類

Seddon 分類

1 度	Neurapraxia（髄鞘障害による一過性伝導障害）
2 度	Axonotmesis（軸索断裂）
3 度	Neurotmesis（神経断裂）

Sunderland 分類

1 度	Neurapraxia（髄鞘障害による一過性伝導障害）
2 度	Axonotmesis（軸索断裂）
3 度	軸索，神経内膜，基底膜の断裂
4 度	神経周膜の断裂（神経外膜のみ残存）
5 度	完全断裂

Seddon 分類をさらに細分化した Sunderland（サンダーランド）分類がある（**表2**）.

Seddon 分類 1 度はいわゆる髄鞘のみの損傷で，受傷直後は神経伝導が起こらず神経麻痺を起こすが，周囲の Schwann 細胞から髄鞘が修復されれば，軸索が残っているためほぼ元どおりに回復する.

神経線維に連続性はあるが，軸索が断裂された状態はすべて Seddon 分類では 2 度になるが，Sunderland 分類では，軸索のみの損傷で軸索のみ修復されれば自然回復の期待できるものを 2 度，軸索および軸索周囲の基底膜，神経内膜にまで損傷が及び，自然回復の期待しにくい損傷を 3 度に分けている.

神経線維の連続性がなくなったものは，Seddon 分類では 3 度になるが，Sunderland 分類では，神経周膜まで切れて神経上膜の連続性の残った損傷は 4 度に分類され，完全末梢神経切断の 5 度と区別している[6].

（柿木良介）

■文献

1) Tortora GJ, Derrickson B. Principles of Anatomy and Physiology. Wiley；2019.
2) 本陣良平ほか. 臨床医に必要な末梢神経の解剖. 伊丹康人, 西尾篤人編集主幹. 野村進編集企画. 末梢神経損傷. 整形外科 MOOK 19. 金原出版；1986.
3) 井出千束. 末梢神経の再生. 電子顕微鏡 1987；21：167-73.
4) 神田　隆. 末梢神経と血液神経関門. 臨床神経 2009；49：959-62.
5) 後藤秀機. 神経軸索輸送. 生物物理 1979；19：25-9.
6) 本間研一監修. 標準生理学 第 9 版. 医学書院；2019.
7) 山野慶樹. 末梢神経の臨床—診断・治療する・リハビリテーション. 医歯薬出版；2007.
8) 片野由美, 内田勝雄. 新訂版 図解ワンポイント 生理学. サイオ出版；2015.
9) 川口三郎編. 神経再生と機能修復. Clinical Neuroscience 2000；18：1245-76.
10) Fu SY, Gordon T. The cellular and molecular basis of peripheral nerve regeneration. Mol Neurobiol 1997；14：67-116.
11) Brushart TM. Motor axons preferentially reinnervate motor pathways. J Neurosci 1993；13：2730-8.

2章

体表解剖と
痛みやしびれから
想定される病態

2章 体表解剖と痛みやしびれから想定される病態

頚部

■ 体表解剖

　後頚部（図1）では正中に棘突起を皮下に触れることができる．多くの場合，棘突起は第7頚椎より大きくなるため，頭側から尾側に向かって確認した場合に頚胸移行部で最も体表近くで触知する棘突起は第7頚椎であることが多い．また比較的やせている例であれば上位頚椎において第2頚椎（軸椎）棘突起も体表から触知可能である．この第2頚椎高位は頭髪の生え際におおよそ一致している．さらに頭側においては外後頭隆起を後頭骨の突出として確認できる．外後頭隆起は後頭骨を術野に含めた頚椎後方手術を行う際の皮膚切開線頭側端のランドマークとなる．

▶外後頭隆起：external occipital protuberance

　前頚部（図2）においては舌骨，甲状軟骨，輪状軟骨を体表から触知することが可能であり，それぞれおおよそ第3頚椎椎体高位，第4-5頚椎椎体高位，第6頚椎椎体高位となる．また，やせ型の体型であれば，頚動脈結節（第6頚椎前結節）がランドマークとして触知可能である．輪状軟骨高位の前頚部側方にて頚動脈の拍動を確認し，その直下近傍に大きな骨性隆起として触れる．ただし患者が大柄の体型であったり，椎体前面および鉤椎関節の骨棘形成が著しい症例では確認が困難となる．近年普及しつつある超音波下頚椎神経根ブロックにおいて，頚動脈結節（第6頚椎前結節）の同定と第7頚椎に前結節がないことを確認することは，神経根の高位確認の際に有益な解剖学的指標となる．その他，前頚部の体表解剖の重要な指標として胸鎖乳突筋がある．側屈回旋すると，よりはっきりと筋腹を確認することができる．やせ型の場合，胸骨に付着する胸骨枝と鎖骨に付着する鎖骨枝がはっきり区別される．

▶頚動脈結節：carotid tubercle

▶胸鎖乳突筋：sternocleidomastoid muscle

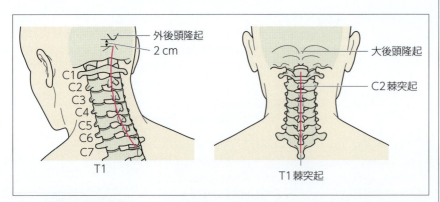

図1　後頚部の体表解剖
後頭隆起，C2棘突起，C7棘突起を触れる．頭髪の生え際はおおよそC2である．赤い線は頚椎後方手術の皮切線．

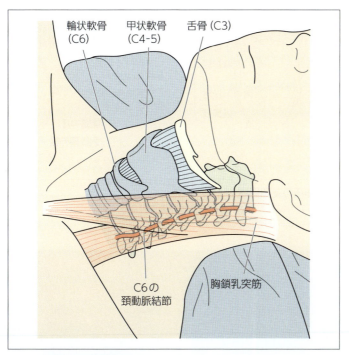

図2 前頸部の体表解剖
舌骨 (C3), 甲状軟骨 (C4-5), 輪状軟骨 (C6), 頸動脈結節 (C6) が体表より確認できる. 側屈回旋にて胸鎖乳突筋も確認できる.

■ 痛みやしびれから想定される病態

　整形外科外来診療において, 頸部に関する愁訴では後頸部であることが多く, 前頸部や側頸部に関する訴えは少ない. 前頸部や側頸部に疼痛や異常を訴える場合の診察の際は必ず触診を行い, リンパ節の腫脹や腫瘤性病変がないか確認する. 以下, 頸部の部位別に想定される病態について概説する.

1. 後頭部の痛みやしびれ

　後頭部の頭痛を訴える場合, 筋緊張由来のものと神経由来のものに大別される. 前者の場合, 緊張型頭痛（緊張性頭痛・筋緊張性頭痛）とよばれ, 後頸部から頸部・肩甲部にかけて筋肉が緊張し, 痛みを生じる[1]. 原因として精神的ストレス, うつ病, 肉体疲労, 長時間の同一姿勢, 重量物の挙上などがあげられるが, 正確なメカニズムははっきりしていない[2]. 後者の場合, 第2頸神経由来の大後頭神経, および第1-4頸神経前枝が合流し形成された頸神経叢浅枝を由来とする小後頭神経・大耳介神経・頸横神経・鎖骨上神経に関連した症状が認められる. 患者はそれぞれの神経の支配領域に一致した疼痛, しびれ, 異常感覚を訴える. 大後頭神経は後頭部の広い範囲を, 頸神経叢浅枝は耳介後方から側頭部, 下顎の感覚をつかさどっている (図3). 後頭部痛と同時に, 同側の「目の奥の痛み」「目の疲労感」の症状を呈することがあり, 大後頭神経お

▶緊張型頭痛: tension-type headache

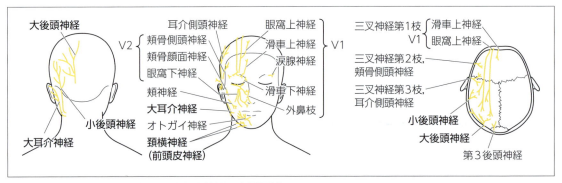

図3 大後頭神経，小後頭神経，大耳介神経の支配領域
大後頭神経は広く後頭部を，小後頭神経・大耳介神経は耳介後方から側頸部の表在感覚を担う．

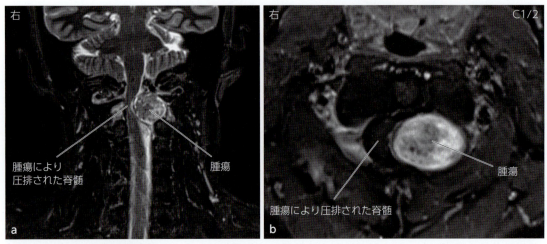

図4 C1/2砂時計型脊髄腫瘍
35歳，女性．左後頭部痛精査にてC1/2高位の脊髄腫瘍を指摘された．腫瘍摘出術にて疼痛は消失した．a：MRI T2強調冠状断像，b：Gd造影後MRI T1強調水平断像．

よび大後頭神経と交通のある三叉神経への関連痛と考えられている．これは大後頭神経三叉神経症候群とよばれる．神経痛の原因として砂時計型の脊髄腫瘍が鑑別にあがる．環軸椎間に発生した第2頚神経由来の神経鞘腫のMRI画像を示す（図4）．

2. 後頸部から肩甲部にかけての痛みやしびれ

多くは頚椎症，頚椎症性神経根症，いわゆる肩こりを含めた筋筋膜性の症状と考える．慢性頸部痛患者の半数近くは，神経障害性疼痛と侵害受容性疼痛の混合症状または神経障害性疼痛に分類される[3]．診断において重要なポイントは，疾患の頻度を念頭におきつつ，症状の強さや神経学的所見を参考に必要な検査を進めていくこと，まれではあるものの重篤な障害を引き起こす可能性のある疾患[*1]を見逃さないことである[4]．

局所の疼痛をきたす疾患として頚椎症といわゆる肩こりを含めた筋筋膜性の

▶頚椎症：cervical spondylosis

▶頚椎症性神経根症：cervical spondylotic radiculopathy

頚部

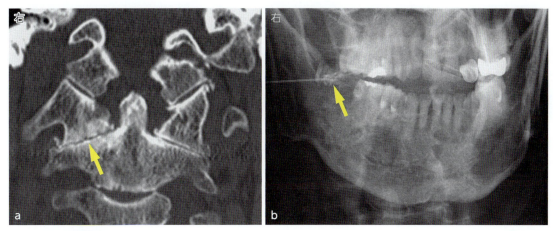

図5　C1/2 関節症
82歳, 男性. 右後頚部痛精査にて C1/2 椎間関節の狭小化が確認された (矢印). 患者は頭髪生え際付近の 1 点の痛みを訴えた. X 線透視下の椎間関節ブロックにて症状の軽減を得た. a：単純 CT 冠状断像, b：透視下 C1/2 椎間関節ブロック正面像.

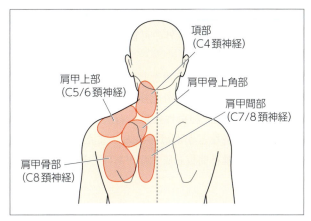

図6　後頚部〜肩甲骨部にかけての部位名称と当該領域の感覚神経支配
部位名称は診療録の記載に役立つ. また, どの部位に症状があるのかを確認することで, ある程度の高位診断が可能である.

病態が最も頻度が高い. 痛みの部位は局所に限局的である場合もあれば (図5), 漠然と頚部全体のこり感やはり感を訴えることもある[*2].

後頚部〜肩甲部の片側性の疼痛で, その部位が項部, 肩甲上部, 肩甲間部, 肩甲骨部の領域のいずれかにあれば神経根症である可能性が高い (図6). 逆に痛みが後頚部〜背部正中であったり, 左右をまたぐような場合, 神経根症は考えにくい[7]. その片側の項部, 肩甲部痛が, 同側の上肢症状に先行または同時発症していれば神経根症の診断にさらに近づく. 神経由来の症状を見極めるために皮膚髄節は有用となる (図7). 耳介後方の痛みを訴える患者には時折遭遇する. この領域が第 3 (4) 頚神経であることは臨床上有用な知識である. また, 手指における症状の出現範囲についての詳細な問診は診断に大変有益な

[*1]
感染性疾患 (化膿性脊椎炎, 硬膜外膿瘍, 結核性脊椎炎, 帯状疱疹, 髄膜炎) や腫瘍性疾患 (原発性脊椎腫瘍, 転移性脊椎腫瘍), 血管性疾患 (動静脈瘻, 動静脈奇形), 代謝内分泌疾患 (骨 Paget 病, 骨粗鬆症性椎体骨折), 脳神経内科疾患・末梢神経疾患 (急性横断性脊髄炎, Guillain-Barré 症候群, 腕神経叢の病変) など.

[*2]
ストレートネックを指摘され疼痛の遷延や増悪を過度に心配する患者がいるが, 健常者 762 人のコホート研究にて, 頚椎アライメント (C2-7 角) と頚部痛に相関がないことが本邦より報告された[5]. 一方, 第 1 胸椎の矢状面傾斜角 (T1 slope) と頚部痛との関連性が報告されており, 頭部重心の前方移動 (頚椎矢状面バランス不良) は頚部痛の原因の一つと考えられている[6].

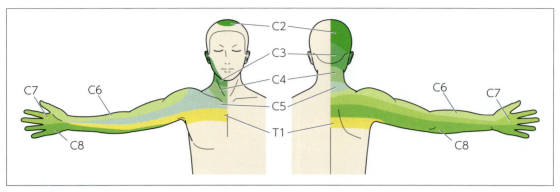

図7　頚神経の支配領域
頚部周囲〜上肢の疼痛・しびれ・感覚障害の範囲から障害高位を推察可能である．

情報が得られる可能性が高い．とくに手根管症候群や肘部管症候群などの末梢性絞扼性神経障害との鑑別には有用である．時に5本すべて指がしびれる，すべての指の末梢がしびれるという訴えがあるが，神経根症の可能性は低い．この場合，重度の脊髄症や脊髄障害が否定されれば，糖尿病性神経障害や悪性疾患に対する化学療法の副作用など，整形外科器質的疾患以外の可能性を考える．

後頚部から肩甲部にかけての疼痛やしびれを呈する鑑別疾患として想起すべきものには上記以外に，頚椎椎間板ヘルニア，頚椎後縦靱帯骨化症，関節リウマチ，歯突起後方偽腫瘍，透析脊椎症，感染性疾患，腫瘍性疾患，石灰沈着（crowned-dens syndrome），石灰沈着性頚長筋炎などがあげられる．また，小児に多い病態として環軸椎回旋位固定，小児頚椎椎間板石灰化症があげられる．

3. 前頚部の痛みやしびれ

胸鎖乳突筋の走行に沿った疼痛の場合，胸鎖乳突筋の炎症の可能性がある．乳幼児の筋性斜頚の場合，同部に腫瘤を触れる．前頚部正中に腫脹がみられる

> **COLUMN　頚部痛と枕**
>
> 睡眠中の最適な頚椎アライメント，適切な体圧分布，筋肉活動を低減化する指標はまだ策定できていない．また，仰臥位・側臥位ともに最適な枕の高さについても，確固たる結論は得られていない[9]．スプリング製またはゴム製の枕が慢性頚部痛患者の頚部痛，覚醒症状，不便さを軽減し，枕の満足度を高めるのに有効であるとされている．また側臥位の場合は材質よりも枕の形状や高さに影響される[10]．頚部痛や肩こりを有する42人に対し厳密に枕の高さを調整し使用したところ頚部痛の軽減と，心理・社会的身体症状の両者が改善した[11]．

場合，甲状腺疾患の可能性があり，頭頸部外科・耳鼻咽喉科への紹介が望ましい[8].

4. 側頸部の痛みやしびれ

感冒や上気道炎に伴うリンパ節腫脹であれば，病状の改善とともに局所の腫脹や疼痛は軽減することが一般的である．症状が遷延する場合，リンパ腫や悪性腫瘍のリンパ節転移の可能性についても念頭におく必要がある．腋窩などの他のリンパ節についても触診し確認する．顎関節周囲の痛みであれば歯科口腔外科へ，耳下腺・顎下腺の症状がある場合は耳鼻咽喉科に紹介するのがよい．

（古矢丈雄，大鳥精司）

■文献

1）井尻慎一郎．頭．井尻慎一郎編．痛いところからわかる骨・関節・神経の逆引診断辞典．創元社；2014．p.62-4.

2）Al-Khazali HM, et al. Neck pain and headache：Pathophysiology, treatments and future directions. Musculoskelet Sci Pract 2023；66：102804.

3）Cohen SP, Hooten WM. Advances in the diagnosis and management of neck pain. BMJ 2017；358：j3221.

4）吉井俊貴．頸部痛，上肢痛のとらえ方/診断手順．土屋弘行ほか編．今日の整形外科診療指針．第8版．医学書院；2021．p.614-5.

5）Kumagai G, et al. Association between roentgenographic findings of the cervical spine and neck symptoms in a Japanese community population. J Orthop Sci 2014；19：390-7.

6）Jouibari MF, et al. Comparison of cervical sagittal parameters among patients with neck pain and healthy controls：a comparative cross-sectional study. Eur Spine J 2019；28：2319-24.

7）田中靖久．頸部神経根症の症候学における留意点．脊椎脊髄 2022；35：209-17.

8）井尻慎一郎．首．井尻慎一郎編．痛いところからわかる骨・関節・神経の逆引診断辞典．創元社；2014．p.65-77.

9）Lei JX, et al. Ergonomic consideration in pillow height determinants and evaluation. Healthcare (Basel) 2021；9：1333.

10）Chun-Yiu JP, et al. The effects of pillow designs on neck pain, waking symptoms, neck disability, sleep quality and spinal alignment in adults：A systematic review and meta-analysis. Clin Biomech (Bristol, Avon) 2021；85：105353.

11）Yamada S, et al. Changes in neck pain and somatic symptoms before and after the adjustment of the pillow height. J Phys Ther Sci 2023；35：106-13.

2章 体表解剖と痛みやしびれから想定される病態

肩関節周辺

■ 概略

人体最大の可動性を有する肩関節は主に3つの関節から構成される．肩甲骨臼蓋と上腕骨骨頭で構成される肩甲上腕関節（いわゆる狭義の肩関節），機能的関節とされる肩甲骨体部と胸郭（肋骨）で構成される肩甲胸郭関節，肩峰，烏口肩峰靱帯，烏口突起の連続で構成される第2肩関節（肩峰下関節：coracoacromial arch）が正常に機能することで，障害のない ADL を達成できる[1]．さらに鎖骨遠位と肩峰で構成される肩鎖関節，鎖骨近位と胸骨で構成される胸鎖関節により上肢を体幹に保持する役割をもっている．これらの構造が破綻すると，障害部位のみならず肩関節を構成するすべての機能にも影響を及ぼす．

▶肩甲上腕関節：glenohumeral joint

▶肩甲胸郭関節：scapulothoracic joint

▶第2肩関節（肩峰下関節）：coracoacromial arch

■ 解剖知見

肩関節の知覚は鎖骨上神経，腋窩神経，肋間上神経によりほとんど支配されている．一方，絞扼性神経障害を惹起しやすい部位が存在する．腕神経叢および鎖骨下動脈は，前斜角筋と中斜角筋のあいだ，鎖骨と第1肋骨のあいだの肋鎖間隙，小胸筋の烏口突起停止部下面の順に走行し，いずれの部位でも圧迫を受けやすく胸郭出口症候群[2]として知られている（図1）．腋窩神経および後上腕回旋動脈は，上腕骨頚部内側，上腕三頭筋長頭外側，大円筋上縁，小円筋下縁で囲まれた四辺形間隙（quadrilateral space）を通過するために絞扼性障害をきたしやすい（図2）[3]．肩甲上神経は肩甲上動脈と併走し，肩甲切痕では上肩甲横靱帯の下方を神経，上方に動脈が走行するが，肩甲棘基部では神経および動脈は下肩甲横靱帯下面を通過する．両部位にては可動性が少なく絞扼を起こしやすい（図3）[4]．筋骨格系では，僧帽筋は肩甲棘上縁，鎖骨後縁に付着，三角筋は鎖骨前縁，肩峰前外側縁，肩甲棘下縁に付着している．烏口突起には上腕二頭筋短頭，烏口腕筋，小胸筋が付着している．上腕二頭筋長頭腱は結節間溝を通過して肩甲骨臼蓋上縁の関節上結節に付着する．結節間溝では，上腕横靱帯にて長頭腱が制動されているために同部での障害を起こしやすい（図4）．

▶絞扼性神経障害：entrapment neuropathy

▶腕神経叢：brachial plexus

1. 肩甲上腕関節

径の小さな臼蓋と径の大きな上腕骨頭の組み合わせにより，広い可動域を有することができるが不安定な構造でもある．この不安定性は関節唇，関節包，腱板などにより制動されるが，関節唇が安定性には最も寄与している．関節唇は臼蓋の全周を取り囲むように存在するが，関節上結節では上腕二頭筋長頭腱の線維と連続している．一般的には関節唇損傷は肩甲上腕関節の不安定性の原

肩関節周辺

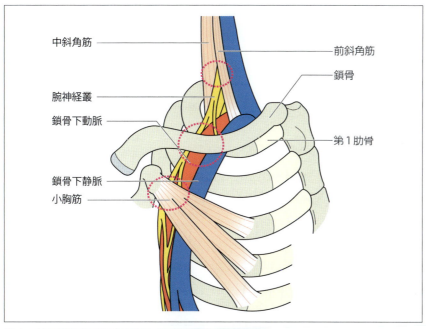

図1 絞扼性神経障害を惹起しやすい部位（腕神経叢）
腕神経叢と鎖骨下動脈は，前斜角筋と中斜角筋のあいだ，鎖骨と第1肋骨のあいだの肋鎖間隙，小胸筋の烏口突起停止部下面の順に走行し，いずれの部位でも圧迫を受けやすく胸郭出口症候群として知られている．

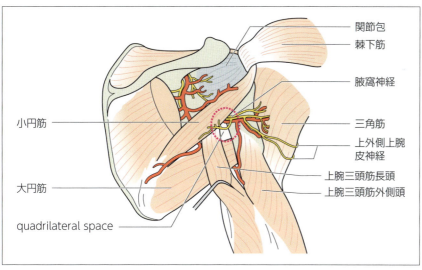

図2 絞扼性神経障害を惹起しやすい部位（腋窩神経）
腋窩神経と後上腕回旋動脈は，上腕骨頸部内側，上腕三頭筋長頭外側，大円筋上縁，小円筋下縁で囲まれた四辺形間隙（quadrilateral space）を通過するために絞扼性障害をきたしやすい．

57

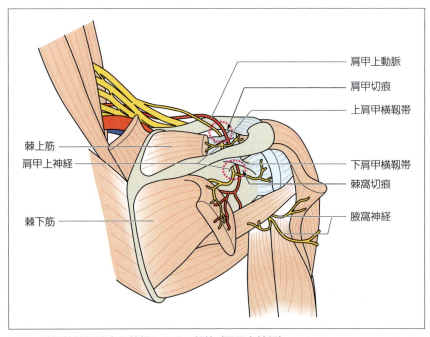

図3 絞扼性神経障害を惹起しやすい部位（肩甲上神経）
肩甲上神経は肩甲上動脈と併走し，肩甲切痕では上肩甲横靱帯の下方を神経，上方に動脈が走行するが，肩甲棘基部では神経および動脈は下肩甲横靱帯下面を通過する．両部位にては可動性が少なく絞扼を起こしやすい．

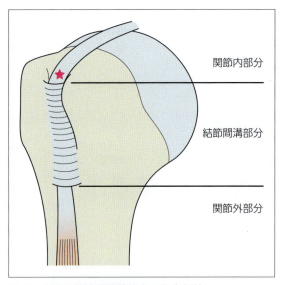

図4 上腕二頭筋長頭腱障害の発生部位
結節間溝では，上腕横靱帯にて長頭腱が制動されているために同部（★）での障害を起こしやすい．

因となるが，上腕二頭筋長頭腱・上方関節唇複合体の損傷では疼痛の原因となる（上方関節唇損傷：SLAP病変）[5]．一方，関節包は前方，上方，後方は腱板（棘上筋，棘下筋，肩甲下筋，小円筋）により裏打ちされるが，下方は関節包

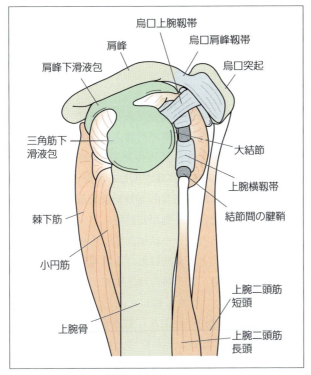

図5　第2肩関節（肩峰下関節）
肩峰，烏口肩峰靱帯，烏口突起により形成されたアーチ状構造が肩甲上腕関節の上方を覆い，肩峰下滑液包と腱板を介して上腕骨頭のあいだに機能的関節を形成する．腱板障害や肩峰下滑液包炎により運動時痛の原因となる．

と下関節上腕靱帯で構成される．石灰沈着性腱板炎を含む腱板障害では主に疼痛の原因となり，棘上筋と肩甲下筋の間隙に存在する腱板疎部[6]は凍結肩の一因となりうると考えられている．

2. 肩甲胸郭関節

　肩甲骨前面と胸郭の後面で構成され，関節包や靱帯はなく機能的な関節としての役割を示す．体幹に対しては，肩鎖関節を通じて鎖骨を介した骨性連絡しかもっていない．肩関節の挙上動作において肩甲上腕関節と同様に大きな影響を与える．静的な安定性は肩鎖関節，胸鎖関節，肋骨が寄与し，動的な安定性は僧帽筋，前鋸筋，大・小菱形筋が寄与する．これらの破綻（とくに肩鎖関節障害）により，肩関節の可動域制限や頸部痛あるいは肩こり感出現の原因となりうる．

3. 第2肩関節（肩峰下関節）（図5）

　肩峰，烏口肩峰靱帯，烏口突起により形成されたアーチ状構造が肩甲上腕関節の上方を覆い，肩峰下滑液包と腱板を介して上腕骨頭のあいだに機能的関節を形成する．腱板や上腕骨大結節が通過する部分として重要なため，腱板障害

■ 2章　体表解剖と痛みやしびれから想定される病態

や肩峰下滑液包炎により運動時痛の原因となる.

■ 疼痛から想定される病態

　肩関節疾患の最も多い主訴は疼痛だが，ここでは明らかな外傷機転を有する疾患は除外して述べる.

　疼痛はその範囲や性状により病態を推測することが可能な場合がある．自発痛，運動時痛，夜間痛に区別されることが多いが，とくに夜間痛を訴える患者は腱板損傷や肩峰下滑液包炎が疑われることが多い．これらの患者では，painful arc sign（有痛弧徴候：挙上60°から120°の範囲内で疼痛が生じる現象）を認めることが多い．一方，急性発症の激痛でそれに伴う高度の運動制限をきたした場合は石灰沈着性腱板炎を疑う必要がある．また，疼痛が安静時あるいは運動時に肩関節前面部に限局し，可動域制限はみられないが結節間溝に圧痛がある場合は上腕二頭筋長頭腱炎を考える．運動時痛と各方向における肩関節自他動運動制限を認めた場合は凍結肩の可能性がある．この場合は圧痛点が存在しないこともしばしばある．凍結肩と同様な症状で単純X線にて変形性変化を認めた場合は変形性関節症を疑うが，変形性変化が存在するも他動可動域制限の軽度な場合は腱板断裂性関節症（cuff tear arthropathy）を考えなくてはならない．後者は，腱板断裂が原因となるため夜間痛を自覚することが多い．投球動作を必要とするアスリートでは，投球時のコッキング期からボールリリース時に疼痛を訴える場合は上方関節唇損傷，ボールリリース後に肩関節後方部痛を訴える場合はBennett（ベネット）病変[7]を念頭におく必要がある.

1. 腱板断裂 (不全断裂を含む)

　運動時痛および夜間痛を伴うことが多い．運動時の疼痛はpainful arc signが特徴的で挙上時および下降時に疼痛および引っかかり感を訴える[8,9]．この際，可動域制限のない患者では最大挙上時に疼痛が軽減する．夜間痛は，体動と関係することなく自覚することが多く睡眠障害の一因となりうる．また，これらの疼痛は肩峰下滑液包への注射テストにより改善される（インピンジメント注射テスト）[7]．腱板断裂の有無にはMRIでの評価が重要であるが，empty can test（棘上筋テスト），棘下筋テスト，belly press test（肩甲下筋テスト）[10]でもおおよその診断は可能である.

▶腱板断裂：rotator cuff tear

2. 石灰沈着性腱板炎

　急性期は非常に強い疼痛を訴え，肩関節を自動的および他動的に動かすことが困難となる．棘上筋内，また女性に発生することが多い．慢性期では，石灰沈着物による物理的な刺激により，painful arc signやインピンジメント徴候が陽性となることがある．肩関節単純X線にて診断は容易であるが，石灰沈着を認めても症状と一致しない場合が多く診断には注意が必要である.

▶石灰沈着性腱板炎：calcific tendinitis

60

3. 上腕二頭筋長頭腱炎

　一般的には可動域制限はなく，肩関節前面部の運動時痛および結節間溝部の圧痛を認める．診断方法として Yergason（ヤーガソン）テストや Speed（スピード）テストが用いられるが，腱板断裂などに合併することも多い．また，長頭腱断裂に至った症例では疼痛が改善することが多いが，上腕二頭筋筋腹の弛緩膨隆（ポパイ様変形）を認める．

▶上腕二頭筋長頭腱炎：biceps long head tendinitis

4. 凍結肩（frozen shoulder）

　発症初期（freezing phase）では，疼痛と可動域制限の程度は一致しないが，疼痛の多くは肩関節に限局し運動により増強し，上肢に放散することがある．このため，上肢は防御的な肢位をとり可動域制限へ進展していくことが多い．拘縮期になると，自動運動可能な範囲内での日常動作をするため自覚的な痛みは軽減する．一般的に保存治療にて自然治癒すると考えられているが，最終的には健側と同程度まで可動域が回復することはほとんどない[11]．

▶凍結肩：frozen shoulder

5. 投球障害肩（とくに上方関節唇損傷）

　投球動作の後期コッキング期からボールリリース，肩関節挙上回旋時に疼痛や引っかかり感を自覚する．診察方法としては，O'Brien（オブライエン）テスト[12] あるいは crank test が有用である．MRI 評価は重要であるが，より精度を高めるには MRI 関節造影が必要となる．

▶投球障害肩：shoulder injury in throwing athlete

■ 神経障害から想定される病態

　副神経障害による僧帽筋麻痺由来の翼状肩甲を除外すれば，肩関節周辺の神経障害は腕神経叢由来である．腕神経叢は C5 から T1 の神経根で構成され，C5 から肩甲背神経を分枝，C5,6,7 から長胸神経を分枝した後に C5,6 神経根は上神経幹，C7 は中神経幹，C8,T1 は下神経幹を形成し鎖骨上窩に位置する．上神経幹より肩甲上神経を分枝した後に，肋鎖間隙で各神経幹は前および後神経索に分かれる．鎖骨下方で神経索は合流し外側，内側，後側神経束となり，後側神経束より腋窩神経，橈骨神経が分枝される．このため，神経が走行する部位の絞扼により神経障害が生じやすい（図6）．

1. 長胸神経麻痺

　肩甲下部を中心に脱力感あるいは鈍痛で発症することが多く，知覚障害を伴わない．疼痛に遅れて前鋸筋麻痺が出現して翼状肩甲となる．僧帽筋麻痺では肩甲骨が外側に偏位するのと異なり，同麻痺では上内側寄りとなるために診断は容易である．

2. 腋窩神経麻痺

　肩関節前方脱臼に合併することがある．脱臼整復後に上腕近位外側の知覚障害の有無に関しては必ず評価が必要である．一般的には腋窩神経麻痺は自然回

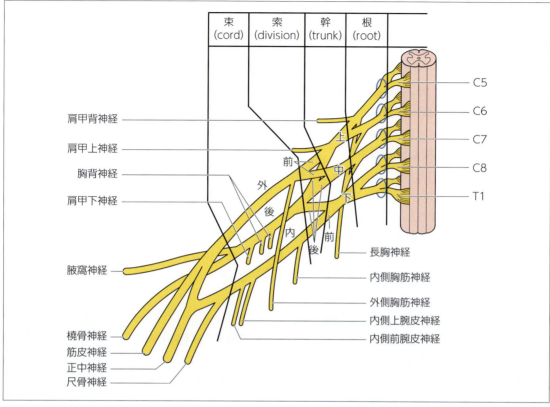

図6 腕神経叢
腕神経叢はC5からT1の神経根で構成され，C5から肩甲背神経を分枝，C5, 6, 7から長胸神経を分枝した後にC5, 6神経根は上神経幹，C7は中神経幹，C8, T1は下神経幹を形成し鎖骨上窩に位置する．

復する．

3. 肩甲上神経麻痺

　肩甲背部痛が初期症状となることが多く，絞扼部位（肩甲切痕あるいは棘窩切痕）にて圧痛を認めることがある．知覚障害はなく，障害部位により棘上筋および棘下筋の麻痺程度が異なる．

4. 胸郭出口症候群

　一般的には，第1肋骨，鎖骨，斜角筋で形成される胸郭出口，およびその近傍における腕神経叢の圧迫や牽引刺激により神経過敏状態となり，頸部痛や上肢の痛みやしびれを有する疾患群とされる．肋鎖間隙や斜角筋からの腕神経叢の圧迫による上肢症状，胸郭出口における腕神経叢の牽引により生じる上肢症状，さらに自律神経由来の症状を合併することもあり診断には注意が必要である[13]．

▶胸郭出口症候群：thoracic outlet syndrome

肩関節周辺

■ まとめ

　肩関節周辺障害は，明らかな外傷機転を除外すれば単純X線では明らかな異常所見が認められない場合が多い．このため，解剖学的知見，視診，疼痛の範囲・性状，しびれの有無・範囲・性状を正確に聴取することが重要である．これらの知見を総合的に判断することで病態を把握し，超音波検査あるいはMRIの追加検査を行うことで最終的な確定診断を導くことが可能となる．

（高瀬勝己）

■文献

1) 信原克哉. 肩の仕組み. 肩—その機能と臨床. 第3版. 医学書院；2001.
2) Peet RM, et al. Thoracic outlet syndrome：Evaluation of a therapeutic exercise program. Mayo Clin Proc 1956；31：281-7.
3) Cahill BR, Palmer RE. Quadrilateral space syndrome. J Hand Surg (Am) 1983；8：65-9.
4) Kopell HP, Thompson WA. Pain and the frozen shoulder. Surg Gynecol Obstet 1959；109：92-6.
5) Snyder SJ, et al. SLAP lesion of the shoulder. Arthroscopy 1990；6：274-9.
6) Nobuhara K, et al. "Rotator Interval" lesion. Clin Orthop Relat Res 1997；223：44-55.
7) Yoneda M, et al. Arthroscopic removal of symptomatic Bennett lesions in the shoulders of baseball players：Arthroscopic Bennett-plasty. J Sports Med 2002；30：728-36.
8) Neer CS. Impingement lesions. Clin Orthop Relat Res 1983；173：70-7.
9) Hawkins RJ, et al. Impingement syndrome in the athlete. Am J Sports Med 1976；8：151-8.
10) Gerber C, et al. Isolated rupture of the subscapularis tendon. J Bone Joint Surg Am 1996；78：1015-23.
11) Reeves B. The natural history of the frozen shoulder syndrome. Scand J Rhuemtol 1975；4：193-6.
12) O'Brien SL, et al. The active compression test：A new and effective test for diagnosing labral tears and acromioclavicular joint abnormality. Am J Sports Med 1998；26：610-3.
13) Ide J, et al. Compression and stretching of the brachial plexus in thoracic outlet syndrome：Correlation between neuroradiographic findings and signs and symptoms produced by provocation manoeuvers. J Hand Surg (Br) 2003；28：218-23.

2章 体表解剖と痛みやしびれから想定される病態

肘

　肘関節は腕尺関節，腕橈関節，近位橈尺関節の3つの関節から成り，主に骨および軟骨から成る骨性構造と，靱帯，筋，腱などから成る軟部組織構造で支持される．肘関節の診察・診断においては，その解剖学的特徴や位置関係を熟知する必要がある．ここでは肘関節周辺の体表から深部の臨床解剖[1,2]と，肘関節の痛みやしびれなどの症状から想定される病態について概説する．

▶ 肘関節：elbow joint

■ 体表から深部の臨床解剖

1．肘関節外側

　肘関節外側で最も容易に触診できる骨性隆起は上腕骨外側上顆（図1a-①）である．そのすぐ遠位には橈骨頭（図1a-②）を触れ，後方には肘頭（図1a-③）を明瞭に触知できる．橈骨頭は前腕の回内・回外運動でより明確に触知できる．上腕骨外側上顆部はほとんどの前腕伸筋・回外筋群が起始（図1b-橙色で表示）する．この深層には外側側副靱帯が存在する[*1,2]．上腕骨外側上顆炎，

▶ 上腕骨外側上顆：lateral epicondyle of the humerus

*1
内側側副靱帯の表層側にはこれらを補強するように円回内筋および屈筋群の筋・筋膜構造が，外側側副靱帯の表層側には肘筋および伸筋群の筋・筋膜構造が密着して存在する．これらの筋・筋膜構造は深層の狭義の靱帯構造とともに複合体として肘関節の安定性に大きく寄与している．

*2
外傷性靱帯損傷において（狭義の）靱帯構造のみの損傷では大きな不安定を呈さず保存的治療の適応となるが，靱帯構造とともに筋・筋膜構造が一塊として付着部より剥脱したような症例では著明な不安定性を呈するため手術の絶対適応となることが多い．

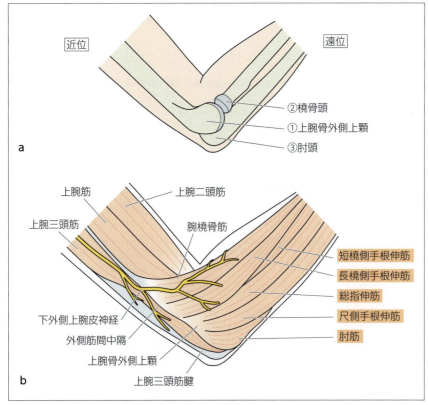

図1　肘関節外側から見た体表面（a），表層解剖（b）
橙色部：上腕骨外側上顆に起始する前腕伸筋・回外筋群．

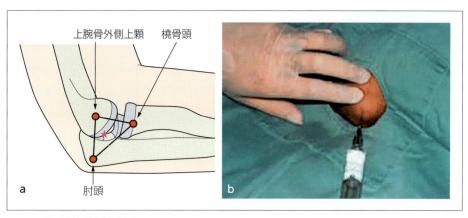

図2　肘関節後外側穿刺法におけるメルクマール
上腕骨外側上顆，橈骨頭，肘頭をメルクマールとする．

野球肘の外側型，滑膜ひだ障害では同部に疼痛や圧痛を認める．上腕骨外側上顆炎では手首を使う動作やタオルを強く絞る際に運動時痛を認めることが多い．関節穿刺や関節造影でよく用いられる肘関節後外側穿刺法[3]は，上腕骨外側上顆，橈骨頭，肘頭をメルクマールとする（図2）．一方，頚椎症などの頚椎疾患や胸郭出口症候群でも肘関節外側部の疼痛やしびれが起こりうることは常に念頭において診察にあたるべきである．

2. 肘関節内側

肘関節内側では上腕骨内側上顆（図3a-①）を容易に触知でき，これは前腕屈筋・回内筋群の起始となっている（図3b-橙色で表示）．この深層には内側側副靱帯が存在する[*1,2]．上腕骨内側上顆炎や野球肘の内側型では同部に疼痛や圧痛を認め，内側上顆裂離骨折や骨端離開などでは同部にさらに腫脹を認める．内側上顆と肘頭（図3a-②）とのあいだの皮下レベルを尺骨神経（図3b-③，図4-①）が走行しており，これも触知可能である．同神経は内側筋間中隔と上腕三頭筋（図4-⑦）のあいだを下行し，内側上顆の後方を回って，尺側手根屈筋上腕頭と尺骨頭のあいだをさらに下行していく．同部を肘部管とよび，尺骨神経の絞扼性神経障害の好発部位である[4)*3]．同部においては神経の表層側（すなわち"屋根"の部分）にOsborne（オズボーン）（滑車上肘）靱帯（図4-②）が，その遠位には尺側手根屈筋腱膜（図4-③）が存在し，さらに同筋の深層には筋膜様構造（図4-⑥）が存在する．肘部管症候群における単純除圧術や神経移行術では，これらの組織を確実に切離することが必須である．この深層側には内側側副靱帯が存在し，損傷により同部に疼痛，腫脹，圧痛を認める．尺骨神経はその後，尺側手根屈筋上腕頭（図4-④）および尺骨頭（図4-⑤），さらに環指小指の深指屈筋に枝を出し，前腕の筋層内を遠位に下行する．

▶上腕骨内側上顆：medial epicondyle of the humerus

*3
Tinel（ティネル）徴候とは，末梢神経損傷において神経腫が形成された際に神経腫を叩打するとその神経の感覚支配領域に電撃感を生じる徴候である．また肘部管症候群のような絞扼性神経障害では絞扼部の近位に偽性神経腫を生じることがあり，同部を叩打することにより電撃感を生じ，これをTinel様徴候とよぶ．

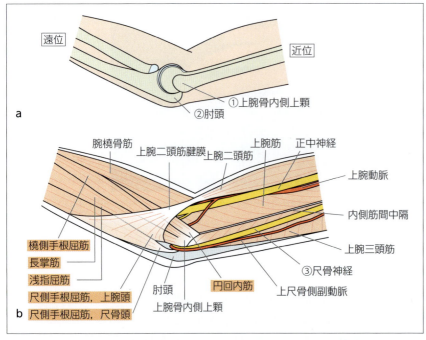

図3 肘関節内側から見た体表面（a），表層解剖（b）
橙色部：上腕骨内側上顆に起始する前腕屈筋・回内筋群．

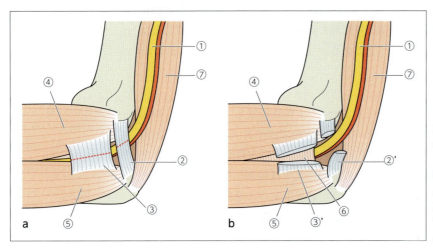

図4 肘部管の構造
①尺骨神経，② Osborne（滑車上肘）靱帯，③尺側手根屈筋腱膜，④尺側手根屈筋上腕頭，⑤尺側手根屈筋尺骨頭，⑥尺側手根屈筋後面の筋膜様構造，⑦上腕三頭筋．

3. 肘関節前面

　肘関節の主な屈筋である上腕二頭筋の遠位腱（筋皮神経，図5-①）は肘関節前面中央皮下に容易に触れることができる．同腱は橈骨近位部の後内側にある橈骨粗面に停止し，回外作用も併せもつ．上腕二頭筋腱は遠位付着部で断裂することがあり，時に同部の再建術が適応となる．正中神経（図5-②）および上腕動脈（図5-③）はこの上腕二頭筋の内側を走行する．正中神経はちょうど円回内筋（図5-④）の中枢縁に相当する部分で前骨間神経と正中神経本幹に分かれる．上腕動脈は上腕部を正中神経とともに下行して，肘関節裂隙のやや遠位で橈骨動脈（図5-⑤）と尺骨動脈（図5-⑥）に分かれる．一方，橈骨神経本幹は外側筋間中隔を後方から貫通して腕橈骨筋と上腕筋のあいだを下行し，おお

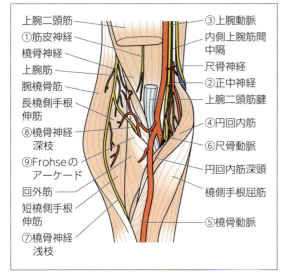

図5 肘関節前面における筋・神経・血管構造
(井樋栄二ほか編.標準整形外科学.第14版.医学書院;2020.p.456／今谷潤也編著.レジデントのための整形外科診療 上肢.日本医事新報社;2023[1]より)

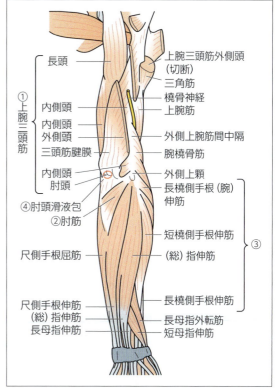

図6 肘関節後面における骨および筋構造と肘頭滑液包

むね肘関節裂隙の高位で浅枝(知覚枝,図5-⑦)と深枝(運動枝,図5-⑧)に分枝し,後者はFrohse(フローゼ)のアーケードの深層を下行する(図5-⑨).橈骨神経管症候群では同部を中心に疼痛や圧痛が認められる.

4. 肘関節後面

　肘関節後方中央には肘頭(図3a-②)を明瞭に触れることができる.その近位では同部に付着する主な伸筋である上腕三頭筋(図6-①:橈骨神経)が触知でき,上腕三頭筋炎や腱付着部炎では同部の疼痛や圧痛がある.肘頭部皮下には滑液包があり肘頭滑液包炎は比較的頻度が高い.また投球障害で散見される肘頭疲労骨折や肘頭骨端離開でも投球時の同部の疼痛が主訴となる.その外側寄りには肘筋(図6-②)が軽いふくらみをもって存在し,その前方には前腕伸筋があり,前述したごとくこれらはすべて外側上顆より起始する(図1,図6-③).

5. 上腕骨遠位端部

　上腕骨遠位端部はtie archといわれる関節面がlateral columnとmedial columnに挟まるトライアングル構造となっている(図7a).同部の前方部には橈骨窩と鉤突窩があり,肘関節の屈曲で橈骨頭と鉤状突起がそれぞれのくぼみにはまり込む.後方部には肘頭窩があり,肘関節の伸展で肘頭がはまり込む(図7b).上腕骨遠位端骨折の手術では,関節可動域など肘関節機能を獲得す

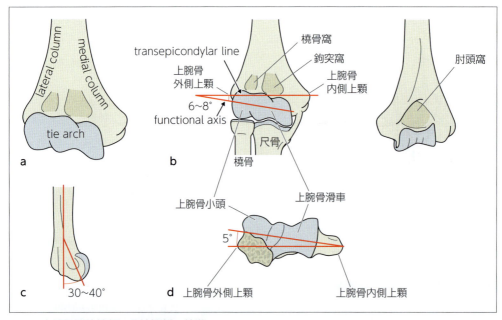

図7 上腕骨遠位端部の骨性解剖の特徴

るには，これらの骨構造を解剖学的に再建することが大切である．また肘関節の機能的回転軸は前述の内・外側上顆を結ぶ線である transepicondylar line に対して6〜8°外反しており[*4]（図7b），側方からみて小頭・滑車関節面部分は上腕骨軸に対して30〜40°前傾している（図7c）．また同関節面は transepicondylar line に対して約5°内旋している（図7d）．

6. 橈骨近位端部

橈骨近位端部は橈骨の長軸に対して15°外反（図8a-赤線）しており，橈骨頚部の遠位尺側には橈骨粗面（図8a-①）があり上腕二頭筋腱の停止部となっている．また橈骨頭は上腕骨小頭と尺骨の橈骨切痕とで関節を形成しており，橈骨頭の皿状の部分は小頭に対して凹面となっている．橈骨頭は正円ではなく楕円であり，その楕円の長軸は橈骨切痕に対して回内外中間位で直交する（図8b-青線）．この橈骨切痕の前縁および後縁部分は，関節症性変化の好発部位である（図8b-矢頭）．

7. 尺骨近位端部

尺骨近位端部は尺骨の長軸に対して4°外反し（図9a），関節面は30°後傾している（図9b）．また尺骨近位端部は肘頭先端より4〜5cm近位を頂点として後方に約5〜6°後方凸の形状を有し，proximal ulna dorsal angulation（PUDA）とよばれている（図9b）．鉤状突起の骨性の先端2mmまでの部位には軟部組織は付着していないが，それを超える部分には輪状靱帯および前方関節包などが付着しており[5]，同部に及ぶ鉤状突起骨折では肘不安定性増大のリスクが高まる．

*4
この外反により，前腕を回外させた際に上腕骨軸と尺骨軸のあいだに角度が生じる．これを carrying angle（肘外偏角）という．

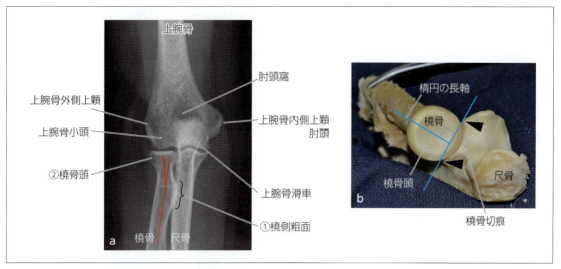

図8 肘関節単純X線正面像と近位橈尺関節
a：正常成人右肘関節の単純X線正面像．橈骨近位端は橈骨の長軸に対して15°外反している．b：橈骨頭の楕円の長軸は，回内外中間位で橈骨切痕に対して直交する．橈骨切痕の前縁および後縁部分（矢頭）は，関節症性変化の好発部位である．（東京科学大学 二村昭元先生より提供）

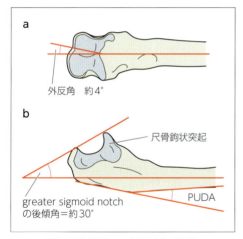

図9 尺骨近位端部の骨性解剖の特徴
PUDA：proximal ulna dorsal angulation．

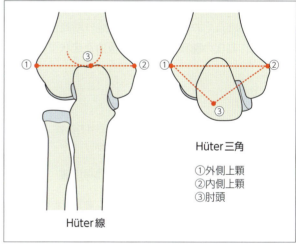

図10 骨性の指標としてのHüter線とHüter三角

肘関節部で各種臨床症状（痛みやしびれなど）から想定される病態

　腫脹，圧痛，発赤，熱感，皮下血腫などの局所所見が肘関節部のどの部位に，どの程度あるのかをチェックする．肘関節後面の肘頭滑液包（図6-④）の比較的限局した腫脹は同滑液包炎を疑う．また女性の肘関節のびまん性腫脹は関節リウマチであることがあり，小児で肘関節の腫脹がなく，肘関節を動かさない場合には肘内障の可能性が高い．逆にびまん性の腫脹は骨折や脱臼を疑

う．肘関節部での内・外反変形の有無を確認し，両側の carrying angle（肘外偏角）*4 も計測する．骨性の指標としては前述の外側上顆（図1a-①），内側上顆（図3a-①），肘頭（図1a-③）があり，これらは伸展位では一直線上に並び（Hüter〈ヒューター〉線），屈曲位では三角形を形成する（Hüter 三角）が，脱臼症例ではこれらに乱れが生じる（図10）．

　肘関節部の腫脹については，局在しているのかびまん性なのか，境界が明瞭か否か，皮下レベルなのか深部にあるものなのかなどを記載する．腫瘍性病変を疑う場合にはその大きさや硬さ，弾性などの特徴も把握する．さらに愁訴が他の部位にもある場合には，肘関節部のみならず，頚椎，肩甲骨部や胸郭出口部，前腕，手関節，手指など頚椎から上肢全体に目を向けて診察しなければならない．安静時痛は変形性関節症をはじめとする関節炎，骨軟骨腫症，類骨骨腫や悪性腫瘍などでみられる．運動時痛は外傷例をはじめ，内・外側上顆炎，変形性関節症や関節リウマチなどの変性疾患でも認められる．関節のロッキング症状がある際には離断性骨軟骨炎，滑膜性骨軟骨腫，変形性関節症，滑膜ひだ障害などの可能性がある．滑膜ひだ障害では最終伸展時にクリックを認めることが多い．高エネルギー外傷例などの急性期では，神経血管損傷の合併にも注意する．また肘関節から前腕部に高度の腫脹と安静時痛がある場合にはコンパートメント症候群の可能性も念頭におく．小児の上腕骨顆上骨折などの外傷では Volkmann（フォルクマン）拘縮の可能性を考慮すべきで，異常な疼痛，伸展時痛，高度の腫脹と緊満が特徴的な症状である．

（今谷潤也）

■文献

1) 今谷潤也編著. レジデントのための整形外科診療　上肢. 日本医事新報社；2023.
2) 今谷潤也. 肘関節手術のための機能解剖と手術アプローチ. 日整会誌 2022；96：411-26.
3) 今谷潤也. 肘関節造影. 高岸憲二, 三浪明男編. 最新整形外科学大系 14. 上腕・肘関節・前腕. 中山書店；2008. p.1463-69.
4) 伊藤恵康. 肘関節部の末梢神経障害　肘部管症候群. 肘関節外科の実際. 南江堂；2011. p.335-44.
5) Shimura H, et al. Joint capsule attachment to the coronoid process of the ulna：an anatomic study with implications regarding the type 1 fractures of the coronoid process of the O'Driscoll classification. J Shoulder Elbow Surg 2016；25：1517-22.

2章 体表解剖と痛みやしびれから想定される病態

手関節と手

■ 概略

　手関節は橈骨手根関節，手根中央関節，遠位橈尺関節から成る複合関節で，手の土台となると同時に複雑かつ複合的な運動を許容する．手指にはCM関節，MP関節，PIPおよびDIP関節（母指ではIP関節）がある．手関節・手指の痛みと変形を生じるのは外傷性のものと加齢変性などに伴う症候性のものが主である．一方しびれは，手関節や手指を走行する末梢神経麻痺によるものと上位の頚髄，神経根，腕神経叢での麻痺によって生じるものがある．

　代表的な病態は，手関節では手関節周囲の骨折，脱臼に加え，橈骨遠位端骨折変形治癒，変形性手関節症，月状骨骨壊死であるKienböck（キーンベック）病，三角線維軟骨複合体（TFCC）損傷などがあげられる．手指の痛みと変形を生じるのは第1中手骨基部脱臼骨折（Bennett〈ベネット〉骨折），PIP関節脱臼骨折，腱性および骨性槌指（つちゆび/ついし，mallet finger），母指MP関節尺側側副靱帯損傷などの外傷，変形性指関節症である母指CM関節症，Heberden（ヘバーデン）結節，Bouchard（ブシャール）結節などである．しびれを生じる場合には手根管症候群（正中神経麻痺），Guyon（ギヨン）管症候群（尺骨神経麻痺），橈骨神経浅枝麻痺，尺骨神経背側枝（浅枝）麻痺があげられる．

■ 解剖

　手指の関節には近位からCM関節，MP関節，PIPおよびDIP関節（母指ではIP関節）があり，示中指のCM関節は手根骨と強固に接合し，運動には関与せず，環小指のCM関節は軽度の屈曲伸展が可能である．母指を除くMP，PIP，IP関節は基本的には屈曲伸展運動をつかさどる．母指CM関節は多方向の動きを許容する鞍関節で，360°の分回しが可能であり，主に水平外転，掌側外転，対立を行う．これらの運動により母指と他4指とのあいだで物体を握ることが可能になる．

　手関節は橈骨手根関節，手根中央関節，遠位橈尺関節から成る複合関節で，手の土台となると同時に屈曲-伸展，橈屈-尺屈，回内外という6自由度の複雑かつ複合的な運動を許容する．

■ 病態

　手指と手関節の痛みを生じる疾患には外傷性のものと変性性のものがある．手指では第1中手骨基部脱臼骨折（Bennett骨折），PIP関節脱臼骨折，腱性および骨性槌指，母指MP関節尺側側副靱帯損傷などが外傷例の代表である．変性性のものには変形性指関節症である母指CM関節症，Heberden結節，

▶ 手関節：carpal joint

■ 2章　体表解剖と痛みやしびれから想定される病態

Bouchard 結節があり，そのほかに腱鞘炎を基盤とした弾発指（ばね指）などがある．手関節痛を生じる疾患には手関節周囲の骨折，脱臼，橈骨遠位端骨折変形治癒，三角線維軟骨複合体（TFCC）損傷，尺骨突き上げ症候群，遠位橈尺関節（DRUJ）障害，手根不安定症のうち舟状月状（scapholunate interosseous）靱帯損傷や舟状月状骨解離（scapholunate dissociation），変形性関節症の1つである scapholunate advanced collapse（SLAC）wrist，月状骨骨壊死（Kienböck 病）などがあげられる．

　しびれを生じる場合，最も頻度が高いのが手根管症候群で，手根管部で正中神経が圧迫を受ける狭窄性神経麻痺である．Guyon 管症候群（尺骨神経麻痺）はまれな疾患である．橈骨神経浅枝麻痺は外傷や採血の際の注射針によって生じる．

■ 代表的な病態の概説

1. 弾発指（ばね指）

a. 症状

　指屈曲位から伸展しようとすると指が引っかかり，さらに伸ばそうとすると snap 感とともに指がはじけるように伸展可能となる"ばね現象"を呈する．腱鞘炎などの原因により腫脹した屈筋腱が靱帯性腱鞘である A1 プーリー（MP 関節掌側に存在する最も近位側の靱帯性腱鞘）に引っかかって症状を呈する．まれに A2 プーリー（A1 プーリーのすぐ遠位の靱帯性腱鞘で，通常最も長く，厚い）でばね現象を生じる場合もある．通常，疼痛を伴いばね現象が解除される．長期間罹患すると PIP 関節の屈曲拘縮を生じる．

▶ 弾発指（ばね指）：snapping finger

b. 診断

　再現性のあるばね現象，A1 プーリー部の圧痛で診断可能である．

c. 治療

　本態が腱鞘炎であり，局所の安静，ステロイドの局所注射を行うが，奏効しない場合には局所麻酔下で A1 プーリーの切離を行う．

2. TFCC 損傷

　手関節尺側部痛を生じる疾患のうち，最も頻度が高い．また，橈骨遠位端骨折によく合併する軟部組織損傷である．

▶ TFCC 損傷：triangular fibrocartilage complex injury

a. 症状

　手関節尺側部痛，回内外可動域制限，遠位橈尺関節（DRUJ）不安定性が生じる．重度の DRUJ 不安定性を生じた場合には尺骨頭の不安定感や click，手が抜ける感じ（slack）を訴える．

b. 診断

　TFCC 部の自発痛や圧痛は重要な所見である．手関節尺屈強制や尺屈強制回外強制により手関節尺側部の誘発痛をみる ulnocarpal stress test[1] の陽性率が高い．TFCC が DRUJ の主要支持組織であることから，TFCC 損傷患者では DRUJ 不安定性を検査する ballottement test が陽性となる．

　画像診断では MRI と関節造影を用いる．関節鏡検査は TFCC 損傷診断の

手関節と手

gold standard である．近年は DRUJ 鏡視が可能になっている[2]．外科的治療の際に最初に行い，確定診断する．

c. 治療

保存治療では肘上 sugar tong シーネ，サポーターなどで局所の安静を図る[3]．手術療法には鏡視下 TFCC 部分切除術，尺骨短縮術，鏡視下 TFCC 縫合術，直視下 TFCC 縫合術，TFCC 再建術などが選択される[3-11]．

3. DRUJ 関節症

DRUJ 障害には外傷性の DRUJ 脱臼と変性性の DRUJ 関節症があるが，頻度は後者が多い．

▶ DRUJ 関節症：distal radioulnar joint osteoarthritis

a. 症状

DRUJ 部の圧痛，運動痛，回内外および尺屈可動域制限を呈することが多い．とくに尺骨頭が背側へ亜脱臼することが多いため，回外する際に亜脱臼した尺骨頭が橈骨と衝突し，著明な回外制限を生じることがある[3]．亜脱臼した尺骨頭との摩擦で尺側の伸筋腱（小指伸筋腱や環指および小指総指伸筋腱）の断裂を生じ，環指や小指の伸展制限を主訴とすることもある．

b. 診断

単純 X 線で DRUJ の変形や関節裂隙の狭小化を認める．MRI では DRUJ の軟骨の消失や軟骨下骨の肥厚，TFCC の変性損傷を合併する．

c. 治療

疼痛のみを訴えている場合には安静，消炎鎮痛薬などの保存療法が良い．関節可動域制限を認める場合や尺骨頭の背側亜脱臼を生じた場合にはサルベージ手術である Sauvé-Kapandji（ソーヴェ-カパンジー）手術を行う．伸筋腱断裂を生じた場合には腱移行または腱移植術で対処する．

4. 舟状月状靱帯（SL 靱帯）損傷

SL 靱帯損傷は手関節過伸展で受傷することが多い．

▶ 舟状月状靱帯損傷：scapholunate interosseous ligament injury

a. 症状

手関節第 3-4 コンパートメント間（関節鏡での 3-4 portal）の疼痛，とくに過伸展での push up 時の疼痛を訴えることが多いが，まったく症状を呈さない場合もある．

b. 診断

単純 X 線で舟状骨月状骨間が他の関節裂隙よりも広い場合（4 mm 以上），SL 靱帯損傷を疑う．左右を比べることも重要である．関節鏡での Geissler 分類で Grade 3 以上が手術適応となる[12]．

c. 治療

保存療法は母指スパイカギプスで 6 ないし 8 週程度固定するが，その効果は明らかではなく，診断がつかず放置されている例も多い．新鮮例で診断されれば，透視下で舟状月状間を整復し，1.2 mm K-wire 2〜3 本で 6〜8 週間鋼線固定する．

73

■ 2章　体表解剖と痛みやしびれから想定される病態

陳旧例では関節包固定術（capsulodesis），縫合可能であれば直視下縫合術，背側手根骨間靱帯の一部で補強する Viegas（ヴィーガス）法[13]，橈側手根屈筋腱を用いた腱固定術兼靱帯再建術である three ligament tenodesis[14]，骨-靱帯-骨を用いた再建術などが行われるが，成績は安定していない．

5. SLAC wrist（変形性手関節症）

SL 靱帯損傷の最大の問題は陳旧例になると DISI 変形とよばれる舟状骨掌屈，月状骨-三角骨背屈変形を呈する手根骨配列異常を生じることである．長期間放置されると橈骨舟状骨間の変形性関節症を生じ，SLAC（scapholunate advanced collapse）wrist とよばれる治療に難渋する変形性手関節症の一種へ進行する[15]．

▶ SLAC：scapholunate advanced collapse

▶ 変形性手関節症：osteoarthritis of the wrist

a. 症状

手関節橈側に強い疼痛と腫脹を認め，掌背屈可動域制限と強い橈屈制限を生じる．

b. 診断

単純 X 線で舟状月状骨解離，橈骨茎状突起の骨棘形成（stage 1），橈骨-舟状骨間関節裂隙の狭小化を認める（stage 2）．さらに進行すると手根中央関節の舟状有頭骨間の狭小化を呈する（stage 3）．

c. 治療

SLAC wrist では SL 靱帯の修復は不可能である．近位手根列切除術や four corner fusion（月状骨-三角骨-有頭骨-有鉤骨間固定術）が選択される．

6. 手根管症候群

手指のしびれを生じる疾患のなかでは最も頻度が高い．閉経後や出産・授乳期で女性ホルモン（エストロゲン）が減少してくると，腱のむくみが生じやすくなり，限られたスペース内を 9 本の屈筋腱と正中神経が通過する手根管で腫脹した腱に正中神経が圧迫され，正中神経領域の知覚障害と母指球筋萎縮を生じる．

▶ 手根管症候群：carpal tunnel syndrome

a. 症状

母指から環指橈側の領域の知覚障害と母指球筋麻痺による対立障害が生じる．

b. 診断

対立障害と正中神経領域の知覚鈍麻により診断する．

c. 治療

安静，ビタミン B_{12} 内服，手関節の固定などの保存療法を行う．3 か月たっても症状の改善が得られない場合には筋電図検査や精密知覚検査を行い，確定診断する．手術加療は内視鏡下手根管開放術か直視下手根管開放術を行う．母指球筋萎縮が著明な場合や筋電図で電位が計測できない重度の正中神経障害では直視下手根管開放術を，それ以外の軽症例では内視鏡下手根管開放術を選択する．

（中村俊康）

■文献

1) Nakamura R, et al. The ulnocarpal stress test in diagnosis of ulnar-sided wrist pain. J Hand Surg 1997；22B：719-23.

2) Nakamura T, et al. Arthroscopy of the distal radioulnar joint. Handchir Mikrochir Plast Chir 2014；46：295-9.

3) 松村　昇ほか. TFCC 損傷に対する保存療法の治療成績. 日手会誌 2011；27：775-8.

4) 中村俊康. 手関節鏡視下 TFCC 部分切除術と手関節鏡視下 TFCC 縫合術. 2001；臨整外 36：1023-8.

5) Boulas HJ, Milek MA. Ulnar shortening procedure for tears of the triangular fibrocartilage complex. J Hand Surg 1990；15A：415-20.

6) Nakamura T, et al. Ulnar shortening procedure for the ulnocarpal and distal radioulnar joints disorders. J Jpn Soc Surg Hand 1998；15：119-26.

7) Nakamura T, et al. Repair of foveal detachment of the triangular fibrocartilage complex：Open and arthroscopic transosseous techniques. Hand Clinics 2011；27：281-90.

8) Nakamura T. Anatomical reattachment of the TFCC to the ulnar fovea using an ECU half-slip. J Wrist Surg 2015；4：15-21.

9) Nakamura T, Obara Y. The clinical outcome of anatomical re-attachment of the TFCC to the ulnar fovea using an ECU half-slip and interference screw. Handchir Mikrochir Plast Chir 2015；47：290-6.

10) Nakamura T, et al. Medium- to long-term outcomes of anatomical reconstruction of the radioulnar ligament to the ulnar fovea. J Hand Surg Eur Vol 2017；42：352-6.

11) Adams ND, Berger RA. An anatomic reconstruction of the distal radioulnar ligaments for posttraumatic distal radioulnar joint instability. J Hand Surg 2002；27A：241-51.

12) Geissler WB, Freeland AE. Arthroscopic management of intra-articular distal radius fractures. Hand Clin 1999；15：455-65.

13) Viegas SF, et al. The dorsal ligaments of the wrist：anatomy, mechanical properties and function. J Hand Surg 1999；24A：456-68.

14) Garcia-Elias M, et al. Three-ligament tenodesis for the treatment of scapholunate dissociation：indications and surgical technique. J Hand Surg 2006；31A：125-34.

15) Watson HK, Ballet FL. The SLAC wrist：scapholunate advanced pattern of degenerative arthritis. J Hand Surg 1984；9A：358-65.

2章 体表解剖と痛みやしびれから想定される病態

胸部と背部

■ はじめに

　胸部や背部の疼痛を訴えて整形外科を受診する高齢者は多く，訴えや症状が典型的な場合は比較的容易に診断に至る．その一方で，高齢者は高血圧，糖尿病，認知症などを合併していることも珍しくなく，主訴が必ずしも直接の原因疾患につながらないため，とくに症状が非典型的な場合は原因が別にある可能性を考えるべきである．整形外科医として筋骨格系の疼痛原因を鑑別したくなるが，胸背部痛の原因疾患として急を要する内臓に由来する疾患が含まれるため，注意を要する．

　胸背部痛をきたす疾患は内臓疾患と脊椎・脊髄・神経系疾患に大別され，内臓疾患としては心血管系と腹部臓器が主であり，脊椎・脊髄・神経系疾患としては炎症・腫瘍・血管性が主となる．頻度が高い臓器としては，心血管，呼吸器，肝胆膵，脊椎・脊髄であるが，腎尿路系，婦人科系，皮膚感染症，精神的な因子など多岐の領域に及ぶことを念頭に初期診療にあたる．整形外科医として，採血や心電図などが直ちに行える状況にないこともあるため，問診などを通じて鑑別するポイントを紹介する．

■ 胸部と背部の体表解剖

　胸部と背部は体幹上部を構成し，胸部が前面，背部が後面にある．頭側の境界は，胸骨柄上縁（頚切痕），鎖骨上縁，そして肩峰と第7頚椎の棘突起を結ぶ線であり，尾側の境界は，剣状突起，肋骨弓，第12肋骨の下縁，第12胸椎の棘突起を結ぶ線になる．表面上にある構造物は胸部左右にある乳房（女性のみ），乳輪と乳頭のみで，体表から触知できる骨性指標を頼ることになる．

　胸部の体表解剖と骨性指標を図1に示す．胸部正中に胸骨があり，左右の鎖骨（胸鎖関節）と肋骨（胸肋関節）が関節を形成する．胸骨体の下端から外下方に第7-10肋軟骨が連続して富士山のような形をとる肋骨弓が形成される．背部の体表解剖と骨性指標を図2に示す．背部正中に左右の固有背筋の内側縁によって形成される後正中溝があり，その皮膚直下に胸椎の棘突起が並び，体幹上の高さを決める指標となる．第7頚椎棘突起は頚部を前屈する際に後方に突出し，体表から棘突起を数える指標になる．第3胸椎棘突起は肩甲棘根部の高さにあり，第7胸椎棘突起は肩甲下角の高さにある．前方からの肋骨弓をたどると第10肋骨に至り，その下に遊離肋骨で特有の疾患の原因となる第11および第12肋骨を触れる．各肋骨の背面に胸神経から連続する肋間神経が走行しており，各髄節が支配する特定の皮膚領域を皮節（デルマトーム）として表示できる（図3）．デルマトームに沿った症状が認められる場合は脊髄や胸

胸部と背部

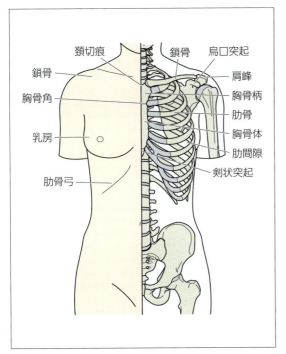

図1　胸部の体表解剖

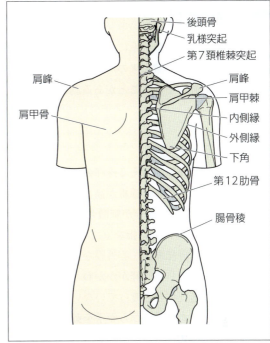

図2　背部の体表解剖

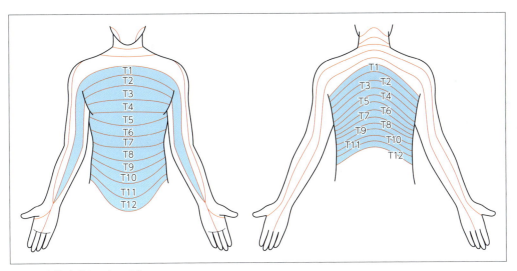

図3　皮節（デルマトーム）

神経あるいは肋間神経にかかわる疾患を疑う必要がある．
　胸郭の骨格は，胸骨・肋骨・胸椎によって構成される籠状の構造体であり，その中に収まる心臓や肺などの重要臓器を保護する重要な役割を果たすだけでなく，上半身の動きや呼吸にもかかわる．日常的な動作で常に負担がかかるため，疼痛の原因の大部分は筋骨格系に由来するが，時に神経に由来する疼痛・しびれや，急を要する内臓に由来する疼痛が含まれるため注意を要する．

77

■ 2章 体表解剖と痛みやしびれから想定される病態

■ 疼痛の性質

　整形外科医は，筋骨格系に由来する疼痛に関しては熟知しているが，早急な対応が求められる内臓由来の疼痛に関しては経験が限られている．したがって本項では，背部痛を伴うことがある胸部痛の原因となる内臓疾患の疼痛の性質を概説する．

1. 体性痛と内臓痛

　体性痛と内臓痛では訴える疼痛の性質が異なる．体表付近の感覚受容体は細かく分布して求心性神経線維が高密度に行き渡っているため，体表付近の痛み刺激（体性痛）はどの部分が刺激されているのか，局在性がはっきりしていることが多い．疼痛部位に指を立てて示すような局在性の明らかな場合は，皮膚，筋骨格系，壁側胸膜，心外膜などに関連した疼痛であることが多い．一方で内臓痛の場合は自律神経がかかわり，侵害受容性の求心性神経線維も体性神経のように高密度に行き渡っていないため，局在性ははっきりせず，不明瞭な疼痛となる．患者は手のひらや手を動かして範囲を示すなど，漠然とした範囲を示すことが多い．

2. 発症の急激性

　急激に発症する胸痛をきたす疾患は，致死的疾患も多く含まれ，急性心筋梗塞，肺塞栓症，自然気胸，嘔吐後の食道破裂，急性大動脈解離などがあげられる．瞬間的な発症は大動脈解離を疑わせ，一方でピークまで若干の時間をかけて増強する胸痛は急性心筋梗塞に特徴的である．

3. 疼痛の持続時間

　2〜3分で改善する疼痛は過換気症候群でみられる．狭心症では5〜15分程度持続する疼痛が多いが，不安定狭心症や急性心筋梗塞では長時間に及ぶ．肺高血圧症に伴う胸痛は狭心症に類似するが安静により数分で軽快する．食道痙攣や逆流性食道炎の疼痛は数分間から1時間まで持続時間の幅が広い．一般的に長時間持続し，増悪傾向にある場合は重症のことが多く，急性心筋梗塞や急性大動脈解離を念頭に救命医への依頼・搬送が望ましい．

4. 発症の時間帯

　早朝に胸痛によって覚醒した場合には冠攣縮性狭心症や消化器疾患を疑う．冠攣縮性狭心症ではその他，気圧の変化や月経などで症状が増悪することもある．

5. 疼痛の性状

　狭心症による疼痛は絞扼感，圧迫感，収縮感と表現されることが多いが，突くような，焼けるような，引き裂くような痛みを訴えることもある．急性大動

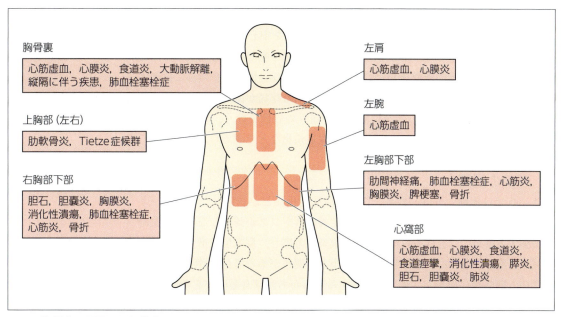

図4 胸部痛の原因となる疾患

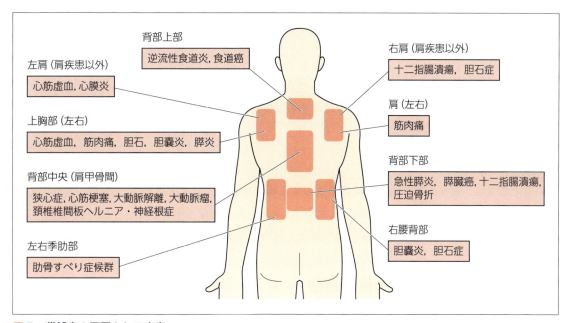

図5 背部痛の原因となる疾患

脈解離では引き裂かれるような痛みを伴い，解離の進行に伴い痛みが移動することが特徴的である．

6. 疼痛部位と放散痛・関連痛

　疼痛部位からある程度原因疾患を推測することは可能であり，図4（胸部）と図5（背部）で示す．一般的に内臓からの疼痛刺激が求心神経で脊髄に入る

■ 2章　体表解剖と痛みやしびれから想定される病態

高位の神経の支配領域が痛くなることが多いと考えられている．心筋虚血の痛み刺激は交感神経節を経て T1-4 に入るため T1-4 を中心とした皮膚分節すなわち，胸骨裏面，左上肢，頚部，下顎などの放散痛を生じる．心膜炎では，心膜の炎症が横隔神経の刺激を介して C3-5 領域に入り，僧帽筋や頚部に放散する．急性大動脈解離では解離方向に沿って移動する疼痛が認められ，主要分枝（頚部，耳，背部，腹部）の走行に沿っての痛みの放散を伴う．背部のみへの痛みの放散は非特異的であり，心筋梗塞，食道疾患などで認められる．

7. 疼痛の誘因

　狭心症では運動，入浴，食事，急激な温度変化などが誘因となることが多い．冠攣縮性狭心症では，早朝や冷気，精神的ストレスが誘因となる．吸気時に増強する胸痛では急性心膜炎や急性胸膜炎を考慮し，仰臥位で増強し前屈で軽減する場合は急性心膜炎を考える．食事との関連がある場合には消化器疾患を疑い，嘔吐後に出現し，嚥下で増強する胸痛があれば食道破裂を考慮する．飲食で出現し，制酸薬や温かい飲み物で改善する灼熱痛は食道炎，食道痙攣を疑う．

8. 随伴症状

　急性心筋梗塞のなかでも下壁梗塞の場合，嘔気や嘔吐が主症状となり消化器疾患との鑑別を要することがある．急性心筋梗塞では胸痛出現後に嘔吐することがある一方，嘔吐後に胸痛が出現した場合は食道破裂を疑う．肺塞栓症は深部静脈血栓症に由来することが多く，長期臥床や長期座位後の歩行開始時に症状が出現することが典型的である．

9. 増悪・改善因子

　嚥下で増強し，温かい飲み物や制酸薬で改善する場合は食道，胃疾患を疑う．深呼吸で増強する場合は胸膜炎や心膜炎を考えるが，左側臥位で増強し，右側臥位や前屈位で改善する場合は心膜炎を疑う．労作性狭心症では運動，食事，精神的な興奮など，心筋の酸素需要の上昇が増悪因子となる．

■ 胸背部痛の原因となる内臓疾患

1. 虚血性心疾患

　部位の特定が困難な灼熱痛や絞扼感が多く，関連痛として喉や腕，上腹部の疼痛を自覚することも多いため，整形外科や消化器外科を受診することもある．自律性反応を伴い，頻脈や血圧上昇，瞳孔散大，発汗などを伴うことがある．狭心症では安静で症状が落ち着くことがあるが，早急の精査を要する．

2. 急性大動脈解離

　大動脈壁の中膜で壁が裂け，大動脈に分布する神経が刺激されて灼熱痛を感じる．症状は激しく，失神を伴うことが多いため，危機感が強く，整形外科を

胸部と背部

受診する可能性は高くない．解離が大動脈弓部から下方に拡大する際に疼痛部位が胸から腰に移動することがあり，また解離の進行が止まると疼痛の緩和があるため注意を要する．

3. 肺血栓塞栓症

深部静脈血栓症から発症することが多く，酸素化の障害による呼吸困難や，血行動態の悪化による息苦しさで発症し，ショック状態となって突然死の原因にもなる．軽症の場合や，再潅流した場合は症状が改善するが，次の血栓が流れて再び塞栓することがあるため，見逃してはならない．

4. 胸膜炎・心膜炎

胸膜・心膜の炎症により刺すような痛みを感じ，体位の変化や呼吸・咳により胸膜・心膜が伸展されることで痛みが増強する．胸，肩，背部に放散する疼痛を伴うこともあり，ウイルス感染が原因の場合は数日で改善する．

5. 気胸

肺嚢胞の破綻などにより空気が胸腔内に漏れる状態であり，肺の虚脱が強ければ呼吸障害が主症状となるが，軽症の場合は胸背部痛が主な症状となり，虚血性心疾患との鑑別が必要になる．

6. 腹部臓器の疾患

慢性膵炎や膵臓癌では上腹部や背部の疼痛を自覚することがある．胆石症では，脂っこいものを食べた後に腹部や背部に違和感や痛みが生じる．尿路結石では，波のある背部痛，側腹部痛が出現し，発熱を伴う場合は腎盂腎炎の合併を考える必要がある．

■ 胸背部痛の原因となる脊椎・脊髄疾患

心血管や内臓疾患が否定されると，胸背部痛を引き起こす筋骨格系疾患の検討に移り，脊髄血管性病変，腫瘍，感染症，変性疾患，骨粗鬆症性骨折などの外傷などを考える．その場合，下肢の筋力・知覚・深部腱反射や膀胱直腸障害などの神経学的診察も必要になる．

1. 脊髄の血管性病変

背部痛を訴え，下肢の脱力などが認められる場合，脊髄硬膜外血腫を疑う必要がある．MRIで血腫と範囲を確認し，麻痺の程度と進行から緊急除圧手術の適応を検討することになる．脊髄圧迫の程度が高くなく，高度の麻痺でなければ，経時的な改善を期待して経過観察が可能となることもある．脊髄梗塞で背部痛を訴えることもあるが，疼痛がなく突然の麻痺症状で発症することもあり，前脊髄動脈の関与が多いため，運動障害と解離性知覚障害を呈することがある．脊髄出血も背部痛と麻痺を呈するが，緊急除圧手術の適応となることは

少ない.

2. 腫瘍

　胸背部痛と下肢運動障害で発症することがあり，単純 X 線検査でペディクルサインや非対称性の圧迫骨折像が認められる場合は悪性腫瘍の転移を疑う．MRI で確認のうえ，原発巣の検索が必要になる.

3. 感染症

　免疫機能が低下した高齢者などでは発熱もなく背部痛のみを訴え，検査で感染性脊椎炎が発見されることがある．初期では単純 X 線で異常を認めず，発症後 2 週程度で椎間板腔の狭小化や椎体終板の破壊像が出現する．感染性疾患を疑って採血を行い，炎症値の亢進を認める場合は早期 MRI 撮影が望まれ，椎間板と上下の椎体に波及する T1 強調低信号，T2 強調高信号を呈することが多い．膿瘍による脊髄圧迫で麻痺を呈する場合は，緊急手術で除圧と搔爬が必要になることがある.

4. 変性疾患

　胸椎椎間板ヘルニア，変形性胸椎症，靱帯骨化症などによる脊髄圧迫で麻痺や，肋間神経痛を伴うことがある．無症状であったのに，軽微な外傷で脊髄損傷となることもある.

▶椎間板ヘルニア：disc herniation

▶変形性脊椎症：spondylosis deformans

▶靱帯骨化症：ossification of ligament

5. 外傷

　骨粗鬆症が基盤にあり，軽微な外傷，もしくは外傷歴がないなかでの椎体圧迫骨折が発生することがある．受傷直後は単純 X 線検査で異常がなく，椎体圧潰が進行して 1〜2 週後に判明することがあるため，骨折の可能性を伝えて後日の再検査を予定する必要がある．通常は安静やコルセットを装着しての保存療法で骨癒合が得られるが，時に偽関節となり，残存する疼痛や遅発性の麻痺症状で手術適応となる場合がある[*1]．脊椎が強直するびまん性特発性骨増殖症（DISH）では単純 X 線で骨折が判然としないことがあり，遅発性の高度麻痺の可能性があるため，明らかな外傷契機がない場合でも，DISH 患者が腰背部痛を訴える場合は CT や MRI での精査が必須である.

▶圧迫骨折：compression fracture

[*1]
胸椎圧迫骨折で，脊髄麻痺はないが肋間神経痛を訴える症例も少なくない.

▶びまん性特発性骨増殖症：diffuse idiopathic skeletal hyperostosis（DISH）

■ 胸背部痛の原因となる肋間神経痛

　肋間神経痛は，罹患した肋間神経（肋骨，胸部，腹部）の分布における神経障害性疼痛を特徴とし，一般に鋭い痛み，放散痛，灼熱痛，刺痛として現れ，しびれやうずきなどの知覚異常を伴うことがある．痛みは間欠的または恒常的であり，典型的には胸部および背部に沿って胸部皮膚叢パターンで帯状に広がる[*2]．原因が特定できる症候性神経痛としては，帯状疱疹，胸腔手術後の胸腔切開後疼痛症候群，脊椎疾患（変形性脊椎症，脊椎腫瘍，胸椎椎間板ヘルニアなど），肋骨の骨折や腫瘍などがあげられる．一方，原因が特定できない特発

▶肋間神経痛：intercostal neuralgia

[*2]
肋間神経痛の症状として「胸が締めつけられる」と訴える患者が少なくない.

性肋間神経痛もある.

1. 帯状疱疹

水疱が出現する数日前から肋間神経支配領域に沿って知覚過敏と電気が走るような,もしくはジクジク持続するような痛みを感じる.小児期に水痘で感染した水痘帯状疱疹ウイルスが脊髄神経根に残存し,寒冷・運動・精神などのストレスを契機に再活性化され,帯状疱疹を発症する.とくに高齢者では,発症後に頑固な肋間神経痛に移行することがあるため,抗ウイルス薬の早期投与が求められる.

2. 肋軟骨炎

片側の第3-5肋骨に好発し,ウイルス感染や外傷を契機とすることもあるが,原因不明のことも多い.若年者で,男女比は1:2と女性に発症することが多い.鋭い疼痛を訴えることが多いが,鈍痛や圧迫感しか感じないこともある.病歴と肋軟骨の圧痛で診断し,消炎鎮痛薬で治療する.

▶肋軟骨炎:costal chondritis

3. Tietze (ティーツェ) 症候群

若年者の第2・3肋骨に生じる,疼痛を伴う肋骨軟骨関節の腫脹で,男女比はほぼ等しい.多くは突然の前胸部痛で発症するが,緩徐な進行のものもあり,腕や肩に放散して,運動や深呼吸・咳で増悪する.膠原病や悪性腫瘍の転移などの除外が必要であり,消炎鎮痛薬で治療する.

4. 肋骨すべり症候群

第8-10肋軟骨に発症し,肋骨間靱帯の破壊や機能不全により肋軟骨先端の弛緩と亜脱臼が生じ,肋間神経を圧迫もしくは刺激することで肋間筋の緊張や痛み・不快感を引き起こすと考えられている.原因はさまざまで,圧痛やクリック音が認められることもあり,消炎鎮痛薬で治療する.

▶肋骨すべり症候群: slipping rib syndrome

(加藤裕幸,渡辺雅彦)

■参考文献

1) 吉野秀朗. 主要な症候に対する鑑別診断と応急・緊急処置 胸背部痛. Medical Practice 2022;39 (臨増):19-23.
2) 安武正弘. 胸痛・背部痛 総論 疼痛の鑑別. 救急・集中治療 2018;30:171-5.
3) 岡田亮太, 林 寛之.「わかりにくい」主訴の心血管イベント. 内科 2017;120:1213-7.
4) 林 純監修. 病院総合診療医学Ⅰ—症候編. 日本病院総合診療医学会;2017.
5) 田村謙太郎, 陣崎雅弘. 突然の胸背部痛 気づきにくい疾患ですが,目をこらして見てみましょう. レジデントノート 2015;16:2781-2.
6) 森脇龍太郎, 伊良部真一郎. 背部痛. 診断と治療 2014;102 (Suppl):54-8.
7) 森脇龍太郎, 石川康朗編. 胸背部痛を極める—あらゆる原因を知り,対処する ケースで身に付く専門医の実践的アドバンストスキル. 羊土社;2012.

2章 体表解剖と痛みやしびれから想定される病態

腰部

■ 概略

体表解剖と痛みとしびれから想定される腰部の病態は，従来の教科書に載っているとおりの場合もある．しかし，とくに慢性腰痛の場合は，必ずしもそうとは限らない．痛覚変調性疼痛[*1]が腰痛の主な病態を占めている場合もある．慢性腰痛，殿部痛，下肢痛，下肢のしびれから想定される腰部の病態は，侵害受容性疼痛，神経障害性疼痛，そして痛覚変調性疼痛が混在している場合が多い（図1）．すなわち体表解剖と痛みとしびれから腰部の態を明らかにするには限界がある．腰痛の病態は多面的に評価する必要がある．

▶ 腰痛：low back pain

*1　痛覚変調性疼痛
非器質性疼痛．痛みの源が同定されないのに，痛みを訴える．NSAIDsや神経ブロックは無効．多彩な随伴症状（睡眠障害，意欲の低下，慢性的疲労感，うつ状態）．慢性腰痛，線維筋痛症，顎関節症，過敏性腸症候群などが該当する．不定愁訴の場合が多く，診断と治療に難渋する．

■ 問診

腰痛の程度のみではなく，生活上何が困っているのかを具体的に聞く．また受診目的は何かを明確にする．

1. 安静時痛の有無

動作や姿勢により疼痛が変化する腰痛は，変性疾患を考える．安静にしても疼痛が軽減しない，あるいは夜間痛を訴える場合は，炎症や腫瘍を考える．

2. 随伴症状の有無

腰痛に間欠跛行を合併し，前屈により下肢の症状がすみやかに消失する場合には，腰部脊柱管狭窄を考える．姿勢を変えても下肢の症状に変化がない場合には，末梢動脈疾患（peripheral arterial disease：PAD）を疑う．内臓疾患に伴う腰痛では，消化器症状を伴うことが多い．

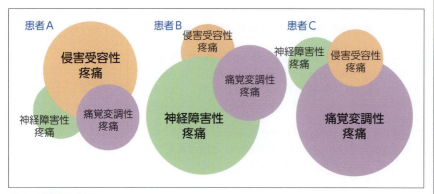

図1　腰痛の病態
侵害受容性疼痛，神経障害性疼痛，そして痛覚変調性疼痛が混在している場合が多い．

3. 性

　青壮年期の女性に発生する腰痛の原因は，産婦人科領域の疾患に関連していることが少なくない．女性で，月経に同調した腰痛であれば子宮内膜症を考える．出産を契機に発症した場合は，骨盤輪不安定症を考える．高齢女性では骨粗鬆症に伴う腰痛を考慮する．痛みではなく姿勢の変化や低身長が主訴の場合がある．

4. 発症誘因

　明らかな外傷後に発生した腰痛では，椎体骨折や椎間板損傷の可能性がある．急性腰痛は，必ずしも外傷を契機として発症するわけではない．誘因なく強い腰痛が生じたときには，転移性脊椎腫瘍や尿路結石などの内臓疾患を疑う．

5. 症状の特徴

　腰痛が食事や排便と関係があれば消化器疾患を疑う．発作性，あるいは持続性で体位による変化がなければ泌尿器科疾患を考える．月経時に増悪するようなら婦人科疾患を疑う．腰痛で発症し，急激な血圧低下を呈する場合は，解離性大動脈瘤を疑う．

6. 症状の経過

　時間の経過とともに腰痛が軽快している場合は，変性疾患を考えてよい．進行性や再発性の腰痛では，重篤な疾患（癌や感染）の可能性を念頭におく．

■ 理学所見

　患者の痛い部位を必ず見て触る．これにより，骨軟部腫瘍や帯状疱疹などがわかることもある．

1. 視診

　患者を立たせて，側弯の有無をみる．側弯には非構築性側弯症と構築性側弯症がある．非構築性側弯症とは，なんらかの原因によって一時的に生じた側弯であり，その原因が取り除かれれば側弯は消失する．疼痛性側弯では，疼痛が軽減する姿勢をとらせることにより側弯の消失や改善をみる．棘突起の階段状変形は，脊椎すべりで認められる．殿筋や下肢筋の萎縮の有無をみる．

2. 触診

　棘突起の配列を触診し，側弯や階段状変形の有無を確認する．L4/5棘突起間で階段状変形が認められるのは，L5分離すべり症またはL4変性すべり症の場合である．棘突起の叩打痛がある場合は，その高位での椎体骨折や感染などの炎症の可能性に留意する．後脛骨動脈の拍動の消失や左右差がある場合には，PADによる間欠跛行[*2] の可能性がある．仙腸関節障害では，80％の患者

＊2　PADによる間欠跛行
腰部脊柱管狭窄にPADが合併する頻度は6.7％である．PAD合併例の特徴は糖尿病，脳血管障害および虚血性心疾患の既往のある患者が多いことである．

■ 2章　体表解剖と痛みやしびれから想定される病態

で後上腸骨棘に圧痛を認め，後仙腸靱帯や仙結節靱帯の圧痛も多くみられる[1].

■ 腰痛の病態の評価

　体表解剖ではわからない腰痛の病態を明らかにするために，腰部の痛みとしびれを多面的に評価する必要がある．

1.　腰痛の程度（量的評価）

① VAS (Visual Analog Scale)[2]：長さ10 cm (100 mm) の直線を被験者に見せ，その左端をまったく痛みがない，右端を想像できる最大の痛みとして，現在感じている痛みの強さを線上で示してもらう方法である．示された痛みの強さを0～100 mmで記載する．

② NRS (Numeric Rating Scale)[3]：痛みの強さを0（痛みがない）から10（最悪の痛み）までの11段階として，どの数値に該当するかを被験者に選択してもらう方法である．

2.　腰痛の性質と性状（質的評価）

　持続痛や発作痛，神経障害性疼痛の要素の有無など痛みの性質を評価することによって，治療に用いる薬剤選択に役立つ情報が得られる．

① McGill Pain Questionnaire[4]：痛みの強さのほか，性質，部位，時間的変化など痛みの性状を評価する最も代表的な方法である．

② Pain Detect[5]：神経障害性疼痛を診断するためのスケールで，痛みの部位，程度，性質，日常生活を評価している．慢性腰痛に含まれる神経障害性疼痛の要素を鑑別する．

③ Spine painDETECT[6]：脊椎疾患による神経障害性疼痛と関節疾患による侵害受容性疼痛を効率良く判別できる．より簡便な簡易版Spine painDETECT（図2）が臨床上有用である．

3.　腰痛の精神医学的問題の評価

　腰痛と精神医学的問題は密接に関連している．とくに慢性腰痛の場合には，痛覚変調性疼痛が病態の大部分を占めている場合も多い．

① MMPI (Minnesota Multiphasic Personality Inventory)：転換性障害，心気症，うつ病，不安障害，パーソナリティ障害，および統合失調症など精神医学的問題をスクリーニングできる．

② BS-POP (Brief Scale for Psychiatric Problems in Orthopaedic Patients)[7] *3：心理的因子の関与が深い患者の特徴について評価することができる．治療者が患者を評価するための「治療者用の質問」と，患者自身が自己評価するための「患者用の質問」から構成されている．治療者用で11点以上の場合，または治療者用が10点以上かつ患者用で15点以上の症例では，精神医学的問題を有する可能性が高い．

③ SDS (Self-rating Depression Scale)："抑うつ状態はほとんどなし"，"軽

*3　BS-POP
病態に心理社会的要因が明らかに関与している場合は，手術療法を含めた通常の治療法の有効性が低下するため，心理社会的背景に対する介入を第1に考慮する必要がある．

腰部 ■

| 簡易版Spine painDETECT (SF-SPDQ) | 開発試験における 感度と特異度 | 感度 82.4% |
| | | 特異度 66.7% |

質問	素点	係数
①電気ショックのような急激な痛みの発作が起きることはありますか？	一度もない 0 ほとんどない 1 少しある 2	×（−4）
②痛みのある場所に，しびれを感じますか？	ある程度ある 3 激しい 4 非常に激しい 5	×9

【点数の計算方法と判別基準】
①の素点×（−4）＋②の素点×9−7＝ □ 点

□≧0：
脊椎疾患に伴う神経障害性疼痛の可能性

図2　簡易版 Spine painDETECT
(Nikaido T, et al. PLoS One 2018；13：e0193987[6]) より作成)

度の抑うつ性あり"，または"中等度の抑うつ性あり"と判定する．
④ HADS (Hospital Anxiety and Depression Scale)：精神症状，不安と抑うつを測定する自己記入式質問票である．うつ病に関する項目と不安障害に関する項目の合計点を集計し，心理学的苦悩の程度を評価する．
⑤ Pain Catastrophizing Scale[8]：痛みの破局化尺度である．

4. 腰痛の QOL
　対象を限定せず全般的な健康状態を評価する包括的尺度と，特定の疾患を対象としてその疾患に特異的な QOL を評価する特異的尺度がある．
a. 包括的尺度
① SF-36® (MOS 36-Item Short-Form Health Survey)[9]：健康関連 QOL（Health Related Quality of Life：HRQOL）を測定する尺度で，結果は 8 つの下位尺度で得点化される．短縮版の SF-12 や，質問が 8 項目だけで構成され短時間で回答できる SF-8™ (SF8 Health Survey) も開発されている．
② EuroQol (EQ-5D)：5 項目から成る 3 段階選択式回答法と VAS による患者の健康状態の自己評価により構成されている．回答の組み合わせがスコア化（効用値）され，1 が最上の健康状態，0 が死の状態を表す．
b. 疾患特異的 QOL 尺度
① RDQ (Roland-Morris disability questionnaire)[10]*4：腰痛による日常生活の障害を患者自身が評価する尺度である．「今日」の腰痛によって障害されている日常の行動について 24 項目の質問に回答する．「はい」か「いいえ」で回答し，各項目とも，「はい」を 1 点として 0〜24 点で得点化され，得点が高いほど腰痛による機能障害が強いことを示す．
② ODI (Oswestry Low Back Pain Disability Questionnaire)：腰痛や下

*4　RDQ
通常痛みの程度が強くなるほど RDQ の点数は高くなる．痛みの程度はさほど高くないにもかかわらず RDQ の点数が高い場合には，職場でのさまざまな不満やストレスが病態に関与している場合が多い．

肢痛による機能障害を評価する自記式尺度である．痛みの強さ，日常生活動作の障害，睡眠や性生活障害，および社会生活障害など10項目の質問に6段階の選択肢（0〜5点）で回答する．

③ JOABPEQ (JOA Back Pain Evaluation Questionnaire)[11]：25項目の自記式質問票であり，質問の内容から疼痛関連障害（4項目），腰椎機能障害（6項目），歩行機能障害（5項目），社会生活障害（4項目）および心理的障害（7項目）の5因子で評価される．

(紺野愼一)

■文献

1) Kurosawa D, et al. A diagnostic screening system for sacroiliac joint pain originating from the posterior ligament. Pain Medicine 2017；18：228-38.

2) Keele KD. The pain chart. Lancet 1948；2：6-8.

3) Bennet M. The LANSS pain scale：The Leeds assessment of neuropathic symptoms and signs. Pain 2001；92：147-57.

4) Melzack R. The McGill pain questionnaire：Major properties and scoring methods. Pain 1975；1：277-99.

5) Freynhagen R, et al. PainDETECT：A new screening questionnaire to identify neuropathic components in patients with back pain. Curr Med Res Opin 2006；22：1911-20.

6) Nikaido T, et al. The Spine painDETECT questionnare：Development and validation of a screening tool for neuropathic pain caused by spinal disorders. PLoS One 2018；13：e0193987.

7) 佐藤勝彦ほか．脊椎・脊髄疾患に対するリエゾン精神医学的アプローチ（第2報）—整形外科患者に対する精神医学的問題評価のための簡易質問票（BS-POP）の作成．臨整外 2000；35：843-52.

8) 松岡紘史, 坂野雄二．痛みの認知面の評価：Pain Catastrophizing Scale 日本語版の作成と信頼性および妥当性の検討．心身医学 2007；47：95-102.

9) 福原俊一, 鈴鴨よしみ編著．SF-36v2™ 日本語版マニュアル．健康医療評価研究機構；2004.

10) 福原俊一．RDQ（Roland-Morris Disability Questionnaire）日本語版マニュアル．医療文化社；2004.

11) 宮本雅史ほか．日本整形外科学会腰痛評価質問票（JOABPEQ）の特徴と使用法について．日本脊椎脊髄病会誌 2009；20：823-33.

2章 体表解剖と痛みやしびれから想定される病態

骨盤と股関節

はじめに

　骨盤と股関節の疼痛やしびれの原因は，骨盤や股関節自体にある場合と関連痛など他の部位にある場合がある．骨盤・股関節自体の疾患には，外傷，変形性股関節症，大腿骨頭壊死症，股内障（鼠径部痛症候群），腫瘍や感染などがあり，その他の部位に原因がある疾患には，腰椎椎間板ヘルニアや腰部脊柱管狭窄症などの腰椎疾患などがある．とくに股関節疾患は，隣接している腰部や膝関節疾患の発生頻度が高かったり，小児の場合は膝痛を訴えることもあり，見逃されることがあるので注意を要する．そのため，医療面接（問診）のみならず，身体所見や画像・血液所見などから病態を推定する．

▶ 骨盤：pelvis

▶ 股関節：hip joint

体表解剖

　前面から側面のランドマークは，腸骨稜，上前腸骨棘，鼠径靱帯（皮膚鼠径溝），腸恥隆起，恥骨結合，Scarpa（スカルパ）三角[*1]，大転子がある（図1）．後面から側面のランドマークは，殿溝や大腿の内側に皮膚溝がみられ，仙骨，腸骨稜，上後腸骨棘，坐骨結節，大転子，Jacoby（ヤコビー）線（左右の腸骨稜の頂点を結ぶ線で，第4腰椎の高さと一致）がある[1]（図2）．

特徴・病態

　骨盤は，両側の寛骨と仙骨，尾骨により構成され仙腸関節，恥骨結合や強靱

*1 Scarpa三角
Scarpa三角は体表のランドマークとされ，鼠径靱帯，縫工筋内側縁，長内転筋外側縁で形成され，その内側から大腿静脈（vein），大腿動脈（artery），大腿神経（nerve）が「VAN」の順に位置し，深部に大腿骨頭がある．正常では骨頭の触知は困難であるが，触知できる場合は大腿骨頭の前方移動が考えられ，寛骨臼形成不全が疑われる．

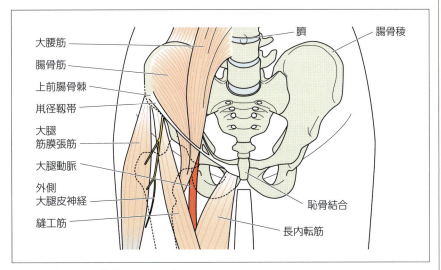

図1　骨盤・股関節前面のランドマーク

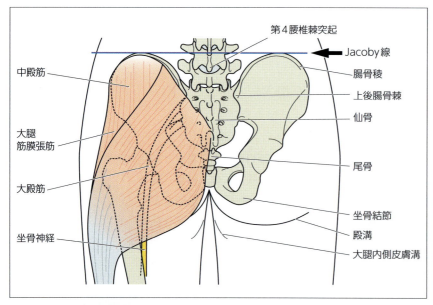

図2　骨盤・股関節後面のランドマーク

　な靱帯などで連結し非常に安定している．股関節は臼状関節で，可動性と安定性が優れている．成長期では，骨の成長は早く，それに対し筋腱は相対的に遅いため筋腱に過緊張が生じる．また，骨端線や二次骨化中心が存在するため，強い外力や繰り返しの外力により裂離骨折[*2]や骨端線損傷など同部位での損傷が生じやすい．一方，中高年では，加齢に伴い骨量の減少，関節症の発症，筋・腱の脆弱性低下などが生じる．病態を考えるにあたっては，年齢，受傷機転や基礎疾患を考慮し，骨・軟骨，筋肉・腱・靱帯，神経，血管，軟部組織由来やその他の組織由来であるかを鑑別する．外傷以外の疾患（障害を含む）として，疲労骨折，脆弱性骨折，骨端症，鼠径部痛症候群，寛骨臼縁症候群（関節唇損傷，大腿骨寛骨臼インピンジメント）[2)]，変形性股関節症，弾発股や梨状筋症候群などがある．その他，外傷が要因である骨折・裂離骨折や筋断裂などがある（表1）．

　骨盤前面の感覚は第12胸神経から第2腰神経支配で，後面は第2腰神経から第5仙骨神経支配である．運動に関しては，第1腰神経から第2仙骨神経（大腿神経，坐骨神経，閉鎖神経や上殿・下殿神経など）支配である．それぞれの神経の圧迫，絞扼や損傷などにより支配領域の麻痺が生じる．代表は，大腿神経麻痺による股関節屈曲や膝伸展障害，坐骨神経麻痺による股関節伸展障害や閉鎖神経麻痺による股関節内転障害などである．

■ 骨盤と股関節のランドマークと疾患（表2）

1. 骨盤全体

　骨折，筋損傷（成長期の場合は裂離骨折を含む）はどの部位にも生じ，好発部位，受傷機転や身体所見が診断には重要である．とくに骨折に関しては，高

[*2] **裂離骨折**
成長期の筋肉・腱の付着部の骨は脆弱なため筋・腱の持続的または瞬間的な収縮により骨が裂離する骨折のことである．一方，剥離骨折は，骨の剪断や摩擦などの力により骨が剥がされることにより生じる．

骨盤と股関節

表1　年代ごとの骨盤部・股関節に疼痛やしびれをきたす主な疾患

年代	疾患	特徴
新生児・幼児期	化膿性股関節炎	炎症，未熟児，採血，仮性麻痺
	先天性股関節脱臼（発育性股関節形成不全）	女児，開排制限，疼痛を訴えない
幼児・学童期	単純性股関節炎	先行感染
	Perthes（ペルテス）病	男児，跛行，低身長，膝痛
	若年性特発性関節炎	女児，弛張熱，皮疹，関節炎
	発育性股関節形成不全	女児，疼痛を訴えない，跛行，先天性股関節脱臼の既往
思春期	骨折・脱臼	男子，外傷
	骨軟部腫瘍	Ewing（ユーイング）肉腫，骨肉腫，骨嚢腫，線維性骨異形成症
	発育性股関節形成不全	女子，発育性股関節形成不全の既往
	大腿骨頭すべり症	男子，肥満，外旋位
	骨盤部裂離骨折	男子，スポーツ
青・壮年期	股関節症	女性，長距離歩行後の疼痛
	大腿骨頭壊死症	ステロイド性（女性），アルコール性（男性）
	強直性脊椎炎	HLA-B27，仙腸関節硬化像，竹様脊椎
	骨軟部腫瘍	色素性絨毛結節性滑膜炎，骨巨細胞腫，軟骨肉腫
	関節リウマチ	女性，多関節炎，手関節炎，朝のこわばり
老年期	変形性股関節症	女性，跛行，可動域制限
	転移性骨腫瘍	原因不明の疼痛，病的骨折
	大腿骨近位部骨折	女性，骨粗鬆，転倒
	化膿性関節炎	糖尿病，ステロイド使用歴
	腸腰筋膿瘍	背部・鼠径部痛，跛行，糖尿病

表2　骨盤部・股関節のランドマーク・代表的疼痛性疾患

部位		疾患
全体		骨折（外傷性・疲労・脆弱性など）
		骨・軟部腫瘍（転移性骨腫瘍を含む）
		骨盤内臓器疾患（神経圧迫などを含む）
前方	Scarpa三角	発育性股関節形成不全
		股関節症（二次性を含む）
		恥骨骨折
		弾発股・腸恥滑液包炎
		鼠径ヘルニア
	前外側	発育性股関節形成不全
		股関節症（二次性を含む）
		異常感覚性大腿痛症
	上前腸骨棘	裂離骨折・筋腱付着部炎
	恥骨	恥骨骨折
		恥骨結合炎
		内転筋障害
外側		股関節症（二次性を含む）
		弾発股・大転子滑液包炎
後方		付着部症・裂離骨折（ハムストリング）
		坐骨滑液包炎
		梨状筋症候群
		腰殿部疾患

エネルギー損傷の場合，局所所見以上に全身所見の精査が重要である．成長期は，特有の裂離骨折があり，好発部位と受傷機転が参考になる．高齢者では，脆弱性骨折[*3]（脆弱性骨盤骨折〈fragility fractures of the pelvis：FFP〉）ならびにがんの骨転移を含めた病的骨折に注意する．脆弱性骨盤骨折は仙骨や恥骨が好発部位であり，仙骨骨折の画像所見でRommens分類が用いられホンダサイン（Type Ⅳb）などがある．

2. 骨盤前面（股関節を含む）

　疾患として成長期では，股関節炎（単純性・化膿性・結核性など），先天性股関節脱臼（発育性股関節形成不全），Perthes病，大腿骨頭すべり症，先天異常（骨端異形成症など）を考慮し，成人では，変形性股関節症，特発性大腿骨頭壊死症，関節リウマチ，大腿骨寛骨臼インピンジメント（FAI）[*4]，弾発股，

*3　脆弱性骨折

骨粗鬆などにより骨強度が低下しているため軽微な外力（立った高さからの転倒など）や日常生活動作の中で生じる骨折のことであり，椎体骨折が代表疾患である．

一過性大腿骨頭萎縮症やCharcot（シャルコー）関節などがある．

　日常においてよく遭遇する疾患は，変形性股関節症をはじめとする二次性股関節症や骨折である．骨折に関しては外傷の損傷形態により寛骨臼骨折，脱臼骨折などさまざまな骨折が生じる．成長期に多い裂離骨折（上前腸骨棘，下前腸骨棘，坐骨結節）の特徴を示す．一方，スポーツ動作により鼠径部周囲に疼痛をきたす疾患を鼠径部痛症候群（恥骨結合炎，恥骨疲労骨折，内転筋付着部炎，腸腰筋腱炎，腹直筋付着部炎や鼠径ヘルニア：スポーツヘルニアなど）とよぶ．走りながらキックするスポーツに多い恥骨結合炎，長距離選手やサッカー選手に多い恥骨疲労骨折があり，筋腱損傷はスポーツ動作によりオーバーユースされる部位や受傷形態により損傷部位がある程度推定可能である．また，FAIの鑑別（動画1）が必要である[3]．

3. 骨盤後面

　骨盤後面の疼痛やしびれを訴える主な疾患は，腰椎椎間板ヘルニアや腰部脊柱管狭窄症など腰椎疾患であり，下肢への放散痛・しびれ（坐骨神経痛など）を伴う場合は，まずは腰椎疾患を鑑別する．骨盤から殿部に出る神経は，すべて梨状筋の上か下で大坐骨孔を通過する．したがって，坐骨神経痛や梨状筋症候群の評価には誘発テストが有用である．SLRテストやBragard（ブラガード）テストとの組み合わせで坐骨神経痛由来かハムストリング由来か鑑別する．高齢者でびりびりする感じがすると訴える場合は帯状疱疹に注意する必要がある．股関節症の所見として坐骨神経痛症状を訴えたり，夜間痛を訴える場合はFAIなどを考慮する．まれに高齢者では原発性の悪性腫瘍やがんの骨転移，骨盤内のがんにより，直接の疼痛や坐骨神経などの圧迫による神経症状を訴えることがあり見逃さないように注意する．

（帖佐悦男）

*4　FAI
大腿骨寛骨臼インピンジメント（femoroacetabular impingement：FAI）は，2003年にスイスのGanzにより提唱された疾患で，大腿骨頭と寛骨臼縁の衝突（インピンジメント）により生じる病態のことである．原因によりカムタイプ（Cam type）とピンサータイプ（Pincer type）とその混合型であるミックスタイプ（Mixed type）がある[2]．

動画1

■文献
1）糸満盛憲編．最新整形外科学大系16　骨盤・股関節．第1章 骨盤の構造と機能，第3章 股関節の構造と機能．中山書店；2006．
2）Ganz R, et al. Femoroacetabular impingement：a cause for osteoarthritis of the hip. Clin Orthop 2003；217：112-20.
3）帖佐悦男編．これだけは知っておきたい整形外科身体診察スキル．メジカルビュー社；2021．

2章 体表解剖と痛みやしびれから想定される病態

大腿

■ はじめに

　大腿部の痛みやしびれの原因は，大腿部自体にある場合と関連痛など他の部位にある場合がある．大腿部自体の疾患には，筋損傷（肉離れ），骨折，腫瘍や感染などがあり，その他の部位に原因がある疾患には，腰椎椎間板ヘルニアなどの腰椎疾患や外側大腿皮神経障害などがある．そのため，医療面接（問診）のみならず，身体所見や画像・血液所見などから病態を推定する．大腿部近位から中央部までについて概説する．

▶ 大腿：femur, thigh

■ 体表解剖

　前面から側面のランドマークは，鼠径靱帯（皮膚鼠径溝），Scarpa（スカルパ）三角（鼠径靱帯，縫工筋内側縁，長内転筋外側縁で形成される），大転子がある（図1）[1]．後面から側面のランドマークは，殿溝や大腿の内側に皮膚溝や

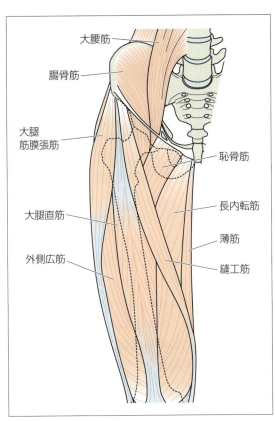

図1　大腿前面のランドマークと主な筋肉

93

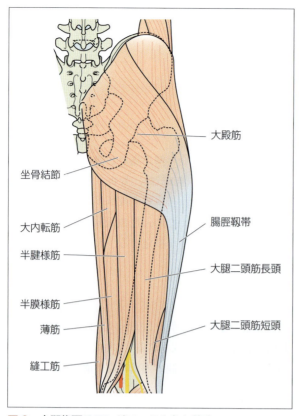

図2 大腿後面のランドマークと主な筋肉

外側に大転子がある（図2）[1]．

特徴・病態

　病態を考えるにあたっては，年齢，受傷機転や基礎疾患を考慮し，骨・軟骨，筋肉・腱・靱帯，神経，血管，軟部組織由来やその他の組織由来であるかを鑑別する（表1～3）．大腿部は，主に大腿骨（大腿骨近位：大腿骨頭，頸部，転子部と骨幹部）とその周囲の大腿四頭筋やハムストリングなどから構成され，外傷やスポーツによる筋腱損傷，高齢者の脆弱性骨折が主な疾患である．筋損傷[*1]は，運動中の伸張性動作が関与し二関節筋に多いとされている．跳躍競技やサッカーでは大腿四頭筋の大腿直筋，ダッシュや加速走ではハムストリングの大腿二頭筋長頭，体操や相撲では大腿内転筋に損傷が多い．成長期にみられる坐骨結節の裂離骨折は，走・跳躍走に多くhurdler's injuryとよばれている（表1）．大転子部のクリックを認めた場合，大転子滑液包炎や腸脛靱帯炎を考慮する．まれではあるが，骨・軟部腫瘍やがんの骨転移にも注意する．

　大腿前面の感覚は第2腰神経から第4腰神経支配（大腿神経・外側大腿皮神経など）で，後面は第3腰神経と第2仙骨，第3仙骨神経の支配（後大腿皮神経・外側大腿皮神経など）である．代表は，上前腸骨棘部の外側大腿皮神経の圧迫や絞扼による異常感覚性大腿痛症（meralgia paresthetica）である．運動

[*1]
筋断裂（肉離れ）[2]の多くは羽状筋が遠心性収縮した際，筋腱移行部で損傷し，二関節筋に多い．ハムストリング，下腿三頭筋，大腿四頭筋の順に多いため，大腿部の診療に際しては注意を要する．放置した場合，断裂部が瘢痕化し手術的治療が必要になる場合があり，初期診断・治療が重要である．

大腿

表1　大腿部の主な筋腱靱帯等の疾患

部位		疾患	特徴
前方	恥骨部	内転筋損傷	体操，相撲
	前面	大腿四頭筋損傷（直筋）	跳躍，サッカー
外側		腸脛靱帯炎・弾発股・大転子滑液包炎	股関節疾患
後方		付着部症・裂離骨折（ハムストリング） 筋腱損傷（ハムストリング，大腿二頭筋） 坐骨滑液包炎	ハードル，加速走

表2　大腿のランドマーク・代表的疼痛性疾患

部位		疾患
全体		骨折（外傷性・疲労・脆弱性など） 骨・軟部腫瘍（転移性骨腫瘍を含む）
前方	Scarpa 三角	発育性股関節形成不全 股関節症（二次性を含む） 恥骨骨折 弾発股・腸恥滑液包炎 鼡径ヘルニア
	前面	筋腱損傷 筋緊張異常 上位腰椎疾患
	前外側	股関節症（二次性を含む） 異常感覚性大腿痛症 上位腰椎疾患
外側		股関節症（二次性を含む） 弾発股・大転子滑液包炎・腸脛靱帯炎
後方		付着部症・裂離骨折（ハムストリング） 坐骨滑液包炎 筋腱損傷（ハムストリング） 腰殿部疾患

表3　年代ごとの大腿部に疼痛やしびれをきたす主な疾患

年代	疾患	特徴
新生児・幼児期	化膿性股関節炎	炎症，未熟児，採血，仮性麻痺
	先天性股関節脱臼（発育性股関節形成不全）	女児，開排制限，疼痛を訴えない
幼児・学童期	単純性股関節炎	先行感染
	Perthes（ペルテス）病	男児，跛行，低身長，膝痛
	若年性特発性関節炎	女児，弛張熱，皮疹，関節炎
思春期	骨折・脱臼	男子，外傷
	骨軟部腫瘍	Ewing（ユーイング）肉腫，骨肉腫，骨嚢腫，線維性骨異形成症
	発育性股関節形成不全	女子，発育性股関節形成不全の既往
	大腿骨頭すべり症	男子，肥満，外旋位
	骨盤部裂離骨折	男子，スポーツ
	筋腱損傷	スポーツ
青・壮年期	股関節症	女性，長距離歩行後の疼痛
	大腿骨頭壊死症	ステロイド性（女性），アルコール性（男性）
	骨軟部腫瘍	軟骨肉腫，脂肪腫，脂肪肉腫，未分化多形肉腫
	転移性骨腫瘍	がんの既往，原因不明の疼痛，病的骨折
	腰殿部疾患	ヘルニア
	異常感覚性大腿痛症	股関節手術の既往，ガードルなどの着用（女性）
老年期	変形性股関節症	女性，跛行，可動域制限
	骨軟部腫瘍	脂肪腫，脂肪肉腫，未分化多形肉腫
	転移性骨腫瘍	がんの既往，原因不明の疼痛，病的骨折
	大腿骨近位部骨折	女性，骨粗鬆，転倒
	腰殿部疾患	ヘルニア，脊柱管狭窄症

■ 2章　体表解剖と痛みやしびれから想定される病態

に関しては，第2腰神経から第3仙骨神経（大腿神経，閉鎖神経，坐骨神経）支配である．それぞれの神経の圧迫，絞扼や損傷などにより支配領域の麻痺が生じる．代表は，大腿神経麻痺による膝伸展障害，閉鎖神経麻痺による股関節内転障害や坐骨神経麻痺による大腿二頭筋障害として股関節伸展や膝関節屈曲障害である．

■ 大腿のランドマークと疾患 (表1〜3)

1. 大腿全体

骨折，筋損傷や腫瘍（軟部腫瘍を含む）はどの部位にも生じ，好発部位，受傷機転や身体所見が診断には重要である．

2. 大腿前面

最も多いのは，大腿四頭筋の筋損傷（肉離れ）や筋緊張亢進である．陥凹やポパイサインを見逃さないようにする．

▶ 肉離れ：muscle strain

3. 大腿前外側

前外側近位部で最も多い疾患は，変形性股関節症である．この部位にしびれや感覚異常を訴える場合は，異常感覚性大腿痛症[*2]や上位腰椎疾患を鑑別する．

▶ 変形性股関節症：osteoarthritis of the hip

*2
異常感覚性大腿痛症（meralgia paresthetica）とは，外側大腿皮神経が上前腸骨棘や鼠径靱帯部で圧迫され，大腿前面から外側の疼痛や異常感覚を訴える．股関節や鼠径部の損傷（手術を含む），衣服による圧迫や長時間の腹臥位やサイクリングなどで生じる．したがって，股関節の前方アプローチでは注意を要する．

4. 大腿外側

変形性股関節症や大転子部痛を訴える場合は，滑液包炎や腸脛靱帯炎を鑑別する．圧痛ならびにクリックや誘発テストが有用である．

5. 大腿後面

よく遭遇するのはハムストリングの筋緊張亢進である．坐骨神経痛の診断テストであるSLRテスト陽性と誤って診断しないようにする．筋損傷では，ハムストリングの大腿二頭筋断裂に注意する．

（帖佐悦男）

■文献
1) 糸満盛憲編. 最新整形外科学大系16　骨盤・股関節. 第3章 股関節の構造と機能. 中山書店；2006.
2) 日本体育協会編. アスレティックトレーナー専門科目テキスト　スポーツ外傷・障害の基礎知識. D下肢のスポーツ外傷・障害　1 大腿部. 文光堂；2016（第13刷）.

2章 体表解剖と痛みやしびれから想定される病態

膝関節周辺

■ 代表的な病態

1. 外傷性

a. 膝関節靱帯損傷

主に交通外傷や転倒，スポーツ活動時の接触プレーなどが原因となり，関節の異常な方向への動きを制御している靱帯[*1]が損傷されることがある．膝関節の靱帯が損傷を受けると，膝関節の安定性が損なわれ，患者は痛みや腫れ，運動制限などの症状を経験する．

b. 膝半月板損傷

半月板損傷はスポーツや外傷などで半月板に対して過度な圧縮力および剪断力が生じるような膝関節への外力が生じることで発生する．また，加齢によって半月板の組織は脆弱性が増すため，高齢者では比較的軽微な外力でも損傷を生じることがある．患者はとくに半月板の損傷部分へ負荷がかかる動作に伴って痛みを感じる．また症状が進むと関節内に水腫を生じることもある．

c. 膝関節軟骨損傷

膝関節における軟骨は，関節の滑らかな運動や荷重分散に不可欠であるが，外傷や加齢により変性し，これが軟骨損傷の原因となる．患者はしばしば痛み，腫れ，および関節の不安定感といった症状を呈する．一般に軟骨損傷の発生する部位によって疼痛を惹起する動作や疼痛部位が異なる．

d. 膝蓋骨亜脱臼・脱臼，膝蓋骨不安定症

脱臼は明らかに膝蓋骨の位置が異常な状態を自覚するが，亜脱臼では自然整復され，膝蓋骨の明らかな位置異常は確認できない．しかし，その後繰り返す脱臼感や脱臼しそうな不安定感が残存することが主症状となる．これらの症状は，外傷を主因として膝蓋骨および大腿骨滑車部の形状や回旋アライメントの異常，筋力の不均衡，または遺伝的な素因もあげられる．

e. 腱炎・腱付着部炎

膝関節周囲の腱および腱付着部には運動に伴って伸長ストレスがかかるが，組織の耐性を超えた量や頻度でストレスがかかると，腱の周辺組織に炎症が発生する．この炎症によって痛みや機能障害がもたらされる．この病態はしばしば特定の活動やスポーツ，あるいは反復的な動作によって発生する．炎症は痛み，腫れ，および関節の可動域制限といった症状を呈する．

2. 非外傷性

a. 変形性膝関節症

変形性膝関節症は，膝関節の軟骨が摩耗し，進行すると骨が変形する変性疾

▶ 膝関節：knee joint

▶ 膝の痛み：knee pain

*1
膝関節に主要な靱帯は4つあり，前十字靱帯（ACL）および後十字靱帯（PCL）は大腿骨に対する脛骨の前後方向への動きを制御し，内側側副靱帯（MCL）および外側側副靱帯（LCL）は内外反方向の動きを制御する．

2 章　体表解剖と痛みやしびれから想定される病態

患である．原因には加齢や過度の使用，外傷，感染などがあげられる．症状の
主な特徴は，膝関節の疼痛や腫脹，関節水腫である．初期段階では，動き出し
の際に痛みが目立ち，長時間座っていた後や急な立ち上がり，階段の降り，ま
た歩き始めで痛みが増す．進行すると歩行中にも持続的な痛みが発生し，関節
の可動域が制限され，夜間に寝ているあいだでも痛みを感じることがある．

b.　リウマチ性膝関節炎

リウマチ性膝関節炎は，慢性かつ進行性の炎症性関節疾患であり，自己免疫
の異常が関与している．この疾患は変形性膝関節症に似た膝の痛み，腫れ，関
節の可動域の制限といった症状を呈するが，両膝の関節に影響を与えることが
多い．初期の段階では動き出しの際にとくに痛みが現れ，時間とともに悪化す
る傾向がある．夜間や休息中でも痛みを感じることがあり，患者の生活の質に
大きな影響を与えることがある．

c.　結晶性膝関節炎[*2]

関節の周囲や関節内に結晶が生じ関節内に遊離されると，それに対して白血
球が貪食することで炎症が生じる．強い痛みと腫れが比較的急激な経過で生
じ，屈伸に伴って痛みが増すことが多い．顕微鏡で結晶が見つからない場合
は，より重症な感染性膝関節炎との鑑別が大切である．

d.　感染性膝関節炎

化膿性と結核性のものがある．感染性膝関節炎は，重篤な関節感染症の一形
態である．この疾患では，膝関節内に細菌が侵入し，関節腔内で感染症状を引
き起こす．通常，血流中の細菌が関節に到達するか，外傷や手術などにより直
接感染が生じることが原因となる．患者は急激な膝の腫れ，激しい痛み，関節
の機能障害，発熱などの全身症状に苦しむことが一般的である．感染が進行す
ると，関節内の滑液が膿によって満たされ，重篤な合併症が発生する可能性が
ある．

e.　離断性骨軟骨炎

膝離断性骨軟骨炎は，通常，外傷や損傷がないにもかかわらず膝の関節面に
おいて骨と軟骨の分離が発生する病態である．膝の関節内での不快感や痛みを
経験することがあり，とくに，膝を曲げ伸ばしする動作や負荷をかけると痛み
が増すことが一般的である．また，関節内での異常な摩擦や不安定感が生じ，
患者の歩行や日常の活動に支障をきたすこともある．

■ 体表解剖から想定される病態

前面，内外側面，後面の各々で表層から順に痛みやしびれの原因となる代表
的な病態をあげる．

1.　前面（図1）

体表解剖：膝関節前面の表層には膝蓋骨上に滑液包があり，その深部に膝蓋
骨およびそれに付着する筋・腱を含めた膝の伸展機構が存在している．さらに
深層で関節内に達する．

*2
尿酸結晶を原因とする痛風
性関節炎，ピロリン酸カル
シウムによる偽痛風が代表
的な結晶性関節炎である．
関節穿刺を行うと外観上
濁った関節液であることが
多く，その中に顕微鏡検査
で結晶を確認することで鑑
別を行う．

膝関節周辺

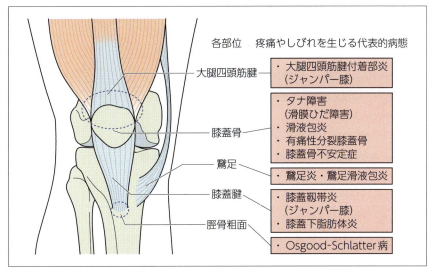

図1 膝関節を前面から観察した際の各部位の解剖学的構成体の位置と同部に疼痛やしびれを生じる代表的病態

a. 滑液包炎

膝蓋骨前面で皮下組織と骨のあいだに滑液包が介在し，皮下組織の膝蓋骨に対する摩擦を軽減している．立て膝などの刺激によって炎症を起こし，腫れと痛みを引き起こすことがある．

b. 大腿四頭筋腱付着部炎または膝蓋靱帯炎（ジャンパー膝）

ジャンプなどで膝関節を強く伸展させる運動を繰り返し要することで生じ，ジャンパー膝とよばれる．しゃがみ込み，スクワット動作，ジャンプ動作などの際に膝蓋骨の近位（大腿四頭筋腱付着部炎）や遠位（膝蓋靱帯炎）で疼痛を生じるのが典型的な症状である．（代表的な病態 1-e「腱炎・腱付着部炎」参照）

c. Osgood-Schlatter（オズグッド-シュラッター）病

脛骨粗面部に生じる骨端症[*3]である．具体的には，膝を伸ばす際の牽引力が過度に繰り返されることで生じ，脛骨粗面が剝離したり，炎症を引き起こす病態である．12〜13歳ごろのサッカーや陸上競技などのスポーツをする男子に多い．伸展筋力を要するしゃがみ込みやスクワット動作や走行時に脛骨粗面部に疼痛を訴える例が多い．

d. 鵞足炎，鵞足滑液包炎

鵞足[*4]やその周囲にある滑液包は繰り返すストレスなどを原因として炎症を起こす．歩行時や階段昇降時，走行時に関節裂隙レベルよりも遠位で内側寄りの痛みを生じる場合が多い．（代表的な病態 1-e「腱炎・腱付着部炎」参照）

e. タナ障害（滑膜ひだ障害）

思春期から青年期に多く，膝関節の関節包の内側に存在する滑膜ひだが肥厚し，関節の間隙にはさみ込まれて痛みと炎症を生じることがある．急に引っかかった感じに始まり，それ以降，膝の屈伸に際して痛みが続く症状になる．痛みは膝蓋骨のやや遠位内側で起こることが多く，関節水腫を伴うこともある．

[*3] 骨端症は成長期の成長軟骨への物理的刺激で生じる炎症で，痛みや成長軟骨の変形を引き起こす．足部で多くみられ，踵骨に起こる場合は Sever 病として知られる．この病態は，とくに発育の活発な成長期において，運動や負荷が原因となる．

[*4] 膝関節を屈曲させるハムストリング筋の中で半腱様筋および薄筋の腱は膝関節の後方から脛骨の近位内側を回り込み，脛骨前面部内側に鵞鳥の足のような形状で付着しており，解剖学的に鵞足と称される．

■ 2章　体表解剖と痛みやしびれから想定される病態

f. 膝蓋下脂肪体炎

膝蓋腱の関節内面には脂肪組織（脂肪体）が存在しているが，膝蓋靱帯炎に類似したメカニズムで同部に炎症を生じることがある．症状としてはやはり走行時やジャンプの際に生じる膝蓋骨より遠位の疼痛が主である．

g. 膝蓋骨不安定症

膝蓋骨脱臼や亜脱臼では膝前面部の痛みを訴えることが多いが，これらを背景として生じる膝蓋骨不安定症でも膝の前方部分に，とくにしゃがむ動作の際に痛みを感じる場合が多い．（代表的な病態 1-d「膝蓋骨亜脱臼・脱臼，膝蓋骨不安定症」参照）

h. 有痛性分裂膝蓋骨

膝蓋骨が複数個に分裂しており，同部での痛みが屈伸動作の際に生じるのが典型的な症状であり，スポーツをする男性の若者に多くみられる．分裂した骨片が筋肉や靱帯に牽引されることで分裂部に炎症を生じて痛みを発生させると考えられている．膝蓋骨外上部に多く発生する．やはり膝関節を強く伸展させる動作で膝蓋骨（とくに分離部）に痛みを訴えることが多く，同部に腫脹を認めることもある．

i. 変形性膝関節症

典型的には膝前面で疼痛を訴える場合には，膝蓋大腿関節での変形性膝関節症が原因であることが多い．関節水腫が強い場合にも膝前面の疼痛を訴える例が多い．（代表的な病態 2-a「変形性膝関節症」参照）

j. 関節炎

関節全般に痛みと腫れ，熱感が及ぶのが典型的ではあるが，関節水腫が強い場合には膝前面に疼痛を強く訴えることがある．（代表的な病態 2-b～d の（各種）関節炎を参照）

2. 内側 (図2)

体表解剖：膝関節内側の表層には伸筋支帯があり，その深部に半腱様筋腱および薄筋腱が近位後方から遠位前方へ走行している．その深層には内側側副靱帯（MCL）が遠近位方向に伸びている．MCL の深層の奥で関節内に達する．

a. 鵞足炎，鵞足滑液包炎

上記に示すように，鵞足は脛骨近位の前面内側に付着しており，脛骨近位内側面を近位後方へ向けて走行しており，膝関節内側の痛みとして症状を呈することが頻繁にみられる．やはり，歩行時，階段昇降時，走行時に痛みを発することが多い．（代表的な病態 1-e「腱炎・腱付着部炎」参照）

b. 内側側副靱帯 (MCL) 損傷

スキー，柔道，ラグビーといったスポーツなどで膝に過度な外反力がかかったときに生じる．急性期には伸展時に内側関節裂隙レベルを中心に大腿骨内顆付近にかけての痛みが発生し，膝が内側に入り込むような不安定感も生じることがある．慢性期になると痛みは落ち着くものの不安定性が残存する場合もあり，とくにスポーツなどの活動に支障をきたすこととなる．ブレースなどの固

100

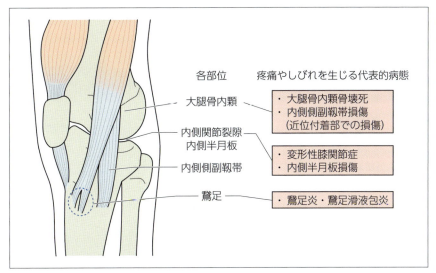

図2 膝関節を内側面から観察した際の各部位の解剖学的構成体の位置と同部に疼痛やしびれを生じる代表的病態

定具を用いることによって症状が緩和し，そのまま保存的に治療されることも多いが，不安定性が続く場合には手術を要する場合もある．（代表的な病態 1-a「膝関節靱帯損傷」参照）

c．内側半月板損傷

若年層ではスポーツなどで明らかな外傷を原因として損傷することが多いが，中高年以降では損傷の背景に組織の加齢・変性による影響が加わるため軽微な外傷で生じることがある．主にしゃがみ込み動作や階段昇降時に疼痛を関節裂隙レベルに感じることが多い．あぐらをかく際に生じる疼痛も典型的症状である．半月板の損傷部位が関節内で物理的に引っかかると一定の角度で伸展もしくは屈曲ができなくなるロッキング症状を呈したり，一定の屈曲角度で強く差し込むような痛みが出るキャッチング症状を呈することがある．典型的には関節腫脹・関節水腫を伴うことが多い．罹患期間が長いと，大腿四頭筋の廃用性萎縮が著明にみられることがある．（代表的な病態 1-b「膝半月板損傷」参照）

d．変形性膝関節症

内反変形を伴う場合には内側大腿脛骨関節での変形性膝関節症であることが多く，歩行時などに生じる関節裂隙内側の痛みが主症状となる．進行すると関節水腫を伴うことも多く，可動域制限も進んでくる．（代表的な病態 2-a「変形性膝関節症」参照）

e．関節炎

関節全般に痛みと腫れ，熱感が及ぶのが典型的であり，内側に限局した痛みとなることはまれである．（代表的な病態 2-b〜d の（各種）関節炎を参照）

f．大腿骨内顆骨壊死症[*5]

膝関節内側に歩行時などの痛みを生じ，変形性膝関節症と似たような症状を

[*5] 60歳以上の女性に多く発生し，年齢による骨脆弱性を背景に生じる軽微な骨折が原因とも考えられている．また，腎移植後や全身性エリテマトーデスなどでステロイドの大量投与を受けたときにも発症することがある．

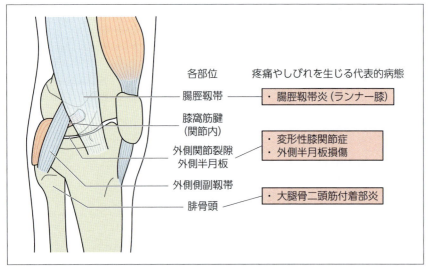

図 3 膝関節を外側面から観察した際の各部位の解剖学的構成体の位置と同部に疼痛やしびれを生じる代表的病態

呈するが，一般に比較的発症が急激であり，疼痛も強く，歩行困難となる例も散見される．特徴的には夜間痛の発生もみられる．変形性膝関節症との鑑別にはX線およびMRI検査を要することが多い．

3. 外側（図3）

体表解剖：膝関節外側の表層には腸脛靱帯が脛骨近位前面外側のGerdy（ジェルディ）結節から近位方向へ走行している．その深部には外側側副靱帯（LCL）が存在している．関節包より深部（関節内）で大腿骨外顆の外側面には膝窩筋腱が遠位後方から回り込んで付着している．

a. 腸脛靱帯炎（ランナー膝）[*6]

大腿筋膜張筋は股関節の外側から大腿の外側を通過し，膝関節の外側を抜けて脛骨近位外側前方のGerdy結節へつながるが，遠位では腱性部位が多く腸脛靱帯とよばれる．通常ランニングなどを契機に発生するが，いったん炎症が生じると，その後は軽い走行動作や，歩行時，しゃがみ込みなどの動作で痛みが出るようになる．下肢のアライメント異常（内反膝）も要因の一つである．痛みに伴って，腸脛靱帯が大腿骨外顆に引っかかる角度でロッキングしたり，その角度で強い痛みを発生するキャッチングや弾発現象を生じることもある．（代表的な病態1-e「腱炎・腱付着部炎」参照）

b. 外側側副靱帯（LCL）損傷

スポーツなどで膝を主に内反方向に捻られることで外側側副靱帯に損傷が生じる．とくにアライメントが内反である場合には立位・歩行時の疼痛や不安定感を強く感じることが多い．（代表的な病態1-a「膝関節靱帯損傷」参照）

c. 外側半月板損傷

スポーツ外傷で生じる場合，前十字靱帯損傷に合併して損傷することが多

[*6]
ランニングの際には腸脛靱帯と大腿骨外顆部とのあいだで摩擦が生じており，とくに長距離走では腸脛靱帯炎が起こりやすいため，ランナー膝とも称されている．マラソン初心者に多いが，経験者でも走行量を急激に増やした際などに生じることもある．

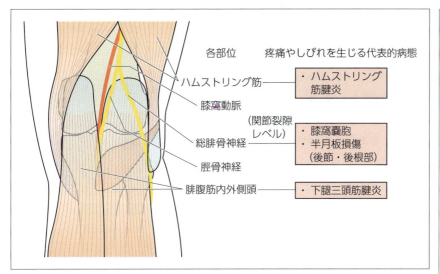

図4 膝関節を後方（膝窩部）から観察した際の各部位の解剖学的構成体の位置と同部に疼痛やしびれを生じる代表的病態

い．若年者では円板状半月板[*7]を背景とする例が多く，中高年以降では外反変形膝でよくみられる．内側半月板損傷と同様に，しゃがみ込み動作や階段昇降時に疼痛を関節裂隙レベルに感じることが多い．典型的にはロッキングやキャッチング症状を伴い，関節腫脹・関節水腫がみられる．（代表的な病態1-b「膝半月板損傷」参照）

d. 変形性膝関節症

外反変形を伴った外側大腿脛骨関節での変形性膝関節症である場合には外側関節裂隙の痛みが主症状となる．リウマチ性関節炎を伴う場合には外反変形が比較的よくみられる．（代表的な病態2-a「変形性膝関節症」参照）

e. 関節炎

関節全般に痛みと腫れ，熱感が及ぶのが典型的であり，外側に限局した痛みとなることはまれである．（代表的な病態2-b～dの（各種）関節炎を参照）

4. 膝窩部（後面）（図4）

解剖：膝関節後方（膝窩部）は近位からはハムストリング筋が膝関節をまたいで内外側の遠位へ走行し，遠位からは腓腹筋が膝関節をまたいで近位の大腿骨後面へ内外に分かれ付着している．その深層には膝窩動静脈と神経が走行している．

a. 膝窩囊胞（Baker〈ベイカー〉囊胞）

膝窩部に黄色透明粘調性の液が溜まる病態である．通常ほとんど痛みはないが，膝を深く曲げたり，正座した際に膝窩部に詰まった感じがあり，痛みを訴えることがある．弾力性のある腫瘤で大きい場合テニスボール大にもなることがある．背景には膝関節後方の滑液包炎や変形性膝関節症による関節水腫が考えられる．

[*7] 半月板が比較的大きく中央の丸い部分を超えて広がり，厚みもある先天的な形態的特徴を呈している場合があり，円板状半月板とよばれる．主に外側に発生し，とくにアジア人に多くみられる，比較的損傷を生じやすい構造的特徴である．

b. ハムストリング筋腱炎

膝窩部レベルから遠位にかけてハムストリング筋は腱成分が多くなる．オーバーユースでの炎症や外傷・手術・変形性膝関節症などを原因として屈曲拘縮などでは同部が固くなり，炎症が起こりやすくなる．伸展に際して生じる痛みが典型的症状である．（代表的な病態 1-e「腱炎・腱付着部炎」参照）

c. 下腿三頭筋腱炎

ハムストリング筋腱炎と同様，伸展時に疼痛を発生することが多いが，とくに立位で足関節の背屈を伴うことで症状は強くなる傾向がある．（代表的な病態 1-e「腱炎・腱付着部炎」参照）

d. 半月板損傷

内側および外側半月板の後方部分に損傷があると，とくに深屈曲の際に膝窩部での疼痛を訴えることがある．とくに中高年以降で歩行や階段昇降時に急激に発症する膝窩部の疼痛では内側半月板後根断裂を生じている場合がある．（代表的な病態 1-b「膝半月板損傷」参照）

（星野祐一，黒田良祐）

2章 体表解剖と痛みやしびれから想定される病態

下腿

概略

下腿の痛みの原因については，さまざまなものがある．下腿骨の疲労骨折や筋損傷などのスポーツ外傷のほか，疾患では腓腹筋の拘縮を原因として生じる痛みも多い．近年，腓腹筋の拘縮は日常診療でよく経験するアキレス腱症やアキレス腱付着部症だけでなく，足底腱膜炎の病態にもかかわっていることがわかってきた[1,2]．腓腹筋の拘縮があるとアキレス腱の踵骨付着部に過度の牽引力がかかるだけでなく，腓腹筋の拘縮による足関節背屈可動域の減少により歩行の踏み返し時の中足部の負荷が上昇し，足底腱膜の踵骨付着部にも過度の牽引力がかかる．近年の研究でも足底腱膜炎の患者の中足部の足底圧の上昇が証明されている[1]．足底腱膜炎については他項に譲るが，本項では下腿後面の痛みとして頻度の高い，アキレス腱症，アキレス腱付着部症を中心に概説する．

▶下腿：lower leg

病態

アキレス腱症の病態は腱の炎症ではなく，腱の変性であり，用語としてはアキレス腱炎ではなく，アキレス腱症とよぶほうが正確に病態を表しているといえる．病因として外的因子と内的因子があり，外的因子としては腱への過負荷があげられる．運動選手や重労働者に腱の障害が多いのも腱への過負荷が原因と考えられる．内的要因としては年齢，性別，体重のほか脂質異常症や腎臓透析，副甲状腺機能亢進症や関節リウマチなどがある．またステロイドやニューキノロン系抗菌薬[*1]などの薬剤も危険因子と考えられている[3]．また前述したように，腓腹筋の拘縮も原因となるが，腓腹筋の拘縮は Silfverskiöld テストにより，膝関節屈曲位と伸展位での足関節背屈可動域を計測して評価する．膝関節伸展位での足関節背屈角度が5°未満の例が膝関節屈曲位にすると10°を超える場合には，腓腹筋の拘縮があるといえる[4]．

▶アキレス腱症：Achilles tendinopathy

▶アキレス腱付着部症：insertional Achilles tendinopathy

*1
尿路感染症などの患者に対して，しばしばニューキノロン系抗菌薬が処方されるが，処方後はアキレス腱の腫脹や圧痛がないかに注意する．とくに高齢の患者でステロイドを服用している人の場合はアキレス腱断裂に至る例（ニューキノロン系抗菌薬投与後，平均6.2日との報告あり）があることを念頭におく．

診断

まず，歩容異常の有無をチェックした後，立位の状態で前方および後方から視診を行う．膝関節の内外反や後足部の内外反などのアライメント異常がある場合は各関節疾患を念頭におき，診察，検査を進める．また下腿にしびれを伴う痛みを訴える場合は常に腰椎疾患も念頭におき，下肢の神経学的診察を行い，神経根症状による痛みとの鑑別を行う．L3 神経根症では時に膝関節内側に痛みを訴えることがあるので注意を要する．スポーツ選手では，脛骨の内側後方に圧痛がある場合はシンスプリントや脛骨疲労骨折を疑うが，圧痛が強く，片脚ジャンプができないほどの痛みや，片脚ジャンプで強い痛みを訴える

105

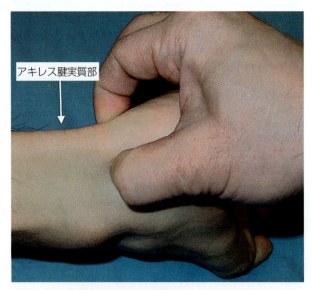

図1 two-finger squeeze test
アキレス腱の踵骨付着部前方を内外側から押して痛みの誘発をチェックする．後踵骨滑液包炎の診断に有用である．

場合は，脛骨疲労骨折（疾走型）を疑う．また，圧痛が脛骨の内側後方ではなく，前方にある場合は脛骨疲労骨折（跳躍型）を疑って鑑別を進める．疲労骨折の場合は圧痛点が限局しているのに対してシンスプリントの場合は圧痛部位の範囲が広いことも特徴である．

　アキレス腱部の痛みについては，圧痛部位が重要であり，腱実質部に圧痛がある場合はアキレス腱症を，アキレス腱の踵骨付着部に圧痛がある場合はアキレス腱付着部症を考える．さらにアキレス腱実質部の肥厚や硬結，付着部の腫脹や骨性隆起がある場合は，これらの疾患の可能性が高い．またアキレス腱の踵骨付着部前方を内外側から押す two-finger squeeze test はアキレス腱付着部症の病態の一つである後踵骨滑液包炎の診断に有用である（図1）．また上述した腓腹筋の拘縮の有無を評価することも重要である．アキレス腱痛を訴える患者には，腹臥位で膝関節90°屈曲位での足関節肢位をチェックして，足関節が20〜30°の底屈位を呈すること，または足関節肢位が健側と同程度の底屈位をとっていることをチェックする（図2）．足関節の底屈角度が小さい場合はアキレス腱の腱延長の所見であり，陳旧性アキレス腱断裂も念頭におく[*2]．

■ 治療

　アキレス腱症やアキレス腱付着部症などのアキレス腱障害の治療については，上述したように腓腹筋の拘縮を伴っていることが多いため，アキレス腱のストレッチを指導する．ストレッチに加えて，現在，最もエビデンスレベルが高い eccentric loading exercise[*3] を行う[5-7]．張力により腱組織の再構築を促進する効果やアキレス腱症の痛みの原因となる腱の変性部の新生血管の数を減少あるいは血管を閉塞させる効果がある．多くの研究でその有用性が報告され

[*2]
アキレス腱断裂は診断を見過ごされて陳旧化することも決してまれではない．陳旧性アキレス腱断裂は跛行や筋力低下を主訴とすることが多いが，痛みを伴うこともあるため，アキレス腱症と鑑別することが重要である．

[*3]
eccentric loading exercise は階段や段差などを利用して行うが，踵部をステップより後方にずらした状態で前足部荷重として，つま先立ちからゆっくりと踵部をステップより低い位置までおろす遠心性トレーニングである．膝関節伸展位と屈曲位の両肢位で行う．

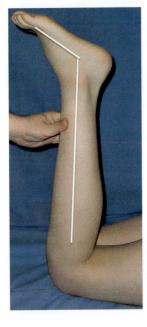

図2　アキレス腱延長の診察
腹臥位で膝関節 90°屈曲位での足関節肢位をチェックする．通常は 20～30°の底屈位をとる．健側と比較することも重要である．

ており，12週間のリハビリテーションプロトコルを継続することで，スポーツ活動に復帰できるとしている[7]．eccentric loading exercise はアキレス腱付着部症よりもアキレス腱症において効果が期待できると報告されている[5,6]．

　装具療法としては，足底挿板を用いて踵を 1 cm 程度高くし，回内足に対してはアーチサポートを用いることで歩行時の腱への負荷を軽減させる．装具療法も少なくとも 3 か月程度は行い痛みの変化をチェックする．また近年，多血小板血漿の注射や体外衝撃波治療なども海外を中心に報告は増加しているが，日本においてはアキレス腱症やアキレス腱付着部症に対しては保険適応がない．注射療法は超音波ガイド下に行われるが，カラー Doppler 法で血流を確認し，同部に薬剤を注射することで血流の消失を確認できる[8] *4．

　手術治療については，とくにアスリートに対しては，腱実質部障害において手術適応はあまりなく，eccentric loading exercise，超音波ガイド下の注射治療，体外衝撃波などの保存療法が一般に行われる．一方，腱付着部については，保存療法に抵抗する場合，病態に応じて手術療法も選択される．踵骨後上方隆起の切除や滑液包の切除，付着部の変性した腱を切除し，付着部を再建する術式が行われ，その治療成績は良好である．近年，アキレス腱付着部症に対する gastrocnemius recession の良好な治療成績も報告され[9]，低侵襲手術は合併症率が少なく，術後免荷期間も短いため，内科合併症を有する活動性の低い患者には有用な選択肢の一つになると考える．

（安田稔人）

*4
注射を行う場合，ステロイド薬は腱断裂を誘発する可能性があるので，安易な使用は避けるべきであり，とくに腱内には注入しないように注意する．『アキレス腱断裂診療ガイドライン 2019』では，「ステロイド注射はアキレス腱断裂の危険因子になりうる（Grade C）」と記載されている．

文献

1) Hoefnagels EM, et al. The effect of lengthening the gastrocnemius muscle in chronic

therapy resistant plantar fasciitis. Foot and Ankle Surgery 2021；27：543-9.

2) Monteagudo M, et al. Plantar fasciotomy：a current concepts review. Effort open review 2018；3：485-93.

3) 安田稔人. アキレス腱症の診かた. MB Orthopaedics 2019；32：49-56.

4) Nawoczenski DA, et al. Isolated gastrocunemius recession gor Achilles tendinopathy：Strength and functional outcomes. J Bone Joint Surg Am 2015；97：99-105.

5) Jarin I, et al. Meta-analysis of noninsertional Achilles tendinopathy. Foot Ankle Int 2020；41：744-54.

6) Zhi X, et al. Nonoperative treatment of insertional Achilles tendinopathy：a systemic review. J Orthop Surg Res 2021；16：233.

7) Alfredson H, et al. Heavy-load eccentric calf muscle training for the treatment of chronic Achilles tendinosis. Am J Sports Med 1998；26：360-6.

8) 平井佳宏ほか. アキレス腱症の痛みを血行動態で可視化. 臨床スポーツ医学 2023；40：1046-51.

9) Purnell J, et al. Outcomes of isolated open gastrocnemius recession for the treatment of chronic insertional Achilles tendinopathy：A retrospective cohort study. Foot Ankle Int 2023；44：1105-11.

2章 体表解剖と痛みやしびれから想定される病態

足関節

はじめに

　足関節は歩行において重要な役割を担っているが，体重とその反動により非常に大きい負荷が繰り返し加わるため，外傷や障害が生じやすい．そのため，外来診療においても比較的よく遭遇する．足関節は比較的皮下組織が薄いため，体表から多くのものを触れ，観察することができる．つまり，体表解剖をよく理解することは，適切な病態把握につながる[1]．本項では，機能解剖および体表解剖を確認した後に，一般的な外来でよく遭遇する足関節疾患について述べる．

▶足関節：ankle joint

足関節の機能解剖および体表解剖

　足関節の構造は距骨の外壁を脛骨，腓骨が両果関節窩を形成し挟み込んで「ほぞ-ほぞあな構造」となっており，非常に安定した骨性構造となっている[2]．距骨滑車と関節窩は後方より前方のほうが大きい台形となっている[2,3]（図1）．そのため，背屈時は骨性により安定するが，底屈時は安定性が得られない．一方，脛骨の遠位関節面である天蓋は矢状方向からみると，前縁より後縁のほうが遠位にあり，足関節腔は約10°の前方開き構造となっている[4]（図1）．そのため，足関節は前方の不安定性を有している．

　足関節の前面浅層には，外側に浅腓骨神経，内側には伏在神経が走行し，その下層には内側から順に前脛骨筋腱，長母趾伸筋腱，長趾伸筋腱が，中央には前脛骨動脈，深腓骨神経が走行している（図2）．

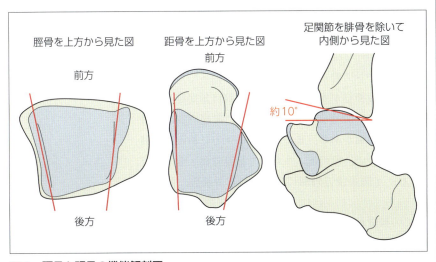

図1　脛骨と距骨の機能解剖図

109

■ 2章 体表解剖と痛みやしびれから想定される病態

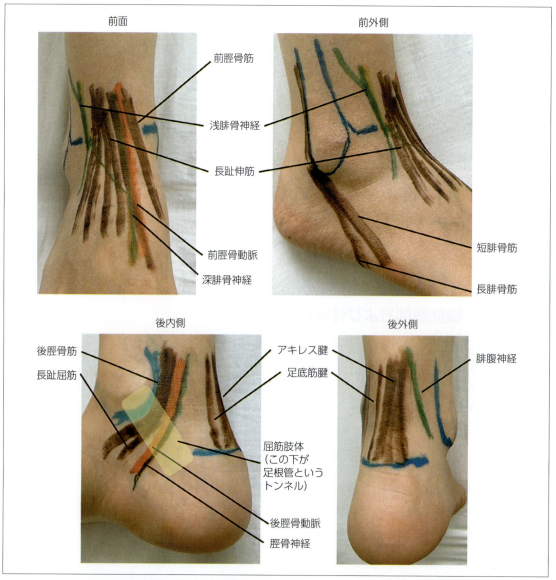

図2 マーキングによる体表解剖

　足関節後方では，まず中央にアキレス腱が走行しその内縁に沿って足底筋腱が走行している．外側浅層では腓腹神経が走行する．腓腹神経は足関節高位で外側に偏り，アキレス腱と腓骨のあいだを走行する[5]．さらに深層内側には後脛骨動脈，長趾屈筋腱，長母趾屈筋腱がある．また，内果後下方にある屈筋肢体で覆われたトンネルを足根管といい，そのトンネル内を後脛骨動・静脈，脛骨神経が走行している（図2）．足関節後方外側には長・短腓骨筋腱，腓骨動脈が走行している[5]（図2）．

　またさらに深層では，多くの靱帯が存在している．足関節外側では，前距腓靱帯，後距腓靱帯，踵腓靱帯（図3）がある．内側では，三角靱帯（前脛距靱帯，後脛距靱帯，脛舟靱帯，脛踵靱帯）（図4）が，前面では前下脛腓靱帯（図

110

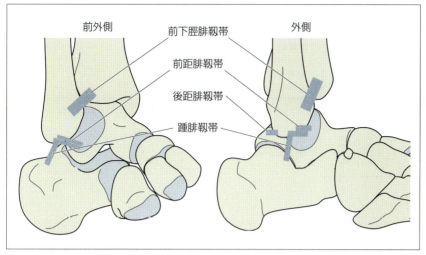

図3 足関節前面と外側の主な靱帯

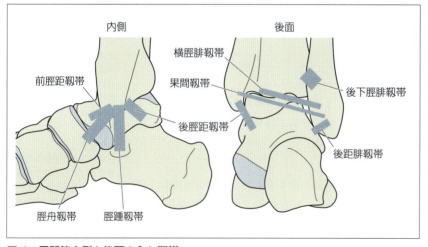

図4 足関節内側と後面の主な靱帯

3)，後面では後下脛腓靱帯，果間靱帯，横脛腓靱帯がある（図4）．

　これらの構造物のほとんどは，体表から触知可能であるため，マーキングすることが可能である（図2）．日ごろよりこのような解剖を意識して足関節を触診することで，より正確に鑑別疾患が特定できる．

足関節における圧痛点ごとの代表疾患

　先述のように足関節は体表からほとんどの構造物を触知できるため，診断や病態把握において，圧痛点は非常に重要である．そのため，ここでは各圧痛点から想起すべき代表疾患を紹介する．

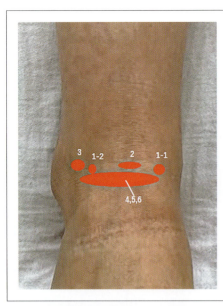

1-1 変形性足関節症（内反型）
1-2 変形性足関節症（外反型）
2　足関節前方インピンジメント症候群
3　遠位脛腓靱帯損傷
4　距骨骨軟骨損傷
5　距骨壊死
6　足関節炎

※4, 5, 6は足関節内の関節液貯留により腫脹することが多く，足関節全体に圧痛が生じる．

図5 足関節前面の圧痛点による鑑別

1. 足関節前面（図5）

a. 変形性足関節症

足関節における変形性関節症である．主訴は荷重時痛であることが多い．また砂利道などの不安定なところを歩くことで疼痛が誘発されることもある．関節液が貯留し，足関節が腫脹することもある．

b. 足関節前方インピンジメント症候群

足関節前面において，脛骨骨棘と距骨骨棘が衝突することにより足関節前面に疼痛が生じる病態のことである．サッカー選手に多いことからfootballer's ankleともよばれている．主訴は足関節前方のつまり感や，上り坂・階段昇降時の足関節前方の疼痛である．足関節強制背屈時に疼痛が誘発されるかの確認が必要である．また，背景に足関節不安定症が存在していることが多いので注意が必要である．

c. 遠位脛腓靱帯損傷

足関節回内[*1]による捻挫が原因し，脛腓間の不安定性が生じる．腓骨の高位骨折や三角靱帯損傷を合併することもある[*2]．足関節不安定症が背景にある場合，軽微な外力でも受傷することがある．主訴は主に荷重時痛である．

d. 距骨骨軟骨損傷[*3]

足関節内で生じた遊離骨軟骨病変または骨軟骨骨折のことである．足関節捻挫に合併することが多い．発生部位は距骨外側前方または内側後方がほとんどである．主訴は主に荷重時痛である．CTやMRIで偶発的に指摘されることもある．

e. 距骨壊死

距骨骨折後に生じる外傷性と，とくに誘因なく生じる特発性の距骨壊死があ

[*1] 2022年4月に足関節の運動に関する用語が改定され，新しい基準が用いられている[6]．本項では本書における運動の表現は，すべてこの新しい基準に準じた．とくに「内がえし/外がえし」と「回外/回内」は国際的な定義と統一するために，これまでと使用法が異なっているので注意が必要である．

[*2] 三角靱帯と脛腓靱帯の同時受傷が疑われる場合は単純X線で腓骨高位を含めた撮影を行わないと，骨折を見逃してしまう危険性がある．

[*3] 足関節内に自然発生的に生じる遊離骨軟骨病変が離断性骨軟骨炎（osteochondritis dissecans：OCD）と報告され[7]，また別に骨軟骨骨折（osteochondral fracture）により生じる遊離骨軟骨病変があると後に報告された[8]．しかし現在ではこれらの病態を同様に扱うことが提唱されており，骨軟骨損傷（osteochondral lesion：OCL）とよぶようになり，そのなかで距骨に起こるものをとくに距骨骨軟骨損傷（osteochondral lesion of the talus：OLT）という[9]．

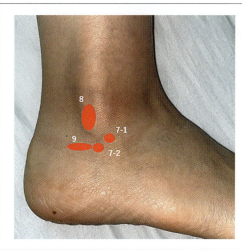

7-1 前距腓靭帯損傷
7-2 踵腓靭帯損傷
8　腓骨筋腱脱臼
9　距骨下関節症・炎

※9は距骨下関節全体に圧痛あり．

図6　足関節外側の圧痛点による鑑別

る．主訴は主に荷重時痛である．

f. 足関節炎
　感染症により，あるいは結晶誘発性に，足関節内に炎症が生じる．関節液が貯留し足関節は腫脹と発赤を呈する．主訴は荷重時痛だけでなく，安静時痛も伴う．

2. 足関節外側（図6）
a. 前距腓靭帯・踵腓靭帯損傷
　足関節における靭帯損傷のなかで最も頻度の高い疾患である．足関節内がえしまたは回外捻挫で生じることが多い．急性期または初回受傷時の場合は，靭帯部の腫脹と発赤を伴い，皮下出血が伴うこともある．慢性期，または複数の受傷歴がある場合は，靭帯部の腫脹は軽度で，荷重時痛が伴わないことも多く，主な主訴は足関節不安定感であることが多い．

b. 腓骨筋腱脱臼
　腓骨筋腱が腓骨上を乗り越えて脱臼する病態のことである．足関節回外捻挫が受傷機転とされる．初回脱臼時は外果の腫脹と発赤，皮下出血を伴う．荷重時痛は伴わないことのほうが多い．慢性期，または反復性となると疼痛は伴わず脱臼不安定感が主訴であることが多い．

c. 距骨下関節症・炎
　距骨下関節において，変形性関節症や感染または結晶誘発性の関節炎が原因で生じる．主訴は主に荷重時痛で，不安定な路面を歩くと疼痛が増強する．距骨下関節不安定症が背景にあることも多い．

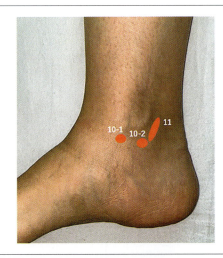

図7 足関節内側の圧痛点による鑑別

3. 足関節内側（図7）
a. 三角靱帯損傷
　足関節回内または外がえし捻挫で受傷する．急性期では腫脹と発赤，皮下出血を伴うことが多い．荷重時痛が強い場合は脛腓靱帯損傷の合併も常に考慮する必要がある．
b. 足根管症候群
　脛骨神経が足根管で絞扼されることで生じる疾患である．脛骨神経にTinel（ティネル）徴候が出ることがあり，踵部以外の足底のしびれ，足底部の異物付着感，また冷感などが主訴である．

4. 足関節後面（図8）
a. 足関節後方インピンジメント症候群
　足関節後方で三角骨，Stieda（スチーダ）結節などが，足関節底屈時に挟み込まれることにより，疼痛が生じる疾患である．主訴は足関節底屈時の疼痛とつまり感である．
b. アキレス腱炎
　アキレス腱において，アキレス腱付着部より2cm以上近位における炎症のことである．主訴は運動時のアキレス腱部痛であり，腫脹を伴うこともある．
c. アキレス腱付着部症[*4]
　アキレス腱において，アキレス腱付着部から2cm以内に生じる炎症が原因となる疾患である．主訴は運動時におけるアキレス腱付着部の疼痛であり，腫脹が伴うことも多い．

■ おわりに
　足関節周囲における疾患は本項で紹介したもの以外にもまだまだ存在する

[*4]
アキレス腱付着部症は広義では，踵骨後部滑液包炎と狭義のアキレス腱付着部症が含まれるが，それぞれの病態はまったく異なるので注意が必要である．またHaglund's syndrome, Haglund's deformityなどの名称は混乱をみるため，用いないように提唱されている[9]．

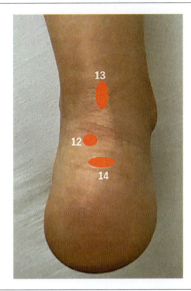

12 足関節後方インピンジメント症候群
13 アキレス腱炎
14 アキレス腱付着部症

※12はアキレス腱内側の奥を押さえ込むように圧を加えると疼痛が誘発されることがある．

図8 足関節後面の圧痛点による鑑別

が，先述のとおり皮下組織が薄いため，解剖を正しく理解し，触診や圧痛点をしっかり確認することがとくに重要である．そのうえで患者の主訴を正しく理解することで，正しい病態把握・検査結果の把握が可能になる．

(宮本拓馬，田中康仁)

■文献

1) 宮本拓馬，田中康仁．日常診療に役立つ足部疾患の基礎知識．整形外科 2019；70：795-800．
2) 北田 力．足の機能解剖．高倉義典監修．図説 足の臨床．改訂第3版．2010；メジカルビュー社．p.26-32．
3) Sarrafian SK, et al. Osteology, Sarrafian's Anatomy of the Foot and Ankle. 3rd ed. Lippincott Williams & Wilkins；2011. p.40-119.
4) 宮本拓馬，田中康仁．足・足関節鏡視下手術の基本．Bone Joint Nerve 2018；8：579-86．
5) 高倉義典．足の解剖．高倉義典監修．図説 足の臨床．改訂第3版．2010；メジカルビュー社．p.16-25．
6) Doya H, et al. Proposed novel unified nomenclature for range of joint motion：Method for mesuring and recording for the ankles, feet, and toes. J Orthop Sci 2010；15：531-9.
7) König F. Uber Freie Korper in den Gelenk. Deut Z Chir 1888；27：90-109.
8) RenduA. Fracture intra-articulaire parcellaire de la poulie astraglienne. Lyon Med 1932；150：220-2.
9) 日本足の外科学会．足の外科用語集（第4版）．https://www.jssf.jp/medical/glossary

2章 体表解剖と痛みやしびれから想定される病態

足

足部の疾患や外傷には多くの種類があり，それぞれに特徴的な所見がある．その所見がみられる部位を特定して診断につなげるためには，足部解剖の知識が必須である．

足部には細かな解剖学的構造物が密集しているが，皮下組織が薄いためにこれらをじかに触知できるという特徴がある．このためこれらになんらかの異常がある場合，圧痛点や変形，突出などを触知することにより，大まかな診断の道筋をつけることが可能となる．すなわち，患者の臨床所見や訴えから，どのような病態であるのかを想定することができる．

体表から確認できるのは，圧痛や腫脹，知覚異常，胼胝や潰瘍の局在である．

▶足：foot

■ 痛み，知覚障害，胼胝・潰瘍の局在

以下，〔　〕内の数字は各図の中の番号と対応．

1. 疼痛や圧痛の部位

a. 足背（図1）

・足背の近位内側：舟状骨疲労骨折，Köhler（ケーラー）病〔1〕

・足背近位：変形性 Lisfranc（リスフラン）関節症〔2〕

・第1，第2中足骨基部近位：Lisfranc 関節損傷〔3〕

・足背の第2中足骨部：第2中足骨疲労骨折〔4〕

・母趾 MTP 関節周囲：強剛母趾，痛風性関節炎〔5〕

・第2 MTP 関節：外反母趾に伴う第2 MTP 関節の亜脱臼や脱臼〔6〕

・第2・3趾間あるいは第3・4趾間：Morton（モートン）病〔7〕

・第2，第3，第4趾 PIP 関節背側：ハンマー趾，鉤爪趾〔8〕

b. 足部内側（図2）

・踵骨内側面：踵骨骨折，踵骨疲労骨折・脆弱性骨折，踵骨骨髄炎〔1〕

・内果後下方：距・踵骨癒合症およびこれによる足根管症候群〔2〕

・内果下方から舟状骨結節：後脛骨筋腱炎・断裂〔3〕

・足部内側：外脛骨障害〔4〕

・足部内側第1 TMT 関節部：第1楔状・中足骨癒合症〔5〕

・第1中足骨頭内側：外反母趾〔6〕

c. 足部外側（図3）

・踵骨後方：Sever（シーヴァー）病〔1〕

・踵骨外側面：踵骨骨折，踵骨疲労骨折・脆弱性骨折，踵骨骨髄炎〔2〕

・外果下方：成人期扁平足〔3〕

116

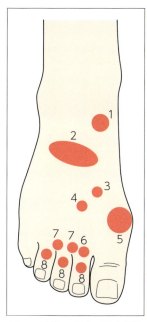

図1 足背の疼痛・圧痛部位

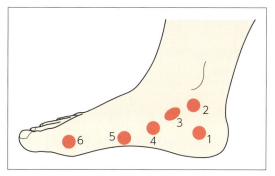

図2 足部内側の疼痛・圧痛部位

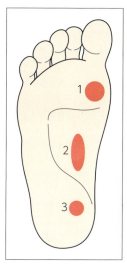

図4 足底の疼痛・圧痛部位

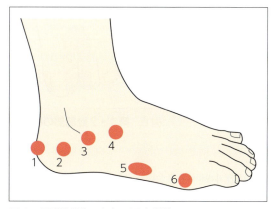

図3 足部外側の疼痛・圧痛部位

- 足根洞部：踵・舟状骨癒合症，踵骨前方突起骨折，距骨外側突起骨折 [4]
- 第5中足骨基部：第5中足骨基部裂離骨折，狭義の Jones（ジョーンズ）骨折，第5中足骨疲労骨折 [5]
- 第5中足骨頭外側：内反小趾 [6]

d. 足底（図4）
- 第1中足骨頭底側：母趾種子骨の骨折や種子骨障害（有痛性の分裂種子骨や種子骨の無腐性壊死など）[1]
- 足底の土踏まずの部位：足底線維腫症 [2]
- 踵骨足底内方：足底腱膜炎 [3]

2. 知覚異常の部位
- 足底部：足根管症候群（図5）
- 第1・2趾間部：前足根管症候群（深腓骨神経支配領域）（図6）
- 母趾内側：外反母趾（図6 [1]）

3. 胼胝や潰瘍の部位
- 母趾や第1中足骨頭部の内側から底側：外反母趾（図7 [1]）
- 足底の第2，第3中足骨頭底側：外反母趾，関節リウマチ（図7 [2]）

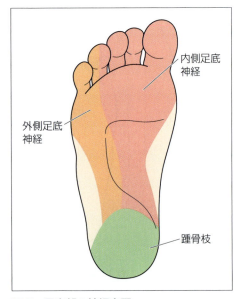

図5 足底部の神経支配

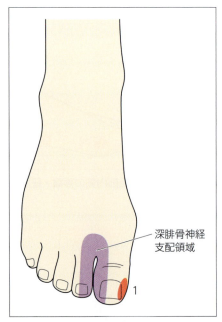

図6 第1・2趾間部の神経支配

・第5中足骨頭部底側外側：内反小趾（図7 [3]）
・足底内側および第1中足骨頭底側：成人期扁平足（図8 [1, 2]）
・足底外側：凹足（図8 [3, 4]）
・足趾の趾尖部：凹足，槌趾，ハンマー趾，鉤爪趾（図8 [5]）
・足趾背側：関節リウマチ，凹足，外反母趾，ハンマー趾，鉤爪趾（図9 [1]）

■ 各疾患・外傷の解説

1. 中足部（一部後足部を含む）

a. 変形性 Lisfranc 関節症
　足背の Lisfranc 関節部，主に第2，第3 TMT 関節の背側（図1 [2]）に圧痛や腫脹があり，骨棘形成による骨性の隆起をしばしば触知する．単独でも発症するが，外反母趾の患者で，第2，第3 TMT 関節に合併することが多い．

b. 外脛骨障害
　足部内側の舟状骨結節部に相当する部位（図2 [4]）に骨性の突出を触知し，腫脹，発赤や圧痛を認める．症例によっては扁平足を認める．

c. 後脛骨筋腱炎・断裂・成人期扁平足
　内果後下方から舟状骨結節に至る後脛骨筋腱に沿って，圧痛や腫脹を認める（図2 [3]）．病期が進むにつれ後足部の外反や，足部縦アーチの低下，足部の外転（趾先が外方を向く）が出現する．病期が進行すると腓骨と踵骨が衝突するようになり，この部位に痛みが出現するようになる（図3 [3]）．片側でのつま先立ちが困難となる（single limb heel rise test 陽性）．立位の患者の足部を後方から見ると，健側より多くの趾が観察される（too many toes sign）．扁平

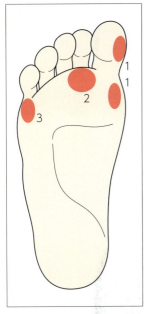
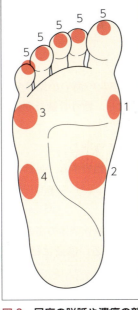
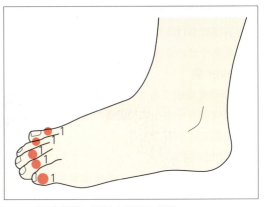

図7 足底の胼胝や潰瘍の部位
図8 足底の胼胝や潰瘍の部位
図9 足趾背側の胼胝や潰瘍の部位

足が進行し，可撓性が失われると，中足部の底側に胼胝を形成する（図8[2]）．

d．各種足根骨癒合症

足部においては，さまざまな部位での癒合があり，その部位で圧痛がある．また足部の回外・回内で痛みを誘発できることも多い．足部では踵・舟状骨癒合が多く，足根洞の深部の踵骨前方突起周囲に圧痛がある（図3[4]）．内側では第1楔状・中足骨癒合があり，第1 TMT関節底側に圧痛がある（図2[5]）．

e．足底腱膜炎

足底腱膜炎は足底部の痛みの最大の原因であり，組織学的には腱膜の炎症というよりはむしろ腱膜の踵骨起始部における変性が主体である．起床時や座位からの歩き出しの最初の数歩での強い痛みは足底腱膜炎の特徴である．足底腱膜炎の圧痛点は踵骨隆起の内側突起である（図4[3]）．踵骨荷重部中央の痛みは脂肪体の萎縮によるものが多い．

f．足底線維腫症

足底腱膜の内側に沿って1～複数個の結節を認め，しばしば圧痛を伴う（図4[2]）．あらゆる年齢に発症しうる．

g．足根管症候群

内果後方の足根管での，後脛骨神経の絞扼性神経障害である．特発性，外傷性，ガングリオンなどによる占拠性病変によるもの，などがある．距・踵骨癒合が原因の場合，内果後下方に骨性の突出を触知する（図2[2]）．足底に，その支配領域に応じた知覚障害を呈する（図5）．

h. 前足根管症候群

足背部における深腓骨神経の絞扼性神経障害である．深腓骨神経支配領域の知覚鈍麻を認める（図6）．

i. Sever 病

踵骨の骨端症であり，主にスポーツを行う活動レベルの高い小児に発症する．踵骨後方を中心に，圧痛や腫脹を認める（図3 [1]）．踵骨骨髄炎や疲労骨折との鑑別は重要である．

j. Köhler 病

小児期における舟状骨の無腐性壊死である．舟状骨に相当する，足背の近位内側に圧痛を認める（図1 [1]）．

k. 踵骨脆弱性骨折

骨粗鬆症のある患者や長期免荷後の患者に発生する．踵骨全体の痛みと腫脹があり（図2 [1]，図3 [2]），踵骨での荷重が困難となる．診断にはMRIを要することが多い．

l. 踵骨骨髄炎

小児の血行性感染であり，踵骨部痛では鑑別診断として常に念頭におく必要がある．踵部全体に発赤，熱感，腫脹があり（図2 [1]，図3 [2]），時に荷重が困難となる．

m. 凹足

Charcot-Marie-Tooth（シャルコー-マリー-トゥース）病や小児麻痺によるもの，特発性のものなどがある．足部は内反し，尖足となる．第1，第5中足骨頭底側や第5中足骨基部底側に胼胝を形成する（図8 [3, 4]）．鉤爪趾を呈し，趾尖部に胼胝を形成する（図8 [5]）．

n. Lisfranc 関節損傷，Lisfranc 関節脱臼骨折

Lisfranc 関節損傷はスポーツなどでの比較的軽微な外傷で起こる．足背の，第1中足骨と第2中足骨の基部から楔状骨にかけて圧痛があり，周囲に腫脹を伴う（図1 [3]）．足部を回内・回外させることにより痛みを誘発する．足底に特徴的な皮下溢血斑を認める．より高エネルギーの外傷で発生する Lisfranc 関節脱臼骨折では，来院時，足部の変形を伴う．足部全体に広範な腫脹と皮膚の緊満を認め，時にコンパートメント症候群を合併する．

o. 踵骨骨折

転落などの高エネルギー外傷で発生する（図2 [1]，図3 [2]）．また踵骨前方突起骨折はいわゆる捻挫の機序で発生する（図3 [4]）．

p. 第5中足骨基部骨折（基部裂離骨折と狭義の Jones 骨折）

第5中足骨基部に圧痛がある（図3 [5]）．

q. 疲労骨折（舟状骨，中足骨，踵骨）

中足骨や舟状骨，踵骨に好発する．当該部位に圧痛がある．中足骨では第2と第5中足骨が多い（図1 [4]，図3 [5]）．踵骨を左右から圧迫すること（スクイーズテスト）により疼痛が誘発される場合は，踵骨の疲労骨折を疑う（図2 [1]，図3 [2]）．

2. 前足部

a. Morton 病
足底神経の枝が趾に向かって分岐する部分での絞扼性障害で，有痛性の神経腫を形成する．主に第2・3趾間あるいは第3・4趾間の痛みや異物感（図1［7］），趾の知覚鈍麻や灼熱痛を主訴とする．第1と第5中足骨頭を横から圧迫すると痛みやクリック徴候を誘発する（Mulder〈マルダー〉徴候，動画1）．

動画1

b. 痛風性関節炎
体液の中で飽和した尿酸塩結晶によって誘発される結晶誘発性関節炎であり，母趾 MTP 関節などの下肢の関節に好発する（図1［5］）．局所の疼痛と発赤，熱感が特徴であり，感染との鑑別を要する．

c. 関節リウマチ
外反母趾や開帳足，ハンマー趾がみられる．足趾は主として外側に変位する．これらの変形により，足底の中足骨頭底側に相当する部位に胼胝を形成し（図7［2］），胼胝と胼胝のあいだに深い皺を形成する．また足趾の PIP 関節背側にも胼胝を形成する（図9［1］）．

d. 外反母趾
母趾が外反し，進行すると回内変形をきたす．第1中足骨頭内側に相当する部位が突出し，この部位に発赤や腫脹を認め，時に潰瘍を形成する．また第1中足骨頭や母趾の底側内側に胼胝を形成する（図7［1］）．病期が進行すると第2中足骨頭底側に相当する部位に胼胝を形成する（図7［2］）．進行すると，母趾が第2趾の底側に入り込み，第2趾が母趾に騎乗して第2趾の PIP 関節背側に胼胝や潰瘍を形成する．

e. 内反小趾
小趾が内反する．第5中足骨外側に相当する部位が突出し，この部位に発赤や腫脹を認める（図3［6］）．また第5中足骨底側外側に胼胝を形成する（図7［3］）．

f. 強剛母趾
主に母趾 MTP 関節の関節症性変化によるものであり，母趾 MTP 関節の伸展制限が主たる所見であり，母趾 MTP 関節周囲の腫脹や圧痛を伴い，この関節の背側に骨性の隆起をしばしば触知する（図1［5］）．

g. Freiberg（フライバーグ）病
主に第2中足骨頭に発生する無腐性壊死である．第2 MTP 関節付近に腫脹や圧痛があり（図1［6］），伸展制限をきたす．

h. 母趾種子骨の骨折や種子骨障害（有痛性の分裂種子骨や種子骨の無腐性壊死など）
第1中足骨底側の種子骨に相当する部分に圧痛や腫脹を伴い（図4［1］），時に母趾 MTP 関節の伸展で痛みを誘発する．

i. その他の足趾の変形
槌趾，ハンマー趾，鉤爪趾などがあるが，用語の定義は種々ある．ここでは一般的な用語の定義を述べる．可撓性のある変形と可撓性が失われた変形があ

る．拘縮した変形では趾の先端やPIP関節の背側に胼胝を形成する（図9）．

・槌趾：DIP関節のみでの屈曲変形

・ハンマー趾：PIP関節での屈曲変形（DIP関節は中間位か伸展位）

・鉤爪趾：ハンマー趾＋MTP関節の過伸展（DIP関節は中間位か屈曲位）．複数の趾に出現するものが多く，この場合は神経筋疾患が背景にあることが多い．

（原口直樹）

3章

診察法
（患者問診・診察・検査・診断）

3章 診察法（患者問診・診察・検査・診断）

頚部

■ はじめに

　脊椎疾患をもつ患者の診断と治療は，病態を深く理解し，総合的なアプローチをとることが重要である．とくに，頚椎の障害においては，その複雑な構造と多様な疾患の性質を考慮に入れなければならない．慢性的な症例では，社会的，心理的要因が病態に影響を及ぼし，治療へのアプローチを変えることが必要となる場合もある[1]．

　適切な診察と正確な診断は，画像診断などの技術的手段に依存するだけでなく，臨床医の経験と洞察に大きく依存する．診察は患者が診察室に足を踏み入れた瞬間から始まり，姿勢や歩行の観察，運動器機能の評価，神経学的検査まで，多角的な視点が求められる．頚部の症状に対する問診では，患者の自己申告に基づく情報を正確にとらえることが，的確な診断に不可欠である．

　本項では，頚椎の診察法における基本的な原則と，頚椎疾患の診断に向けた具体的なアプローチを示す[*1]．

■ 問診について

　問診は，患者の訴えや症状の詳細な理解を通じて，正確な診断へと導く重要なプロセスである．脊椎疾患の場合，患者の自覚症状と客観的所見のあいだにギャップが生じることがあるため，詳細な問診が不可欠である．

1. 主訴と症状の詳細

- **症状の発生時期**：症状がいつ始まったか，急性か慢性か．
- **症状の特徴**：痛み，しびれ，違和感の具体的な特徴．
- **症状の持続時間と強度**：症状がどれくらいの期間続いているか，その強度はどの程度か．
- **症状を誘発する動作や体位**：どのような動作や体位で症状が増悪するか．

2. 患者の背景

- **既往歴**：過去の病歴や手術歴．
- **家族歴**：家族に同様の疾患の有無．
- **生活習慣**：喫煙，運動習慣など．
- **職業と趣味**：日常の活動や職業が症状にどのように影響しているか．

3. 特定の症状に関する詳細

- **痛みの位置と放散**：痛みがどこにあるか，他の部位に放散するか．

*1
頚椎の解剖学的な特徴から，さまざまな疾患の臨床症状，診察技術，画像診断の適用をカバーすることで，臨床現場での適切な診断と治療計画の立案に寄与することを目的としている．

・神経症状の有無：手足のしびれや弱さ，頭痛，めまいなど．

■ 診察について[2]

頚部の診察は，患者の訴える症状と客観的所見を結びつけ，正確な診断に導くために不可欠である．以下に，頚椎症や神経根症を含む一般的な頚部疾患に対する診察手順を詳述する．

1. 視診
頚部の視診は，頚部疾患の初期評価において重要な役割を果たす．

a. 視診の主要なポイント
・**姿勢の観察**：患者の自然な立位や座位での頚部と全身の姿勢を観察する．首下がり，斜頚などの姿勢異常がないか確認する．姿勢の異常は，頚椎の変形や筋緊張の異常を示唆する可能性がある．
・**歩容の観察**：痙性歩行や失調性歩行などの歩容を観察する．
・**皮膚の状態**：皮膚の色，湿度，発疹，腫れ，傷，変形などを観察する．皮膚の異常は，感染症や炎症性疾患，または全身性の疾患を示すことがある．
・**筋肉の状態**：頚部周辺，上下肢の筋肉の萎縮の有無を観察する．筋の非対称性は，神経障害を示唆することがある．

b. 視診における特別な注意点
・**非言語的な痛みの徴候**：患者が頚部を触る動作や表情から痛みの徴候を探る．
・**変化の追跡**：初診時の視診所見と比較して，経過観察中の変化を確認する．とくに，治療後の変化は重要な指標となる．

2. 触診
・**痛みの評価**：患者が訴える痛みのある部位を直接触れて評価する．痛みの程度，性質，正確な位置を確認する．胸郭出口症候群を疑う症例ではMorley（モーレイ）の圧痛点（鎖骨上窩部）を確認する．
・**筋肉の状態**：頚部周辺や上肢の筋肉の緊張度，筋萎縮を触診する．

3. 可動域の測定
頚部の可動域を測定し，制限がある場合はその原因を探る．可動域の制限は，頚椎症や頚椎椎間板ヘルニアの可能性を示す．

4. 誘発テスト（図1）
・**Spurling（スパーリング）テスト**：頚椎を患側に後側屈させ，上肢の放散痛の出現や疼痛の増強をみる．頚椎症性神経根症や頚椎椎間板ヘルニアで陽性となる．
・**Jackson（ジャクソン）テスト**：頚椎を後屈させ，上肢の放散痛の出現や疼痛の増強をみる．神経症状の増悪を招くこともあり軸圧は必須ではないと考

▶Spurlingテスト：Spurling test

▶Jacksonテスト：Jackson test

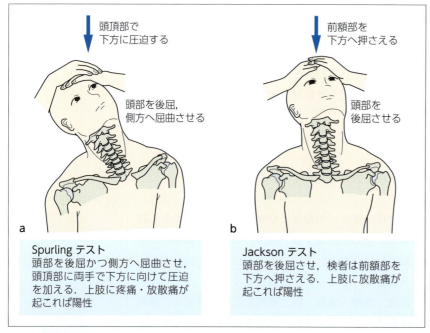

図1 誘発テスト
a：Spurlingテスト．頚椎を患側に後側屈させ，上肢の放散痛の出現や疼痛の増強をみる．
b：Jacksonテスト．頚椎を後屈させ，上肢の放散痛の出現や疼痛の増強をみる．どちらのテストも頚椎症性神経根症や頚椎椎間板ヘルニアで陽性となる．

える．頚椎症性神経根症や頚椎椎間板ヘルニアで陽性となる．

神経学的検査

1. 反射について[3]

整形外科における頚椎の神経学的検査のなかで，反射の評価は神経障害の存在と範囲を特定するうえで重要な役割を果たす[*2]．

脊髄障害では責任高位以下の両側深部腱反射は亢進し病的反射が出現する．神経根障害では患側の責任高位の深部腱反射が低下する．

a. 深部腱反射 (DTR) の評価

・上腕二頭筋反射 (C5〈6〉)（図2，動画1）：肘を中程度に屈曲させ，二頭筋の腱への移行部付近に指を当てて指の上から叩打する．反射により肘の屈曲がみられる．

・腕橈骨筋反射 (C〈5〉6)（図2）：肘を中程度に屈曲させ，橈骨の遠位を叩打する．肘の屈曲とともに手指の屈曲がみられることがあるが，これは単に手指屈筋反射の亢進であって腕橈骨筋反射と見なしてはならない．

・上腕三頭筋反射 (C7〈8〉)（図2）：肘を外方に突き出させ，検者が上腕を保持して前腕を垂直に下垂させて肘頭直上の三頭筋腱を叩打する．

・膝蓋腱反射 (L〈2〉3, 4)（図3，動画2）：患者が臥位の場合，両膝の下に片腕を入れて，膝関節を鈍角に屈曲させ，膝蓋骨の下で腱を叩打する．足が床に

[*2]
反射は神経学的診察のなかでも筋力テストや感覚検査に比べて客観的な評価だからである．

▶深部腱反射：deep tendon reflex (DTR)

動画1

動画2

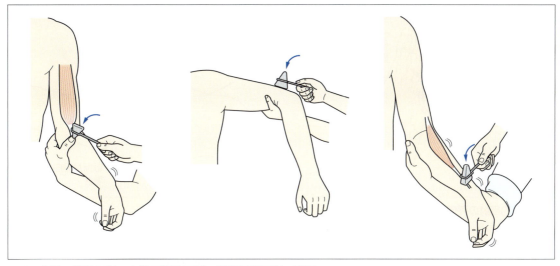

図2　上腕二頭筋反射，上腕三頭筋反射，腕橈骨筋反射の評価

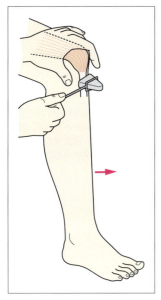

図3　膝蓋腱反射の評価

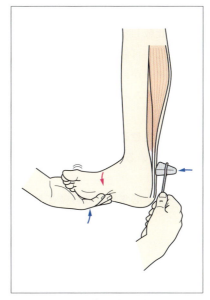

図4　アキレス腱反射の評価

つかないようにベッドの端に座らせてもよい．
・アキレス腱反射（S1,2）（図4，動画2）：患者に片側ごとに股関節外旋，膝関節90°屈曲，足先を持って軽く背屈させながら，アキレス腱を叩打する．ベッド上に横たわってもらい，足首をベッド外にはみ出させると反射を誘発しやすい．

b．病的反射の評価

　Babinski（バビンスキー）反射やHoffmann（ホフマン）反射のような病的反射を評価する（図5）．これらの反射は，健常者ではわずかに認められるか誘

▶Babinski反射：Babinski reflex

▶Hoffmann反射：Hoffmann reflex

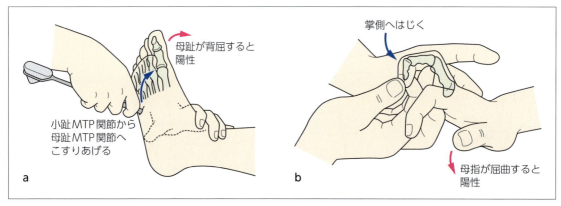

図5 病的反射の評価
a：Babinski 反射．b：Hoffmann 反射．

発が困難な腱反射もしくは表在反射であるが，疾患があるときに顕著になるものである．

c. 反射評価の主要なポイント

- **反射の強度と対称性**：左右を比較して反射の強度を評価する．両側性の反射亢進や減弱は，病的意義が乏しい可能性がある．腱反射の亢進は，反射が健側よりも強い場合や，クローヌスがみられる場合，遠隔部位の叩打で亢進した反射が誘発される場合[*3]，通常みられない反射がみられる場合は，亢進と判断する．
- **腱反射を亢進させる要素と低下させる要素が混在する場合**：頚椎症性脊髄症に腰部脊柱管狭窄症を合併しているような場合は，いずれの要素が強いかで，反射の出方は異なる．
- **障害高位と腱反射所見の不一致**：必ずしも教科書どおりの所見を示すわけではないことに留意する．

[*3] 腕橈骨筋反射の手技で手指屈筋収縮がみられる，膝蓋腱反射が膝蓋骨の上部の叩打で誘発されるなど．

■ 運動機能検査

1. 徒手筋力テストについて[4]

整形外科における頚部の徒手筋力テスト（MMT）は，特定の筋群や神経の機能を評価し，神経障害や筋肉障害の存在を特定するための重要な診察手技である．

▶徒手筋力テスト：manual muscle testing (MMT)

- **固定の重要性**：MMTでは，評価対象となる筋肉の近位部を適切に固定することが不可欠である．固定が不適切だと，関連する他の筋肉の弱さが誤って筋力低下と判断される可能性がある．
- **適切な検査肢位の選択**：各筋肉に対しては，その筋肉が最大力を発揮できる特定の位置でテストを行う必要がある．1関節として振る舞う筋では，通常被検筋が最も収縮した肢位である．足関節での前脛骨筋（足関節背屈位で検査），三角筋（肩外転位＝水平挙上位で検査），大腿四頭筋（膝伸展位で検査），手関節の掌屈，背屈（それぞれ最大背屈・掌屈位で検査）などがこれに

相当する．
- ブレークテスト (break test) の実施：筋力を評価する際に推奨される．これは，検者が徐々に抵抗を加えることで，被検者がどれぐらいの力で，検者に負けて動いてしまう（break される）のかを判定する方法である[*4]．
- 筋肉ごとの特定の評価方法：動画 3, 4 参照．

2. 手指巧緻運動の評価
- 問診：箸（スプーン，フォーク）やボタンの使用，書字について尋ねる．
- 10 秒テスト：全手指の屈曲伸展をできるだけ早く繰り返させて，10 秒間で何回できるかを数える．この際，全手指を完全伸展させるように指導する．正常は 20 回以上可能である．
- 小指離れ徴候：全手指を完全伸展してから閉じさせる．このときに小指の内転が保持できずに自然に外転して開いてしまう．程度が高度になると小指だけでなく環指や中指も内転不能となり，完全伸展も不能となる．

■ 感覚の検査について[5]

1. 感覚検査の主要なポイント
- 痛覚の評価：安全ピンや爪楊枝を使用し，皮膚に軽く刺激を加える．健常部の感覚を 10 として鈍麻部がいくつかを述べてもらう．デルマトームに沿って検査を行う（図 6）．境界を調べる場合は健常部から異常部，異常部から健常部へと順に刺激を移動させ，判定する．
- 触覚の評価：指やティッシュペーパー，筆などで触れて感触をみる．
- 温度覚の評価：アルコール綿や音叉の金属部分などで確認する．
- 深部感覚の評価：位置覚は，母指探し（閉眼下で位置覚障害のある右手を検者が固定し，左手の示指と母指で母指をつまむように命じる），母趾探し（閉眼下で検者が母趾を上下に動かし，動かされた方向を尋ねる）で評価する．振動覚は，音叉を当てて調べる．足の骨突出部[*5]に当てる．音叉の振動が感じられなくなったらすぐに検者に知らせるよう指示し，検者は同一部位に音叉を当てて比較評価する．

2. 感覚検査における特別な注意点
- 感覚障害の範囲：感覚低下はその程度よりもその範囲が重要である．
- 患者の理解と協力：感覚検査は患者の主観的な反応に大きく依存するため，患者が検査の目的と方法を理解し，適切に協力できるよう指導するが，他の神経学的所見よりも客観性や信頼性に欠ける検査であることを認識する．

■ 画像検査について

画像検査は，頚部疾患の診断と治療計画立案において重要な役割を果たす．

[*4] 手指や足指の筋力テストは MP 関節近傍の基節骨に抵抗を加える．被検者の末節骨に抵抗を加えると健常者でも break が起こる．

動画 3

動画 4

[*5] 手指，足趾の背側，手関節，肘，膝蓋骨，腸骨棘，足関節など．

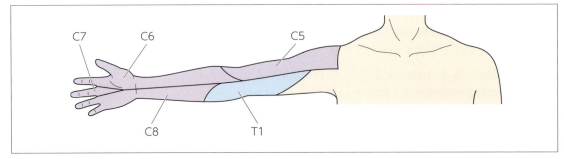

図6　頚神経のデルマトーム

1. 画像検査の活用
- 症状との対応：画像所見と患者の臨床症状を照合し，症状の原因を特定する．すべての画像所見を有する患者で臨床症状を示すわけではないため，画像所見が臨床症状と理論的に一致するかどうかの照合が重要である．たとえば，MRIで両側にヘルニアがあっても片側の神経根症状しかない場合も多い．
- 治療計画の策定：画像検査の結果は，保存的治療や手術などの治療方針を決定する際の重要な情報源となる．

2. 注意点
- 適切な検査の選択：患者の症状や身体診察の所見に基づき，最も適切な画像検査を選択する．画像検査は，頚部疾患の診断と治療計画立案において不可欠な要素である．各検査の特性を理解し，患者ごとに最適な検査方法を選択することが重要である．

3. X線撮影（図7, 8）

a. 撮影方向
- 正面像と側面像：Luschka（ルシュカ）関節や椎間関節の関節症変化，頚椎のアライメント，変形，骨棘の有無，椎間隙の狭窄などの構造的異常を評価する．
- 機能的X線撮影：患者に頚部を前屈や後屈させた状態でX線撮影を行い，頚椎の動きと安定性を評価する．これは，頚椎の不安定性や椎間板の問題を特定するのに役立つ．
- 斜位像：頚椎症性神経根症などを疑う場合に椎間孔狭窄の評価が可能である．

b. X線撮影における特別な注意点
- 画像の質：X線画像の質は，撮影技術や患者の体位に依存するため，適切な撮影となっているか（正確な側面像かどうか，下位頚椎に肩がかぶっていないかなど）確認が重要である．
- 上位頚椎や頚胸移行部：外傷や疾患の見逃しは多いので，疑わしい場合はCTやMRIを用いて評価する．

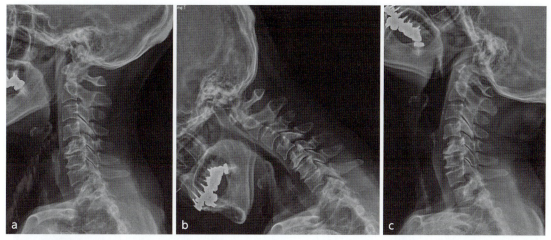

図7 X線撮影
a：単純X線側面像，b：前屈位，c：後屈位．C4の前方すべりとC5/6/7の変形性変化を認める．前屈でC4/5はangulationを認める．

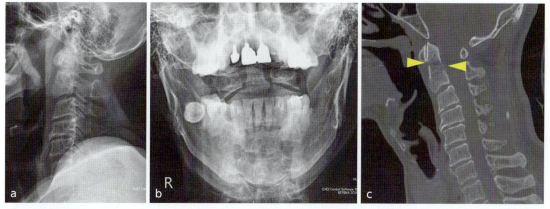

図8 X線撮影
a：単純X線側面像，b：開口位，c：CT矢状断像．転倒受傷した歯突起骨折の症例．側面像で外傷ははっきりしないが，開口位で歯突起基部にわずかに骨折線を認める．CTでは骨折線（矢頭）がはっきりわかる．

4. MRI（図9，10）

　軟部組織の詳細な描出が可能であり，椎間板の変性，神経根や脊髄の圧迫，軟部組織の病変を詳細に評価できる．とくに頚椎症性脊髄症や頚椎椎間板ヘルニアの診断に有効である．腫瘍，炎症，浮腫，脱髄性疾患はT1強調像では低信号，T2強調像では高信号領域として観察される[*6]．

　T1強調像は脊髄腫大や髄内病変形成などの解剖学的な形態の変化をとらえるのに適しており，T2強調像は脊髄内の変化を観察するのに有効である．STIRは浮腫を感知するのにとくに敏感であり，均一な脂肪抑制を提供するため，頚椎損傷における骨傷や軟部組織の損傷や頚椎の感染における炎症性変化の検出に役立つ．

[*6] MRIにおける正常な脊髄は，T1強調像で筋肉よりやや高信号を示し，脳脊髄液は低信号で描出される．T2強調像では脊髄はやや低信号，脳脊髄液は高信号である．

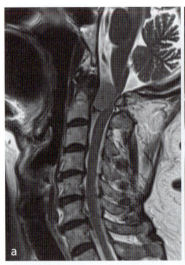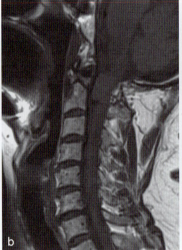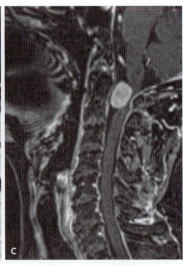

図9　MRI
a：T2強調矢状断像，b：T1強調矢状断像，c：造影T1強調矢状断像．C1高位の髄膜腫の症例．C1高位で脊髄腹側に占拠性病変を認める．病変は均一に造影され髄膜腫を示唆する．

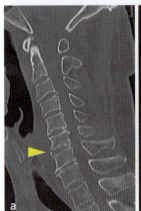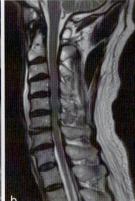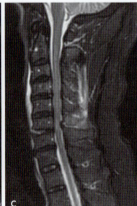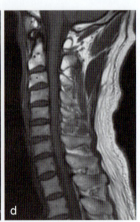

図10　MRI
a：CT矢状断像，b：T2強調矢状断像，c：STIR矢状断像，d：T1強調矢状断像．頚椎伸延伸展損傷および頚髄損傷の症例．CTでC6のtear drop fracture（矢頭）を認める．MRIでは椎体前面の血腫とC6/7椎間板損傷，C6/7の脊髄内信号変化，発育性脊柱管狭窄を認める．STIRでは外傷性変化をとらえやすくC3-6の棘上靱帯損傷の所見がある．

a. MRIの主要なポイント

- **高い軟部組織のコントラスト**：MRIはとくに軟部組織のコントラストが高く，椎間板，靱帯，神経根，脊髄などの詳細な評価が可能である．
- **椎間板病変の検出**：椎間板の変性，突出，ヘルニアなどの椎間板病変を詳細に検出できる．
- **脊髄の評価**：脊髄の圧迫や変性，炎症などの異常を評価できる．これは，頚椎症性脊髄症や脊髄損傷の診断に重要である．
- **炎症や腫瘍の検出**：MRIは炎症や腫瘍の存在を示す高信号領域を描出することが可能である．

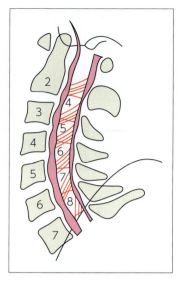

図 11　頚椎と頚髄の高位差

b. MRI における特別な注意点

- **適切なシーケンスの選択**：MRI における適切な撮影シーケンスの選択は，患者の症状，臨床的診断，および病態に基づいて行われる．情報を最適に得るために，撮影シーケンスを適切に選択し組み合わせることが重要である．
- **造影剤の使用**：特定の症例では，造影剤を使用することで，病変の観察がより明確になることがある．たとえば，腫瘍や感染症の診断に有用である．
- 頚椎と頚髄には椎体レベルと髄節レベルには高位差があることに留意して神経障害の高位を推定する（Cx/x+1 のレベルには Cx+2 の髄節レベルがあると覚える）（図 11）．

5. CT（図 12, 13）

a. CT の主要なポイント

- **高解像度の骨構造の描出**：CT は，X 線や MRI よりも高い解像度で骨構造を描出できる．
- **骨折の評価**：頚椎の骨折，転位の少ない骨折でも詳細に評価可能である．
- **椎間孔の評価**：CT は骨性の椎間孔の狭窄を評価するのに有用であり，狭窄がある場合は神経根の圧迫が示唆される．
- **脊椎の変形や病変の評価**：頚椎の変形，靱帯骨化，骨棘の形成などを詳細に評価できる．

b. CT における特別な注意点

- **脊髄造影**：神経根部の病変を疑う場合に必要に応じて脊髄造影と組み合わせることで神経根嚢欠損像が検出しやすくなる．また動態が病態に関与している場合に脊髄造影は有用である．侵襲的であるため適応を絞って行う．
- **経静脈的造影**：外傷による椎骨動脈損傷，骨や腫瘍と椎骨動脈との位置関係の術前評価に有用である．

（牧　聡，大鳥精司）

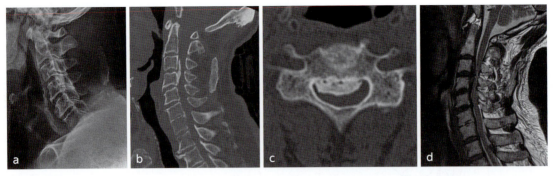

図12 CT
a：単純X線側面像，b：CT矢状断像，c：CT軸位断像，d：MRI T2強調矢状断像．頚椎後縦靱帯骨化症の症例．CTでは占拠率約50％のC3-4高位の靱帯骨化症を認める．MRIではC3/4の脊髄内信号変化を認める．

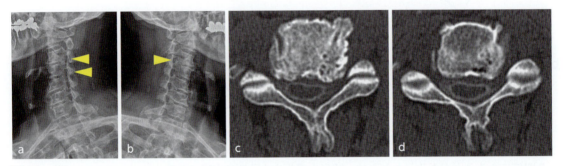

図13 CT
a：単純X線左斜位像，b：同右斜位像，c：CT軸位断像C3/4高位，d：同C4/5高位．左肩挙上障害を認めた近位型頚椎症性筋萎縮症の症例．X線，CTともに両側C3/4，左C4/5の椎間孔狭窄を認める（矢頭）．本症例では神経所見からは左C5神経根障害が疑われており，椎間孔狭窄には無症候性のものもあることに留意する．

■文献

1) 米延策雄．病歴聴取および診察のポイント―整形外科から．福武敏夫ほか編．Dynamic diagnosisに必要な脊椎脊髄の神経症候学．三輪書店；2017．p.2-7．
2) 鈴木景子ほか．脊椎・脊髄疾患の診断．山下敏彦編著．カラーアトラス脊椎・脊髄外科．中外医学社；2012．p.43-61．
3) 福武敏夫．腱反射．脊椎脊髄 2014；27：17-23．
4) 園生雅弘．筋力低下 徒手筋力テストについて．脊椎脊髄 2014；27：8-16．
5) 亀山 隆．感覚障害．脊椎脊髄 2014；27：25-34．

3章 診察法（患者問診・診察・検査・診断）

肩関節周辺

■ 問診

　肩関節周囲に関する患者が受診した際は，まず，主訴が何か聞く．肩痛なのか，挙上できないのか，筋力低下なのか，もしくはそれらの複合なのか（表1）．

　肩痛が主訴の場合は，痛みの部位，安静時痛や夜間痛はないか，どのような動作で痛いのか，を聞く．痛みの部位はとくに重要で，腱板断裂や凍結肩では肩関節だけでなく，上腕に痛みを感じる患者も多い[1-3]．肩関節上部に痛みがある場合は肩鎖関節の病変を疑う．肩関節後方の場合は，ガングリオンによる肩甲上神経麻痺を考える．僧帽筋部や肩甲骨内側周囲の訴えの場合は脊椎病変をまず鑑別する．転倒や打撲など明らかな外傷があるときは，腱板断裂，骨折，肩関節脱臼，関節唇損傷，筋損傷などを考える．痛みの出方が急性発症の場合は，石灰性腱炎，感染，偽痛風などを考慮する．石灰性腱炎は夜間の急性発症でみられることも多い．前医での肩関節注射後に痛みが悪化した場合は感染を考える必要がある．

　しびれが主訴の場合は，頚椎疾患などを考える．肩関節疾患でしびれを主訴に来る患者はほとんどいない．

■ 診察

1. 頚椎疾患を疑う場合
　肩痛と肩挙上困難を主訴に患者が受診した場合には必ず頚椎疾患を鑑別する

表1　問診

1. 患者背景	1) 年齢，性別 2) 利き手側 3) スポーツ歴 4) 仕事の内容（軽作業，重労作，デスクワーク） 5) 外傷の有無
2. 痛みが主訴の場合	1) 安静時，夜間痛の有無 2) どのような動作が痛いか 3) 肩のどの部位が痛いのか 4) 急性発症かどうか
3. 挙上困難が主訴の場合	1) 痛みのためにできないのか，力が入らないのか 2) 頚部痛，上肢のしびれはないか 3) 他の動作でも力が入らない動作があるか
4. 筋力低下が主訴の場合	1) どのような動作で力が入らないのか 2) 頚部痛やしびれはないか 3) 下肢の症状はないか

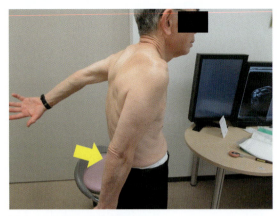

図1　swallow tail sign
肩の伸展は三角筋の後部線維によるものであり，C5神経根麻痺がある場合，肩の伸展ができなくなる．これをswallow tail signという．

必要がある．C5神経根症は肩外来でよくみられる頸椎疾患の一つである．鑑別のポイントは2つある．一つは肩伸展ができるかどうかである．いくら腱板断裂が大きくても，肩の伸展ができなくなることはない．肩の伸展は三角筋の後部線維によるものであり，C5神経根麻痺がある場合，肩の伸展ができなくなる．これをswallow tail signという（図1）．もう一つは，肘の屈曲，前腕の回外筋力の低下の有無である．腱板断裂に上腕二頭筋長頭腱断裂が合併することはよくあるが，それでも肘の屈曲，前腕の回外筋力の低下は軽度である．徒手筋力テスト（MMT）で言えば，せいぜいN−程度である．もし，FやG程度まで低下していれば，それは長頭腱断裂によるものではなく，C5神経根麻痺によるものである．

2. 腱板断裂もしくは凍結肩を疑う場合

当院に肩関節痛で来院する患者の3/4は腱板断裂と凍結肩である．両疾患の症状はよく似ており，症状だけで完全に鑑別することはできない．鑑別には画像診断（超音波検査やMRI）が必要である．

診察のまず第1は視診である．ポイントは筋萎縮の有無，肩甲骨の動きである．棘上筋に筋萎縮がある場合は棘上筋断裂が疑われ，棘下筋に筋萎縮がある場合は棘下筋断裂が疑われる．両方の筋萎縮がみられた場合は両者の断裂もしくは肩甲上神経麻痺が疑われる（図2）．次に挙上動作を行わせて翼状肩甲骨がないかどうかをみる[*1]．腱板断裂で軽度の翼状肩甲骨がみられることはよくある．挙上動作を行った際に，動作の途中で痛みが生じたか，最終可動域で痛みが生じたかも鑑別の参考になる．腱板断裂では外転60°から120°で痛みが生じる有痛弧徴候（painful arc sign）がみられる．凍結肩では有痛弧徴候はみられず，最大挙上時に痛みを訴える．

腱板断裂の発生頻度は，棘上筋，棘下筋，肩甲下筋，小円筋の順に多い[1,4]．

▶神経根症：radiculopathy

▶腱板断裂：rotator cuff tear

▶凍結肩：frozen shoulder

*1
翼状肩甲骨の原因として代表的なものは，長胸神経障害による前鋸筋麻痺や副神経障害による僧帽筋麻痺などである．前鋸筋の麻痺では肩甲骨の上内側縁が飛び出し肩峰は下垂する．壁に手をつき腕立てをする動作をしてもらうと肩甲骨の浮き上がりが顕著になる．一方，僧帽筋麻痺の場合，下垂では肩甲骨は外転，下制しているが，肩を屈曲させると肩甲骨下縁が飛び出す．首をすくめる動作で左右差がみられる．頸部や咽頭部の手術の合併症として副神経麻痺が報告されている．野球肩でみられるのは，肩甲帯の機能不全による翼状肩甲骨である．

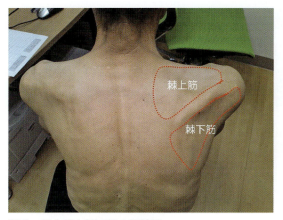

図2 棘上筋と棘下筋の筋萎縮
棘上筋と棘下筋の両方の筋萎縮がみられた場合は両者の断裂もしくは肩甲上神経麻痺が疑われる.

動画1

棘上筋の断裂同定には棘上筋テスト(動画1), 棘下筋の断裂同定には棘下筋テスト(動画2), 肩甲下筋の断裂同定には lift off test(動画3)がよく用いられている. また, インピンジメントテスト(動画4)は腱板断裂でみられるが, 凍結肩ではみられない[5].

動画2

■ 検査

肩関節の検査として, 単純X線, 超音波検査, CT, MRI などがある. 骨病変(とくに骨腫瘍など)の鑑別のために単純X線は必ず撮影すべきである. 肩のルーチンの単純X線は, 正面像, Y像, 軸射像である. Y像では肩峰の骨棘, 石灰の有無などを確認する. 軸射像では関節窩骨病変の有無などをチェックする. 超音波検査も肩の検査のルーチンとして行う[5].

動画3

以下, 腱板断裂診断のためのスクリーニングを説明する. 患者を椅子に座らせて肩を軽度伸展させる(動画5). こうすることによって腱板(とくに断裂の多い棘上筋, 棘下筋)を観察しやすくなる. まず, 長軸に棘上筋, 棘下筋を観察し, 次に短軸でも観察する(動画6). 肩甲下筋を観察する際は肩を外旋位にする(動画7). 超音波検査により, とくに軟部組織病変である腱板断裂(図3), 石灰性腱炎, Bankart(バンカート)損傷, 長頭腱病変などは容易に同定できる[6]. 超音波検査ではわかりにくい腱板関節面不全断裂, 筋萎縮・脂肪変化の評価にはMRIが有用である. 手術を予定している患者には必須の検査である. 肩関節脱臼の患者の骨病変評価(関節窩骨欠損や Hill-Sachs〈ヒル-サックス〉損傷)には CT を行う. 関節窩と骨頭の三次元 CT 画像を作成すると病変が視覚的にわかりやすい[7].

動画4

動画5

動画6

■ 診断

「肩が痛い」「挙上できない」「肩に力が入らない」といった主訴の患者が受診した場合には, まず問診や身体所見で頚椎疾患や神経原性疾患を除外する. そ

動画7

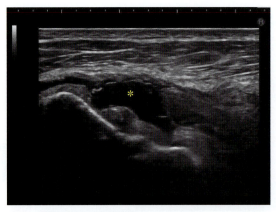

図3 腱板断裂の超音波像
棘上筋の長軸像．超音波検査では水は低エコー像として観察される．＊：断裂部にたまっている水．

して肩関節疾患が疑われた場合には肩疾患の鑑別を行う[4,5]．身体所見でもある程度は絞れるが，最終的には画像診断は必須である．とくに凍結肩の疾患は除外診断であり，腱板断裂，石灰性腱炎，変形性肩関節症など他の疾患を除外して初めて診断可能となる．凍結肩に特異的な画像所見はない．

単純X線像でみられる腱板断裂が疑われる所見は，肩峰下の骨棘，骨頭の上方化，大結節の消失（femoralization），関節窩や骨頭の骨棘や関節裂隙の狭小化（腱板断裂性関節症）などがある．原発性変形性肩関節症では，骨棘や関節裂隙の狭小化はみられるが，骨頭の上方化や大結節の消失はみられない．石灰性腱炎の多くは棘上筋，棘下筋に生じるので単純X線像では大結節のsuperior facetやmiddle facetに石灰を認める．しかし，時に肩甲下筋にも生じることがあり，単純X線正面像ではとらえにくく，軸射像で初めて同定できる場合もある．

（山本宣幸）

■文献

1) Yamamoto N, et al. Risk factors for tear progression in symptomatic rotator cuff tears：A prospective study of 174 shoulders. Am J Sports Med 2017；45：2524-31.
2) 山本宣幸．症候性腱板断裂患者の危険因子—174肩の前向き研究．整形外科 2019；70：373-6.
3) Minagawa H, et al. Prevalence of symptomatic and asymptomatic rotator cuff tears in the general population：From mass-screening in one village. J Orthop 2013；10：8-12.
4) 臼井要介．長引く肩痛の患者が外来に来たら—専門医はこう診て，こう治す．山本宣幸編著．日本医事新報社；2020．p.82-91.
5) 山本宣幸．肩腱板断裂の病態と治療．土屋弘行編．今日の整形外科治療指針．第8版．医学書院；2021．p.389-90.
6) 山本宣幸．運動器エコーによる整形外科診療革命—エコーによる肩関節外科診療の革命．日整会誌 2020；94：452-4.
7) 山本宣幸．外傷性肩関節前方不安定症の治療戦略．関節外科 2020；39：6-11.

3章 診察法（患者問診・診察・検査・診断）

肘

■ 問診

　問診は診断のみならず治療方針を立案するうえで最も大切であり，鑑別疾患を考えながら聴取する（表1）．一般的な患者背景として年齢や家族背景，職業，既往歴，生活歴，スポーツ歴，利き手側を聴取する．外傷では受傷機転を丁寧に聴取する．症状については痛みの部位やその程度，時間帯（常時，夜間時，日中帯など），痛み方（安静時なのか動作時なのか）を確認する．動作時の痛みでは可動域の最終域なのか途中で生じる痛みなのか，引っかかり感があるのかを確認し，食事や洗顔，更衣，トイレ動作など日常生活動作時の痛みや支障の程度も聴取する．神経障害を疑う場合は手指のしびれの有無のみならず，その部位や程度についても確認する．スポーツ選手ではスポーツ競技レベルのほか，競技のシーズン，目標とする試合，指導者との信頼関係なども確認する．

　患者の愁訴を上肢機能評価表（Disability of Arm, Shoulder, and Hand：DASH）や Hand 20，Patient-Related Elbow Evaluation 日本語版（PREE-J）などの患者立脚型機能評価質問表を用いて評価することは大切である．

■ 診察方法

　診察においては両側の肘関節を必ず比較する．

1. 視診

　肘の変形，腫脹，皮下出血斑の有無などを確認する．上肢は生理的にやや外反しており，バケツなどを運ぶときに必要な角度とされている．この角度は肘

表1　代表的な肘疾患・障害の部位

部位	疾患
外側	上腕骨外側上顆炎，肘外側側副靱帯損傷，滑膜ひだ障害 橈骨神経管症候群 上腕骨小頭離断性骨軟骨炎
内側	上腕骨内側上顆炎，肘内側側副靱帯損傷 肘部管症候群 上腕骨内側上顆裂離・成長軟骨板離開・閉鎖不全
前方	上腕二頭筋腱遠位断裂 円回内筋症候群，前・後骨間神経麻痺
後方	肘頭成長軟骨板離開・閉鎖不全・疲労骨折，滑車後内側骨軟骨障害
全体	変形性肘関節症

3 章　診察法（患者問診・診察・検査・診断）

外偏角（carrying angle）とよばれ，男性では 11〜14°，女性では 13〜16° とされている[1]．明確な定義はないが，一般的に 20° 以上の場合を外反肘（cubitus valgus），0° より減少している場合は内反肘（cubitus varus）とされている．外反肘の原因として上腕骨外側顆骨折後の変形治癒や偽関節のほか，Turner 症候群で生じ，遅発性尺骨神経麻痺を起こすことがある．内反肘の原因として上腕骨顆上骨折後の変形治癒が多く，両側例では先天異常を疑う．20° 以上の内反肘がある場合は二次的に外側尺側側副靱帯の機能不全を生じ，肘関節後外側回旋不安定（PLRI）をきたすことがある．また，肘だけでなく，両側の手を観察し，たとえば第 1 背側骨間筋など手内在筋の筋萎縮がある場合は肘部管症候群の可能性を考慮する．

▶肘外偏角：carrying angle

2. 可動域測定

肘関節の屈曲・伸展可動域は前腕回外位で計測する．前腕の回外・回内可動域は肩の回旋が入らないように肘屈曲 90° 位で計測する．肘関節の屈伸の正常範囲は 0〜145° であるが，機能的可動域として 30〜130° の範囲が最も使用される．同様に回内・回外の正常可動域は 0〜90° であるが，機能的可動域は 0〜50° である[2]．

3. 触診

肘関節の外側，内側，前方，および後方に分けて確認する．

a. 肘外側

肘外側では外側上顆，腕橈関節裂隙，輪状靱帯の圧痛を確認する．また，上腕骨外側上顆炎を疑う場合は外側上顆の伸筋群起始部，腕橈骨筋尺側縁深部の橈骨神経管入口部の圧痛を確認する．「上腕骨外側上顆炎診療ガイドライン 2019」による診断基準は，①外側上顆の伸筋群起始部に最も強い圧痛がある，②抵抗下手関節背屈運動で肘外側に疼痛が生じる，③関節の障害などの伸筋群起始部以外の障害によるものは除外する，と定義している[3]．滑膜ひだは腕橈関節後方に索状物として触れる．輪状靱帯による弾発肘では腕橈関節前方，とくに橈骨頭と輪状靱帯のあいだで弾発するのが確認できる．成長期野球選手では，小頭に圧痛がある場合は離断性骨軟骨炎を疑う．

b. 肘内側

肘内側では内側上顆の周囲の圧痛を丁寧に確認する．内側上顆頂上またはやや遠位の総屈筋起始部に圧痛がある場合は上腕骨内側上顆炎を疑う．スポーツ選手では，内側上顆の上端の圧痛がある場合は上腕骨内側上顆の成長軟骨板離開や閉鎖不全を，内側上顆の下端や下端前方の圧痛がある場合は上腕骨内側上顆裂離や内側側副靱帯損傷を疑う．内側上顆の後方から下方では尺骨神経が走行しており，尺骨神経直上の圧痛の有無を確認する．肘部管症候群を疑うときは，肘関節を屈伸させ尺骨神経の亜脱臼の有無や，Tinel（ティネル）徴候を確認する．Tinel 徴候では肘部管のほか，archade of Struthers（ストラッサス）での絞扼の可能性を考え，上腕部でも確認する．

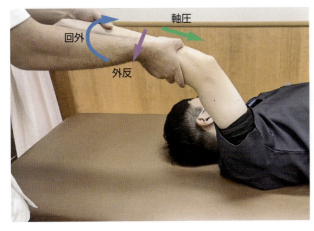

図1 後外側回旋不安定テスト（PLRIテスト）
lateral pivot-shiftテストとしても知られており後外側回旋不安定（PLRI）を評価するテストである．被検者は仰臥位とし，検者は頭側から前腕を持ち頭上で保持する．前腕を回外位，肘に外反力，そして軸圧をかけながら肘を伸展位から屈曲させていく．PLRIがある場合，無麻酔下では被検者は脱臼不安感を訴え（apprehension sign），橈骨頭が後方に亜脱臼し肘後方には皮膚のくぼみが生じる．さらに肘を屈曲させるとクリックを伴って整復される．亜脱臼は通常，肘屈曲位20〜40°で起こる．

c. 肘前方

　肘前方では，円回内筋に圧痛がある場合は回内筋症候群を疑い，同部位での正中神経に沿ったTinel徴候の有無や，前骨間神経麻痺の合併を考慮し母指と示指のつまみ動作を確認する．同様に，橈骨神経管入口部の圧痛がある場合は橈骨神経管症候群を疑い，後骨間神経に沿ったTinel徴候や下垂指の有無を確認する．上腕二頭筋腱遠位部に圧痛があり，肘屈曲や前腕回外筋力が低下し，肘屈曲時に疼痛が誘発される場合は上腕二頭筋腱遠位断裂を疑う．完全断裂では上腕遠位1/3に皮膚の陥没を認め，上腕二頭筋腱は触知できない．

d. 肘後方

　肘後方では，スポーツ選手における肘頭疲労骨折での障害が多いことから，肘頭先端や滑車後内側の圧痛を確認する．肘をいわゆる過伸展ストレス，とくに野球選手では外反ストレスを加えながら過伸展ストレスを加えると，後方の痛みが誘発されやすい．

4. 代表的な誘発テスト

a. 後外側回旋不安定テスト（PLRIテスト）[4]（図1，動画1）

　後外側回旋不安定テスト（posterolateral rotatory instability test：PLRI test）はlateral pivot-shiftテストとしても知られており，PLRIを評価するテストである．被検者は仰臥位とし，検者は頭側から前腕を持ち頭上で保持する．前腕を回外位，肘に外反力，そして軸圧をかけながら肘を伸展位から屈曲させていく．PLRIがある場合，無麻酔下では被検者は脱臼不安感を訴え（apprehension sign），橈骨頭が後方に亜脱臼し肘後方には皮膚のくぼみが生じる．さらに肘を屈曲させるとクリックを伴って整復される．亜脱臼は通常，肘屈曲位20°から40°のあいだで起こる．本手技は麻酔下での再現性は高い手技であるが，無麻酔下では十分なリラクゼーションができず不快感のため再現性が落ちる．PLRIの評価は，ほかにchair push-upテスト，prone push-upテスト，tabletop relocationテストなど被検者自身で行う手技があるが，その感度が低く定量的に評価できないことなどが問題である[5]．

動画1

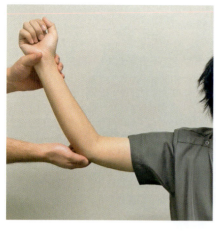

図2 moving valgus stress test
肩外転90°位で行う．肘関節を最大屈曲位から外反ストレスを加えながら肘屈曲30°位まで伸展させる動作を繰り返す．通常，肘屈曲70〜120°位で最も強い痛みを訴えることが多い．

b. 抵抗下手関節背屈テスト (resisted wrist extension test)

外側上顆炎に対する誘発テストであり，手関節背屈位で抵抗を加えた際に肘外側に疼痛が誘発されるかを確認する[*1]．肘関節を伸展位，前腕回内位で行った場合，外側上顆炎の陽性率は100％と報告されている[6]．

c. 中指伸展テスト (middle finger extension test)[7]

Maudsley（モーズレイ）テストともいわれている．肘伸展位，前腕回内位，手関節中間位とし，伸展位の中指に抵抗を加えると肘外側に痛みが誘発される[8]．外側上顆炎の陽性率は70％と報告されている．他の誘発テストとしてchairテスト，Mill（ミル）テストなどがある．

d. moving valgus stress test[9] (図2，動画2)

肩外転90°位で行う．肘関節を最大屈曲位から外反ストレスを加えながら肘屈曲30°位まで伸展させる動作を繰り返す．通常，肘屈曲70〜120°位で最も強い痛みを訴えることが多い．肘内側側副靱帯損傷に対する誘発テストであり，肘内側の痛みが誘発されるが，経験的には上腕骨内側上顆の障害や肘周辺の尺骨神経障害，肘頭疲労骨折でも肘内側の痛みが誘発され，上腕骨小頭離断性骨軟骨炎では肘外側の痛みが誘発され，スポーツ選手の肘障害では必須の誘発テストである．

e. 肘屈曲テスト (elbow flexion test)[10] (図3a)

手関節最大背屈位，肘関節最大屈曲位を1分以上保持して環小指のしびれが発生または増強する場合を陽性とする．肘屈曲テストによる肘部管症候群の陽性率は1分で75％，3分で93％と報告されている[11]．

f. 肩内旋肘屈曲テスト (shoulder internal rotation elbow flexion test)[12] (図3b)

肘部管症候群に対する誘発テストである．肩関節を外転90°位・最大内旋位・屈曲10°位，肘関節を最大屈曲位，前腕最大回外位，手関節最大伸展位，指最大伸展位を5秒間保持し，症状が誘発される場合を陽性する．本誘発テストによる陽性率は87％と報告されている[12]．

（丸山真博）

[*1] 本誘発テストはいわゆるThomsen（トムセン）テストであるが，そのルーツは明らかではなく，英文誌の多くではほとんどがresisted wrist extensionとして表記されている．

動画2

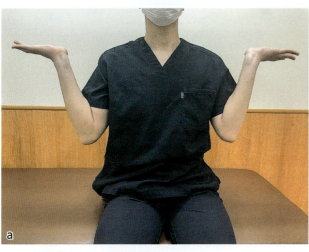 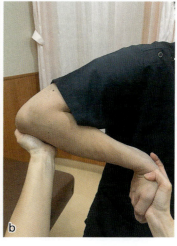

図3 肘屈曲テストと肩内旋肘屈曲テスト
a：肘屈曲テストでは，手関節最大背屈位，肘関節最大屈曲位を1分以上保持して環小指のしびれが発生または増強する場合を陽性とする．b：肩内旋肘屈曲テストでは，肩関節を外転90°位・最大内旋位・屈曲10°位，肘関節を最大屈曲位，前腕最大回外位，手関節最大伸展位，指最大伸展位を5秒間保持し，症状が誘発される場合を陽性とする．

■文献

1) Morrey BF, et al. Anatomy of the elbow joint. Morrey's The Elbow and Its Disorders. 5th ed. Elsevier；2017. p.9-32.
2) Morrey BF, et al. A biomechanical study of normal functional elbow motion. J Bone Joint Surg Am 1981；63：872-7.
3) 日本整形外科学会，日本肘関節学会監修. 上腕骨外側上顆炎診療ガイドライン 2019. 改訂第2版. 南江堂；2019.
4) O'Driscoll SW, et al. Posterolateral rotatory instability of the elbow. J Bone Joint Surg Am 1991；73：440-6.
5) Camp CL, et al. Posterolateral rotatory instability of the elbow：Part II. Supplementary examination and dynamic Imaging techniques. Arthrosc Tech 2017；6：e407-11.
6) Satake H, et al. The effect of elbow and forearm position on the resisted wrist extension test and incidence of sensory disturbance of the superficial radial nerve in patients with lateral epicondylitis. J Hand Surg Asian Pac Vol 2022；27：665-71.
7) Roles NC, Maudsley RH. Radial tunnel syndrome：resistant tennis elbow as a nerve entrapment. J Bone Joint Surg Br 1972；54：499-508.
8) Fairbank SM, Corlett RJ. The role of the extensor digitorum communis muscle in lateral epicondylitis. J Hand Surg Br 2002；27：405-9.
9) O'Driscoll SW, et al. The "moving valgus stress test" for medial collateral ligament tears of the elbow. Am J Sports Med 2005；33：231-9.
10) Buehler MJ, Thayer DT. The elbow flexion test. A clinical test for the cubital tunnel syndrome. Clin Orthop Relat Res 1988 Aug：(233)：213-6.
11) Novak CB, et al. Provocative testing for cubital tunnel syndrome. J Hand Surg Am 1994；19：817-20.
12) Ochi K, et al. Shoulder internal rotation elbow flexion test for diagnosing cubital tunnel syndrome. J Shoulder Elbow Surg 2012；21：777-81.

3章　診察法（患者問診・診察・検査・診断）

手関節と手

■ はじめに

　手関節と手の疾患には外傷から慢性疾患，先天異常など，さまざまなものがあり，診療にあたり詳細な問診から行い，触診をはじめとする理学所見を確認し，各種検査を行っていく必要がある．これらの結果を総合的に判断して診断することで適切な治療につながることになるが，各種検査を行う前段階までの情報を十分にそろえることで，その診断に関しては多くの場合で対象が絞られることが多い．

▶ 手関節：carpal joint

■ 患者問診

　どのような理由で受診されているかについて，詳しく確認していく．主訴の多くは痛み・しびれ・運動制限などであり，多岐にわたるが，どのような性状で，どれだけの範囲に広がっていて，時間的な広がりがどうか，確認していく．またその生じている問題が，急性に発症したものか慢性のものかもポイントとなる．つまり，症状の性質・位置（範囲）を時系列にまとめられるように確認する．また，手関節および手に関しては仕事やスポーツなどで使用する部分であり，過度な負荷をかけるような生活環境にあるのか，利き手・職業・スポーツ歴・趣味などを聴取する．またその活動をするうえで支障があるかどうかの確認も併せて行う．一般的な診察と同様に，既往歴・家族歴・アレルギーはむろん確認することになるが，全身疾患の部分的な症状として手関節と手に症状を訴える場合があることに留意する[*1]．

　これら問診の進め方については決まった方法があるわけではなく，個々に自分なりの方法を見いだしていくことになる．患者とのコミュニケーションを重視しつつ，外来診療の限られた時間で，過不足なく情報が収集できるよう項目を決めたうえで，アンケート形式で患者に記載してもらうなど，一連の流れとして行うとよいと思われる．

　小児では，成人と異なりこちらの指示には従えないことが多いため工夫が必要となる．なるべく泣かせないように，手指の動きを見たい場合はおもちゃの使用や，ジャンケンなどさせてみるのも一法となる．状況に関しては家族など目撃者からの情報や，原因となったもの（刃物など）の確認を行う必要がある．先天異常を疑う場合には家族歴（ほかに先天異常の患者がいないかどうか）・妊娠・出産経過についても聴取する必要がある．

[*1]
なお，この部位での障害で多いのは労働災害であり，交通外傷などを含め，保険に関しての確認も重要となる．

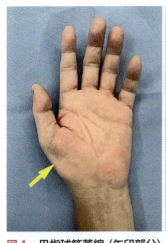
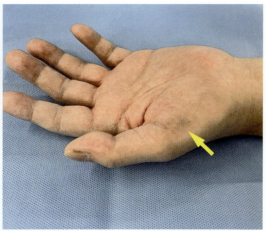

図1 母指球筋萎縮（矢印部分）

■ 診察

1. 視診，触診

　まずは実際に患部の状態を視診する．正中神経障害にみられる母指球筋の萎縮（図1）をはじめとする筋萎縮がないか，分娩麻痺でのウエイター肢位など特徴的な肢位をとっていないか確認する．健側と比較することも重要で，場合によっては上肢全体を露出してもらっての確認が必要となることもある．

　触診を行ううえで重要なことはランドマーク（図2）を熟知したうえで行う必要がある点である．どの部位にどのような症状があるか，腫れの有無・熱感・皮膚の性状・圧痛の有無などについて，解剖学的嗅ぎタバコ入れなどランドマークと併せて記録する．

2. 関節可動域と筋力検査

　実際に運動をさせてみてスムーズな動きが可能かどうかを判断する．たとえば，ばね指では特徴的な引っかかりが認められる．関節可動域に関しては，腱縫合後の癒着などでは自動運動と他動運動で差が出ることになり，それぞれ記録する必要がある．また，痛みにより運動が制限されているような状況では適宜神経ブロックなどを行って判断することも必要となる．

　筋力については通常徒手筋力テストを行う．筋力検査を行う際には神経支配を念頭において，必要に応じて下肢も含め全身の筋力評価を併せて行う必要がある．握力やピンチ力などは専用の機器を用いて測定する．現在までに決まった測定方法はないが，測定肢位によって数値は変動するため，一定の方法で行うことが必要となる．なお，測定機器の精度の問題があり，健側との比較をとることも必要である．神経障害では知覚検査を確認する．"D239-5 精密知覚機能検査"として保険診療上認められているが，当該検査の研修受講者に実施は限られているため注意は必要である．なお，図3に示すような簡易機器を用いての判断は外来診察室で適宜行っている．

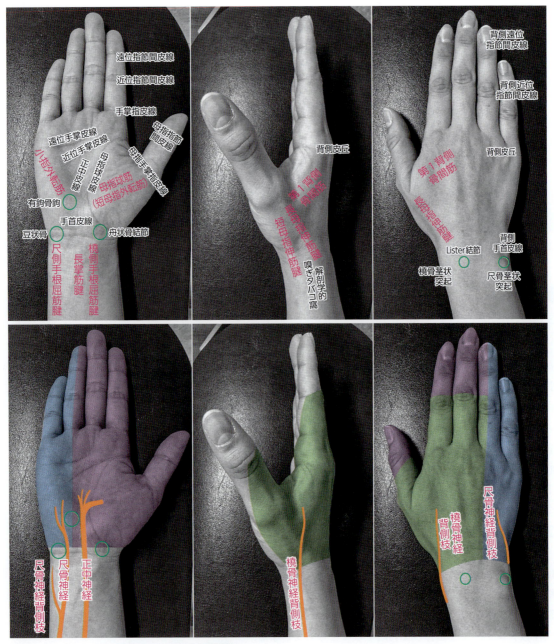

図2 ランドマークとおおよその神経支配領域
紫色：正中神経，水色：尺骨神経，緑色：橈骨神経．

3. 各種（誘発）テスト

a. ulnocarpal stress test（動画1）
　手関節を他動的に尺屈させ，さらに回内外操作を加えて疼痛の発生の有無を確認する．TFCCを含め手関節尺側障害に対するストレステストである[1]．

b. ulnar fovea sign（動画2）
　TFCC (triangular fibrocartilage complex) 損傷診断のサインである．肘は

動画1　動画2

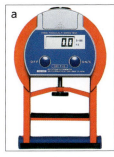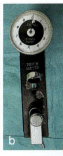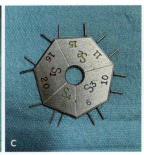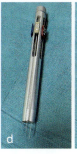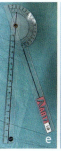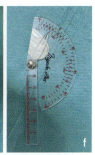

図3 当院で使用している各種簡易機器
a：握力計，b：ピンチ力計，c：二点識別覚検査，d：簡易 Semmes-Weinstein 知覚計，e：角度計（肘・手関節用），f：角度計（指用）．

90°くらいに屈曲させ，前腕と手首は回内外中間位として検者の母指を，尺骨茎状突起と尺側手根屈筋腱のあいだ，かつ尺骨頭の掌側表面と豆状骨のあいだを押して疼痛発生の有無を確認する．陽性の場合，検査中に患者が痛みに顔をしかめることがある[2]．

c. DRUJ ballottement test（遠位橈尺関節不安定テスト）(piano key sign)（動画3）

遠位橈尺関節不安定性に対するテスト．前腕回内外中間位での掌背方向への遠位橈尺関節の不安定性を診ることを基本とし，回外位・回内位でも確認する．手関節のレベルで橈骨手根関節が動かないように挟むようにした状態で施行する必要がある．手関節を保持した反対側の手で尺骨遠位を保持し掌背側方向に移動させて不安定性を確認する[3]．

動画3

d. shake hand test（動画4）

握手するような肢位で手関節を尺屈させた際の疼痛の有無を確認する．TFCC に対する誘発テストとなる[4]．

動画4

e. 合掌（回外）テスト（動画5）

手掌を合わせ（合掌）させ，そのまま手を下に向けて（回外させて）疼痛の誘発の有無を確認する．尺側手根伸筋（ECU）腱鞘炎に対する誘発テストの一つ[5]．

動画5

f. synergy test（動画6）

患者の肘を90°屈曲させ，前腕を上に向けた状態で診察台に腕を載せて実施する．手関節と指を完全伸展させ，手関節中間位に保持する．患者に向かい，検者は片方の手で患者の親指と中指を握り，もう片方の手の母指で ECU 腱を触診する．次に患者は抵抗に抗して母指を橈側外転させる．手関節屈筋（FCU）と ECU 筋の両方が収縮し，母指の下で腱が弓なりになるのを直接触診することで確認する．手関節尺側背部に沿って痛みが再現されれば，ECU 腱鞘炎の陽性反応と考える[6]．

動画6

g. scaphoid shift test（動画7）

患者の肘を屈曲させて前腕を上に向ける．検者は患者の舟状骨結節部に親指をおいて手関節を保持する．検者のもう一方の手は中手骨レベルを持ち，手関節を橈尺屈させる．常に舟状骨結節部を背側に圧迫しながら，手関節を尺側に

動画7

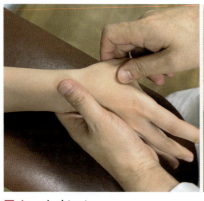
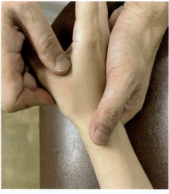

図4 grind test
手関節を支持し，母指MP関節近位を保持してCM関節に荷重をかける．

偏位し，わずかに手関節を屈曲させる．舟状月状骨間に不安定性がある場合はクリックを触れ，患者は痛みを訴える[7]．

h. grind test（図4）

患者の手を検査台におき，片手で手首を安定させ，母指軸に長軸方向の荷重をかける．変性した関節面が圧迫されると，痛みが誘発される．時に捻髪音が聞こえることで判断する[8]．母指CM関節症のテストである．

4. 腱の障害に対する検査

a. Finkelstein（フィンケルシュタイン）テスト（動画8）

親指を受動的に屈曲させ，手関節を尺側に偏位させて疼痛誘発の有無を確認する[9]．de Quervain（ドゥケルヴァン）腱鞘炎のテストである．

動画8

b. Eichhoff（アイヒホッフ）テスト（動画9）

患者に親指を手のひらで軽く握ってもらい，検者が患者の手関節を尺側に偏位させて行う．伸筋腱第1コンパートメント部位に疼痛が誘発されると陽性であり，de Quervain腱鞘炎と一致すると考えられる[10,11]．

動画9

c. Kanavel（カナベル）徴候

指全体のびまん性腫脹・屈筋腱鞘に沿った圧痛・手指の他動伸展時の疼痛・手指の軽度屈曲拘縮で，化膿性屈筋腱鞘炎の際に認められる[12]．

d. intrinsic tightness（Bunnell〈バネル〉の内在筋テスト）

MP関節を伸展位でPIP関節を他動屈曲させて，その抵抗を確認する．抵抗があれば陽性とする．陽性の場合，次にMP関節を屈曲位にして，PIP関節が抵抗なく屈曲可能であれば内在筋の緊張ありと判断する．MP関節を屈曲位にしても抵抗がありPIP関節屈曲不可能であれば，PIP関節そのものの拘縮と判断する[13]．

e. table tap test（図5）

手掌を下に向けてテーブルに置いて確認する．Dupuytren（デュピュイトラン）拘縮で手指の伸展不可能となると手掌が浮いた状態となる[14]．

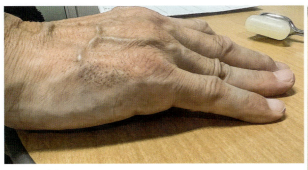
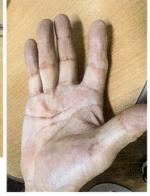

図5　table tap test
Dupuytren拘縮の一例．手掌が浮いた状態となる．

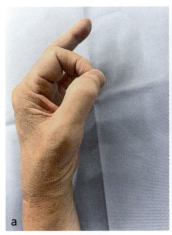
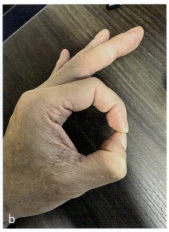

図6　perfect O test
a：手根管症候群の一例．滑らかな円がつくれなくなる．b：正常例．

*2
"Tinel 徴候"とは損傷（断裂）した神経幹上を軽く叩打すると，その支配領域に放散する異常感覚が生じるものとされる．一方"Tinel 様徴候"とは，損傷（断裂）していないが，障害を受けている部位で同様の状態になるものとされている．しかし最近ではあまり区別せず，両者とも"Tinel 徴候"とすることも多い．

動画 10

5. 神経障害に対する検査[15]

a. Tinel（ティネル）様徴候*2（動画 10）
神経傷害部を叩くとその支配領域に疼痛が放散する．手根管症候群の場合，手掌近位，手根管の直上を叩くことで放散痛を認める．

b. perfect O test（図6，動画 11）
母指と示指で丸を患者に作ってもらい判断する．重度の手根管症候群では母指球筋萎縮により対立位がとれず，正円にならないなど，手内在筋機能に障害があると滑らかな円が作成できなくなる．必要に応じて母指と尺側指での対立位をとらせて判断する（動画 11）．

c. Phalen（フェイルン）テスト（動画 12）
患者に手背同士を合わせて手関節を過屈曲する状態として1分程度放置し，正中神経領域のしびれが悪化しないか確認する．

d. Froment（フロマン）徴候（動画 13）
患者に両手の母指と示指で紙を挟むようにつまませ，反対方向に引っ張らせて観察する．この際に母指の第1関節が曲がれば陽性とし，母指内転筋の機能

動画 11

動画 12

動画 13

障害を長母指屈筋で代償している状態を確認する．尺骨神経麻痺の徴候である．

6. 循環障害に対する検査
a. Allen（アレン）テスト（動画 14）

動画 14

橈骨動脈および尺骨動脈，手掌動脈弓の開存について確認するテスト．手関節近位で橈骨動脈・尺骨動脈の直上を圧迫させ，患者に手指の屈曲伸展を複数回させた後で手指伸展位とする．その状態で橈骨動脈・尺骨動脈それぞれ緩めることで指全体の血流回復状態を確認する．閉塞していると，どちらかの動脈を緩めた状況で指への血流回復が確認できない．橈骨動脈皮弁など主要動脈を犠牲にする皮弁を計画する際に確認を要する[16]．

b. digital Allen テスト（動画 15）

動画 15

患者の MP 関節の遠位で橈側/尺側の動脈を圧迫し，片側ずつ緩めて指先の血流回復を確認する[17]．

c. 退色反応
指先や皮弁の血流確認目的で行う．皮膚を圧迫すると退色し（白色となり），緩めた際に血流の回復する速度を確認する．動脈閉塞の場合は血流回復が遅れ，静脈閉塞の場合は退色が遅れる．

■ 検査

1. 単純 X 線検査

前述した問診と診察・各種誘発テストを行った段階でおおよその診断はついていると考えられる．検査としては骨関節の問題があるか確認するための単純 X 線検査は，手関節であれば通常の正面と側面の 2 方向に加え斜位像を加えたものを基本とする．手根配列が維持されているかを確認し，手関節尺側部痛では尺骨バリアンス（ulnar variance：UV）を計測するが，手関節は前腕回旋で影響が出るため，基本的には中間位で撮影する必要がある．手根不安定症などでは，手関節のストレス撮影や手関節把握（clenched-fist view）を追加で行う．手指の単純 X 線検査も基本は正面/側面の二方向を撮影し，必要に応じて斜位像，また靱帯損傷などを疑う際にはストレス撮影を行って判断する[*3]．

[*3] なお，末梢神経障害を疑う場合には神経学的検査（神経伝導検査など）を行い判断する．

2. 超音波検査

軟部組織の評価には超音波検査が有用である．近年解像度が飛躍的に向上してきており，また外来診察室で実施が可能で放射線被曝がないなどの利点があり，広く行われるようになってきている．とくに手関節から手にかけての軟部病変の多くは超音波検査による可視化が可能と考えられている．注意点は，超音波の特性上，骨などの固い組織の観察はできないことである．通常はリニアタイプの探触子を用いるが，その操作に関しては対象物に可能な限り垂直に当てるなど，ある程度基本的な技術が必要であり，また診断においては軟部構造に対する知識が必須となる．

手関節と手

3. CT/MRI

　単純 X 線・超音波などに加えて CT/MRI による画像検査を行い，必要に応じて関節造影で動的診断（方向/安定度と形態の確認）と靱帯の断裂などを確認する．有鉤骨鉤骨折や舟状骨骨折など，単純 X 線像では判断困難な骨折の描出に有用である．TFCC 損傷など靱帯や軟部構造についての MRI 評価は各種の報告があり有用ではある．しかし，さまざまな画像技術の進歩により，詳細な映像が得られるようになっているが，現状ではあくまで CT/MRI などによる靱帯断裂の完全な描出は不可能であり，補助的に用いる．

4. 手関節鏡

　手根不安定症や TFCC 損傷などの手関節内の病変については，現時点では関節鏡による診断がゴールドスタンダードと考えられている．ただし，手関節鏡は侵襲を伴う検査となるため，筆者は基本的に保存療法無効例を対象として手術加療を行うことを前提として施行している．

■ 診断

　先に述べたようにしっかりとした問診と診察・誘発テストを行うことで診断はある程度容易となることが多い．そのうえで各種の検査所見と合わせて診断する．

　腱鞘炎などステロイド注射を診断と治療を兼ねて施行する場合には注射する部位を考慮し，必要に応じて超音波下に確認のうえ行う必要がある．また，ステロイド局所注射に関しては複数回施行による靱帯や腱損傷の報告が認められており，安易に行うことは避けるべきと考えられる．

（建部将広）

■文献

1) Nakamura R, et al. The ulnocarpal stress test in the diagnosis of ulnar-sided wrist pain. J Hand Surg Br 1997；22：719-23.
2) Tay SC, et al. The "ulnar fovea sign" for defining ulnar wrist pain：an analysis of sensitivity and specificity. J Hand Surg Am 2007；32：438-44.
3) Atzei A, Luchetti R. Foveal TFCC tear classification and treatment. Hand Clin 2011；27：263-72.
4) 吉田竹志. 開業外来診察における尺側手関節痛の病態についての検討. 日手会誌 2010；26：383-6.
5) 麻生邦一ほか. 尺側手根伸筋腱鞘炎の診断と治療. 日手会誌 2006；23：393-8.
6) Ruland RT, Hogan CJ. The ECU synergy test：an aid to diagnose ECU tendonitis. J Hand Surg Am 2008；33：1777-82.
7) Watson HK, et al. Examination of the scaphoid. J. Hand Surg Am 1988；13：657-60.
8) Wolfe SW, et al. editors. Green's Operative Hand Surgery. 8th. Elsevier Churchill；2021.
9) Finkelstein H. Stenosing tendovaginitis at the radial styloid process. J Bone Joint Surg 1930；12：509-40.
10) Eichhoff E. Zur Pathogenese der Tendovaginitis stenosans. Bruns' Beiträge zur klinischen Chirurgie 1927；139：746-55.
11) 鳥巣岳彦. 忘れられた Eichhoff テスト. 臨床整形外科 1977；12：119-31.

151

12) Kanavel A. Infections of the Hand. Lea & Febiger；1912.
13) Boyes JH. Bunnel's Surgery of the Hand. 4th ed. JB Lippincott；1964. p.256-60.
14) Hueston JT. The table top test. Hand 1982；14：100-3.
15) 池上博泰編．整形外科 日常診療のエッセンス．メジカルビュー社；2019.
16) Allen EV Thromboangiitis obliterans：methods of diagnosis of chronic arterial lesions distal to the wrist with illustrative cases. Am J Med Sci 1929；178：165-89.
17) Ashbell TS, et al. The digital Allen test. Plast Reconstr Surg 1967；39：311-2.

3章 診察法（患者問診・診察・検査・診断）

胸部と背部

整形外科領域の胸部および背部の診察について述べる．本項では，とくに小児〜思春期に発症する脊柱側弯症に焦点を当てて，問診，視診，触診，検査，診断，治療について詳述する．

■ 概略

思春期に発症する特発性脊柱側弯症（adolescent idiopathic scoliosis：AIS）は，10歳から成長終了までのあいだにみられる，原因不明の脊柱の側方弯曲をさし，10°以上の側方弯曲をもつ脊柱の変形と定義される．AISは思春期の急速に成長する時期に発症することが多く，胸椎または腰椎で発生し，C字型またはS字型のカーブを形成する[1]．AISの正確な原因は不明であるが，遺伝的要因が関与していると考えられている[2]．家族歴がある場合，発症リスクが高くなることがわかっている．多くは痛みなどの症状がないまま進行する．前屈テストなどの視触診で側弯の徴候があればX線撮影を施行し側弯の角度や重症度を評価したうえで治療の必要性を判断する．40°以上の大きな角度の側弯では，成人脊柱変形に進行する可能性が高いことがわかっており，手術による矯正固定術が必要となる[3]．早期発見と適切な治療介入が重要となる．

▶特発性側弯症：idiopathic scoliosis

■ 診断

AISの診断は，問診と視触診に加え，画像検査によって確定される．問診では初発年齢や家族歴，症状の有無と進行状況を確認し，視触診では肩の高さ，肩甲骨の突出，ウエストラインの左右差（図1），前屈テストを行う[4]．また骨成熟度を評価したうえで，今後の側弯進行の可能性を総合的に検討し，適切な治療方針を決定していく．

■ 検査

1. Adam's 前屈テスト

AISの初期スクリーニングにおいて非常に有用な検査であり，早期発見と早期治療開始に寄与する．非侵襲的かつ簡便な検査方法であるため，広範に実施可能である．胸椎に右凸のカーブがある場合は，椎体が右方向に回旋していることで，右肋骨や右腰部の隆起が認められる（hump）（図2）．しかし，検者依存性や特異度の低さによる偽陽性・偽陰性のリスクが存在するため，陽性結果が得られた場合には追加の画像検査による確認が必要である[5]．

▶Adam's 前屈テスト：Adam's forward bending test

2. X線検査

AISの診断および管理において中心的な役割を果たす．正確なCobb角の測

153

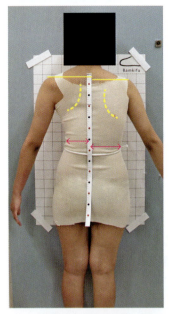

図1 背面からの視触診：肩の高さ，肩甲骨の突出，ウエストラインの左右差のチェック

それぞれで明確な左右差を認める．

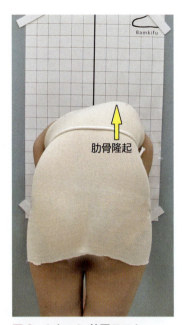

図2 Adam's 前屈テスト

前屈させて後方より背面を観察する．右胸部で大きな肋骨隆起を認める．

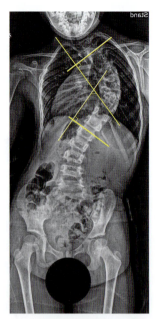

図3 立位脊椎全長X線写真（P→A）によるCobb角の計測

Cobb角83°の大きなカーブ．

定，骨成熟度の評価，および脊柱回旋の確認により，正確な診断と効果的な治療計画が可能となる．長尺X線フィルムを用いて全脊柱撮影を行い以下の指標について評価する．

a．Cobb（コブ）角

側弯の程度を定量的に評価する最も標準的な方法である．終椎（最も傾斜した上位および下位の椎体）を基点として測定される（図3）[6]．Cobb角が10°以上で側弯症と診断される．

b．Risser（リッサー）sign

骨成熟度を評価するための主な指標で，腸骨の骨化程度を基に判定される．Risser signは0から5までの6段階で評価され，数値が大きいほど骨成熟度が高いことを示す（図4）[7]．骨成熟度の評価は，側弯の進行リスクを予測するために重要である．

c．脊柱回旋

椎体の回旋程度を評価する．

3．CT

CTは特発性側弯症の詳細な解剖学的評価において重要な役割を果たす．三次元的な脊柱構造の評価，脊柱回旋の定量的測定，奇形椎などの骨変形および神経学的合併症の評価において，CTは不可欠な情報を提供する（図5）．AIS

胸部と背部

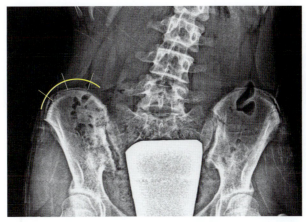

図4 Risser sign
Risser 3であり，骨成熟傾向であることがわかる．

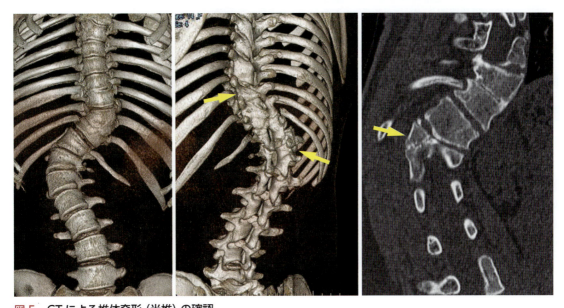

図5 CTによる椎体奇形（半椎）の確認
胸椎，胸腰移行部に半椎（矢印）を認め，それに伴う側弯症を呈している．

では狭小椎弓根や変形椎体となっていることが少なくなく，とくに手術計画の立案および術後評価において，その精度と有用性は高い．一方で医療被曝の問題もあり，とくに放射線感受性の高い発育期において，頻回のCT撮影は禁物である[8]．

4．MRI

MRIはAIS患者において全例に行う必要はない．脊髄腫瘍，脊髄空洞症，Chiari（キアリ）奇形などがある場合，脊柱の変形をきたす（図6）[9]．通常のカーブと異なる場合は頚椎〜胸椎のMRIを撮像し，それらの有無を確認し，

155

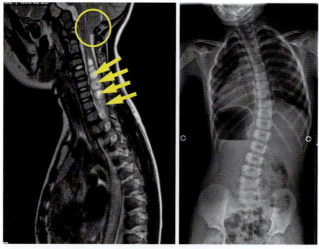

図6 Chiari奇形による脊髄空洞症と脊柱変形
MRI（T2強調像）において小脳扁桃の下垂（丸印）と脊髄空洞症（矢印）があり，それらに伴う側弯をX線像（P→A）にて認める．

特発性側弯症と鑑別する必要がある．

病態・臨床像

1. 年齢と性差・家族歴

発症年齢は主に乳児期，小児期，思春期の3つのカテゴリーに分類され，なかでも思春期の発症（すなわちAIS）が最も一般的である．性差に関しては，女子における発症率が男子の約8倍程度高いことが確認されている[1]．また，AISは遺伝的要因が関与することがわかっている．母親やきょうだいが側弯症と診断されている場合は，発症率が高い．

2. 病態と予後

AISは多因子的な疾患であり，病態には遺伝的要因，神経筋制御の異常，骨成長の非対称性などが関与している[2]．予後は側弯の重症度，進行速度，治療介入のタイミングに依存する．軽度から中等度の側弯は装具療法により管理可能であり，重度の場合は手術が必要となることが多い[3]．早期の診断と適切な治療が，患者の長期的な健康と生活の質（QOL）を維持するために重要である．

3. 基礎疾患・合併疾患

側弯症には特発性のほかに，腰椎椎間板ヘルニアや脚長差などに伴う機能性側弯症や，他の疾患に伴う症候性側弯症（Marfan〈マルファン〉症候群，Ehlers-Danlos〈エーラス-ダンロス〉症候群，神経線維腫症など）があり，鑑別のために，それらの基礎疾患の有無を問診で聴取する．乳幼児期の心臓疾患は手術歴も含めて側弯症発症の原因となりうる[10]．

▶機能性側弯症：functional scoliosis

▶症候性側弯症：symptomatic scoliosis

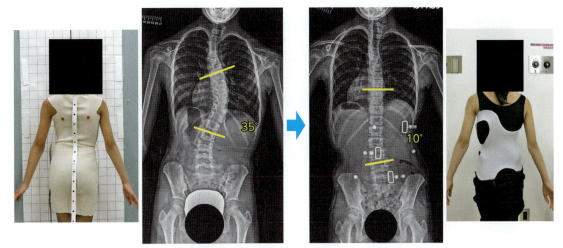

図7 装具着用による側弯の矯正効果（背面からの撮影）
装具着用により，Cobb 角が 35°から 10°に改善している．

■ 治療

　AIS の治療の主な目的は，脊柱の側弯の進行を防止し，機能的な改善と生活の質（QOL）の向上を図ることである．側弯の進行を抑制する，美容的な外観を改善する，疼痛を軽減する，というそれぞれの目標が設定される．

　AIS の治療は，主に装具療法と手術療法に分類される．

　装具療法の適応は「Cobb 角が 20～40°で，まだ骨未成熟の患者」である．装具は側弯の進行を抑制して手術を回避することを目的として使用され，1 日 13～16 時間以上の装着が推奨されている[11]．装具の矯正力は高いが（図7），あくまで「側弯の進行を予防する」ことが目的であり，正常な脊柱に戻すことは不可能である．

　手術療法は，Cobb 角が 40°以上の重度の側弯症患者や，装具療法でも疼痛が強い患者などに適用される．手術の主な目的は，側弯を矯正して脊柱の安定性を維持することである．脊柱の後方から金属ロッドとスクリューを用いて固定する，後方脊柱矯正固定術が最も一般的な手術法である（図8）．通常，骨成熟が確認できた段階でこの手術を行うが，骨未成熟の状態でも側弯角度が大きく，胸郭の発達が阻害されるような患者では growing rod を用いた矯正固定術を行う（図9）．手術により側弯の角度は 50～70％程度矯正されることが一般的である．通常，肩甲骨から腰部までの大きな正中切開を要するため侵襲は大きい．

■ 診療のポイント

　特発性側弯症の診療は，早期発見とそれぞれの進行度や骨成熟度に合わせた適切な管理が重要であり，問診，視触診，画像検査を通じた正確な評価が不可欠である．骨未成熟な段階で軽度の側弯の状態で発見できれば，手術を回避で

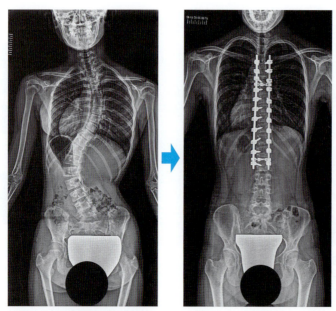

図8 後方側弯矯正固定術
椎弓根スクリューにより，脊柱の側方弯曲と椎体回旋が矯正されている．

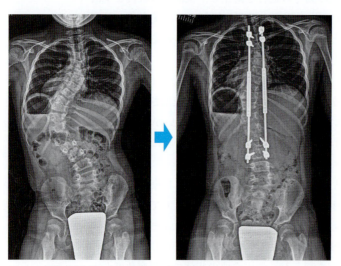

図9 症候性側弯症（9歳児）に対するgrowing rod法による矯正固定術
呼吸機能の低下につながる胸郭未発達を防止するためにgrowing rodを用いて約6か月ごとに成長終了までrodを延長し，その後，最終的な固定術を行う．

きる可能性が高まり，今後の学校側弯症検診の改善が期待されている．

〔山下一太，西良浩一〕

■文献

1) Weinstein SL, Dolan LA. The Evidence Base for the Prognosis and Treatment of Adolescent Idiopathic Scoliosis : The 2015 Orthopaedic Research and Education Foundation Clinical Research Award. J Bone Joint Surg Am 2015 ; 97 : 1899-903.

2) Pérez-Machado G, et al. From genetics to epigenetics to unravel the etiology of adolescent idiopathic scoliosis. Bone 2020 ; 140 : 115563.

3) Weinstein SL, et al. Idiopathic scoliosis : long-term follow-up and prognosis in untreated patients. J Bone Joint Surg Am 1981 ; 63 : 702-12.

4) Willner S. A study of growth in girls with adolescent idiopathic structural scoliosis. Clin Orthop Relat Res 1974 Jun : (101) : 129-35.

5) Fairbank J. Historical perspective : William Adams, the forward bending test, and the spine of Gideon Algernon Mantell. Spine (Phila Pa 1976) 2004 ; 29 : 1953-5.

6) Thulbourne T, Gillespie R. The rib hump in idiopathic scoliosis. Measurement, analysis and response to treatment. J Bone Joint Surg Br 1976 ; 58 : 64-71.

7) Risser JC. Scoliosis treated by cast correction and spine fusion. Clin Orthop Relat Res 1976 May : (116) : 86-94.

8) Yamashita K, et al. Direct measurement of radiation exposure dose to individual organs during diagnostic computed tomography examination. Sci Rep 2021 ; 11 : 5435.

9) Samuelsson L, et al. Scoliosis in myelomeningocele. Significance of syringohydromyelia and Chiari malformations studied with magnetic resonance imaging. Rev Chir Orthop Reparatrice Appar Mot 1988 ; 74 Suppl 2 : 310-1.

10) Balubaid RN, et al. Prevalence of spinal deformity development after surgical management of a congenital heart disease among children : a systematic review and meta-analysis. Eur Spine J 2024 ; 33 : 2088-96.

11) Weinstein SL, et al. Effects of bracing in adolescents with idiopathic scoliosis. N Engl J Med 2013 ; 369 : 512-21.

3章　診察法（患者問診・診察・検査・診断）

腰部

■ 概略

　腰痛は，令和4年（2022年）の国民生活基礎調査では男女ともに有訴者率の第1位であり，非常に頻度の高い症状である[1]．本項では腰痛をきたす疾患を中心に概説する．腰痛はあくまでも症状であり，腰痛をきたす多数の整形外科疾患を鑑別しないといけないが，そのほかにも悪性腫瘍や内臓疾患など見逃してはいけない疾患も鑑別に入れる必要がある．問診と身体診察，画像検査により適切に腰痛診断を行うための診察法について以下に述べる．

▶ 腰痛：low back pain

■ 問診

　腰痛患者の診察で注意深い問診が重要であることは言うまでもない．非特異的腰痛（原因不明）とされる腰痛患者を1人でも少なくすることや，見逃してはいけない危険信号（red flags）（表1）を有する腰痛患者（感染，腫瘍，骨折など）がいることを理解しておく必要がある．

　患者が診察室に入り診察椅子に座るまでの様子を観察することも重要であり，独歩可能なのか，介助歩行なのか（杖，シルバーカー使用の有無），車椅子を使用しているのかなどの情報を得ることができる．問診においては年齢，性別，職業，スポーツ歴，外傷のエピソードなどの患者情報，急性発症（4週間未満）か慢性症状（3か月以上）か，痛みの性質（重い痛み，鋭い痛み，ピリピリする痛みなど），姿勢での変化（前屈時痛か後屈時痛か），痛みのタイミング（安静時症状，夜間痛など），神経症状の有無（下肢痛やしびれを伴うか，筋力低下を伴うか）などを聴取すべきである．また治療中の疾患の有無，既往歴などを聴取することも重要であり，発熱や体重減少の有無を尋ねることも腰痛の危険信号を見逃さないためには重要である[2]．

表1　腰痛の危険信号（腫瘍，感染，骨折などを疑うべき red flags）

- 発症年齢　＜20歳または55歳＜
- 時間や活動性に関係のない腰痛
- 胸部痛
- 癌，ステロイド治療，HIV感染の既往
- 栄養不良
- 体重減少
- 広範囲に及ぶ神経症状
- 構築性脊柱変形
- 発熱

問診においては closed question となりがちであるが，患者の言葉を傾聴し，共感や安心感を与えるような言葉を用いることが医師患者間の信頼関係を構築するために重要なポイントであることも付け加えておく．

■ 身体診察

問診を終えたら，身体診察に移る．まずは立位での脊柱アライメント（側弯，後弯など）を評価し，Romberg（ロンベルク）テスト，片脚起立などのバランスの評価を行う．次に診察室内を歩行してもらい，歩行時の安定性や歩行異常の有無を評価する．これらは腰椎疾患に合併した脊髄症の評価や神経筋疾患（Parkinson〈パーキンソン〉病など）の評価を目的としている．続いてfinger floor distance の評価，脊柱の前屈，後屈，回旋などの可動性の評価と併せて，特定の運動時の腰痛や下肢神経症状の出現の評価を行う．Kemp（ケンプ）テストは立位で脊柱を左右へ回旋しながら後屈することで腰痛や下肢痛の誘発を行うテストである．脊柱の前後屈と痛みの関係については，前屈時痛であれば椎間板ヘルニアや腰椎椎間板症（椎間板性腰痛など），椎体骨折など，後屈時痛であれば，椎間関節由来の痛み，腰椎分離症，腰部脊柱管狭窄症などを疑う．

続いて臥位での診察を開始する．腹臥位では胸椎から腰椎，骨盤の圧痛点の確認をする．仰臥位では，神経学的検査を詳細に評価していく．まずは下肢key muscle の筋力（腸腰筋，大腿四頭筋，前脛骨筋，長母趾伸筋，長母趾屈筋の徒手筋力テスト）を評価する．続いて深部腱反射（膝蓋腱反射，アキレス腱反射），病的反射（Babinski〈バビンスキー〉徴候）や下肢表在感覚（触覚，温痛覚，深部覚）をデルマトームに沿って評価する．誘発試験として大腿神経伸展テスト（femoral nerve stretch test：FNST）や下肢伸展挙上テスト（straight leg raising test：SLRT）などを行う．圧痛点を確認する診察や誘発試験などは痛みを伴うため，適宜患者に声かけを行い，不安や苦痛を減らす配慮も必要である．

■ 検査

1. 単純 X 線検査

腰椎単純 X 線検査は正側 2 方向撮影が中心である．それぞれ A（Alignment：配列），B（Bone：骨），C（Cartilage：軟骨）の順に評価していく．正面のアライメントでは側弯変形の評価，側面のアライメントでは生理的前弯の有無の評価を行う．骨の輪郭を追い，骨棘や終板の硬化などの変形性変化，脊柱靱帯骨化症（後縦靱帯骨化症，黄色靱帯骨化症）やびまん性特発性骨増殖症（diffuse idiopathic skeletal hyperostosis：DISH）の評価，また骨粗鬆症や椎体骨折の形態的評価，転移性脊椎腫瘍を示唆するような骨透亮像や骨硬化像の有無，感染性脊椎炎による椎間板・椎体終板の破壊性変化を評価する．椎間板などの軟骨は単純 X 線では直接評価ができないため，椎間板高の減少などで間接的に評価する．また椎間板レベルでの腰椎すべり症は側面像でMeyerding（マイヤーディング）分類やすべり度（% slip）などを用いて評価す

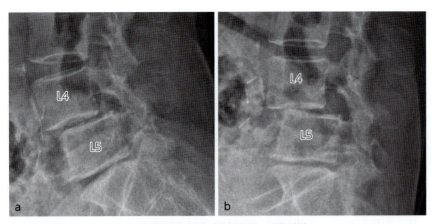

図1　腰椎変性すべり症の腰椎単純X線（機能撮影，側面像）
a：中間位，Meyerding分類grade 2．b：前屈位，L4/5椎間の後方開大を認める．

る．腰椎すべり症は前後屈の機能撮影を行うことで不安定性の評価を行うことができる（図1）．腰椎分離症（終末期）は斜位像で特徴的な"スコッチテリアの首輪"像が出現する．

撮影可能な施設では立位全脊柱撮影を行うことで，冠状面と矢状面のアライメントを評価することができる．それぞれのバランス異常は腰痛や機能障害と関連すると報告されている[3]．冠状面の全脊柱X線像では，C7中央線（C7 plumb line：C7PL）と仙骨中央線（central coronal vertical line：CSVL）との距離であるC7PL-CSVLが4cm以上となるような冠状面バランス異常，また矢状面では脊柱後弯変形の結果としてC7椎体中央からの垂線（C7PL）と仙骨後縁との距離であるC7PL-SVA（sagittal vertical axis）が5cmを超える矢状面バランス異常が臨床上問題となってくる．

2. CT

CTは，最近では多断面再構成（multiplanar reconstruction：MPR）が可能な医療機関も多く，MPRや三次元（3D）再構成を行うことで，単純X線よりはるかに多くの情報量を得ることができる．たとえば，靱帯骨化症の評価，腰椎分離症の病期分類などは単純X線撮影のみでは不十分であり，CTを行うことで，より正確な診断を行うことができる．図2は第5腰椎分離症患者（終末期）のCT画像で，pars defectがMPR画像，3D画像ともに理解しやすい．その他，脊椎インストゥルメンテーション手術におけるインプラントのサイズ計測などの術前計画のための使用や，術中CTナビゲーションシステムとしての使用など，手術支援システムとしてもCTは使用されている．一方で，1回の撮影で単純X線検査よりもはるかに多い放射線被曝を伴うため，とくに小児，思春期の患者では安易に繰り返し撮影を行うことは控えるべきだと考える．

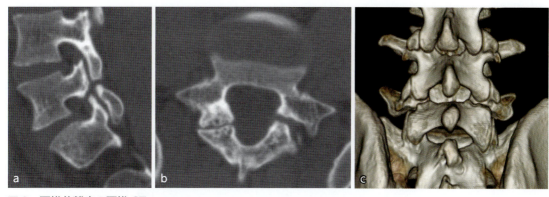

図2 腰椎分離症の腰椎CT
a：左傍矢状断像，終末期分離症の診断．b：分離部に垂直な面での水平断像．c：背側からの3D画像．

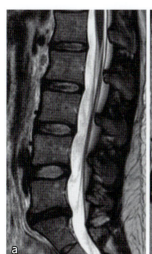
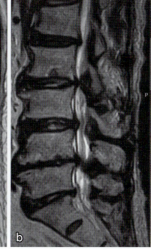
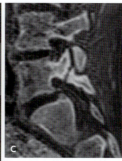
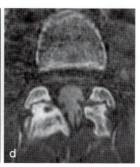

図3 各疾患における腰椎MRI
a：腰椎椎間板症患者のT2強調矢状断像．b：腰部脊柱管狭窄症患者のT2強調矢状断像．c：腰椎分離症患者のCT-like MRI（右傍矢状断像）．d：同患者のCT-like MRI（分離部に垂直な面での水平断像）．

3. MRI

　MRIは軟部組織の描出に優れている．腰椎疾患においては，椎間板などの軟骨の評価が可能な点，脊柱管内の狭窄の評価が可能な点，また骨内の質的評価も行える点で非常に有用な検査である．図3aは腰椎椎間板症（L5/S1）患者の腰椎MRI（T2強調像）であるが，椎間板の変性の程度が各椎間で異なることがよくわかる．また図3bは腰部脊柱管狭窄症患者の腰椎MRI（T2強調像）であるが，椎間板の変性・膨隆，黄色靱帯の肥厚などによる硬膜嚢が圧迫されている様子がよくわかる．昨今ではCT-like imageとよばれる新しいMRI撮像法が報告され，CTに近い皮質骨の情報が得られ骨化病変を評価することができるようになっている（図3c, d）．

　注意すべき点はMRI撮像の禁忌事項である．心臓ペースメーカー留置（機種により可能な場合もある），植込み型除細動器，人工内耳などの体内電子機器を使用している患者，2週間以内の冠動脈ステント挿入，チタン性以外の脳動脈クリップなどの体内金属を留置している患者，妊娠中や閉所恐怖症などの

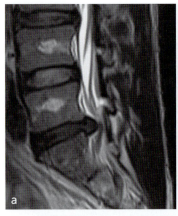
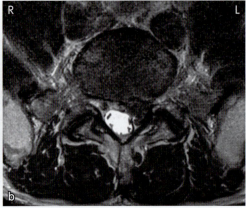

図4 腰椎椎間板ヘルニア（L5/S1 左）の T2 強調 MRI
a：矢状断像．b：L5/S1 水平断像．

患者は原則禁忌であるため，十分に検査前に聴取する必要がある．

4. その他（各種造影検査・ブロック）

脊髄造影検査は MRI 撮像が難しいまたは禁忌の症例（前述）の脊柱管狭窄の評価に用いることができる．MRI とちがい機能撮影が可能なため，動的因子の評価にも有用である．また CT と併用することにより硬膜管や神経根の詳細な把握ができる．

選択的神経根造影・ブロックは脊柱管狭窄症や椎間板ヘルニアの症例において責任高位を決定する目的で使用されるだけでなく，保存療法の一環としても行うことができる．また椎間板造影・ブロックも椎間板性腰痛の確定診断に有用である．

■ 診断

特異的腰痛，非特異的腰痛と診断されやすい腰痛，そして危険信号を伴う腰痛に分けて，典型的な画像所見を供覧し概説する．

1. 特異的腰痛，非特異的的腰痛と診断されやすい腰痛

一般的に，特異的腰痛は原因を特定できる腰痛，非特異的腰痛は原因を特定できない腰痛とされている．2001 年の家庭医 Deyo らの報告[4]では，腰痛症例の 85％が原因を特定できない非特異的腰痛であるとされていたが，2016 年に本邦の Suzuki ら[5]は，原因を特定できない非特異的腰痛は 22％にとどまったと報告しており，整形外科医による問診，身体診察，画像検査やブロックによる診断で，腰痛の原因が特定できるということである．

a．腰椎椎間板ヘルニア

50 代男性，腰痛，左殿部下肢痛としびれを主訴として紹介された患者である．腰椎 MRI で L5/S1 に脊柱管内ヘルニアを認め，左 S1 神経根の圧迫を認

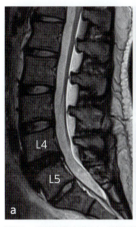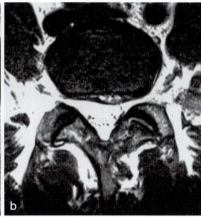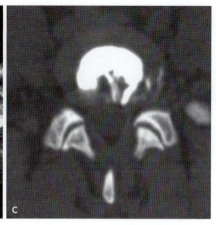

図5 腰椎椎間板症（椎間板性腰痛）
a：T2強調MRI矢状断像，L4/5に高輝度変化（HIZ）．b：T2強調MRI水平断像（L4/5），線維輪背側にHIZ．c：椎間板造影後CT，椎間板背側に造影剤の漏出像（線維輪断裂像）．

表2 Modic変化（MRI変化）

Modic type	T1強調像	T2強調像
Ⅰ（骨髄浮腫・炎症）	低輝度	高輝度
Ⅱ（脂肪変性）	高輝度	等〜高輝度
Ⅲ（骨硬化）	低輝度	低輝度

めた（図4）．

b．腰椎椎間板症

40代女性，慢性腰痛を主訴として紹介された患者である．腰椎MRI T2強調像でL4/5椎間板の変性と線維輪後方に高輝度変化（high signal intensity zone：HIZ）を認める（図5a）．HIZは正中よりやや左側に認め（図5b），椎間板造影後CTではHIZの方向に向かって線維輪後方へ造影剤の漏出（＝線維輪の断裂像）を認める（図5c）．

c．その他（Modic〈モディック〉type Ⅰ変化，Baastrup〈バストルップ〉病など）

40代男性，慢性腰痛を主訴として紹介された患者ある．腰椎MRIでL4/5椎体終板にModic type Ⅰ変化を認め（表2），腰痛の原因と推察された（図6a, b）．後日椎間板ブロックを行い，一過性の症状改善を得たため，同部位が腰痛の原因であると診断した．

10代女性，スポーツ活動中の腰痛を主訴として紹介された患者である．MRI STIR像でL4/5棘突起間に高輝度変化を認める（図6c）．そのほかに腰痛の原因となるような画像変化はなく，同部位にブロック（2％リドカイン注入）を行ったところ，一過性の症状消失を認めたため同病態が腰痛の原因と診断した．

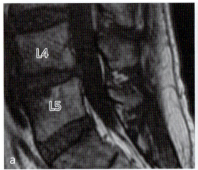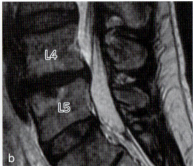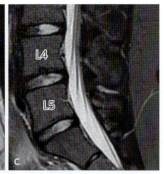

図6 その他の疾患
a：L4/5 レベルに Modic type I 変化を伴う腰痛患者の T1 強調 MRI 矢状断像．b：同患者の T2 強調 MRI 矢状断像．c：Baastrup 病の患者の MRI STIR 矢状断像，L4/5 棘間靱帯部に高輝度変化．

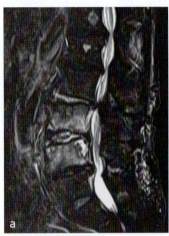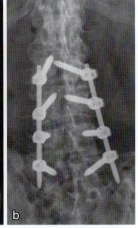

図7 化膿性脊椎炎
a：初診時の MRI STIR 矢状断像．b：腰椎単純 X 線正面像，経皮的椎弓根スクリューを用いた後方固定術．

2. その他，危険信号を伴う腰痛

　見逃してはいけない危険信号（red flags，**表1**）を有する腰痛患者は，感染や腫瘍，骨折などの緊急性を要する病態である可能性が示唆され，できるだけ早く対応していく必要がある．以下に腰痛を主訴に紹介となった症例を供覧する．

a. 感染性脊椎炎

　症例：70代男性．
　red flags 該当項目：55歳＜，時間や活動性に関係のない腰痛，発熱．
　MRI STIR 像（**図7a**）では L3/4 レベルの椎間板・椎体に高輝度変化を認め，一部終板の骨破壊と液体貯留を疑う所見を認め，感染性脊椎炎（化膿性脊椎炎）と診断した．治療は抗生剤治療に加え，全内視鏡を用いた椎間板内洗浄ドレナージを施行したが，腰痛や炎症反応（CRP）の改善が得られなかったため，後日，最小侵襲での後方固定術（**図7b**）を追加し，炎症の鎮静化が得られた

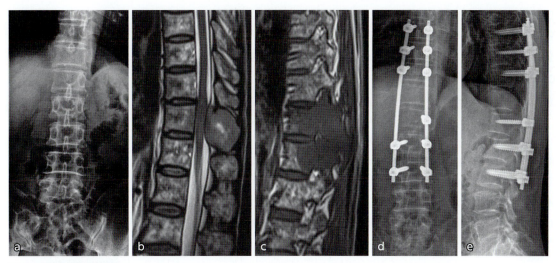

図8　転移性脊椎腫瘍
a：単純X線正面像 (owl winking sign). b：T2強調MRI矢状断像. c：T1強調MRI右傍矢状断像. d：後方除圧固定術後の単純X線正面像. e：同側面像.

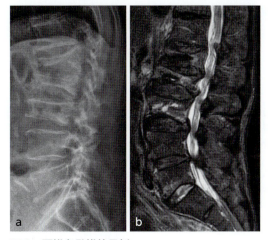

図9　腰椎多発椎体骨折
a：単純X線側面像, L1, L2, L3, L5 の椎体骨折.
b：MRI STIR 像で同椎体内に信号変化.

(罹患椎体へのインプラント使用については議論の分かれるところであるが，本症例では罹患椎体にもスクリューを挿入し，固定範囲をL2-5としている).

b. 悪性腫瘍の脊椎転移

症例：60代男性.

red flags 該当項目：55歳＜，時間や活動性に関係のない腰痛，体重減少，広範囲に及ぶ神経症状.

単純X線では特徴的なT12両側，L1右側の椎弓根陰影が消失 (owl winking sign)（図8a）を認め，T2強調MRI矢状断像では棘突起から硬膜後方に腫瘍性病変（図8b）を認め，脊髄圧迫を認める．T1強調MRI傍矢状断像では椎

■ 3章　診察法（患者問診・診察・検査・診断）

体から椎弓根，椎間関節にかけて広範な低信号域（図 8c）を認め，転移性脊椎腫瘍と診断した．緊急で最小侵襲後方固定術と可及的後方除圧術（図 8d，e）を行い，術中病理結果，全身検索から食道癌の転移と診断された．

c. 椎体骨折

症例：80 代男性．

red flags 該当項目：55 歳＜，癌の既往，栄養不良，構築性脊柱変形．

単純 X 線で L1，L2，L3，L5 の椎体高の減少を認める（図 9a）．MRI STIR 像（図 9b）では椎体内の輝度変化がそれぞれ異なり，時期の異なる骨折であることが推察される．悪性腫瘍の治療歴がある患者であり，転移性脊椎腫瘍も鑑別にあげられるが，本症例は栄養不良による骨粗鬆症性多発椎体骨折と診断した．半年間で続発性椎体骨折を繰り返しており，骨粗鬆症治療介入を開始した．

■ おわりに

腰部診察法について，腰痛をきたす疾患を中心に述べた．多忙な外来診療のなかで問診と身体診察，画像検査により適切に診断を行うことで，非特異的腰痛をできるだけ減らし，また感染や腫瘍，骨折などを見逃さないようにすることが重要である．

（手束文威，西良浩一）

■文献

1) 厚生労働省．令和 4 年国民生活基礎調査の概要．2022.
2) 山下敏彦ほか編著．プロフェッショナル腰痛診療．中外医学社．2018.
3) Glassman SD, et al. Correction of radiographic parameters and clinical symptoms in adult scoliosis. Spine 2005；30：682-8.
4) Deyo RA, et al. Low back pain. N Eng J Med 2001；344：363-73.
5) Suzuki H, et al. Diagnosis and characters of non-specific low back pain in Japan：The Yamaguchi Low Back Pain Study. PLoS One 2016；11：e0160454.

3章　診察法（患者問診・診察・検査・診断）

骨盤と股関節

■ 主訴と現病歴

主訴は，その性状とともに，いつ自覚するかも含めて聞き出す必要がある．「動いた瞬間[*1]」なのか，「じっとしているとき[*2]」なのか問うだけで，ある程度疾患が絞られてくることも多い．「痛み」以外にも，「しびれ」や「関節が外れるような感じ」，あるいは「音がする」などと訴える場合もある[*3]．また，経過中に悪化したり軽快したりした時期があったのかも聴取する．

自覚症状の局在についても患者の表現はさまざまである．一口に「股関節」と言っても，実は股関節から離れた腸骨稜や恥骨付近，大腿部や殿部であることもあるため，その箇所を患者自身に指し示してもらうのがよい（one finger rule）[1)]．他部位疾患との鑑別では，腰椎および膝関節疾患との鑑別がとくに重要となる．腰椎の変性疾患や胸腰椎圧迫骨折などでは L1-2 髄節である鼡径部付近の疼痛を訴える場合がある．また股関節疾患でも大腿遠位部や膝関節周囲に関連痛として疼痛を感じる場合があり（とくに小児で多い），注意を要する．股関節疾患および鑑別を要する疾患の疼痛発生部位を**図1**に示す[2)]．

■ 既往歴と家族歴

小児，とくに乳幼児では，両親からの聴取だけでなく，母子手帳からも情報を収集する．変形性股関節症の診療では既往歴と家族歴が重要で，幼少期の発育性股関節脱臼（developmental dysplasia of the hip：DDH）の治療歴や，血縁者に股関節疾患を患った親族がいないかも確認する[*4]．小児期の Perthes（ペルテス）病や大腿骨頭すべり症の既往も，成人後の変形性股関節症に関連する．また全身性疾患である下垂体腺腫や先端肥大症，副甲状腺機能亢進症，悪性腫瘍，骨盤腔への放射線照射，炎症性疾患，皮膚疾患，結核の既往歴なども確認する[*5]．アルコール類の摂取歴，ステロイド製剤の投与歴，喫煙歴などは大腿骨頭壊死症と関連がある．糖尿病の既往は脆弱性骨折や Charcot（シャルコー）関節，感染性疾患などと関連する．

■ 診察

1. 歩容・姿勢の異常

患者が診察室に入ってくるところから診察は始まっている．歩行補助具使用の有無，歩容（跛行[*6]や内旋位歩行），ふらつきの有無などを観察する．股関節疾患においては，しばしば股関節周囲筋の筋力低下を生じるため，立位での姿勢（体幹から下肢のアライメント[*7]）と，片脚立位をとらせ，骨盤が健側に側方傾斜する Trendelenburg（トレンデレンブルク）徴候や，患側に傾斜する

---

*1
変形性股関節症では動き始めの痛みを訴える患者が多いが，滑膜炎の強い例，関節液の貯留が多い例などでは安静時痛や夜間痛を訴える場合がある．瞬間的な強い痛みの場合は関節唇損傷や滑膜性骨軟骨腫症が鑑別疾患となる．

*2
股関節周囲の安静時痛が強い場合は，骨折，化膿性股関節炎などの感染性疾患，腰椎由来の神経疾患，腫瘍性疾患（悪性骨軟部腫瘍，良性では類骨骨腫など），血行障害，高齢者の他科疾患では鼡径ヘルニアの嵌頓，閉鎖孔ヘルニアなどを疑う．

*3
しびれの場合は腰椎疾患や股関節周囲の絞扼性神経障害などを疑う．「股関節が外れそうな感じ」や「疲れやすい」は寛骨臼形成不全や大腿骨頭の Perthes 様変形に伴う中殿筋不全でみられやすい症状である．

▶ 股関節：hip joint

▶ 発育性股関節脱臼：developmental dysplasia of the hip（DDH）

*4
日本人の変形性股関節症患者において GDF5 などの遺伝子多型の関連や，家系列での 13 番遺伝子のかかわりが報告されている[3)]．

169

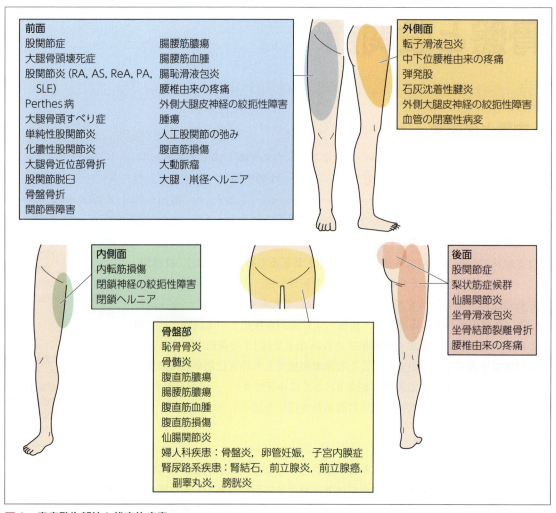

図1　疼痛発生部位と代表的疾患
(苅田達郎．変形性股関節症．南江堂；2010. p.91-107[2] より)

Duchenne（デュシェンヌ）徴候（＝中殿筋不全）の有無をみる（図2）．

2. 視診・触診

　ベッドに臥位になってもらい，自然肢位を観察する．大腿骨頭すべり症では内旋制限を伴うため外旋位をとり，大腿骨頚部過前捻症候群では内旋位をとる．下肢の短縮，腫脹や筋萎縮の有無，皮膚の状態，手術瘢痕の有無なども確認する．小児の場合はDDHに特徴的な鼠径部や大腿内側皮膚の皺（皮膚溝）の深さや長さの左右差，向き癖がないかを観察する．

　触診では，熱感や腫瘤性病変について観察する[*8]．圧痛点としては，鼠径靱帯と縫工筋，長内転筋に囲まれたScarpa（スカルパ）三角が有名であるが，より細かく圧痛点を探ることにより，骨折や筋腱付着部炎などをピンポイントで発見できる[*9]．圧痛を左右で比較し，最も疑わしい箇所は最後に診察すること

[*5]
「これまでにどんな病気に罹りましたか？」と患者に質問しても，患者自身はすべて申告しないこともある．医師側から「○○はないですか？」「△△はないですか？」と具体的に質問したほうが，より正確な情報を得られやすい．

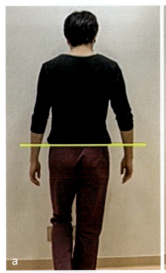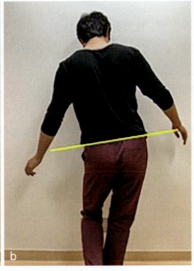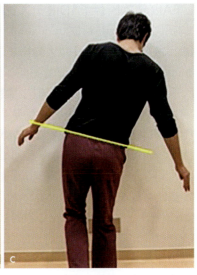

図2 右片脚立位における右中殿筋不全の評価
a：正常．b：Trendelenburg 徴候．c：Duchenne 徴候．

が重要である[1]．屈曲-伸展方向に自動運動をした際に弾発音が聞こえたり，股関節前方や外側の皮下に弾発現象が触知されたりした場合は，弾発股が疑われる．腸腰筋膿瘍や化膿性股関節炎などの感染性疾患では，股関節の伸展で疼痛が増悪するために股関節の軽度屈曲位をとり，伸展ストレスで疼痛を訴えることがある（psoas 徴候，腸腰筋肢位〈psoas position〉，小児では仮性麻痺）．DDH では脱臼している場合，患側股関節の開排制限がみられるため，その制限される角度を記載する．また仰臥位で両膝を屈曲させて両下腿をそろえると，脱臼側で膝の位置が低くなる Allis（アリス）徴候がみられる．大腿骨頭すべり症では，仰臥位で股関節を屈曲させていくと外転・外旋位になっていく Drehmann（ドレーマン）徴候がみられる．

3. 計測

股関節の可動域は，①屈曲，②伸展，③外転，④内転，⑤外旋，⑥内旋の6方向で計測する（②は腹臥位，ほかはすべて仰臥位）．股関節に屈曲拘縮がある場合は，Thomas（トーマス）テストが陽性（対側の股関節を深屈曲すると大腿部が屈曲方向に持ち上がってくる）となる（動画1）．脚長は巻き尺を用いて，上前腸骨棘から足関節内果までの距離（棘果間距離）を計測する．大腿周径は膝蓋骨近位端から10 cm 近位，下腿周径は下腿の最大径で計測する．

4. 徒手検査

a. Patrick（パトリック）テスト（＝FABER テスト，FABERE テスト）（動画2）

仰臥位で股関節を屈曲・外転・外旋して膝を曲げて対側の大腿部に乗せ，膝を鉛直方向に押したときに股関節に痛みがあれば陽性である．陽性ならば股関節疾患や仙腸関節疾患が疑われる．

---

*6
跛行にはいくつかの種類があり，代表的なものに「疼痛回避歩行（antalgic gait）」（疼痛回避のため患肢の接地時間が短くなる）や，脚長差による跛行である「硬性墜下（墜落）性歩行」，股関節殿筋内脱臼や中殿筋機能不全にみられる「軟性墜下（墜落）性歩行」がある．

*7
変形性股関節症の片側高度変形例では，患側の股関節内転拘縮と脚短縮の影響で，健側が外反膝となる下肢アライメント異常を生じることがある．

*8
鼡径ヘルニアでは，臥位ではヘルニアを触知できないことが多いため，疑わしい場合は立位をとらせて腹圧をかけることによって明瞭化する．

動画1 　動画2

b. FAIR テスト（＝FADIR テスト）[4]（動画 3）

仰臥位，股関節屈曲位で，Patrick テストとは逆に内転・内旋させたときに痛みがあれば陽性で，主に大腿骨寛骨臼インピンジメント（femoroacetabular impingement：FAI）や関節唇損傷などの前方要素の障害の検出に有効である．

c. 下肢伸展挙上（SLR）テスト，膝伸展テスト（動画 4）

仰臥位で患者の一方の下肢を膝伸展位で他動的に挙上する手技で，腰椎由来の坐骨神経症状の誘発で有名であるが，自動挙上で疼痛が誘発される場合は股関節疾患が疑われる．また股・膝関節を 90°屈曲位にした状態から膝関節を伸展していき，SLR テストと同様に疼痛が誘発されるかをみる Lasègue（ラゼーグ）徴候もある．同手技はハムストリングの伸長性をみる場合にも用いられ（膝伸展テスト），下腿が水平の状態を 0°としてその変化量（角度）を記録する．SLR テストが陽性の場合，挙上した下肢を少し下げた位置で，足関節の背屈により下肢痛を誘発させるものを Bragard（ブラガード）テストとよび，より腰椎由来の神経症状を確定できるとされている．

d. Ortolani（オルトラーニ）テスト

患児を仰臥位にし，股関節 90°屈曲，膝関節最大屈曲位で保持した状態で検者の両母指を両大腿内側に，その他の指を外側において両手で把持して股関節を開排していくと，股関節脱臼がある場合，大腿骨頭が寛骨臼縁を乗り越えて寛骨臼内に整復した際の整復感を触知する．その後大腿骨を股関節方向に愛護的に軸圧をかけながら外転を減じていくと，大腿骨頭は再び脱臼し，クリックを触知する．

e. Barlow（バーロー）テスト

Ortolani テストを改変したもので，検者の母指をより大腿部近位の小転子部に当てて股関節を内転・内旋させ大腿骨頭を外下方に押すと，脱臼した際にクリックを触知する．この手技で脱臼し整復されるものは，"unstable hip"と表現される[*10]．

各種検査と診断

1. 単純 X 線検査

仰臥位正面像と，側面像として Lauenstein（ラウエンシュタイン）像を用いる．とくにみる機会の多い変形性股関節症や寛骨臼形成不全を診断するうえでは，寛骨臼の形体評価として①CE（center-edge）角，②臼蓋傾斜角（acetabular roof obliquity），③AHI（acetabular-head index），④Sharp（シャープ）角などを計測し，関節裂隙の狭小化，骨棘，骨囊胞，二重底（double floor）などを確認する（図 3）．特発性大腿骨頭壊死症（idiopathic osteonecrosis of the femoral head：ONFH）の場合は正面像と Lauenstein II 像（股関節 90°屈曲，45°外転位で正面から撮影）で帯状硬化像の走行から大腿骨頭の壊死範囲を評価する（図 4）．

大腿骨近位部骨折の診断には側面像として軸射（軸位）像を用いる．骨盤骨折の評価は頭尾側からみた inlet 像と outlet 像を，寛骨臼骨折の評価は左右か

[*9] 主な圧痛点
前方：上/下前腸骨棘，恥骨結合，恥骨，腸腰筋
外側：大転子，大殿筋付着部，大腿筋膜張筋，腸骨稜
後方：後上腸骨棘，仙腸関節，坐骨切痕，坐骨結節，梨状筋，ハムストリング付着部
内側：内転筋，恥骨筋

動画 3

動画 4

[*10] Ortolani テスト，Barlow テストは，いずれも整復不能例ではクリックを触知できない．また，むやみに行うことは大腿骨頭にダメージを与えかねないため，十分注意を払う必要がある．

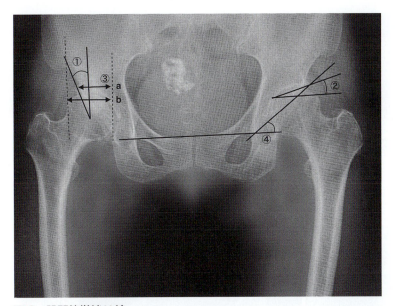

図3 股関節単純X線
①CE角, ②ARO, ③AHI (a/b), ④Sharp角.

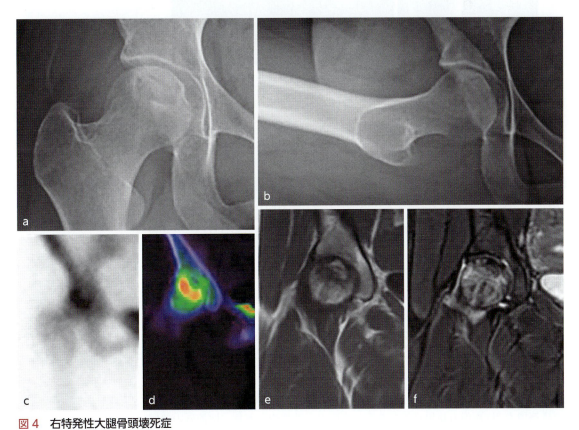

図4 右特発性大腿骨頭壊死症
a：X線正面像, b：Lauenstein II像, c：骨シンチグラフィー, d：同SPECT像, e：MRI T1強調冠状断像, f：同STIR像.

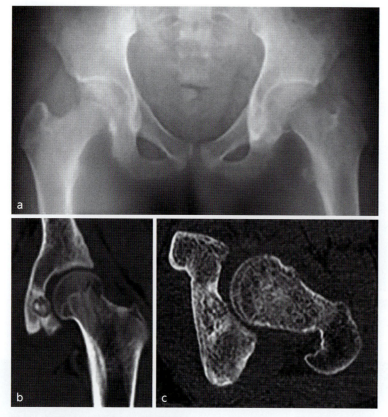

図5　左寛骨臼に発生した類骨骨腫
a：単純X線正面像，b：CT冠状断像，c：CT水平断像．

らの斜位である腸骨斜位と閉鎖孔斜位を用いることにより，正面像だけでは判別できない骨折線の走行を評価する．

　小児では寛骨臼角（α角）を計測し，Shenton（シェントン）線とCalvé（カルヴェ）線の乱れ，骨端核の大きさや位置の左右差からDDHを診断する．Perthes病では，初期は骨端核の縮小や扁平化，その後硬化像や圧潰が目立つようになり，徐々に分節化してくる．大腿骨頭すべり症は正面像のみでは診断が難しく，すべりの程度も評価できないため，必ず側面像で後方すべり角（posterior tilting angle：PTA）を測定する．

　その他，見逃してはいけないものに感染や骨軟部腫瘍があげられる．骨端核の外方化や骨溶解像，石灰化などにとくに注目する（図5，6）．

2. CT

　骨形態や骨折線の評価に用いる．水平断だけでなく，冠状断，矢状断などの再構築像や3D画像も使用可能である．関節内の軟骨や遊離体，関節唇の評価を行う場合は関節造影と組み合わせて行う．骨腫瘍の評価にも有用である（図5）．

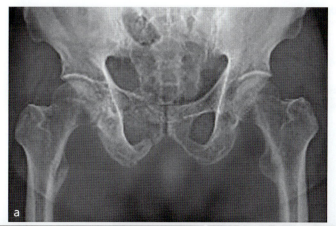
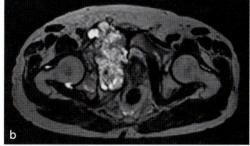
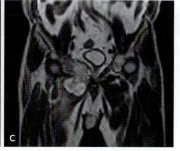

図6　右恥骨部軟骨肉腫
a：単純X線正面像，b：MRI水平断像，c：MRI冠状断像．

3. MRI

　ONFH，大腿骨頭軟骨下脆弱性骨折（subchondral insufficiency fracture of the femoral head：SIF），一過性大腿骨頭萎縮症などの鑑別に必須の検査で，ONFHではT1強調像で大腿骨頭内にみられる下方凸の帯状低信号（band pattern）（図4）が，SIFではT1強調像で骨頭荷重部の不規則な低信号とSTIRでの骨頭全体の高信号（広範囲の骨髄浮腫）[8]が特徴的である[*11]．軟部組織や液体成分も評価できるため，化膿性股関節炎や各種炎症性疾患，関節唇損傷，骨軟部腫瘍（図6），X線やCTでは診断できない不顕性骨折の診断などにも有用である．

4. 核医学検査

　ONFHでは骨シンチグラフィーで壊死部の集積欠損とその周囲の集積による"cold in hot"が特徴的である[5]（図4）．一方SIFでは骨頭全体に集積がみられやすいが，ONFHでも圧潰が進行した例ではSIFと同様に広範囲の集積がみられる．多発骨壊死では他の部位の病変も同時に検出可能で，骨腫瘍，骨転移や不顕性骨折の診断にも有用である[6]．またインプラント周囲感染では，三相骨シンチグラフィーでは血流相，プール相，骨シンチ相すべてで集積がみられた場合，感染に対する感度・特異度がともに90％程度と報告されている[7]．

*11
大腿骨頭の圧潰が比較的軽度の場合はONFHとSIFの鑑別が可能であるが，圧潰が進行してくると鑑別は困難となってくる．鑑別に造影MRIが有用な場合がある．

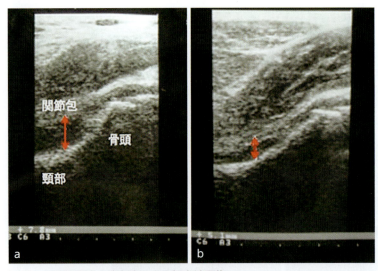

図7 小児股関節の前方法による超音波画像
a：化膿性股関節炎，b：正常．関節液の貯留により関節包と大腿骨間のエコーフリースペースの拡大がみられる．

5. 超音波検査

股関節の前方または側方からプローブを当てて検査する．Graf（グラフ）法によるDDHの評価[9]や，単純性/化膿性股関節炎などの関節水腫の評価（図7）に有用である．また筋膜や関節内への注射（キシロカインテスト）時のガイドとしても欠かせない（動画5）．

（伊藤重治，髙木理彰）

動画5

■文献

1) Byrd JWT, et al. Operative Hip Arthroscopy 3rd ed. Springer；2013. p.7-32.
2) 苅田達郎．鑑別診断．久保俊一，杉山 肇編．変形性股関節症．南江堂；2010．p.91-107．
3) Miyamoto Y, et al. A functional polymorphism in the 5'UTR of GDF5 is associated with susceptibility to osteoarthritis. Nature Genetics 2007；39：529-33.
4) Purvis SA, Leopold SS. History and physical exam. Callaghan JJ, et al, eds. The Adult Hip. 2nd ed. Lippincott Williams & Wilkins；2007. p.343-8.
5) Sugano N, et al. Diagnostic criteria for nontraumatic osteonecrosis of the femoral head. A multicenter study. J Bone Joint Surg Br 1999；81：590-5.
6) Blake SP, et al. Sacral insufficiency fracture. Br J Radiol 2004；77：891-6.
7) Nagoya S, et al. Diagnosis of peri-prosthetic infection at the hip using triple-phase bone scintigraphy. J Bone Joint Surg Br 2008；90：140-4.
8) Yamamoto T, Bullough PG. Subchondral insufficiency fracture of the femoral head：a differential diagnosis in acute onset of coxarthrosis in the elderly. Arthritis Rheum 1999；42：2719-23.
9) Graf R. The diagnosis of congenital hip-joint dislocation by the ultrasonic Combound treatment. Arch Orthop Trauma Surg 1980；97：117-33.

3章 診察法（患者問診・診察・検査・診断）

大腿

■ 概略

大腿における整形外科疾患は筋腱損傷が多いが，2000年以前は筋腱損傷にMRIを使うことは少なく，また整形外科領域での超音波検査（以下，整形エコー）も発達していなかったため，過去の成書には多くの記載はなかった．ここでは大腿の筋腱損傷を中心に診察の手順などを説明する．大腿の疲労性疾患として疲労骨折などについても触れる．股/膝周囲疾患と関連することが多いため，鑑別疾患として股・膝疾患も念頭において注意深く診察することが必要である．とくに小児の大腿骨頭すべり症，成人の大腿骨疲労骨折で痛みを訴える場所は股関節から膝までさまざまである．

■ 患者問診

筋腱の損傷は，急性に交通外傷，スポーツ外傷で起こることが多いが，労務災害などで起こる例もしばしば見受ける．どのような受傷機転で起こったかを十分に問診することは診断の手助けになり，非常に重要である．直達外力で起こった場合は非常にわかりやすく，その部位を特定する（図1）．介達外力で起こった場合は肉離れ*1（図2）や腱損傷のことが多い[1]．ただ明らかな受傷機転を認知していないこともあり痛みのオンセットの状況を注意深く聞き取る．

またスポーツ選手の場合は，練習時間・内容・環境の変化などの聴取が参考になったり，運動開始時の痛みなのか，運動を長く続けたときに痛みが出てくるのか，などについても聞き取りが必要である．肉離れの場合は，受傷後何日目であるかによって出血の出現〜消退の程度も違ってくる[2]ため，しっかりと聞き取りすべきである．超音波検査・MRI所見も受傷後日数によって大きく違うことになる．肉離れは再発する頻度が高く，肉離れの既往歴も聴取が必要である．

■ 診察（動画1，2）

まずは"視診や触診"が必要であるため，大腿以下を露出できる衣服（短パンなど）に履き替えてもらうことが必要である（受診前に大腿部の痛みがある場合は，履き替えてから診察室に入ってもらうことを推奨したい）．ともすると忙しい外来診療のなかでそのまま衣服の上から診察することになるが，これでは関連する股関節や膝関節の可動域も過小評価することがあったり，Morel-Lavallée lesion[3] *2（図3）など皮下出血や筋内出血後の皮下紫斑の存在などを見落とすこともある．また近年では整形エコーも用いることが多いためより必要性が高まった．大腿以下を露出するだけで正診率は高まる．

▶ 大腿：thigh

▶ 股関節：hip joint

▶ 膝：knee

*1 筋挫傷と肉離れ（図1，2）
筋挫傷は直達外力で受傷した筋損傷を示し中間広筋・外側広筋に多い．時に骨上に異所性骨化をつくり可動域制限などの原因になる．一方，肉離れは介達外力で起こることがほとんどであり遠心性収縮によることが多く，再発が多い．

動画1　動画2

*2 Morel-Lavallée（モレル-ラバリー）lesion
1863年にMorel-Lavalléeによって報告され，剪断力によって皮下組織が下層筋膜から剥がれたスペースに，損傷小血管・リンパ管から血液，リンパ液，壊死性脂肪組織が溜まり腫脹として現れる．大腿・股関節・骨盤周囲に多く，交通事故，スポーツ傷害などで発症する．

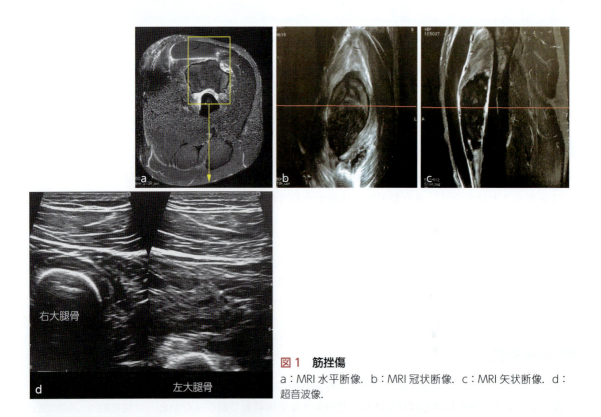

図1　筋挫傷
a：MRI 水平断像．b：MRI 冠状断像．c：MRI 矢状断像．d：超音波像．

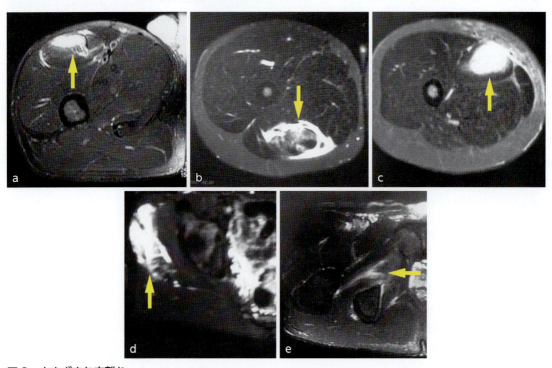

図2　さまざまな肉離れ
a：大腿直筋．b：ハムストリング．c：内転筋．d：中殿筋．e：閉鎖筋．

大腿

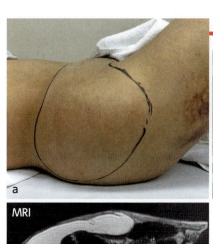
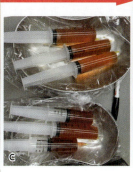
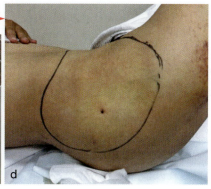
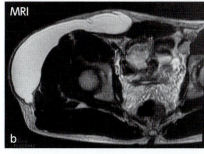

図3 Morel-Lavallée lesion
a：穿刺前．b：穿刺前のMRI．c：穿刺して吸引除去した血液等．d：穿刺後．

次に"圧痛部位の確認"である．肉離れでも圧痛部位の特定が最も診断に必要であることは言うまでもない．肉離れのハムストリング/大腿直筋近位部損傷・腸腰筋損傷の場合は衣服にかかり見逃しやすいのでしっかり確認する．内外閉鎖筋/殿筋肉離れの場合などは本人も部位をしっかり説明できないこともあるので注意を要する[4]．

"可動域の確認"は，大腿の筋損傷の診察では必須である．遠位の膝関節の他動・自動可動域の確認はもちろんであるが，仰臥位/腹臥位での診察において股関節の屈曲程度のみならず，内外転位・内外旋位の違いによる膝可動域の違いを確認することも必要である．また逆に，膝伸展屈曲位の違いによる股関節可動域の違いなども診断の助けになることがある．大腿前面の筋損傷の場合の尻上がり現象[*3]は有名である[5]．

また，疲労骨折などの骨性の疾患による痛みの場合は，非荷重位の診察よりホップテスト[*4]による確認が有効である[6]．

■ 検査

1. 単純X線検査

腫瘍疾患・疲労骨折などの鑑別には必須であり，大腿部筋腱損傷の検査はエコーファーストの時代にはなってきているものの，所見が一致しない場合，痛みが遷延化する場合，しっかり単純X線を撮っておくべきであろう．

2. 超音波検査

筋腱疾患のスクリーニング・経時的な複数回の経過観察については非常に有

▶可動域：range of motion

*3 尻上がり現象
大腿前面＝膝伸展機構に障害がある場合，腹臥位で膝屈曲により大腿前面に痛みを生じ，この痛みから逃れようとして股関節屈曲するため殿部が上がることをいう．伸展機構に異常があることの診察の手助けになる．肉離れに限らず，大腿筋挫傷やジャンパー膝などでも起こる（動画3）．

動画3

用である．海外ではファーストチョイスになっているといわれる．膝可動しながら腱の滑走などをみられることも長所であろう[7]．近年では，腱周囲疾患ではそのままハイドロリリースや体外衝撃波などに移行することもある．筋挫傷の場合，血腫の存在を確認できれば，超音波下穿刺もできる．デメリットとして，走査できる範囲に限界があるため大きな筋損傷の全体把握や骨内疾患描出には弱いという点もあることは理解しておきたい．

3. MRI

肉離れの評価として最もしっかりと診断できるツールである．2008年に奥脇らが推奨した肉離れの奥脇分類[*5]（4章「肉離れ」〈p.298〉参照）により復帰時期の目安がわかるようになった[8]．

また腫瘍性疾患・疲労骨折の診断に有用であるのみならず，筋挫傷（血腫）・腸脛靱帯炎・Hunter（ハンター）管症候群[9][*6]・ハムストリング症候群[10]・弾発股（外側型）などの鑑別にも有用なことがある．ただ高価な検査でもあり，複数回撮ったりするのには適さない．

4. CT

肉離れの直接の評価として用いることはないが，異所性骨化・疲労骨折の骨吸収像の見逃しを防ぐことができる．近年MRIでCT like imageを描出できることにより，被曝の問題も考えるとこの部位での使用頻度は減っていくと思われる．

■ 診断

診断は画像所見により確定診断を得る．ただ前述のように患部と訴えのある部位にギャップがあることもあり，診察時に画像のオーダーをしっかりしなければ診断を見誤ることもあるので注意が必要である．

（立石智彦）

■文献
1) 奥脇 透．大腿部の外傷（肉離れ，筋打撲傷）．臨床スポーツ医学 2016；33：860-4.
2) 仁賀定雄．肉離れに関する最新の指針．日本臨床スポーツ医学会誌 2014；22：373-80.
3) 松下知樹ほか．膝部 Morel-Lavallee 病変．臨床画像 2023；39：1118-25.
4) 仁賀定雄．骨盤筋群の肉ばなれ．関節外科 2023；42：297-307.
5) 田中正栄．スポーツ活動が大腿四頭筋緊張度に及ぼす影響．理学療法学 1999；26 suppl-1：71.
6) 前園恵慈．陸上競技選手における大腿骨疲労骨折の検討．日本臨床スポーツ医学会誌 2020；28：123-8.
7) 中瀬順介ほか．大腿-膝関節周囲のスポーツ外傷・障害に対する超音波診療．臨床スポーツ医学 2021；38：1232-7.
8) 奥脇 透．肉離れの診かた．MB Orthopaedics 2021；34：1-9.
9) 佐々木信之．スポーツ選手の痛みへの対処法—スポーツ障害に対するペインクリニック．日本ペインクリニック学会誌 2003；10：324.
10) 吉田眞一．殿部の解剖．臨床スポーツ医学 2022；39：558-65.

---

*4 ホップテスト
1987年に Matheson が提唱した手法で，患側片脚ジャンプを10回行い疼痛があれば陽性とする．ジョギング再開の目安にもなる．2011年に大西は4 Grade に分類して程度の評価をできるようにした（動画4）．

動画4

*5 肉離れの MRI 奥脇分類
2008年に奥脇が提唱したハムストリング肉離れのMRIタイプ分類は，再発せずに復帰できる期間とよく相関し，予後の予測や復帰の判断にきわめて有用である．2017年に奥脇は重症度のグレード分類を追加細分化し，より安全な復帰期間を示した．

*6 Hunter 管症候群
大腿遠位内側にある内転筋管で伏在神経が圧迫され，それ以遠の感覚障害などを起こす疾患である．Tinel（ティネル）徴候がみられることもあり，この疾患を知らないと診断に至らないことも多い．機械的な圧迫や，筋活動による二次性の神経の絞扼なども考えられる．

3章 診察法（患者問診・診察・検査・診断）

膝関節周辺

■ 概略

膝関節の問診，診察，検査においては，すべての手法を駆使して患者の疼痛の原因を究明する必要がある．

■ 問診

整形外科疾患に対する問診においては，年齢により好発する疾患が異なるため，大まかに小児，若年，中高年の3つに分けて考えていく[1]．

a. 小児

小児ではさらに年齢によって好発疾患が大きく変わり，0～1歳では化膿性膝関節炎，2～5歳ではtoddler's fracture（よちよち歩き骨折），Blount（ブラント）病，くる病などの病的なO脚，X脚，6～10歳では感染，若年性特発性関節炎，白血病，10～15歳ではスポーツ障害，膝蓋骨脱臼，離断性骨軟骨炎，感染，若年性特発性関節炎，白血病，外骨腫，骨肉腫などの腫瘍が主に鑑別にあがる．

主訴の特徴について，乳幼児では必ずしも的確に表現できないこともあるため，保護者への問診がとくに重要となる（1日の中でいつ痛くなるのか？　どういうきっかけで痛くなるのか？　機嫌が悪いか？）．

b. 若年者

若年者では活動量が小児よりも増加し，スポーツを行うようになるため，スポーツ障害を中心に考える．急性経過であるか，慢性経過であるかどうかや，安静時にも疼痛はないか（炎症性疾患や腫瘍などの鑑別が必要である），過去の外傷や手術歴がないか聴取することも重要である．

c. 中高年者

中高年者では変形性膝関節症を中心に変性疾患が主に疑われる．より詳細な病歴，外傷歴，職業歴，既往歴を聴取しなければならない．

■ 診察

問診で得られた情報を基に身体診察を行う．診察は，視診・触診・動きの評価も含む．患者に立ってもらい，膝のアライメントや腫脹の有無，皮膚の状態を観察する．

また動きの評価では，膝関節屈曲・伸展角度を確認する．可動時の疼痛の有無，可動域制限を評価する．とくに屈曲・伸展時のクリック音や知覚異常も重要な情報となる．

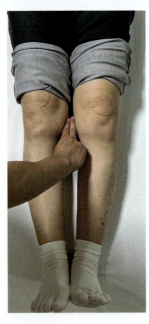

図1　ICD（両大腿骨内側顆間距離）

1. ICDとIMD

ICD（両大腿骨内側顆間距離）とIMD（内果間距離）は下肢のアライメントチェック（正面から内反膝，外反膝，真っ直ぐな膝か）を評価するために必要である．下腿中央を外側から内側に押しつけた際に膝関節の関節裂隙との隙間（ICD），足関節内果部との隙間（IMD）を測定する．ICD，IMDどちらかを閉じた状態でもう一方が3 cm（2横指）以上開けば内反膝，外反膝と判断している（図1）．とくに小児や若年者における骨の成長異常や変形症状を評価する際に重要な役割を果たす[2]．

▶ICD：inter-condylar distance

▶IMD：inter-malleolar distance

2. 可動域（ROM）

患者は仰臥位とし，膝関節の屈曲と伸展の範囲を測定する．必ず両膝の可動域を計測する．大転子と外側筋間中隔を結んだ線を大腿骨軸とし，腓骨頭と足関節外果を結んだ線を下腿軸とする．両者のなす角度を最大伸展位，最大屈曲位で測定する（図2）．伸展可動域が0°を超える反張膝や，伸展制限膝は，要注意である．とくに伸展制限膝は意外と見逃されることが多い．日常診療では初期〜中期変形性膝関節症患者で伸展制限が多くみられる[3]．

また仰臥位の場合，下腿が外旋していることが多く，その場合「真の伸展可動域」を評価できていない可能性がある．その場合は患者に腹臥位になってもらい，ベッドの端から膝関節付近から遠位がはみ出るようにしてもらう．そのときの踵の高さの差を計測することで伸展制限を評価することもできる（図3）．伸展制限を早期に発見して治療することが，変形性膝関節症の進行を予防するポイントの一つである．

▶ROM：range of motion

膝関節周辺

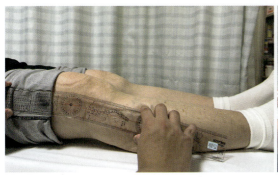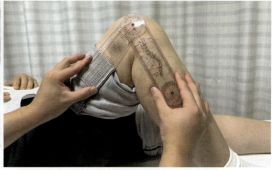

図2 可動域 (ROM)

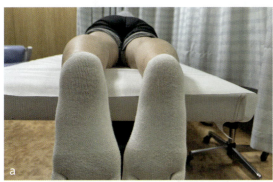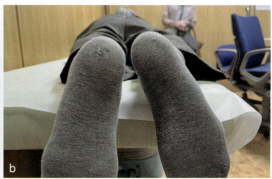

図3 可動域 (ROM)
a：可動域制限のない症例．b：右膝伸展制限がある症例．

3. hyperextension test

可動域を測定する際に同時に行う．患者の足首を持ち，膝関節を完全に伸展させる．疼痛が出たり，過伸展になる場合は陽性とする．主に半月板損傷を疑う際に評価する．必ず健側と比較して，患者の関節弛緩性の問題であるのかどうかも評価する（図4）．

4. tenderness

触診では，膝関節周囲の熱感がないか評価する．膝蓋骨，大腿骨，脛骨の各関節面を丁寧に触診して圧痛点を確認する．

5. Lachman（ラックマン）テスト

スポーツ中に膝関節を捻った後から膝が腫れている場合は，膝前十字靱帯の損傷を疑い，Lachmanテストを行う．患者は仰臥位とし，医師は片手で患者の大腿遠位を固定し，もう一方の手で脛骨粗面付近を約30°の屈曲位で把持する（図5, 動画1, 2）．患者にはできるだけ力を抜いてリラックスしてもらい，その後，脛骨を前方へ引き出す動きを行う．前方への異常な動きや明確な停止感の欠如は前十字靱帯の損傷を示す可能性がある．このテストの感度は85％,

動画1

動画2

183

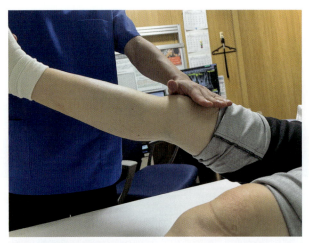

図4　hyperextension test

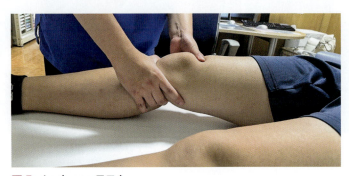

図5　Lachman テスト

特異度は94％と報告されており，実臨床で有用な検査である[4,5]．

　新鮮損傷時から陽性となることが多い検査であるが，エンドポイント（脛骨を前方へ引き出しきった最後にしっかりと動きが止まるか，それとも柔らかい感じでしか止まらないかどうか）の違いが重要である．

6. pivot shift test

　Lachman テストと同様に，膝前十字靱帯損傷を疑った場合の膝関節の不安定感を評価するために有用な検査である．患者には最大限リラックスして力を抜くように指示した後に，患者の足関節を把持して内旋させてから，腓骨頭付近に外側から内側に押して外反ストレスをかけながら，膝を完全伸展から90°の屈曲までゆっくり動かす（図6，動画3）．膝前十字靱帯が損傷している場合，下腿を内旋，外反ストレスをかけることで，脛骨を亜脱臼させた状態にして，そこから膝関節を屈曲させていくことで亜脱臼状態が整復される瞬間の感覚を評価する．評価するのは亜脱臼状態が整復される際の snapping があるかどうか，また患者が抜ける感覚で怖くないか（apprehension）の有無の2項目である．

動画3

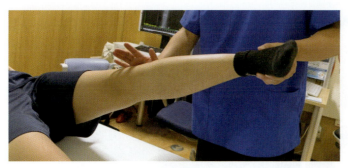

図6　pivot shift test

　IKDC（International Knee Documentation Committee；国際膝記録委員会）は pivot shift test の snapping の重症度を以下のように分類している．grade 0：正常で不安定性は認めない．grade 1：軽度の不安定性があり，わずかな subluxation（部分的な脱臼）が感じられる．grade 2：中等度の不安定性があり，明らかな subluxation がみられる．grade 3：重度の不安定性があり，完全な subluxation が発生してから脱臼整復される[6]．

　手技がやや煩雑であり，かつ，検者の技量によって大きく変わるため，このテストの感度は 34〜88％と幅が広いが，特異度は 94〜98％とどの論文でも高く報告されており，この検査はスクリーニングには向かないが，陽性であった場合の診断精度は高いといえる[7]．

7. J sign test

　脱臼感や捻り動作時の不安感から反復性膝蓋骨脱臼を疑う際に評価する．恒久性膝蓋骨脱臼でない限りは，診察時に脱臼していることはほとんどないため注意する．膝屈曲位から伸展位に動かした際に膝蓋骨が最後に外側にそれる動きを観察する（図7，動画4）．

動画4

8. patella apprehension test

　膝蓋骨脱臼を疑う際に評価する．膝蓋骨を外方へ押し，下腿を外旋した状態で膝を屈曲させようとすると脱臼の恐怖感を訴える場合を陽性とする．

■ 画像検査

1. 単純 X 線検査

　膝疾患に対するルーチンの画像検査法として単純 X 線検査は広く普及しており，診断や治療方針を決めるために必要な検査である．

　一般外来で単純 X 線検査で診断できるよくある疾患としては，
- 小児：Blount 病，外骨腫，
- 若年者：離断性骨軟骨炎（osteochondritis dissecans：OCD），有痛性分裂膝蓋骨，Osgood-Schlatter（オズグッド-シュラッター）病，膝蓋骨脱臼，骨腫

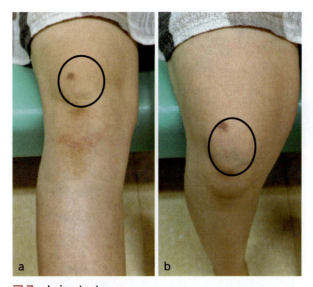

図7 J sign test
a：膝伸展時．b：膝屈曲時．

瘍
- 中高年者：変形性膝関節症，軟骨下脆弱性骨折（subchondral insufficiency fracture of the knee joint：SIFK），偽痛風

などがあげられる．

a. 撮影方法
- 正面・側面像：基本の2方向撮影である．上記の疾患だけでなく，大腿脛骨関節における大まかなアライメントや大腿骨，脛骨の骨棘形成，関節裂隙の評価などに有用である（図8）．
- 軸位像：PF関節の評価に有用である．とくに膝関節30°，60°，90°のように屈曲角度を変えて軸位像を撮影することで，膝蓋骨脱臼の評価にも有用である（図9）．
- Rosenberg（ローゼンバーグ）view：患者を立位にして，膝関節45°屈曲位で大腿脛骨関節面に合わせて撮影することで大腿脛骨関節の関節裂隙の幅を，より正確に評価することができる（図10）．
- 全下肢長正面像（立位）：荷重線を引くことで立位アライメントをより正確に評価できる．ルーチンではないが，小児の先天性内反膝や，中高年者の変形性膝関節症の術前評価などで撮像することが多い（図11）．

2. 超音波検査

超音波検査では表在組織をほとんどすべて観察できる．動き，血流評価を行うことができるため，非常に有用である．他の画像検査と比較して検者によって検査自体の性能が変わってしまうが，熟達すれば簡便な検査であるため習得することが望ましい．

膝関節周辺

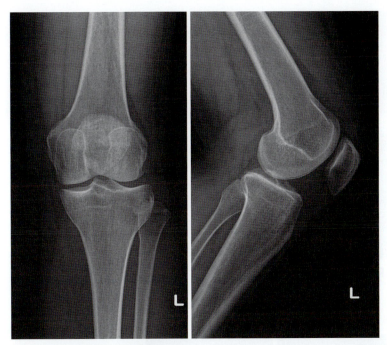

図8 単純X線正面・側面像
正常像．

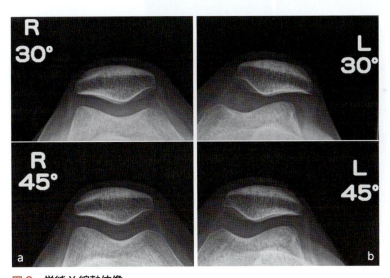

図9 単純X線軸位像
左反復性膝蓋骨脱臼．a：右膝屈曲30°，45°正常像．b：左膝屈曲30°，45°異常像．伸展するにつれて膝蓋骨が外側へshiftする．

　もちろんMRIのほうが関節内を詳細に評価できるが，超音波検査のほうが簡便に診断できる疾患を紹介する．
・軟骨損傷：大腿骨内側顆（MFC），外側顆（LFC），滑車部の軟骨を評価することができる．膝を屈曲位にして，MFC，LFCを観察する．滑車部は完全

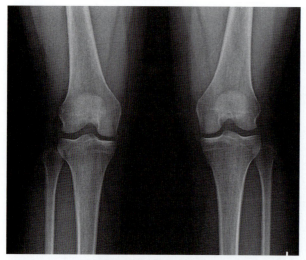

図10　単純X線 Rosenberg view
正常像.

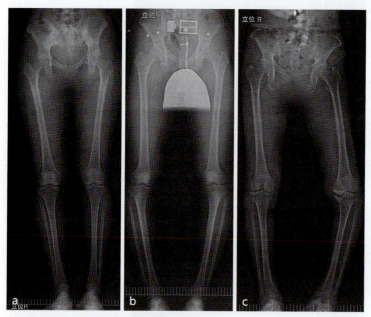

図11　単純X線全下肢長正面像（立位）
a：正常像. b：Blount 病, 内反膝. c：左変形性膝関節症.

伸展位で評価する．軟骨損傷では軟骨下骨の不整像を認める（図12, 13）.
・膝蓋腱症：単純X線検査では慢性例において膝蓋腱内の石灰化や骨不整像などの所見を同定できることはあるが，膝蓋腱を直接描出することはできないため，超音波検査のほうが診断的価値が高い．腱内の低エコー像, 血流シグナルの増加を認める[8]（図14）.
・Osgood-Schlatter 病：単純X線検査でも診断できるが, 慢性経過をた

膝関節周辺

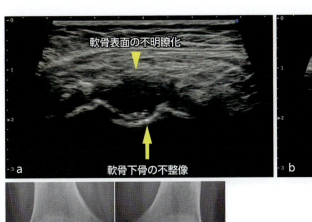
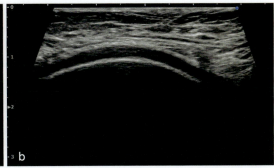
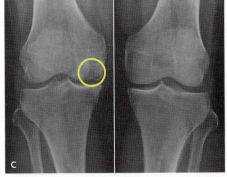

図12　軟骨下脆弱性骨折（SIFK）
a：右膝異常像．軟骨下骨の不整，軟骨の不明瞭化を認める．b：左膝正常像．軟骨下骨は滑らかであり，軟骨は明瞭である．c：両膝単純X線検査でMFCに骨透亮像を認める（丸印）．

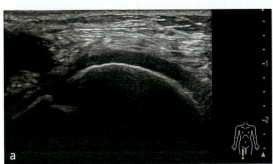
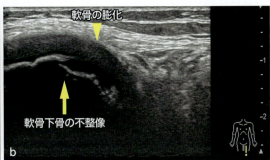

図13　離断性骨軟骨炎（OCD）
a：右膝正常像．軟骨下骨は滑らかであり，軟骨は明瞭である．b：左膝異常像．軟骨下骨の不整，軟骨の膨化を認める．

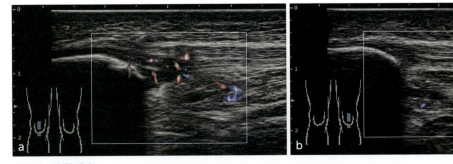

図14　膝蓋腱症
a：右膝異常像．膝蓋腱長軸像．膝蓋腱内の低エコー，膝蓋腱膝蓋骨付着部に血流シグナルの増加を認める．b：左膝正常像．

189

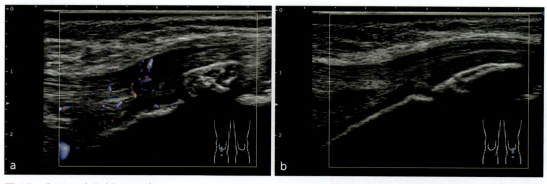

図 15　Osgood-Schlatter 病
a：右膝異常像．膝蓋腱長軸像．脛骨粗面の骨不整像と膝蓋腱脛骨付着部の血流シグナルの増加を認める．b：左膝正常像．

どっている Osgood-Schlatter 病の場合は，単純 X 線だけでは炎症の程度を評価することができない．中瀬らは本症に特徴的な超音波所見として脛骨粗面二次骨化中心の部分的な裂離に加えて，膝蓋腱低エコー域，深膝蓋下包水腫，膝蓋腱周囲や膝蓋下脂肪体の血流シグナルの上昇などをあげている[8]（図 15）．

- 有痛性分裂膝蓋骨：単純 X 線検査では分裂膝蓋骨の存在を知ることはできるが，分裂部の骨の不整の程度や，炎症を伴っているかどうかは超音波診断装置が有利であり，MRI よりも簡便に何度でも評価できる．分裂部での血流シグナルの増加を患者に供覧してもらいながら説明をすれば，患者の理解度も深まり，信頼度も上がる（図 16）．
- Baker（ベイカー）嚢腫：膝窩部が腫れているという主訴の場合に Baker 嚢腫を疑う．とくに穿刺する場合，超音波診断装置をガイド下に使用すれば神経・血管損傷なく安全に行うことができる（図 17，動画 5）．

動画 5

3．MRI

MRI は膝関節の靱帯，半月板，軟骨，骨，滑膜を評価するうえで最も有用な画像検査である．

日常診療のルーチンとして撮像を行うことはないが，膝関節内の病変を疑う場合には積極的に撮像している．膝関節内の病変を疑う大きなポイントは，①明らかな外傷のエピソード後に膝関節の腫脹を認める，②急に可動域制限が出現している，③所見のわりに患者の痛がりかたが強い，④6 か月以上の慢性経過，⑤感染を疑う，である．

①運動中に捻った場合は膝前十字靱帯損傷（図 18），膝関節を屈曲した状態でぶつけた場合は膝後十字靱帯損傷（図 19），捻った際にブチっとなってから膝内側部痛が出現した場合は内側半月板（後根）損傷（図 20）などを疑う．腫脹自体が関節内の異常を疑う所見である．

②半月板損傷のなかでも bucket-handle tear（バケツ柄状断裂，図 21）やフ

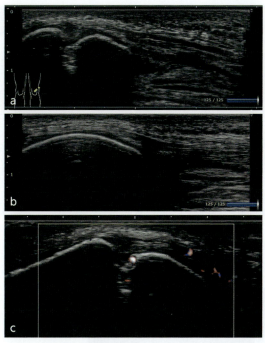

図16　有痛性分裂膝蓋骨
a：左膝異常像．正常にはない骨の分裂が観察できる．
b：右膝正常像．c：左膝異常像．骨分裂部に血流シグナルの増加を認める．

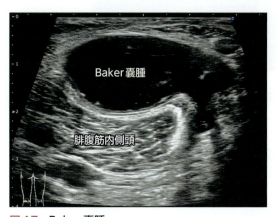

図17　Baker囊腫

ラップ損傷，軟骨損傷による関節内遊離体によって，物理的に膝関節が伸展できていない可能性があり，手術が必要になるため早急に撮像したほうがよい．一方，変形性膝関節症で慢性的に伸展制限が出ている場合は緊急で撮像する必要はない．
③身体診察で異常所見がないのに痛がりかたが強い症例も経験する場合がある．SIFK（図22）や腫瘍性病変の可能性も否定できないため，MRIで評価することを考慮する．

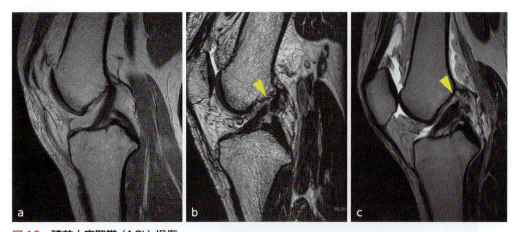

図18 膝前十字靱帯（ACL）損傷
a：正常像．b：ACL 実質部損傷．c：ACL 大腿骨付着部損傷．

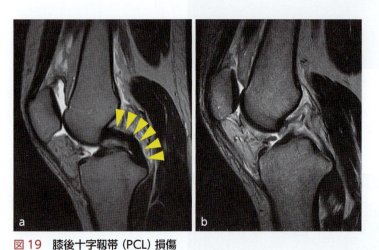

図19 膝後十字靱帯（PCL）損傷
a：正常像．b：PCL 損傷．PCL の不明瞭化が観察できる．

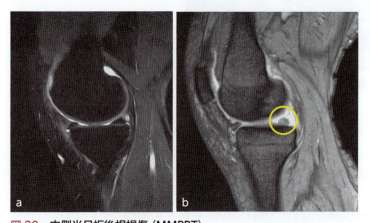

図20 内側半月板後根損傷（MMPRT）
a：正常内側半月板矢状断像．b：内側半月板後根損傷．後方の内側半月板の不明瞭化が観察できる（ghost sign）．

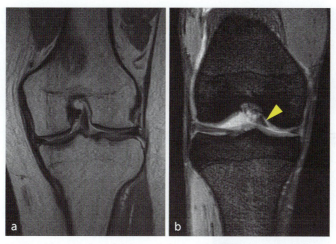

図21 bucket-handle tear（バケツ柄状断裂）
a：正常像．b：内側半月板 bucket-handle tear．断裂した半月板が顆間に嵌頓している．

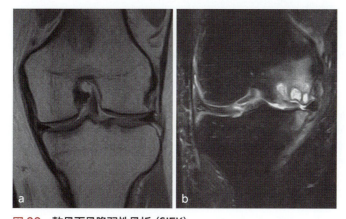

図22 軟骨下骨脆弱性骨折（SIFK）
a：正常像．b：SIFK．大腿骨内顆の骨内に嚢胞形成ならびに高信号領域を認める．

④初診で単純X線検査後，保存加療を受けても疼痛が改善せず，慢性経過をたどっている症例の場合は，骨挫傷（図23）の可能性もあり，やはりMRIで膝関節内を精査することを考慮するべきである．

⑤糖尿病や喫煙歴がある，ステロイド内服歴がある，皮膚疾患がある場合は常に化膿性関節炎（図24）を考慮するべきである．感染の確定診断は関節穿刺による培養検査であるが，骨髄炎の評価のためのMRIも時間的余裕があれば考慮したほうがよい．

（橋口直史，中前敦雄，安達伸生）

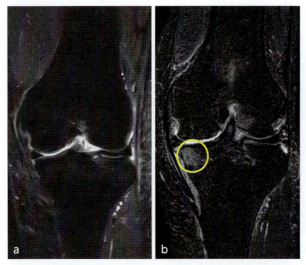

図23 骨挫傷
a：正常像．b：異常像．T2強調で脛骨内側などに高信号領域を認める．

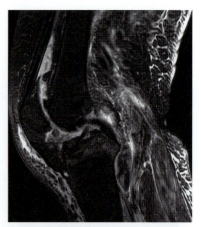

図24 化膿性関節炎
滑膜炎だけでなく，髄内ならびに周囲組織の高信号を認める．骨髄炎ならびに周囲組織への炎症の波及を認める．

■文献

1) 中前敦雄，越智光夫．補助診断の必要性と流れ．宗田 大編．膝の痛みクリニカルプラクティス．整形外科臨床パサージュ．中山書店；2010．p.112-5．
2) Solomin L. The Basic Principles of External Fixation Using the Ilizarov and Other Devices. 2nd ed. Springer；2012.
3) Taylor AL, et al. Knee extension and stiffness in osteoarthritic and normal knees：a videofluoroscopic analysis of the effect of a single session of manual therapy. J Orthop Sports Phys Ther 2014；44：273-82.
4) Malanga GA, et al. Physical examination of the knee：a review of the original test description and scientific validity of common orthopedic tests. Arch Phys Med Rehabil 2003；84：592-603.
5) Benjaminse A, et al. Clinical diagnosis of an anterior cruciate ligament rupture：a meta-analysis. J Orthop Sports Phys Ther 2006；36：267-88.
6) Vaudreuil NJ, et al. The pivot shift：Current experimental methodology and clinical utility for anterior cruciate ligament rupture and associated injury. Curr Rev Musculoskelet Med 2019；12：41-9.
7) Miller GK. A prospective study comparing the accuracy of the clinical diagnosis of meniscus tear with magnetic resonance imaging and its effect on clinical outcome. Arthroscopy 1996；12：406-13.
8) 中瀬順介，中島祐子編．エキスパートが教える運動器エコーの見かた 下肢．羊土社；2022．

3章 診察法（患者問診・診察・検査・診断）

膝靱帯損傷

■ 概略

膝関節靱帯は主に前十字靱帯（anterior cruciate ligament：ACL），後十字靱帯（posterior cruciate ligament：PCL），内側側副靱帯（medial collateral ligament：MCL），外側側副靱帯（lateral collateral ligament：LCL）を含む後外側支持機構（posterolateral complex：PLC）[*1] から構成されている[1,2]．膝関節靱帯損傷の診断には，詳細な病歴の聴取，正確な理学所見の評価，そして画像診断の理解が重要である．とくに近年画像処理技術の進歩により画像診断が非常に有用となっているが，画像診断だけでは膝関節靱帯損傷が見逃されることもある．本項では ACL 損傷・PCL 損傷・MCL 損傷・PLC 損傷の診断法について詳述する．

▶膝靱帯損傷：ligament injury of the knee

*1 PLC

膝関節外側は複数の靱帯や腱の複合体が安定性に関与しており，PLC とよばれている[3]．PLC の重要な構成体としては，主に LCL，膝窩筋腱（popliteus tendon：PT），膝窩腓骨靱帯（popliteofibular ligament：PFL）があげられる[4]．

■ 問診

詳細な問診から開始する．主訴を確認した後，現病歴を詳細に問診する．受傷機転，症状の経過，現在の症状，既往歴，スポーツなどの生活歴を確認することが重要である．膝関節靱帯損傷の診断における問診のポイントを以下に示す．

1. 問診のポイント

a. 受傷機転（受傷のメカニズム）
①受傷時の具体的な状況（スポーツ中，転倒・転落，交通外傷など）
②受傷時の膝の動き（捻挫，過伸展，直達外力，接触型・非接触型など）
③受傷直後の症状（ポップ音の有無，疼痛や腫脹の出現状況）

b. 症状の経過
①疼痛の程度（動作時痛，歩行時痛，安静時痛など）や持続時間
②腫脹や内出血の有無
③膝の不安定感や引っかかり感の有無
④受傷後の歩容
⑤スポーツ外傷の場合，試合出場継続の可否

c. 現在の症状
①疼痛の部位と出現頻度（鋭い痛み，鈍い痛みなど）
②日常生活や運動時の膝の機能障害
③膝の動作や可動域の制限

d. 既往歴
①過去の膝の外傷歴や手術歴

195

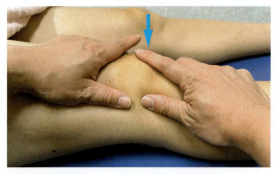

図1 膝蓋跳動（ballottment of patella）
膝関節を伸展させ，膝蓋骨上部を圧迫し，下方に押し下げる（矢印）．膝蓋骨が大腿骨に当たって弾む感覚があれば，関節内の液体貯留を示す．

②関節の慢性的な問題（変形性膝関節症，先天的な関節弛緩など）
③他の関節疾患やその他の病歴

e. 生活歴
①日常の運動習慣やスポーツへの参加頻度と種類
②日常生活や職業上の膝への負担
③その他の既往症や内服薬・外用薬の有無

　これらの詳細な問診を通じて，膝関節靱帯損傷の可能性やその重症度を把握し，適切な診断と治療計画を立案することが可能である．

■ 診察

　十分な問診の後，視診→触診→徒手検査へと進む．

1. 視診

　視診では外傷の有無を確認することが重要である．そのため，必ず下肢全体を直視下で確認し，外傷や皮下出血の有無，およびその位置を確認する．損傷原因が直達外力による場合，診断の一助となることがある．ただし患者のプライバシーに十分配慮し，ハーフパンツやブランケットなどを準備する．

2. 触診

　患者を仰臥位としてリラックスさせ，以下の診察を行う．

a. 膝蓋跳動（ballottment of patella）の有無（図1）

　関節内靱帯の損傷がある場合，急性期では出血して関節血腫が生じる．また，慢性期でも不安定性に伴う二次的な軟骨損傷や半月板損傷のため，関節水腫を認めることがある．

b. 圧痛部位の確認

　大腿骨内・外側，膝蓋骨，脛骨，腓骨や各靱帯の走向に沿った部位を触診

表1 膝関節靱帯損傷診断の徒手検査

	ACL 損傷	PCL 損傷	MCL 損傷	PLC 損傷
前方引き出しテスト	●			
Lachman テスト	●			
pivot shift テスト	●			
後方押し込みテスト		●		
posterior sagging		●		
外反ストレステスト			●	
内反ストレステスト				●
dial test				●
knee extension recurvatum test				●

し，疼痛のある部位や腫脹の有無を確認する．

■ 検査

1. 徒手検査

膝関節靱帯損傷を疑う際には，以下の徒手検査を組み合わせて理学所見を正確に評価する（表1）．徒手検査の際，患者は不安感を訴えることが多く，筋緊張や防御姿勢により正確に評価を行えない可能性がある．そのため，検者は十分に患者をリラックスさせ，愛護的に徒手検査を実施することが重要である[5]．

a. 前方引き出しテスト (anterior drawer test：ADT)（図2，動画1）[6]

膝関節の前方動揺性を評価する検査であり，ACL損傷診断の際に用いられる．患者を仰臥位とし，膝関節を屈曲位90°で保持する．この状態で下腿をしっかりと把持し，前方へストレスを加え，脛骨の前方移動量を評価する．左右差を比較することでACL損傷の有無を確認する．筆者らは患者の足部を検者の大腿部で軽く固定することで，膝関節屈曲位90°を保持するように心がけている．しかし，膝関節屈曲位90°では膝関節前後安定性のsecondary restraintである内側半月板が障害となり前方へ引き出されないこともあり，本検査は偽陰性となることも多い[7]．

動画1

b. Lachman（ラックマン）テスト（図3，動画2）[8]

膝関節の前方動揺性を評価するもう一つの検査であり，ACL損傷診断に対する最も感度の高い検査である[9]．患者を仰臥位とし，十分にリラックスさせたうえで，膝関節を屈曲位20～30°とする．片方の手で外側から大腿骨遠位部を，もう一方の手で内側から下腿近位部をしっかりと把持し，前方へストレスを加える．前方へ移動させた際にACLが緊張するend pointを徒手的に評価する．ACL損傷はこのend pointが消失，またはsoftとなることで診断する．そのため左右差をしっかりと評価することが重要である．また，同時に膝関節前後移動量の左右差を評価する．ACLが損傷されている場合は前後移動量が大きくなる．

動画2

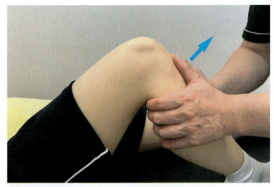

図2　前方引き出しテスト(ADT)
膝関節を屈曲位90°とし，脛骨近位を両手でしっかりと把持して前方へストレスを加える(矢印)．検者の殿部で患者の足部を固定すると膝関節屈曲位を保持しやすい．

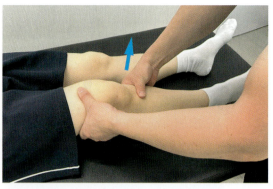

図3　Lachmanテスト
膝関節を屈曲位20〜30°とし，片手で外側から大腿骨遠位部を，もう一方の手で内側から下腿近位部を把持し，前方へストレスを加える(矢印)．

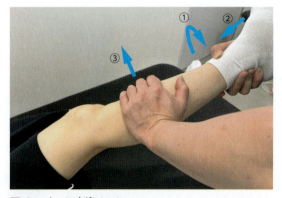

図4　pivot shift test
足関節を把持して下腿を内旋しながら(矢印①)近位方向に軸圧をかけ(矢印②)，もう一方の手で下腿外側から外反力を加える(矢印③)．ACL損傷がある場合，膝関節は屈曲位30〜40°で弾発的に整復される．

c. pivot shift test (ピヴォットシフトテスト)(図4，動画3)[10)]

　膝関節の回旋不安定性を評価する検査であり，ACL損傷診断に対する最も特異度の高い検査である[9)]．患者を仰臥位とし十分にリラックスさせたうえで膝関節を伸展位とする．一方の手で足関節を把持して下腿を内旋するとともに，近位方向へ下腿に軸圧をかける．もう一方の手を下腿外側に当て，膝関節に外反力を加えることにより，ACLが損傷されている場合は膝関節が前方に亜脱臼する．この状態からゆっくりと膝関節を屈曲すると膝関節屈曲位30〜40°付近で「ガクッ」という感じとともに膝関節が弾発的に整復される．この際の整復感を"normal"，"glide"，"clunk"，"gross"の4段階で評価する[11)]．この整復感は正常と比較して評価するため，左右差を必ずチェックする．このグレードは臨床成績と相関するとされており，十分に手技に習熟し一定して評価

動画3

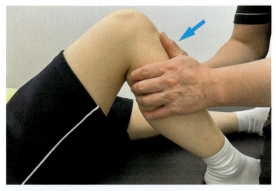

図5 後方押し込みテスト（PDT）
前方引き出しテストと同様に，膝関節を屈曲位 90°で保持．下腿を把持し，後方へストレスを加え（矢印），脛骨の後方移動量を評価する．

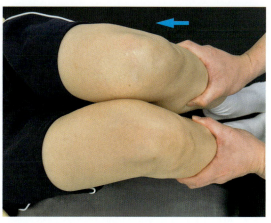

図6 posterior sagging
膝関節を屈曲位 90°とし，膝関節前面の段差（step off）を評価．PCL 損傷は重力で脛骨が後方へ落ち込むため，健側との左右差を確認する．

をすることが重要である．患者は pivot shift test の際に不安感を訴えることが多いため，十分に緊張を取ったうえで，愛護的に行うことが望ましい．

d. 後方押し込みテスト（posterior drawer test：PDT）（図5, 動画4）[6]

膝関節の後方動揺性を評価する検査であり，PCL 損傷診断の際に用いられる．前方引き出しテストと同様に患者を仰臥位とし，膝関節を屈曲位 90°で保持する．この状態で下腿をしっかりと把持し，後方へストレスを加え，脛骨の後方移動量を評価する．左右差を比較することで PCL 損傷の有無を確認する．筆者らはストレスを加える際に大腿骨顆部前面や膝蓋骨前面と脛骨近位部前面の位置をよく観察し，整復位から後方移動による step off 形成（段差）を確認している．

動画 4

e. posterior sagging（図6）[12]

患者を仰臥位としてリラックスさせ，膝関節屈曲位 90°とし膝関節前面の段差（step off）を評価する．PCL 損傷診断の際に用いられる．PCL 損傷膝は重力により脛骨が後方へ落ち込むため，健側と比較して左右差を確認する．両膝関節を側方から視認して，脛骨近位部前面の位置を比較すると評価しやすい．

f. 外反ストレステスト（図7, 動画5）[13]

膝関節の外反動揺性を評価する検査であり，MCL 損傷診断の際に用いられる．下腿近位部を両手でしっかりと把持し，外反ストレスをかけて関節裂隙の開大の左右差を評価する．評価は膝関節を伸展位および屈曲位 20°で評価する．筆者らは検者の脇で患肢をしっかりと挟み，両母指を脛骨粗面前面におくことで下腿が回旋しないように心がけている．損傷の程度により，I～III 度に分類される（表2）．膝関節伸展位にて外反ストレステストで著明な内側関節裂隙の開大を認める症例は，MCL 単独損傷だけでなく複合靱帯損傷を生じている可能性も念頭に診察を進める．

動画 5

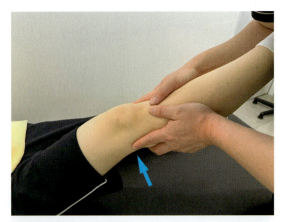

図7 外反ストレステスト
下腿近位部を両手で把持し，外反ストレスをかけて（矢印）関節裂隙の開大の左右差を評価する．検者の脇で患肢をしっかり挟み，両母指を脛骨粗面前面におき，下腿が回旋しないように注意する．

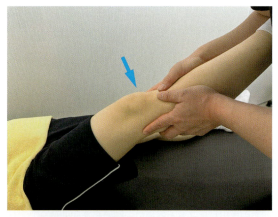

図8 内反ストレステスト
外反ストレステストと同様に，下腿近位部を両手で把持し，内反ストレスをかけて（矢印）関節裂隙の開大の左右差を評価する．

表2 MCL損傷の分類

I度	小範囲の線維の損傷で外反不安定性をほぼ認めないもの
II度	外反ストレステストで軽度～中等度の外反不安定性を認めるが完全断裂には至らないもの
III度	完全断裂

MCL損傷は理学所見よりI～III度の3段階に分類される．

表3 LCL損傷の分類

I度	小範囲の線維の損傷で内反不安定性をほぼ認めないもの
II度	内反ストレステストで軽度～中等度の内反不安定性を認めるが完全断裂には至らないもの
III度	完全断裂

LCL損傷は理学所見よりI～III度の3段階に分類される．

g. 内反ストレステスト（図8，動画6）[4]

膝関節の内反動揺性を評価する検査であり，LCL（PLC）損傷診断の際に用いられる．外反ストレステストと同様に，下腿近位部を両手でしっかりと把持し，内反ストレスをかけて関節裂隙の開大の左右差を評価する．評価は膝関節を伸展位および屈曲位20°で評価する．内反ストレステストが陽性の場合，内反動揺性のprimary restraintであるLCLの損傷が疑われる．損傷の程度により，I～III度に分類される（表3）．内反ストレステスト陽性の場合はPLC損傷を念頭に，後述するdial testやknee extension recurvatum testも行い，合併損傷の有無を必ず評価する．

動画6

h. dial test（図9，動画7）[4]

膝関節の回旋不安定性を評価する検査であり，PLC損傷診断の際に用いられる．患者を腹臥位とし，十分にリラックスさせる．膝関節を屈曲位30°とし，足関節を把持して外旋ストレスをかけ，足部の外旋角の左右差を比較する．同様に膝関節屈曲位90°でも評価する．PLC損傷を認める場合，足部の外旋角が大きくなる．膝関節屈曲位30°，90°で異なる損傷部位を報告する研究もあるが，特異的なものではないため，その他の理学所見，画像所見も併せて

動画7

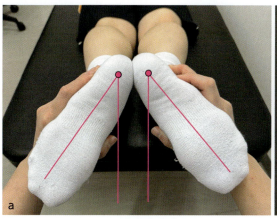
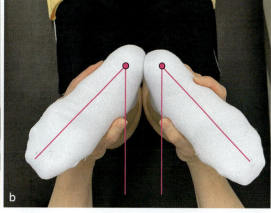

図9 dial test
a：30°屈曲位，b：90°屈曲位．患者を腹臥位とし，膝関節を屈曲位30°および90°に設定する．足関節を把持して外旋ストレスをかけ，足部の外旋角の左右差を比較する．PLC損傷がある場合，外旋角が大きくなる．大腿部が回旋しないよう注意する．

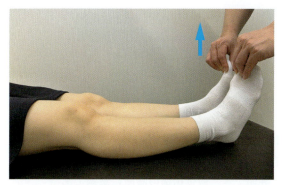

図10 knee extension recurvatum test
両母趾を把持して下腿を挙上し（矢印），健常膝と比較して，過伸展を評価する．PLC損傷では反張膝となり，脛骨外側顆が大腿骨に対して後方に外旋する．検査台から踵部までの距離を計測し，増大している場合はPLC損傷を疑う．

注意深く診断を行う．また，外旋ストレスを加える際に大腿部も回旋してしまわないよう十分に注意する．

i. knee extension recurvatum test（図10，動画8)[14]

膝関節の回旋不安定性を評価する検査であり，PLC損傷診断の際に用いられる．患者を仰臥位とし，十分にリラックスさせる．母趾を把持して下腿を挙上し，健常膝と比較して損傷膝の過伸展が増大しているかどうかを判断する．PLC損傷の場合，患肢を挙上することで反張膝となることが多く，脛骨外側顆が大腿骨に対して後方に外旋する現象が生じる．評価する際は，検査台から踵部までの距離を計測して比較する．増大している場合はPLC損傷を疑う．

動画8

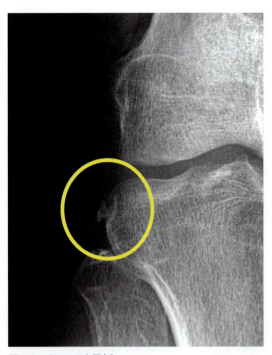

図 11　Segond 骨折
脛骨外側近位部に小骨片（丸印）を認める．

> **COLUMN　Segond 骨折**[15]
>
> Segond 骨折（図 11）は，脛骨外側近位部に生じる小さな骨片を伴う剥離骨折で，ACL 損傷と関連して発生することが多い．主に膝関節に内旋および内反ストレスが加わることが原因で生じるとされる．単純 X 線像で外側関節窩の縁に小さな骨片を確認することができる．

2. 画像検査

　靭帯損傷の画像診断には，X 線，MRI，CT などが用いられる．X 線は骨折など骨の評価に有用であるが，靭帯自体の評価は困難である．MRI は靭帯，半月板，軟骨などの軟部組織を詳細に評価でき，靭帯損傷の診断に最適である．一方 CT は骨の形状や骨折の詳細な形態評価に優れているが，靭帯の評価には不向きである．そのため，必要に応じてこれらの画像診断を組み合わせることで，正確な診断と治療計画が立案可能である．

　画像検査の精度は飛躍的に向上しているものの異常所見が検出されにくいこともある．画像検査はあくまで補助診断であり，理学所見を正確に評価したうえで総合的に判断することが望ましい．

a．X 線検査

　単純 X 線像では有意な所見を認めないことが多く，靭帯損傷を見落とす原因となるので十分に注意を要する．ただし靭帯付着部の剥離骨折を伴う場合もあり，その場合は単純 X 線像で骨折線を認めることがある．

　ストレス X 線像は，膝関節に特定の力を加えることで靭帯の安定性や損傷の程度を評価する．外反ストレス（MCL の評価，図 12a）や内反ストレス（LCL の評価，図 12b）を加えた状態で撮影し，関節裂隙の開大を確認することで MCL や LCL の損傷を診断する（表 4，5）[11]．さらに，前方引き出しストレス（ACL の評価，図 12c）や後方押し込みストレス（PCL の評価，図 12d）を加えて ACL や PCL の損傷を評価する．これらのストレス X 線像は健側と

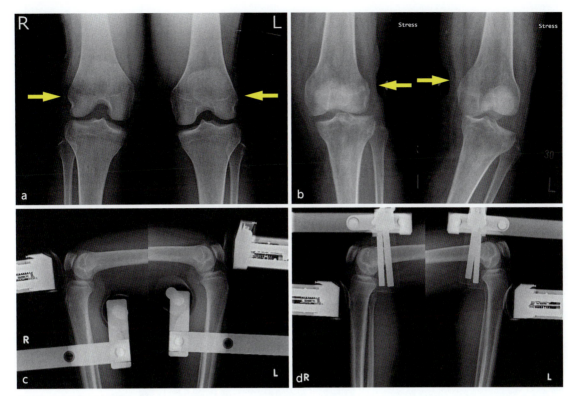

図 12 ストレス X 線像
a：外反ストレス（屈曲 30°）．b：内反ストレス．c：前方引き出しストレス．d：後方押し込みストレス．

表 4 外反ストレス X 線像の分類（IKDC 分類）

A (normal)	2 mm 未満
B (nearly normal)	2 mm 以上 5 mm 未満
C (abnormal)	5 mm 以上 10 mm 未満
D (severely abnormal)	10 mm 以上

膝関節屈曲位 20°の外反ストレス X 線像で A～D の 4 段階に分類される．
IKDC：International Knee Documentation Committee.

表 5 内反ストレス X 線像の分類（IKDC 分類）

A (normal)	2 mm 未満
B (nearly normal)	2 mm 以上 5 mm 未満
C (abnormal)	5 mm 以上 10 mm 未満
D (severely abnormal)	10 mm 以上

膝関節屈曲位 20°の内反ストレス X 線像で A～D の 4 段階に分類される．
IKDC：International Knee Documentation Committee.

の比較が重要で，左右差を確認することで損傷の程度を正確に評価することが可能である．

b．MRI（図 13）

近年高解像度の MRI 技術が開発され，膝関節靱帯損傷の診断精度が向上している．靱帯損傷の疑いがある場合，MRI は必須の検査とされている．MRI は主要な靱帯を高解像度で描出し，靱帯の信号変化，走向異常，描出不良などの特徴的な所見を評価できる．靱帯の断裂部位や損傷の程度などの詳細な情報

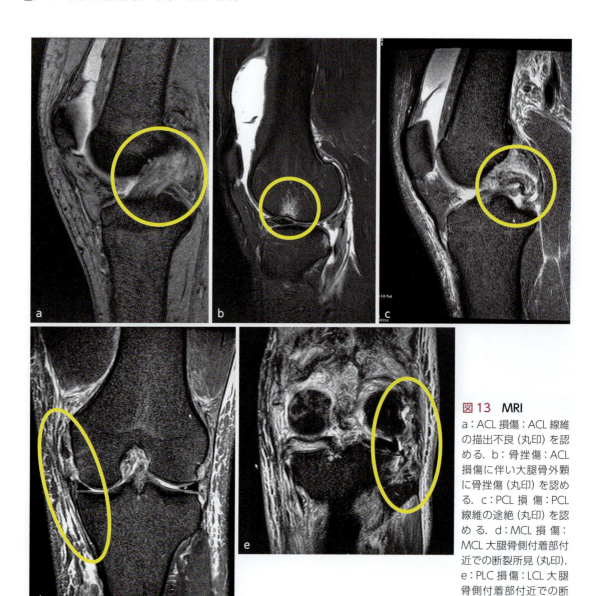

図13　MRI
a：ACL損傷：ACL線維の描出不良（丸印）を認める．b：骨挫傷：ACL損傷に伴い大腿骨外顆に骨挫傷（丸印）を認める．c：PCL損傷：PCL線維の途絶（丸印）を認める．d：MCL損傷：MCL大腿骨側付着部付近での断裂所見（丸印）．e：PLC損傷：LCL大腿骨側付着部付近での断裂所見（丸印）．

を得ることができ，また靱帯損傷に伴う骨挫傷や関節液の貯留も観察可能である．さらに合併する半月板損傷や関節軟骨損傷も同時に評価することができる[16]．

c．CT（図14）

　膝関節靱帯損傷の診断において，CTは主に骨形態の評価に適しているため，Segond骨折や顆間隆起骨折などの靱帯付着部剥離骨折の有無や詳細な形態を確認する際に有用である．一方で，靱帯自体の評価には限界があり，MRIのように軟部組織の詳細な描出は困難である．そのため，靱帯損傷の初期診断や病態の全体像を把握する際には，CTは限定的である[16]．

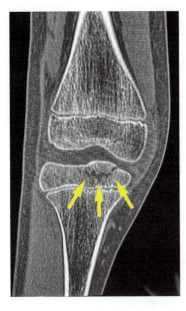

図14 CT
ACL脛骨側付着部での剥離骨折（矢印）．骨片の形態が詳細に確認できる．

3. その他の検査

a. knee arthrometer

knee arthrometerは，膝関節靱帯損傷の評価に用いられる器械である．一般的に，膝関節の前後方向にストレスを加え，その際の前後移動量を定量的に計測し，左右差を評価する．ACL損傷，PCL損傷を評価する際に有用である．代表的なものとしてKT-1000／KT-2000（MEDmetric Corp，アメリカ）[17]，Rolimeter（Aircast Europa，ドイツ）[18]，KS Measure KSM-100（日本シグマックス，日本）などがあげられる．

b. その他の計測デバイス

近年，膝関節不安定性を定量的に計測する機器が開発され臨床での応用が進んでいる．代表的なものには，加速度センサーを用いたKiRA（I＋，イタリア）[19]や三次元電磁気センサーを用いた三次元電磁気計測システム[20,21]などがある．これらの機器は主にACL損傷時のpivot shift testの定量的評価に用いられている．

■ 診断

このように膝関節靱帯損傷の診断は，詳細な病歴の問診，正確な理学所見の評価，画像診断の評価から総合的に判断される．また近年不安定性を定量的に評価する機器も開発されており，診断の一助となる．診断の正確性を高めるためには，これらの所見を組み合わせることが重要である．その結果，患者の症状と臨床所見の整合性を確認し，適切な治療計画を構築することが可能となる．

〈荒木大輔〉

■3章 診察法(患者問診・診察・検査・診断)

■文献

1) 鳥塚之嘉. 前十字靱帯・後十字靱帯の同時再建術. 黒坂昌弘編. 整形外科手術イラスト レイテッド 膝関節の手術. 中山書店;2011. p.140-51.

2) 黒田良祐, 松下雄彦. 十字靱帯と側副靱帯の同時再建術. 黒坂昌弘編. 整形外科手術イ ラストレイテッド 膝関節の手術. 中山書店;2011. p.151-7.

3) Covey DC. Injuries of the posterolateral corner of the knee. J Bone Joint Surg Am 2001;83:106-18.

4) LaPrade RF, Wentorf F. Diagnosis and treatment of posterolateral knee injuries. Clin Orthop Relat Res 2002;(402):110-21.

5) 荒木大輔, 黒田良祐. 膝関節靱帯損傷の診断. MB Orthopaedics 2017;10:185-96.

6) Girgis FG, et al. The cruciate ligaments of the knee joint. Anatomical, functional and experimental analysis. Clin Orthop Relat Res 1975;(106):216-31.

7) Kim SJ, Kim HK. Reliability of the anterior drawer test, the pivot shift test, and the Lachman test. Clin Orthop Relat Res 1995;(317):237-42.

8) Torg JS, et al. Clinical diagnosis of anterior cruciate ligament instability in the athlete. Am J Sports Med 1976;4:84-93.

9) Prins M. The Lachman test is the most sensitive and the pivot shift the most specific test for the diagnosis of ACL rupture. Aust J Physiother 2006;52:66.

10) Slocum DB, Jet al. Clinical test for anterolateral rotary instability of the knee. Clin Orthop Relat Res 1976;(118):63-9.

11) Irrgang JJ, et al. Use of the International Knee Documentation Committee guidelines to assess outcome following anterior cruciate ligament reconstruction. Knee Surg Sports Traumatol Arthrosc 1998;6:107-14.

12) Ogata K, et al. Pathomechanics of posterior sag of the tibia in posterior cruciate deficient knees. An experimental study. Am J Sports Med 1988;16:630-6.

13) Hillard-Sembell D, et al. Combined injuries of the anterior cruciate and medial collateral ligaments of the knee. Effect of treatment on stability and function of the joint. J Bone Joint Surg Am 1996;78:169-76.

14) Hughston JC, et al. Classification of knee ligament instabilities. Part II. The lateral compartment. J Bone Joint Surg Am 1976;58:173-9.

15) Dietz GW, et al. Segond tibial condyle fracture:lateral capsular ligament avulsion. Radiology 1986;159:467-9.

16) 荒木大輔. ACL損傷の画像診断. 石橋恭之ほか編. パーフェクト前十字靱帯再建術 (ACL). 金芳堂;2020. p.80-90.

17) Wroble RR, et al. Repeatability of the KT-1000 arthrometer in a normal population. Am J Sports Med 1990;18:396-9.

18) Ganko A, et al. The rolimeter:a new arthrometer compared with the KT-1000. Knee Surg Sports Traumatol Arthrosc 2000;8:36-9.

19) Runer A, et al. The evaluation of Rolimeter, KLT, KiRA and KT-1000 arthrometer in healthy individuals shows acceptable intra-rater but poor inter-rater reliability in the measurement of anterior tibial knee translation. Knee Surg Sports Traumatol Arthrosc 2021;29:2717-26.

20) Araki D, et al. The use of an electromagnetic measurement system for anterior tibial displacement during the Lachman test. Arthroscopy 2011;27:792-802.

21) Hoshino Y, et al. In vivo measurement of the pivot-shift test in the anterior cruciate ligament-deficient knee using an electromagnetic device. Am J Sports Med 2007; 35:1098-104.

3章 診察法（患者問診・診察・検査・診断）

下腿

■ 問診・診察から診断への進め方の基本

病態の分析を①患者問診→②診察→③補助検査（各種画像診断や血液検査，筋電図検査，血流測定など）の順に行い，最終的に鑑別診断を経て確定診断に至る（図1）．最初の患者問診と診察が終了した段階で，ある程度の疾患・病態を予測することが要求され，その疾患に必要な補助検査を選択して行うことになる．そのためには，まず下腿にみられる代表的な疾患についてあらかじめ理解しておくことが重要であり，鑑別診断を含めての病態予測が行われているかどうかが鍵となる．下腿の診察でみられることの多い代表的な疾患を表1に示す．

▶下腿：crus/leg

筆者は下腿を診るにあたって，とくに注目すべき下腿の解剖学的特徴として以下の点を念頭においている．
・下腿はヒトの直立姿勢保持と直立二足歩行に適応した形態を備えている．

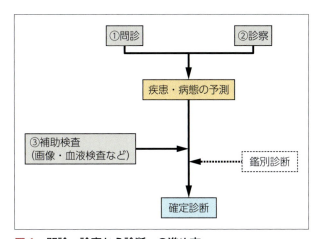

図1　問診・診察から診断への進め方
問診と診察から，ある程度の疾患・病態予測ができていることが重要である．

表1　下腿にみられる代表的な疾患

・脛骨骨折，腓骨骨折
・下腿疲労骨折
・MTSS（内側脛骨ストレス症候群）
・腱症・腱鞘炎：アキレス腱，腓骨筋腱
・急性・慢性下腿コンパートメント症候群
・筋挫傷（肉離れ）：下腿三頭筋

■ 3章　診察法（患者問診・診察・検査・診断）

・太く長く丈夫な脛骨が，近位では膝関節，遠位では足関節といずれも矢状方向の運動を主体とする関節を擁している．

・下腿後面には姿勢保持に必要な大きな抗重力筋である下腿三頭筋（腓腹筋とヒラメ筋）があり，その腱性部はヒト最大の腱であるアキレス腱となる．

・歩行に必要な下腿三頭筋・足趾屈筋群・後脛骨筋は下腿後方，前脛骨筋・足趾伸筋群は前外側，腓骨筋は外側に位置し，前内側は脛骨を直接皮下に触知できる．

・足関節・足趾の運動に関係する多くの筋群の起始部が存在する．

・下腿の機能を考えると，座位やベッド上での非荷重での診察のみで判断するのではなく，実際に荷重（姿勢保持）させてみて疼痛部位や変形，アライメントを確認し，歩行させてみて膝関節や足関節との運動連鎖を評価する必要がある．

・あらかじめどの部位にどういった疾患が発生するのかを理解しておくことが，疾患予測の手助けとなる．

■ 患者問診

1.　重要なポイント

　下腿の問診にあたって最も重要なポイントは，以下の2つの点を明確に聴取することである．

a.　脊椎疾患の可能性について

　腰椎椎間板ヘルニアや腰椎分離症による神経根刺激症状として，下肢痛や下腿の知覚異常がみられることは少なくない．絞扼を受けている神経根高位によって，下腿後面や外側，足部などに疼痛や知覚異常が確認される．腰部疾患に対する問診を参考にして，腰部痛の有無や，疼痛の発現状況，知覚異常の範囲などを聴き取る必要があり，場合によっては下肢の筋力評価や下肢伸展挙上テスト（SLRテスト），大腿神経伸展テスト（FNSテスト）など身体所見へと移行することもある．

b.　明確な外傷の有無について

　外傷の有無により，予測する疾患が大きく分かれる．外傷による場合，骨折や筋挫傷（肉離れ）と続発する腫脹による急性コンパートメント症候群などを考えるのに対し，はっきりとした外傷が認められない場合には，過労性障害として疲労骨折・内側脛骨ストレス症候群（medial tibial stress syndrome：MTSS)[1]やアキレス腱症，慢性コンパートメント症候群などを考えることになる．

2.　一般的な問診の進め方と注意点

a.　年齢・性別

　年齢・性別により発生頻度が異なる疾患も多く，それらをあらかじめ知っておくことで疾患予測が容易になる．アキレス腱断裂は30～40歳代が最も多く，50歳以上にも小さな発症ピークがみられる．男性にやや多く，左足に多くみられる．アキレス腱症や付着症，MTSSは，ランニング習慣や部活での練

---

*1
従来いわれていた「シンスプリント」は，脛骨表面の骨膜の炎症など種々の原因が議論されているものの不明な点も多く，近年では広く病態を表現する「MTSS（medial tibial stress syndrome）」という用語が用いられることが多くなっている．

習量，骨成長などが大きく関与するため，中学生から高校生に好発するとされている．最近では中高年ランナーの増加により，50歳代のアキレス腱症も散見される．MTSSは女性のほうがやや早い年齢から起こりやすいとされている．

b. 運動歴・競技種目

これまでのスポーツ歴・競技種目を問診することは重要である．どの競技をいつごろからどのくらい続けており，現在の競技レベルはどうなのかという情報に加え，治療にあたっては今後の競技大会，選手権などのスケジュールについても聞く必要がある．競技種目により特有の疾患が発生することも，ある程度念頭において問診にあたる．陸上トラック競技やバレーボール競技のアキレス腱症，陸上長距離のMTSS，サッカー競技の腓腹筋挫傷，新体操やバレエの慢性コンパートメント症候群など，各競技の運動特性から発症機転を考慮したうえで理解しておく必要がある．また運動時に着用するシューズの種類についても聞き，場合によっては持参してもらうようにする．

c. 既往歴

以前に受けた外傷・障害の時期，治療方法・経過についての情報を聞いておく必要がある．とくに大腿骨や下腿骨の骨折や骨端線損傷については，下肢全体のアライメントが健側と異なっていることもあり注意を要する．アキレス腱断裂や腓腹筋挫傷の再発も少なくなく，初回の時期やその後の治療経過が重要な情報となる．また脛骨近位内側の成長障害によるBlount（ブラント）病では，治療歴や家族歴について聞いておく必要がある．

d. 受傷機転・発症様式

外傷では受傷機転，受傷肢位が診断への重要な手がかりとなる．アキレス腱断裂では腱への伸張性収縮が加わる動作時に発症しやすく，「後方から蹴られたような感じ」があったとの訴えが多く，疼痛は強くない．腓腹筋挫傷も同じ受傷機転で発症し，サッカーや陸上競技で多くみられる．急性コンパートメント症候群は，打撲や骨折後の腫脹が強い場合に発症しやすく，徐々に疼痛が強くなり同時に血流障害がみられるようになる．慢性コンパートメント症候群では，運動負荷とともに発症する．

e. 愁訴

・疼痛：疼痛の発生する部位や後述する圧痛点を正確に把握することで，予想される疾患をかなり絞り込むことができる（図2）．疼痛を誘発する動作・肢位がある場合には，診察中に軽く再現してもらい正確な疼痛部位を聞き出す．慢性コンパートメント症候群では疼痛部位の特定は困難である．

・変形：下肢のO脚変形（内反膝）のほとんどは幼少期にみられ，左右の膝内側が接しない形態を示す．一般に乳幼児にみられるO脚は生理的なものが多く，歩行開始後に徐々に改善され，疼痛を訴えることはほとんどない．病的なものとしては，脛骨近位内側の成長障害によるBlount病が知られている．外傷後の骨端線早期閉鎖による変形も念頭においておく．

・しびれ・冷感：慢性コンパートメント症候群では，運動負荷によりしびれや冷感がみられ，徐々に運動障害や疼痛を伴うようになる．運動中止後，数十

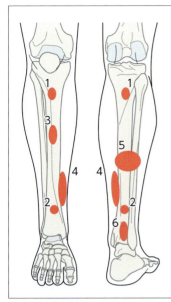

図2 圧痛部位から考えられる下腿の代表的疾患（慢性疾患）
MTSS：内側脛骨ストレス症候群．

1. 脛骨疲労骨折（疾走型　近位1/3　内外側〜後面）
2. 脛骨疲労骨折（疾走型　遠位1/3　内側〜後面）
3. 脛骨疲労骨折（跳躍型　中央1/3　前面）
4. MTSS（遠位1/3やや広範囲　内側〜後面）
5. 下腿三頭筋挫傷（筋腱移行部）
6. アキレス腱症（腱最狭部〜やや近位）

分から数時間で軽快する．

■ 診察

1. 視診
a. 皮下出血・腫脹部位
　皮下出血は，骨折の場合には安静・固定していることが多いため骨折部位を中心として下腿後面〜下方にみられることが多い．アキレス腱断裂では，踵部内外側面にかけてみられる．
b. 下肢のアライメント
　膝関節の内・外反を含めた下肢全体のアライメント評価を行う必要がある．起立させて下肢全体を観察する．
c. 歩容
　患者が診察室に入ってくる際の歩き方を観察する．うちわ歩行（toe-in gait），そとわ歩行（toe-out gait）といった歩容異常や，疼痛性跛行などを評価する．

2. 触診
　触診により，圧痛点や腫脹部位が解剖学的にどの部位にあたるのか正確に判断することが，正確な診断へとつながる．
　触診のなかでも最も重要となるのは圧痛部位の確認である．あらかじめどの部位にどういった疾患が発生するのかを念頭において触診することで，疾患をほぼ予測することができる．

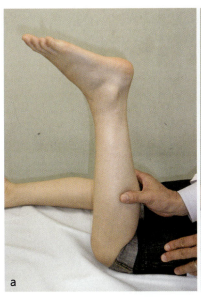
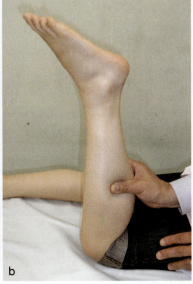

図3　アキレス腱断裂に対するThompson squeeze test
腹臥位で膝を屈曲させると，正常側ではアキレス腱の緊張で足関節は軽度底屈位を示すが（a），断裂側では緊張がなくほぼ中間位になる．腓腹筋筋腹を把持すると正常側では同時に足関節は底屈するが（b），断裂側ではこの動きがみられなくなる．

a．圧痛部位
診察の最大の鍵となる（図2）．触診による解剖学的部位の正確な把握は不可欠である．

b．筋力評価（徒手筋力テスト）
個々の筋について収縮力を徒手的に評価する．アキレス腱断裂では足底筋の作用により底屈はできることが多いが，足関節底屈筋力は著明に低下しており，立位でのつま先立ちは不可能である．腹臥位でのThompson（トンプソン）squeeze test[*2]はアキレス腱断裂の評価に有用である（図3）．

c．下腿周径と下肢長
下腿周径の計測は下腿三頭筋筋腹の最も太いところで行う．疼痛による免荷が継続すると下腿三頭筋の廃用性萎縮が強くなり，健側との差が大きくなる．下腿長差の評価には，立位での膝関節外側関節裂隙から腓骨外果下端までの距離を用いることが多いが，最近ではX線撮影での下肢長尺立位正面像を評価することも多い．

■ 補助検査

1．X線検査／CT
脛骨骨折，腓骨骨折では必須の検査である．CTと併せて骨形態やアライメント，短縮の評価を行う．脛骨跳躍型疲労骨折では，前方骨皮質の異常や骨折線の評価が治療方針を立てるうえで重要となるため，描出にはCTが不可欠である（図4）．

2．超音波検査
軟部組織を主病変とする疾患にとって最も重要となる検査であるとともに，

[*2]
Thompson squeeze test陽性（＋）の表記はアキレス腱断裂があり，陰性（－）の表記はアキレス腱断裂がない，の意味である．

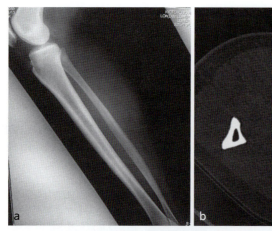

図4　補助検査としてのCT
プロバレーボール選手の脛骨跳躍型疲労骨折．X線像（a）ではまったく不明瞭であるが，CT像（b：軸位）では前方骨皮質内の異常が明瞭である．

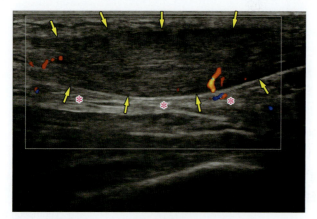

図5　補助検査としての超音波検査（Doppler法）
アキレス腱症．紡錘状に肥厚した腱変性部（黄色矢印）を中心に，Kager's fat pad（＊）からの血管侵入が観察できる．

疲労骨折に対する補助診断法としても活用されている．筋・腱の形態評価だけでなく，動態評価，Doppler（ドプラー）法による血流評価（図5，動画1）やエラストグラフィーによる弾性評価といった機能面の評価が可能であり，治療効果の経過判定にも有用である．アキレス腱断裂，アキレス腱症，下腿三頭筋挫傷，下腿コンパートメント症候群，下腿疲労骨折に対して用いられる．

動画1

3. MRI/MRA

下腿疲労骨折の早期診断には不可欠な検査であるが，脛骨遠位や中央の疲労骨折では異常所見を呈さない場合もあることを覚えておくべきである．MTSSでは症例によって骨膜や筋膜，周囲脂肪組織に微細な異常所見がみられることがある．アキレス腱断裂やアキレス腱症においては超音波検査と同じく異常所見がみられるが，動態や血流評価，弾性評価において超音波検査に劣る．労作

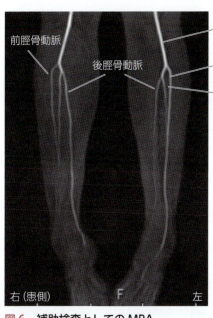
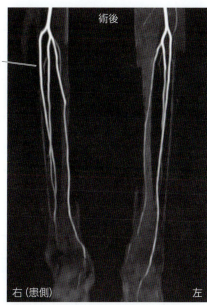

図6　補助検査としてのMRA
慢性コンパートメント症候群．左図：右前脛骨動脈の血流が悪く，代償的に右後脛骨動脈の血流が増加している．右図：内視鏡下筋膜切開術後．右前脛骨動脈の血流が改善している．

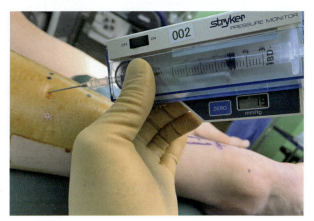

図7　補助検査としての筋区画内圧測定
慢性コンパートメント症候群．写真は，ストライカー社製のコンパートメント内圧モニターユニットを使用．

性による慢性コンパートメント症候群では，運動負荷後のMRAで血管の途絶・狭小化像が観察され有用である（図6）．

4. 筋区画内圧測定

　急性・慢性コンパートメント症候群に対する補助診断として用いられ，通常30 mmHg以上を異常とすることが多い（図7）．慢性コンパートメント症候群では運動負荷後に行う．

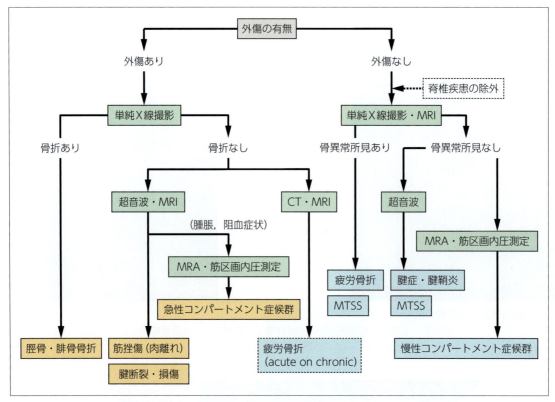

図8　問診・診察から診断への進め方
外傷の有無により進めるが，各疾患の病態を念頭におきながら検査を進めていく．

5. 神経伝導速度測定

下腿の神経（浅・深腓骨神経，伏在神経）の絞扼性障害が疑われる場合に行う．

■ 診断

上述した内容から，明らかな外傷の有無による診察法の進め方について図8にまとめる．

（熊井　司）

3章 診察法（患者問診・診察・検査・診断）

足関節

　足は直接地面に接するところで、外傷や障害をきたしやすい部分である。その主訴の多くは「痛い」ことで、痛みがなく機能の良い足であるためには、形態が良く、足底が正しく地面に接し（plantigrade）、下肢全体のアライメントも整っている必要がある。

■ 診察法

　本項では、足関節とそれに関連のある後足部の診察について解説する。診察は他の部位と同じく、問診、視診、触診、検査の順に進めるが、荷重位や歩容もみることが重要である。

▶ 足関節：ankle joint

1. 問診

　まず、主訴とその詳細を確認する。主訴の初発期日、誘因の有無、発症後の症状変化、他院への受診歴とその治療内容などを聞く。足関節の主訴は痛みであることが多く、Visual Analogue Scale（VAS）や Numerical Rating Scale（NRS：0 が痛みなし、10 が想像できる最大の痛みとして段階的に評価）で記録しておく。またその性質を聞き、安静時痛の有無、荷重や不整地歩行の影響、階段の下りや小走り、正座やかがみ込みで症状が出現するかなどを聞く。外傷歴、家族歴、足に負担のかかる職業やスポーツ、履物の影響も参考になる。

　問診の内容から、外傷、足自体の疾患、全身疾患の部分症状などに大きく分けてみる。思い浮かぶ疾患があっても、常にほかの可能性も念頭におき、いくつかに絞る[1]*1。

*1
荷重時痛が、踏み出しの1歩目ならば炎症や外傷が思い浮かぶ。長距離歩行後に徐々に増すのであれば腱や靱帯の変性、骨軟骨の問題などが考えられる。不整地（玉砂利、点字ブロック、道路脇の下がったところなど）を歩行したときに影響がある場合は、距骨下関節の問題、階段の下りや小走りに支障があるならばアキレス腱や後脛骨筋腱、ばね靱帯などの不具合を考える。

2. 視診

　下肢のアライメント異常や、筋力のアンバランス、脚長差などが足に影響を及ぼすことがあるので、足の診察では局所所見だけでなく、歩行状態を含めて下肢全体をみることが重要である[2]*2。

　両足の靴下を脱がせて、膝までは見えるようにして、診察台から下ろした状態だけでなく、足台や椅子の上に足底をついたときの形態を必ずチェックする（図1a，b）。わずかな差は、左右の比較によってわかることが多いので、両足を観察し、関節の腫脹、発赤、形態異常を確認する。爪の変形や鶏眼、胼胝、創、瘢痕、感染、潰瘍や瘻孔などの皮膚の異常、筋萎縮などもチェックする。後足部の内反・外反は荷重時に明らかになり、後方から見るほうがわかりやすい。靴の形状の変化や底の減り方、インソールの部分的な潰れなども参考になる。

*2
異常な回旋によるアライメント不良は、腹臥位にして、膝を直角に曲げて脱力させて観察する。正常では第2趾が大腿の延長線上に向くが、膝より末梢で回旋の異常が起きているときは内側もしくは外側を向く。内旋歩行（つま先を内側に向けて歩く）が主訴の場合、股関節で内旋していること（前捻角候群）が少なくないので、股関節の内旋・外旋もチェックする。

215

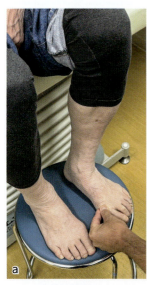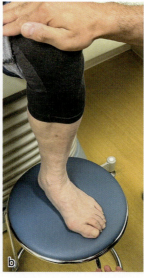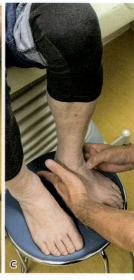

図1　診察の仕方
a：足底をついたときの形態を必ずチェックする．b：補助的に膝を押さえて荷重位を模している．c：踵骨の内反・外反は両手で踵部を挟むように触るとわかりやすい．

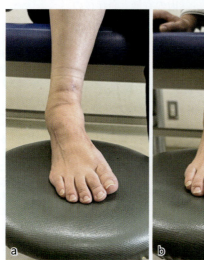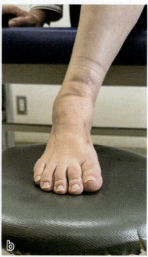

図2　足関節，足部のアライメント異常
a：普通に荷重した状態．足部は内反して外側で荷重している．
b：足底が正しく床についている状態．足部に対して下腿がどのように傾いているのかわかりやすい．変形矯正を考える場合には，この肢位でX線撮影するとよい．

> **COLUMN　足関節，足部のアライメント異常**
>
> 下腿を垂直にした状態では足底全体が接地しない場合，椅子の上に足底を適切に接地させ，そのうえで下腿がどのように変位しているかをみると，治療方針を考えやすい（図2）．

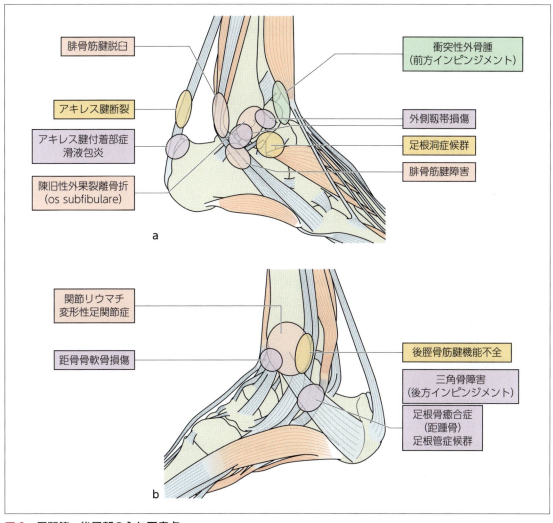

図3 足関節・後足部の主な圧痛点
a：足関節外側．b：足関節内側．

3. 触診
　足は体表面から触知可能な部位が多いので，解剖をよく理解していると触診によって多くの情報が得られる．左右の比較も必要である（図1c）．
a. 圧痛点
　圧痛点を詳細に調べることは重要で，問診から疾患を絞って触れていく．始めから痛みの強いところを触らないように配慮し，痛みの部位をなるべく狭い範囲で患者自身に示させるとよい．骨性の指標や腱のレリーフから，局所解剖を意識して圧痛のある組織を特定する（図3）．
b. 関節可動域の計測
　個人差があるので左右で比較する．足関節の背屈は腓腹筋の影響を受けるため，それを除くためには膝を屈曲させて測る．足関節の可動域は，距腿関節の

■ 3章　診察法（患者問診・診察・検査・診断）

みでなく足部を含めた複合の可動域として計測される．距骨下関節の可動域は
数値で表しにくいので，左右を比べて「1/2程度」「正中まで」のように評価す
る．

c.　感覚障害の評価

感覚障害（感覚鈍麻，異常感覚）の有無は見逃しやすい．神経障害は触覚だ
けでは異常がないようにみえても，痛覚を調べると差がわかることがある．痛
覚が弱かったり，健常部よりも遅れて感じられるようであれば感覚障害があ
る．左右の同じ部位や，離れた2か所を同時にチェックして，少しでも差があ
れば異常を疑う．

d.　下腿周径の計測

左右差があれば，筋肉や皮下組織になんらかの障害があることが示唆され
る．

e.　下肢長の計測

下肢長は，通常SMD（spina malleolar distance）で計測するが，足部は入っ
ていない．扁平足や足部変形などがある場合は，アーチの低下や骨の変形によ
る足部の高さの減少があり，下肢全長に影響する．

4.　徒手検査

疾患を想定して必要な検査を行い，苦痛を伴うものは最小限にする．

a.　足関節不安定性の評価

下腿を下垂させて筋肉に力が入らない状態で行う．左右差をチェックし，
end pointの有無をみる．外側靱帯不全に対して行う場合には，踵部の内がえ
し（内反ストレス）や前方引き出しの力を加えて評価する．

b.　つま先立ちの評価

両脚，あるいは片脚で，床に足を着いて膝を伸展した状態からつま先立ちで
きるか否かを評価する．正常ではつま先立ちすると踵部は内反する．つま先立
ちができないとき，あるいは踵部の内反が起こらない場合には，距骨下関節の
障害や後脛骨筋腱の機能不全・断裂を疑う．

c.　徒手筋力テスト

通常の筋力評価を行う．後脛骨筋の筋力は，足関節を最大底屈して前脛骨筋
の影響をなくしてから内反させて抵抗を加えると評価できる．筋力低下のある
筋肉と感覚障害の部位，腱反射などをみて，筋原性なのか，神経原性なのか，
腰椎に由来するのかなどを判断する．

d.　疼痛誘発テスト

・腓骨筋腱：足部を最大内反したとき，外反位を維持した状態で抵抗を加えた
　ときに，外果の後方から下方で痛みが誘発される場合は，腓骨筋腱の障害を
　考える．
・後脛骨筋腱：内反位を維持した状態で抵抗を加えたとき，あるいはつま先立
　ちをさせたときに，内果の後方から下方で痛みが誘発される場合は，後脛骨
　筋腱の障害を考える．

足関節 ■

・足関節部のインピンジメント：足関節の強い底屈，正座などで疼痛が誘発される場合は，足関節後方でのインピンジメントを考える．しゃがみ込んだときであれば，前方でのインピンジメントを考える．

e. 変形の徒手矯正

変形がある場合は矯正が可能か否か（flexible/rigid）を調べる．足関節・足部変形や，足関節に不安定性があるものなどではとくに重要である．

■ 画像診断

足関節では，骨自体の変化や，相互の連結，配列の異常を伴う病態が比較的多い．解剖を理解して正常像を熟知していれば，単純 X 線像から得られる情報は診断的価値が高い．また想定される疾患に応じて，CT，MRI，超音波検査による画像診断を行う[*3]．問診および身体所見から得た所見により，問題のある部位を特定し，適した検査法，撮像法を選択する．

1. 単純 X 線検査

スクリーニング目的の撮影方法と，特定の疾患に的を絞った特殊撮影法がある．

a. スクリーニングのための撮像法

基本とする撮像法は正面像，側面像の 2 方向．内旋斜位，外旋斜位を追加すると，骨折の状態や異常な骨性の変化を詳細に検討できる．

・内果，外果の関節面の評価には 10° 内旋位（mortise view）がよい[3]．
・場合により反対側と比較することが重要である．とくに脛腓間の離開などは患側だけでは判断が難しい．
・多くの過剰骨（副骨）が存在し，裂離骨折などとの鑑別が必要．

b. 特殊撮影法

疾患によっては，病変を描出するのにルーチンの方法よりも適した撮像法がある．それに精通していることで診断精度が向上する．

①荷重位
・荷重時と非荷重時では，画像が変化する．関節裂隙の狭小化，距骨や天蓋の傾斜，下腿と足のアライメントなどは，非荷重位では十分に評価できない．
・変形性足関節症や，アライメント異常などを診断していくためには必須の撮影法である．

②ストレス撮影
・外側靱帯損傷で靱帯不全を評価するためには，前方引き出しと内反のストレス撮影を行う．健側との比較も重要である．
・足関節果部骨折などに伴う三角靱帯不全や脛腓靱帯損傷は外反あるいは外旋ストレス撮影で評価する．最近では，足関節正面重力ストレス撮影（gravity stress test）が用いられている．

*3
診察で得た所見から想定すべき疾患を念頭におき，画像を見ることが重要である．漠然と見たのでは気づかない所見も，疑いをもって見れば判明することがある．また，時間をおいて撮影すれば変化が見えてくることがある．また，病変の部位によって適した撮像法があることを理解する必要がある．

■ 3章 診察法 (患者問診・診察・検査・診断)

③底屈位，背屈位

- 底屈位正面像では，距骨滑車の後方部の観察ができる．距骨骨軟骨損傷では，距骨滑車の後方内側寄りに病変が発生することが多く，底屈によって接線方向で描出できる．
- 底屈側面像では三角骨 (os trigonum) によるインピンジメント，背屈側面像では前方での衝突性外骨腫 (impingement osteophyte) によるインピンジメントの状態が判断できる．

2. CT

撮像法の進歩により，短時間に比較的少ない線量で撮影できるようになっており，両側同時に撮影して健側と比較できる．骨形態について詳細な情報を手に入れることができ，手術計画などの際には必要な検査である．最近の機種では，腱組織なども描出可能である．

- 骨折，骨軟骨損傷，遊離体，足根骨癒合症，骨壊死，変形性関節症，腫瘍，感染，関節炎，先天的な変形などで頻用される．
- 骨折は CT の良い適応で，単純 X 線像では把握しづらい陥没骨折の検出や，螺旋骨折，粉砕骨折の立体像の認識などにとくに有用であり，ギプス固定中の撮像も可能である．
- 3D-CT では，変形や骨折の状態，骨片の位置関係が容易に把握できる．
- dual energy CT では，高エネルギーと低エネルギーの X 線コントラスト比が物質ごとに異なることを利用して，物質を弁別することが可能である．石灰化や痛風結節などを的確に診断できる[4,5]．また，金属アーチファクトの影響を低減することができる．

3. MRI

足関節・足部では構成要素が小さく，解剖が複雑であるために，MRI の読影は必ずしも容易ではない．正常像を十分理解し，その特性，限界を知ることが必要である．撮像に際しては適切な肢位，断面，シーケンスの選択がとくに重要である[6]．

a. 撮像方法

①断面

- 冠状断，矢状断，横断 (軸位断) が基本で，詳細な検討には目的とする組織に沿った，あるいは直交する断面が選択される．
- 冠状断では内外側を縦走する靱帯の評価がしやすい．
- 矢状断は後脛骨筋腱やアキレス腱など，この軸に沿った構造物の観察に優れている．
- 横断像は一度に多くの構造を描出できるため，解剖を把握するのに優れている．

②シーケンス

- T1 強調像は解剖学的構造，骨折線，骨の状態を観察するのに優れている．

・腱や靱帯の描出には T1 強調像よりもプロトン密度強調像に近い中間的画像のほうが適する.
・T2 強調像は組織の病的変化に鋭敏である.
・STIR 像は浮腫や組織の病的変化に鋭敏である.

b. 組織別の MRI 診断

①腱

・足関節では狭い範囲に多くの腱が通過し，解剖の理解が難しい．撮像方向は横断像が基本で，腱の連続性をみるのには矢状断も有効である[6].
・正常の腱組織は，すべてのシーケンスで均一な低信号を呈する.
・足関節付近の腱は斜めに走行するが，静磁場方向に対して 55°に傾いた腱や靱帯では，その信号強度が上昇する現象（magic angle effect：魔法角効果）がみられることがある[7]．T2 強調像では影響を受けにくい.
・MRI で観察される腱およびその周囲の病的変化は，腱滑膜炎，腱症，腱断裂などである.

i) 腱滑膜炎 (tenosynovitis)

・T2 強調像で正常な腱周囲に認められる高信号の液体貯留として観察できる.
・足関節部では，伸筋腱を除いて正常でも軽度の液体貯留を認める．とくに長母趾屈筋腱では顕著である[8].
・横断像で腱の面積と同等以上の液体貯留がみられる場合は，症状を伴うことが多い.
・腱鞘内の複雑な液体貯留は，症状を伴う滑膜の増殖や癒着を示唆する.

ii) 腱症 (tendinopathy/tendinosis)

・腱自体の変性や過形成によるもので，繰り返す外力により腱に遷延治癒状態（慢性肉芽，線維化や瘢痕化による肥大）を生じている．以前は腱炎（tendinitis）とされていたが，真の炎症は認められない．アキレス腱や後脛骨筋腱，腓骨筋腱でしばしばみられる.
・MRI では腱は通常肥厚しており，T1 強調像あるいはプロトン密度強調像などで軽度に高信号を呈する.

iii) 腱断裂

・腱の病的変化の終末像として，腱の細まり，断裂なども観察される.

②靱帯

・靱帯損傷の診断に MRI は非常に有用であるが，臨床所見を参考にする必要がある.
・部分断裂の場合，どの撮像法でも損傷靱帯の腫脹や肥厚，信号強度の変化などを認める.
・完全断裂の場合，靱帯の連続性の途絶と弛緩がみられる.
・陳旧化すると損傷靱帯の線維化による肥厚，逆に瘢痕状の菲薄化，靱帯の欠損像を認める.

■ 3章　診察法（患者問診・診察・検査・診断）

③骨

i) 感染

- 骨髄炎は，T1 強調像では骨髄より低信号，T2 強調像では高信号として描出される．しかし，それらの変化は骨髄炎に特異的とはいえず，浮腫や神経病性関節症による変化との鑑別は難しい．
- 骨髄炎においてみられる骨髄の変化は，STIR 像と造影後の脂肪抑制 T1 強調像によってよく描出できる．

ii) 骨折

- 通常の骨折は単純 X 線像で評価可能であるが，骨挫傷，転位のない潜在性骨折，疲労骨折，stress response などにおいて威力を発揮する．骨折に続発する無腐性壊死の早期診断にも有用である[9]．

ア) 疲労骨折

- 疲労骨折は，単純 X 線像では診断困難なことも多く，MRI が非常に有用である．足関節周囲では脛骨遠位端部に多い．
- STIR 像と造影後の T1 強調 SE 像で最も良く描出され，周囲の骨髄に比べて低信号の線状域として観察できる．STIR 像では，骨折は線状の低信号としてみられるが，周囲の骨髄は骨髄浮腫により高信号を呈する．
- 疲労骨折に進展する以前の変化（stress response）は骨髄の浮腫性変化としてとらえられる．T1 強調像で低信号，T2 強調像で高信号を呈する．

イ) 骨挫傷 (bone bruise)

- MRI 画像上の概念で，外傷による外力や慢性にストレスがかかった状態．骨折を認めないが軟骨下骨に及ぶ異常信号を呈するものをさす．骨梁の微細な骨折，出血や浮腫が反映されていると考えられている．
- 距骨や脛骨遠位端でしばしば認められ，脂肪抑制画像（STIR，脂肪抑制 T2 強調像）が浮腫の広がりを明瞭に観察できるが，強調されすぎる場合があるので，T1 強調像での低信号の範囲を合わせて評価する[6]．
- 通常受傷後 6〜12 週間で正常の信号強度に戻るが，時には数か月かかり，臨床症状の消退よりも遅れることがある[9]．

④軟骨

- 距骨滑車の骨軟骨損傷を評価する機会が多い．DESS (double echo steady state)，T2，T1 強調像では軟骨は低信号，脂肪抑制プロトン密度強調像，GRE T1 強調像では高信号として描出される[6]．軟骨に損傷がある場合は，軟骨下骨に信号異常を伴っていることが多い．

⑤軟部組織

- 感染や炎症性疾患，ガングリオン，腫瘍などに有用である．

4. 超音波検査

・近年，足関節部での超音波検査の活用は急速に広まっており，精度の良い画像が得られるようになっている．静止画だけでなく，動画も観察できるため，機能的な評価が可能である．また簡便で，外来などでも施行できる．
・腱や靱帯の評価，足関節不安定性の評価，骨折，軟部腫瘍などの診断に用いられる．

(窪田 誠)

■文献

1) 井上敏生. 診察法. 大関 覚ほか編. 足の外科テキスト. 南江堂；2018. p.12-6.
2) 井口 傑. 診察手技の基本. 山本晴康編. 足の外科の要点と盲点. 文光堂；2006. p.28-65.
3) Jones CP, Younger ASE. Imaging of the foot and ankle. Coughlin M. et al, editors. Surgery of the Foot and Ankle. 8th ed. Mosby；2007. p.71-131.
4) Shiozaki T, et al. Three cases of gouty tophus in the foot treated by resection. Cureus 2023；15：e37144.
5) Kimura T, et al. Gouty tophus in the foot without hyperuricemia diagnosed by dual-energy computed tomography：A case report. J Orthop Case Rep 2021；11：73-5.
6) 小橋由紋子. 足の構造物のMRI撮像法. 足の画像診断. 第2版. メディカル・サイエンス・インターナショナル；2021. p.58-63.
7) 小橋由紋子. magic angle effect. 足の画像診断. 第2版. メディカル・サイエンス・インターナショナル；2021. p.76-8.
8) Schweitzer ME, et al. Fluid in normal and abnormal ankle joints：Amount and distribution as seen on MRI images. AJR 1994；162：111-4.
9) 西岡真樹子. 足関節と足のMRI診断. 越智隆弘，菊地臣一編. NEW MOOK 整形外科 12 整形外科MRI診断. 金原出版；2003. p.241-9.

3章 診察法（患者問診・診察・検査・診断）

足

■ 概略

　足の診察において，問診，視診，触診を基本とする臨床所見と現症の把握は必須で揺るぎないものである[1]．その順番が前後することはあっても初診時の所見を把握することで，経過中の所見変化を意識することができ，そのたびになんらかの臨床検査を併用しなくてもすむことも多い．

▶ 足：foot

■ 問診

　患者の訴えが外傷性であるのかどうかを聴取することから始まるが，外傷であればその受傷機転を聴取することでその後の視診・触診の段取りが比較的簡便になる．非外傷性であれば仕事も含めた生活様式について聴取する．仕事の状況については，立ち仕事なのか座りっぱなしなのか，日常生活上で長距離歩行や重量物の運搬が多いのか，なんらかのスポーツ活動やトレーニングを行っているのかなど，視診・触診が終わってから改めて聞き出すことも重要になることがある．なお，たとえば外反母趾であれば，変形を直したいのか痛みを改善させたいのか，どちらを主眼にしたいのかで対処の仕方も異なってくるので，患者の希望も把握しておく必要がある．

　また，なんとなく調子が良くないと感じていたことが急に悪化したなどとの訴えがある場合，そのきっかけになった事項も聞き出せるとよい．旅行に出かけて帰ってきたら，車に長時間乗車していたら，登山で下山してきたら，急に寒くなってきたら，雨が降り始めたら，など行動の変化だけでなく気候天候の変化に関連する症状もありうることを銘記すべきである．また，疼痛が主訴であるなら，同じ状態が一定に続いているのか，変動があるのかなども聴取の対象となる[2]．

■ 視診

　前足部（Lisfranc〈リスフラン〉関節部から足趾尖端部まで）での外傷であれば，足趾（中足骨も含めて）の骨折，捻挫，脱臼，腱損傷が想起されるが，皮下の出血斑が顕著であると意外に骨折はしていないことが多い．非外傷であれば外反母趾や内反小趾などの明確な変形が認められるものから，変形ととらえていいものかどうか悩むこともあり，左右の比較が大切である．Freiberg（フライバーグ）病などのようなMTP関節部の病変があるときに当該趾（Freiberg病なら第2趾）の基部が腫脹していることがよく経験される．足趾の変形については旧来からいくつかの種類があることが知られており，その形状と名称をよく理解しておくことが大切である*1（図1）[3]．

*1
近年足趾のDIP関節機能（とくに自動的伸展力）が低下している人が増えているように思われるので（おそらく足内在筋群の機能低下によると推定），ハンマー趾や鉤爪趾ではDIP関節の肢位にはこだわらなくともよいと思われる．

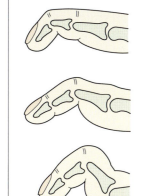

図1　足趾の各種変形
槌趾，ハンマー趾はDIP関節，PIP関節がそれぞれ屈曲（底屈）している状態をさし，伸筋腱損傷などで発症する．鉤爪趾はハンマー趾にMTP関節の過伸展（背屈）が加わった状態で，内在筋麻痺や拘縮などで生じる．そのほかに巻き趾（カール趾）という変形もあり，小児の第4趾に先天性に生じることが多い．

中足部から後足部（足根骨部から距骨・踵骨まで）については，外傷性の場合，第5中足骨基部骨折（本来は前足部に含まれる骨であるが便宜的に中足部に含める："下駄履き"骨折やJones骨折[*2]）で中足部外側が腫脹し，二分靱帯損傷であるとそのやや中枢側が腫脹することが多い．外脛骨があって同部を捻転したために疼痛が出現するような場合，中足部内側が腫脹する．Lisfranc関節損傷なら中足部全体が強く腫脹する．後足部では踵骨骨折で高度に腫脹することが典型的であるが，距骨骨折や距骨下関節損傷なら後足部のみならず足関節部にまで腫脹が及ぶ．非外傷性であれば，外脛骨の突出の有無，扁平足[*3]の有無，アキレス腱付着部の腫脹や膨隆などが視診上の注意点である．時間的に余裕があれば，起立させて後方から後足部の内外反の有無を確認することも重要である．

足背部や足底部の膨隆があれば腫瘍病変を疑い，次の触診の段階でよく性状を検知する必要があり，足趾や足底に鶏眼や胼胝を認めるなら，やはり触診でその周囲の軟部組織の柔軟性を確認する必要がある．なお，関節可動域の観察については日本足の外科学会ホームページの「関節可動域ならびに測定法」（図2）を参照されたい[*4]（動画1）．

触診

足部では非常に重要な診察法であるが，触診をしながら視診を行うことでもまったく差し支えない．骨の形状，関節腫脹の有無，腱のトレースの確認などさまざまな点検項目があるが，足部の筋力[4,5][*5]も重要項目である．視診の項目で「関節可動域の観察」と記載したが，具体的には触診の段階で自動的・他

[*2] "下駄履き"骨折（"下駄"骨折ともいわれる）とJones骨折は似て非なるものである．"下駄履き"骨折は第5中足骨基部の裂離骨折であり，Jones骨折は近位骨幹部骨折で疲労骨折として発症することもあり，厳密に区別する必要がある．

[*3] 扁平足は別名では後脛骨筋腱機能不全症といわれていたが，アメリカの医療事情の影響でprogressive collapsing foot deformity (PCFD)ともいわれるようになり，日本語病名名としてどのように対応するのかまだ未確定要素が大きい．

[*4] 2022年の改訂での重要項目は内がえし，外がえし，回内，回外が厳密に規定されたことにある．とくに回内，回外については足関節から足部全体での複合運動としてとらえられており，用語の使用には注意が必要である．

動画1

[*5] 筋力評価テストの教科書としては，日本語訳も出版されていることもあってDanielsのテキストが有名であるが，筆者はそれと並び称されるKendallのテキスト[5]も良い教科書と考えているので文献に記載させていただく．

■ 3章　診察法（患者問診・診察・検査・診断）

部位名	運動方向	参考可動域角度	基本軸	移動軸	測定肢位および注意点	参考図
足関節・足部 foot and ankle	外転 abduction	0〜10	第2中足骨長軸	第2中足骨長軸	膝関節を屈曲位，足関節を0度で行う	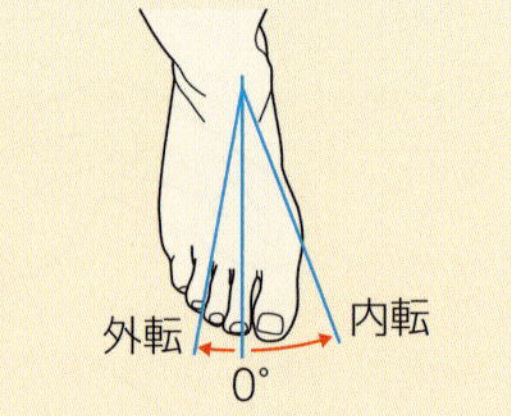
	内転 adduction	0〜20				
	背屈 dorsiflexion	0〜20	矢状面における腓骨長軸への垂直線	足底面	膝関節を屈曲位で行う	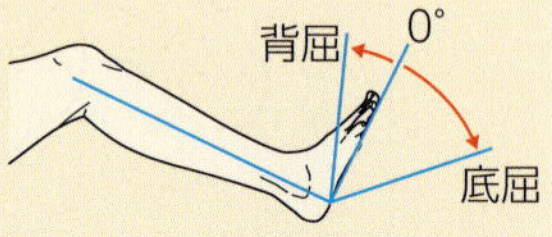
	底屈 plantar flexion	0〜45				
	内がえし inversion	0〜30	前額面における下腿軸への垂直線	足底面	膝関節を屈曲位，足関節を0度で行う	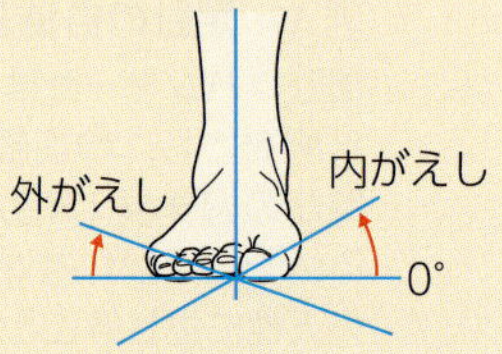
	外がえし eversion	0〜20				
第1趾，母趾 great toe, big toe	屈曲 (MTP) flexion	0〜35	第1中足骨	第1基節骨	以下の第1趾，母趾，趾の運動は，原則として趾の背側に角度計をあてる	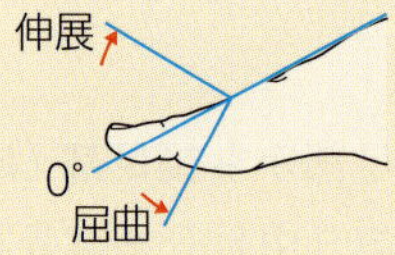
	伸展 (MTP) extension	0〜60				
	屈曲 (IP) flexion	0〜60	第1基節骨	第1末節骨		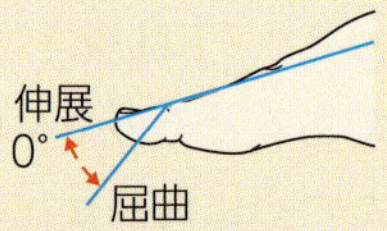
	伸展 (IP) extension	0				
趾 toe, lesser toe	屈曲 (MTP) flexion	0〜35	第2〜5中足骨	第2〜5基節骨		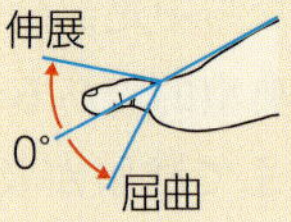
	伸展 (MTP) extension	0〜40				
	屈曲 (PIP) flexion	0〜35	第2〜5基節骨	第2〜5中節骨		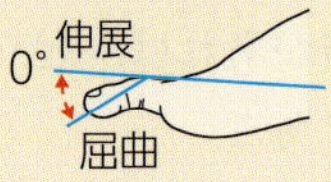
	伸展 (PIP) extension	0				
	屈曲 (DIP) flexion	0〜50	第2〜5中節骨	第2〜5末節骨		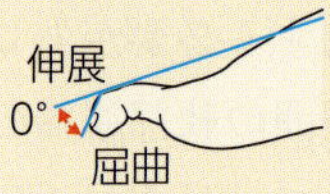
	伸展 (DIP) extension	0				

図2　足の可動域

（関節可動域ならびに測定法_2022年改訂．日本足の外科学会 https://www.jssf.jp より）

動的可動域を観察する方法でよい．
　腫脹の程度と圧痛部位の確認を順次行いつつ，筋力評価と関節可動性を同時に行うようにすることで時間の節約を図ることができる．また，ストレス手技として徒手的に圧力をかける方法が役立つことがあるが，疼痛が誘発できるか

226

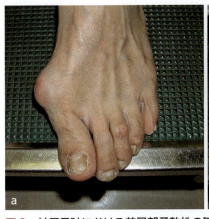
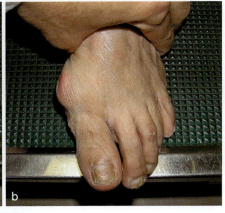

図3 外反母趾における前足部柔軟性の確認
Mulder手技により母趾の外反回旋変形が徒手的に矯正可能かどうかも治療方針に影響する．高度の外反母趾であっても (a)，手技によって母趾が矯正され，足部の柔軟性が残存していることがわかる (b)．

どうかのみならず前足部の柔軟性の評価を行うこともできる．たとえば，前足部で母趾 MTP 関節と小趾 MTP 関節とに手をかけて徒手的に側方から圧迫力を加えたとき，前足部足底の疼痛が誘発できれば Morton（モートン）病と診断できるとする Mulder（マルダー，ないしムルデル）テストが有名であるが，外反母趾などでも同様の手技で前足部の開帳状態が硬直しているのか，まだ柔軟性が維持されて可塑性が残存しているのかを判断することにも役立つ[*6]（図3）[6]．

中足部から後足部では外脛骨の骨性隆起が触知できるかどうかをみるだけでなく，そこに付着する後脛骨筋腱の走行部に沿って圧痛があるかどうかを確認する．外側部でも同様に腓骨筋腱の走行に沿って圧痛があるのかどうかを確認することが大切で，足関節部から足部にかけての腱鞘炎・腱炎の診断に役立つ．また踵骨部痛を訴えるような場合，踵骨周囲の軟部を徒手的に内外から圧迫したときに疼痛が誘発されるかどうかを確認することも有用である[7][*7]（動画2）．

■ 検査

足趾の高度な変形でリウマチ性疾患が疑われたり，母趾 MTP 関節部に軽度の発赤を伴うびまん性の腫脹を伴って痛風が疑われるような場合，糖尿病などの基礎疾患があって擦過傷や軽微な外傷を契機に足部の腫脹と疼痛が出現して細菌感染が疑われる，といった場合には血液検査が重要になる．しかし，骨折や脱臼でも腫脹が強く触診でそれと認識できないことも多いため，とくに外傷では単純 X 線所見の確認がまだ必要であるし，その他の疾患でも画像診断はなんらかの形式で必要と言わざるをえない．なお，それぞれの画像における正常状態を十分に理解しておくことが必須である[8]．

1. 単純 X 線検査

足部であると一般的には正面底背像と斜位像が撮影されることが多く，骨折

[*6]
Mulder テストは足底から徒手的に前足部を両側方から締めつける手法であるが，足背から実施してもよい．なお，この手技は母趾外転筋を中心とする足内在筋の筋力評価を行う際，患者自身に力を入れやすくさせる効果もある．

[*7]
踵骨部痛を訴える場合には，あまり精査されることなく足底腱膜炎と診断されることも多いようであるが，MRI の進歩によって実はさまざまな病態が混在していることがわかってきている．

動画2

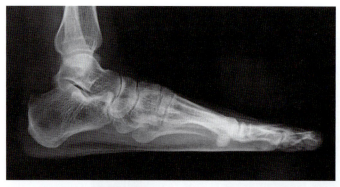

図 4 足の単純 X 線正側面像
ある程度の高さのある台に患者を乗せて撮像しなくてはならないので一手間かかるが，得られる情報は多い．各関節に生じる背側骨棘が確認しやすくなり，横倉法による扁平足の計測にも有用．

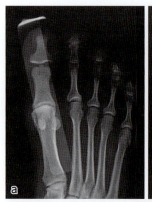 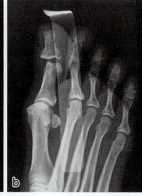 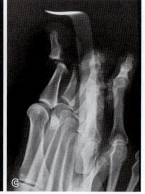

図 5 母趾 IP 関節の脱臼症例
a：正面像（底背像），b：斜位像，c：側面像．正面像では明確でなく，斜位像で異常であることはわかるが，側面像で背側脱臼であることが明確になる．

などの外傷性変化の有無をとらえるが，中足骨の皮質骨の形態を注意深く観察して疲労骨折の有無を確認できることも少なくない．過剰骨の存在の確認にも利用できる[9]．また，可能であれば立位荷重位での底背像と正側面像を撮影すると得られる情報量が多くなる（図 4）．非荷重の斜位象では Lisfranc 関節，Chopart（ショパール）関節の形態を確認することが容易になるが，そこに関節症性変化が出現し骨棘が認められるかどうかなどは正側面像が有用である．それ以外にも正側面像であれば，MTP 関節部の骨棘の有無，扁平足の有無，踵骨棘の有無，アキレス腱付着部の石灰化の有無などが検出しやすくなる．さらには，外反母趾と診断するには基本的に荷重位での正面底背像が必要になる．なお，足趾の外傷の場合にはそれぞれの足趾の正面底背像と斜位像だけでなく必ず側面像も撮影する．実は母趾 IP 関節や他趾の PIP 関節脱臼の場合，正面像と斜位像だけでは見逃されることが少なくないからである（図 5）．

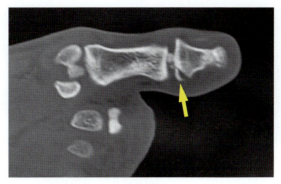

図6 脱臼症例における剥離骨片
単純X線検査でも把握できるが，CT所見でより明確に剥離骨片の位置がわかる（矢印）．

2. CT

　単純X線検査のみでは判断が難しい骨外傷，骨病変の診断に有用で，近年ではさまざまな方向からの撮像が可能となりそれらを再構成して立体画像も得られるようになっているため，骨と関節の形状把握には力強いツールとなる．とくに，微細な骨折や剥離骨片の有無の確認（図6）や足根骨癒合症の診断には重要であり，その他の検査では判別しにくいLisfranc関節損傷の状態把握にも役立つ．

　最近は立位荷重位でのCTの有用性が報告されてきているが，まだ機器の導入が限定的であり今後の普及拡大が望まれる[10]．

3. MRI

　骨よりも軟部組織病変の診断に有用な検査法であるが，骨でも外傷後の骨髄浮腫の有無を判別するために簡便に行える検査としては唯一のものである．また疲労骨折，骨壊死や骨髄浮腫の診断（図7）にも役立つ．ほかにはやはり腫瘍性疾患の鑑別には強力な検査法（図8）であり，アキレス腱の性状把握にも有益である．一方，足部の靱帯損傷については，足関節部に比べて幅や厚さが薄いために正常でも判別が難しいため，磁力の弱い機器での検査意義はまだ不明確である．

4. 超音波検査

　足部ではとくにアキレス腱付着部の病態把握に役立つとされる．その他，足根部の靱帯損傷，足背部に出現するガングリオンや腱鞘滑膜炎などの診断にも有用であり，今後の適応拡大に期待がかかる[11]．

5. 関節造影検査

　これは足関節ほど知られている検査ではないが，Lisfranc関節の安定性を把握するのに有益であることが報告されている[12]．生体内に造影剤を注射すると

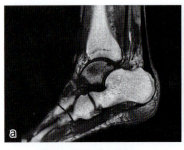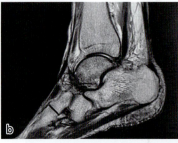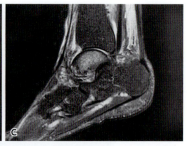

図 7　距骨骨髄浮腫の症例
a：T1 強調像，b：T2 強調像，c：T2 STIR 像．足部を捻転してから 3 か月しても足関節・足部の疼痛が残存している症例．外傷後の距骨骨髄浮腫であることが MRI により明確になる．

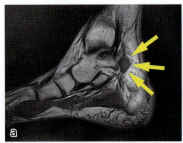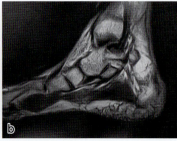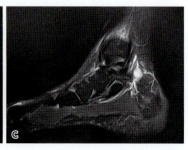

図 8　距骨後方の神経鞘腫
a：T1 強調像，b：T2 強調像，c：T2 STIR 像．踵部から足底部のしびれと痛みを訴える症例で，距骨内側後方の脛骨神経から生じた神経鞘腫であった（矢印）．

いうことが MRI などと比較して侵襲的であるとの意見もあるが，適応を熟慮すれば有効な検査法といえる．

診断

臨床診断では古典的診断手法を駆使しつつ，昨今の画像診断技術の結果を取り入れて最終的な診断に導いてゆく．しかし，症状が出現している足部にはこれといった所見がなく，画像的にも問題と思われることがない場合，下腿から足関節部，場合によっては腰椎レベルを含めて異常がないのかを検討する必要がある．たとえば下腿コンパートメント症候群のような病態が時に中高年にも認められることがあり，下腿深部筋群の柔軟性低下が生じていると下腿内側（筋腱移行部）には圧痛があり，しかしそれについては患者本人は自覚がなく，症状として足がしびれる，足がむくむ，と訴えることが経験される．人体の連続性にも留意しながら所見を確実にとらえることが非常に大切である．

（青木孝文）

■文献
1) 笹原　潤．総論（診断）．日本足の外科学会監修．足の変性疾患・後天性変形の診かた．明日の足診療シリーズ I．全日本病院出版会；2020．p.10-24．

2）藤原憲太，木下光雄．足変形の診察法．中村耕三，木下光雄編．整形外科臨床パサージュ9 足の痛み クリニカルプラクティス．中山書店；2011．p.38-43.

3）渡邉耕太．屈趾症の診かた（槌趾，ハンマー趾，鉤爪趾，カール趾）．日本フットケア・足病医学会誌 2023；4：7-10.

4）津山直一，中村耕三訳．新・徒手筋力検査法．原著第10版．エルゼビア・ジャパン；2022．p.278-306.

5）Conroy VM, et al. Kendall's Muscles Testing and Function with Posture and Pain. Wolters Kluwer；2023.

6）青木孝文．前足部変形に対するフットケア．MB Orthopaedics 2015；28：19-27.

7）青木孝文．足底腱膜炎の診断と保存療法．日本医事新報 2021；5067：20-5.

8）小橋由紋子．足の画像解剖．足の画像診断．第2版．メディカル・サイエンス・インターナショナル；2021．p.13-56.

9）青木孝文．過剰骨障害．高尾昌人編．絵でみる最新足診療 エッセンシャルガイド．全日本病院出版会；2010．p.159-63.

10）城戸優充ほか．足関節・足部疾患における荷重CT研究 足部・足関節の画像解析―画像から病態を探る．臨整外 2020；55：1223-6.

11）林 典雄．リハビリテーション医療で使える足関節・足部の疾患や障害への超音波断層法の応用．MB Medical Rehabilitation 2020；254：27-33.

12）青木孝文，伊藤博元．関節造影によるリスフラン関節損傷の診断．整・災外 2010；53：697-703.

3章 診察法（患者問診・診察・検査・診断）

小児

■ はじめに

小児運動器疾患の診療を進めるにあたっては，まずその特徴を知る必要があるので以下に列記する．

a. 愁訴を訴えない病態がある

成人の運動器疾患では本人による自覚症状が明確で医療者へ期待することも直接伝わる．一方，乳幼児期ではたとえ局所の疼痛が原因であっても跛行や四肢関節の無動による表出しかできないケースも少なくない．したがって真の愁訴がどこにあるのかは医療者が判断せざるをえない病態がしばしば存在する．

b. 他覚的所見がとりづらい

とくに乳幼児では診察に非協力的であることを前提に，より正確な臨床所見を得る工夫が必要となる．

c. 正常と異常の見極めが難しい

成長過程での生理的範囲内の態様か病的所見なのかの鑑別は時として難しい．

d. 保護者への説明と不安の解消が不可欠

病的なものと診断した場合に，自分のこと以上にわが子の体を心配する保護者に対して，すみやかな治療方針と予測される予後の十分な説明は不可欠である．また昨今は，SNSの普及により正誤入り混じった情報を目にすることでいたずらに不安を抱えて来院する保護者も少なくない．医療者が正しい情報を伝えることはきわめて重要である．

■ 診察法総論

初診患者が来院してから診断に至るまでの手順は以下のとおりである．

1. 問診

乳幼児期，場合によっては学童期に至る小児期の問診においての特殊性は，病歴聴取は本人からではなく保護者（同伴者）から得る機会が多いという点にある．このことで注意が必要な点は，①本来の愁訴より重症感または軽症感をもっての訴えである可能性があること，②病変とは異なる部位に異常があると思い込んでいる場合があること，③症状発現と周りの大人が異常に気づいた時期にズレがある可能性があること，などである．これらに留意したうえで具体的聴取を始める．

a. 来院理由，主訴，現病歴の聴取

来院した理由は何か（患児からの訴えか，親が気になっているのか，周りの

小児

人に診察を勧められたのか，健診のスクリーニングで引っかかったからなのか
等々），患児が困っていること（主訴）は何か，痛みはあるのか（本人が訴えて
いるのか，親がみてそう思うのか），症状発現になんらかのきっかけがあった
のか，症状は増悪傾向なのか改善傾向なのか，などできるだけ詳細な聴取が診
断の参考となる[*1].

b. 出生時の状況や成育歴の聴取

早産の有無・出生時体重・Apgar（アプガー）スコアなどからは先天性疾患
の可能性や娩出時の中枢神経への影響を考慮することができるし，頚定・寝返
り・座位・つかまり立ちなどの時期からは運動発達遅延の有無を評価できる．
これらは母子手帳から情報を得ることも可能である．

c. 家族歴の聴取

遺伝性疾患の可能性があれば詳細な聴取が必要である．また遺伝性ではない
が家族性に発症頻度が高い疾患があることの認識も必要である[*2].

d. 併存症の有無

局所症状と思われた愁訴が全身性疾患（症候群）の一部分症である可能性が
ある[*3].

2. 診察

冒頭でも述べたように，乳幼児期では診察室に入ったとたんに，あるいは触
診した時点で泣いてしまう場合がしばしばある．号泣してしまうと全身が緊張
して正確な臨床所見がとれない．診察前の工夫として筆者らはベッドでの診察
にこだわらず，保護者の膝の上に座らせたまま診察したり，興味を引きそうな
玩具をあらかじめ準備したりして，できるだけ号泣させないよう努めている
（図 1）．

実際の診察では「主訴に見合う客観的な病的所見の有無」が最大のポイント
となる．言葉で愁訴を伝えられない子どもであっても，局所の病的所見は愁訴
を裏づけるエビデンスである．臨床所見では局所の腫脹，関節の可動域制限・
可動時痛さらに自動運動の消失（無動）などの有無を評価できる[*4].また臨床
所見で客観的な病的所見をとらえられなくても，画像所見や血液生化学所見に
よってとらえられることもしばしばある．したがって，一通りの診察を終えた
ら必要に応じて検査オーダーを行う．

3. 検査

成人に対する検査と同様，初診時には画像検査と血液検査が主体となる．し
かし，ものものしい放射線機器が並ぶ X 線撮影室にせよ，注射器を持った大
人に痛いことをされる採血室にせよ，来院した子どもにとってはいずれも恐怖
の館でしかない．したがって不要な検査は極力避ける，できれば非侵襲性の検
査を優先する，という意識を成人の患者を診察するとき以上にもつ必要があ
る．

[*1]
前医からの紹介状で確定診
断が記載されていたり，治
療法が指示されている場合
がある．診察時には貴重な
情報として参考にすること
は問題ないが，あくまでも
情報の一つであるという認
識が必要で，思い込みは厳
禁である．

[*2]
発育性股関節形成不全では
血縁者の股関節疾患の既往
は有用な情報の一つであ
る．先天性内反足では同胞
罹患が珍しくない．

[*3]
爪の形がおかしいという主
訴で来院した 6 歳男児が，
膝蓋骨脱臼，橈骨頭脱臼を
伴っており Neil-Patella
（ネイル・パテラ）症候群
と診断できた経験が筆者に
ある．

[*4]
四肢の片側性に疼痛などが
ありそうな場合に，まず健
側の診察から始めて患児を
怖がらせないという手法を
とることは多い．

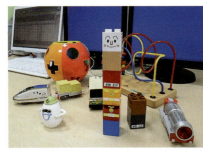
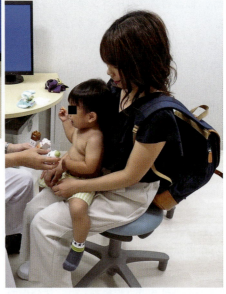

図1　診察の様子

a．画像検査

単純X線像は最も汎用され診断価値も高い．ただし放射線防護には配慮が必要である．さらに詳細な画像が必要な場合はCTやMRIに進む．ただしこれらの画像検査から得られるメリットが，前者ではさらなる放射線被曝，後者では眠剤使用などのデメリットを上回るものでなくてはならない．超音波画像は手技や読影に一定の習熟期間は必要であるが，非侵襲性の検査であり今後さらなる普及が期待される．

b．血液検査

血算，生化学検査が一般的であるが，必要に応じて特殊項目も追加する．

4．診断（図2）

以上の3ステップを経て，検査結果がそろった時点で患児をもう一度診察室によび込んで診察，診断を行う．最も重要なことは主訴が病的なものであるかどうかの判断である．疾患でなければ当然治療も経過観察も不要なわけであるから，この鑑別はとりわけ重要である．判断がつかない場合には専門医に委ねるという選択肢もあろう．少なくともいたずらに経過観察を繰り返すことだけは避けたい．

一方，疾患と判断できた場合でも確定診断がつく場合とつかない場合がある．確定診断がついた場合は治療を開始すればよいが，鑑別できない場合は悩ましい．外来や入院でさらに精査したり，他科疾患の可能性も考慮に入れる必要がある．また，たとえ治療しなくても時間の経過とともに明らかになる病態もある[*5]．

[*5]
Perthes病のごく初期の滑膜炎期では一時的な跛行のみを呈し，単純X線像では病的所見がとらえられず単純性股関節炎との鑑別が困難な場合がある．経過観察する過程で大腿骨近位骨端核のstaged changeが進み診断が確定できる場合もある．

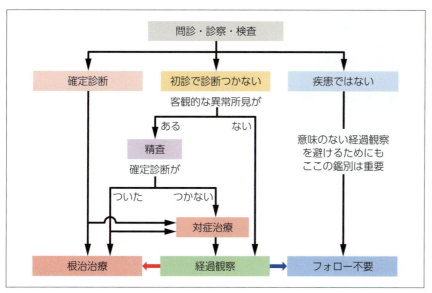

図2 診断から治療への流れ

5. 治療

　この章では診断までが主なテーマなので，小児運動器疾患治療の考え方のみを簡潔に述べる．治療全般については小児期の旺盛な再生能力に期待しこれを大いに利用できる利点はあるが，先天性疾患などでは治療期間が長期にわたることもしばしばある．また成人と異なり，現時点で臨床的な愁訴がなくても，放置すれば将来なんらかの症状が出現する可能性が高い病態に対して手術治療を勧めなければならない場合も少なくない．医療者は，保護者に対してその治療目的と予後を繰り返し明確に伝え納得してもらう必要がある．これにより家族（患児）との信頼関係が構築され治療がスムーズに行えることを知っておいてほしい．

■ 診察法各論

　小児運動器疾患を専門としない整形外科医であっても日常診療で子どもの診察を避けて通れるわけではない．ここでは，比較的遭遇する可能性が高い乳児期の2つの疾患と，歩行開始後に多い愁訴である歩容異常をきたす疾患についてその診察法を解説する．

1. 乳児期の2疾患
a. 先天性筋性斜頸

　発生頻度は0.3〜2％とされ，明らかな性差はない．成因については，胸鎖乳突筋に対する子宮内圧迫説，分娩時外傷説，炎症説，阻血説など種々の見解がある．

　親からの愁訴は，生後1〜2週目の新生児において頸部左右どちらかに硬いしこりがあることに気づいたというもので，問診では娩出時の状況（難産，骨

▶先天性筋性斜頸：congenital muscular torticollis

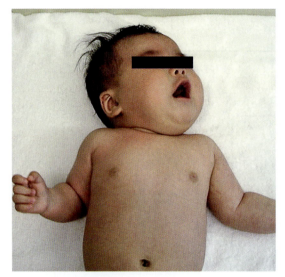

図3 右先天性筋性斜頸の新生児
頸部は右側屈，顔面は左回旋し典型的な右先天性筋性斜頸の肢位をとっている．
(薩摩眞一．新生児斜頸．周産期医学必修知識．第7版．東京医学社；2011．p.777-8 より)

盤位，帝王切開の有無)について詳しく聴取する[*6]．

触診上，患側の胸鎖乳突筋に検者の示指頭大から母指頭大の硬い腫瘤が触知できる．頸部は腫瘤側に側屈，顔面は反対側に回旋しており中間位への矯正は容易ではない(図3)．骨性異常を単純X線像で除外できればまず確定診断と考えてよい．

b. 発育性股関節形成不全

脱臼股，亜脱臼股，不安定股，臼蓋形成不全股を包括した概念であるが，ここでは完全脱臼股を対象とする．発生頻度は0.1〜0.2％とされ，性別は女児に圧倒的に多く男児との比率は一般に1：4〜8とされる[1]．

血縁者の股関節疾患は乳児股関節脱臼の危険因子の一つであり，患児を中心とした3親等程度の家族歴を問診時に聴取する．また骨盤位分娩(帝王切開時の肢位を含む)も同様に危険因子であり，娩出時の状況も併せて聴取する．

診察では股関節開排制限・大腿皮膚溝の左右差(図4)，脚長差(Allis〈アリス〉徴候)(図5)，クリックサインなどが診断の根拠となる．生後2〜3か月までは大腿骨近位骨端核の二次性骨化が始まっていないため単純X線像では寛骨臼と大腿骨頭との関係の詳細はわかりにくい．したがって超音波検査は，この時期の診断に有利である．また単純X線像はすべての時期で適応となるが，上記二次性骨化が出現する生後3〜4か月以降ではより診断的価値が高い(図6)．

2. 幼児期の歩容異常

この年齢では，親の訴える歩容異常が真に病的なものであるのか否かを前提

[*6] 娩出困難な場合に胸鎖乳突筋に必要以上の外力が加わり傷害されるという外傷説に基づいた聴取であるが，必ずしもすべてのケースに当てはまるわけではない．

▶発育性股関節形成不全：developmental dysplasia of the hip

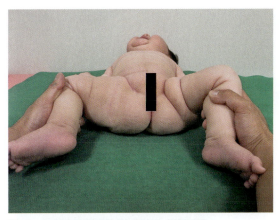

図4　左発育性股関節形成不全（脱臼例）
左股関節の開排制限と鼡径部，大腿部皮膚溝の左右非対称がみられる．
（薩摩眞一．乳児健診で見つけたい発育性股関節形成不全（先天性股関節脱臼）．外来小児科 2017；20：319-24 より）

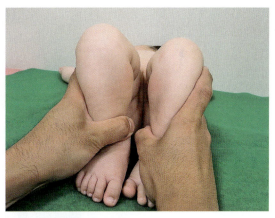

図5　脚長差（Allis 徴候）
膝頭の高さに左右差がみられ，左股関節の脱臼が存在する．
（薩摩眞一．乳児健診で見つけたい発育性股関節形成不全（先天性股関節脱臼）．外来小児科 2017；20：319-24 より）

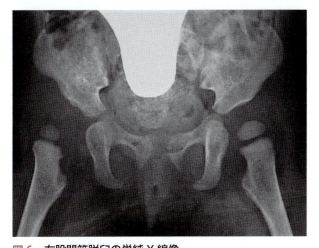

図6　右股関節脱臼の単純 X 線像
（薩摩眞一．乳児健診で見つけたい発育性股関節形成不全（先天性股関節脱臼）．外来小児科 2017；20：319-24 より）

に診察を進める必要がある[*7]．疾患の有無を見極めるコツの一点目は診察室内での歩容異常の再現性，二点目は客観的な病的所見の有無である．これら二点が確認されれば疾患として鑑別診断に進むこととなる．

a. うちわ歩行・内旋位歩行・内また歩き

いろいろな名称で表現され，歩行時につま先が引っかかって転倒しやすいという愁訴が多い．診断のポイントは三点で，①足部変形はないか（とくに内転変形），②下腿内捻はないか，③大腿骨頚部前捻の影響はどの程度か，に注目して診察を進める（図7）．足部変形や下腿内捻があればその原因を精査し治療する必要があるが，多くの場合は幼児期特有の大腿骨頚部過前捻に起因するものである．生理的 O 脚と同様この状況をすぐに改善させる有効な手段はな

[*7]
この時期に保護者が気にする歩容異常では O 脚（内反膝）が圧倒的に多い．Kling らは，歩行開始から 3 歳ごろまでは O 脚であった下肢軸がやがて逆方向に転じ始め 4 歳をピークに X 脚を呈し，以後その程度が弱まり 10 歳ごろには成人の下肢アライメントに収束するとした[2]．親が児の O 脚に気づくのは歩き始めてから 2 歳ごろまでなので，生理的 O 脚時期とちょうど重なり来院する場合が多い．

▶うちわ歩行：toe-in gait

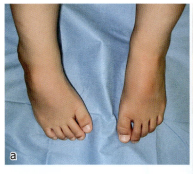
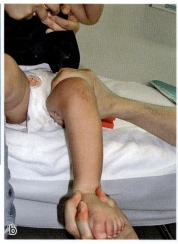
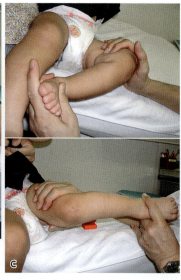

図7　うちわ歩行・内旋位歩行・内また歩きに対する診察のポイント
足部変形の有無（a），下腿内捻の有無（b），股関節内外旋（c）の状況を調べる．
（薩摩眞一．小児の歩容異常—外来診療でのコツと治療の考え方．日整会誌 2023；97：273-84 より）

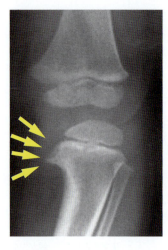

図8　Blount 病の X 線像
脛骨近位内側骨端線の著しい傾斜とそれに伴う骨幹端内下方への嘴状突出（矢印）がみられる．
（薩摩眞一．小児の歩容異常—外来診療でのコツと治療の考え方．日整会誌 2023；97：273-84 より）

いが自然経過で確実に改善していくこと，仮に少々遺残しても重篤な後遺症にならないことを保護者にしっかり説明してあげればよい．

b. Blount（ブラント）病

　3 歳までに変形が明らかとなる infantile type と 10 歳以降に発症する adolescent type に分かれる．adolescent type の診断は容易であるものの保存的治療に抵抗性でほとんどの場合観血的矯正を要する．一方，infantile type では観血的矯正が必要となるケースはまれであるが，幼児期においては生理的 O 脚との鑑別が難しい．本症の X 線学的特徴は脛骨近位内側骨端線の著しい傾斜とそれに伴う骨幹端内下方への嘴状突出[3,4]であるが（図8），片側例や典型例を除くと実際には生理的 O 脚との鑑別が困難なことも多い．

▶Blount 病：Blount disease

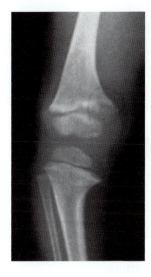

図9 低リン血症性ビタミンD抵抗性くる病の膝関節X線像
cupping（大腿骨遠位骨端線）と fraying（大腿骨遠位・脛骨近位骨端と骨幹端境界部）がみられる．膝周辺のみでなく他の長管骨骨端線を中心に同様の病的所見がみられる場合が多い．
（薩摩眞一．小児の歩容異常—外来診療でのコツと治療の考え方．日整会誌 2023；97：273-84 より）

c. くる病

小児期の成長軟骨板において肥大軟骨細胞層に石灰化障害をきたし，長軸方向への成長障害と骨軟骨移行部の変形を生じる疾患である．その原因は特定の遺伝子変異による遺伝性のものと，サイトカイン産生腫瘍の発生や腎障害による後天性のものとに大きく分類される．整形外科医が初診で診る可能性が最も高いのは低リン血症性くる病による O 脚変形である．X 線学的所見では長管骨骨端線の杯状陥凹（cupping）と内外側への拡大，骨軟骨の境界部分の毛羽立ったような不整（fraying）が特徴的で，膝関節や手関節など成長の早い部位で顕著にみられる（図9）．すなわち，初診時の画像検査で骨端線の不整像が脛骨近位のみならず他の部位にもみられる場合は本症を疑い血液検査（必要最小限 ALP，P，Ca，可能ならさらに 25(OH)ビタミン D，FGF-23）を施行する．少なくとも ALP の高値を認めれば代謝内科へコンサルトするべきである．

▶くる病：rickets

d. 単純性股関節炎

幼児～学童初期に股関節痛を訴え一時的に跛行や歩行不能となる病態で来院頻度は高い．持続する発熱と活気のなさが続き，化膿性股関節炎との鑑別に苦慮する場合は，早めに専門医へ紹介することをお勧めする．

▶単純性股関節炎：transient synovitis of the hip

3. 学童期の歩容異常

外傷などの既往がある場合を除いてこの時期での歩容異常は疼痛による跛行を呈する．なんらかの疾患が背景にあることを前提に診察を進めるべきである．ここでは代表的な股関節2疾患について解説する．

a. Perthes（ペルテス）病

大腿骨近位骨端部の阻血性壊死が本態である（図10）．血行障害の原因については，外傷説[5,6]，静脈系障害（うっ滞）説[7-9]，内分泌異常説[10,11]，血液凝固系異常説[11]など種々の報告がなされているものの不明である．病初期の股関節痛は程度が軽いので，患児が徐々に跛行を呈するようになって初めて家族が

▶Perthes 病：Perthes disease

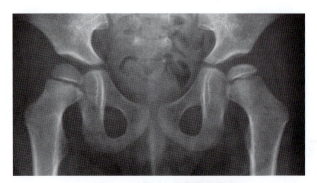

図10 Perthes病のX線像（左壊死期正面像）
左大腿骨近位骨端部に骨硬化がみられ骨端部の厚みも減少している．
（薩摩眞一．Perthes病．整形外科 2019；70：618-20 より）

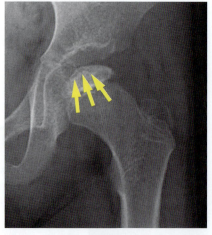

図11 Perthes病初期の軟骨下骨折（subchondral fracture）
近位骨端核内に線状の骨折線がみられる（矢印）．
（薩摩眞一．Perthes病．整形外科 2019；70：618-20 より）

異常に気づき来院することが多い．

　臨床所見では疼痛の局在は必ずしも股関節とは限らず，大腿遠位前面から膝関節周辺痛を訴える場合も多く注意が必要である．また疼痛の性状は運動時，歩行時痛であって安静時痛は通常訴えない．病初期の滑膜炎期では股関節の外転，内旋が著明に制限される．患側の殿部や大腿の筋萎縮がみられる場合もある．

　検査のうち画像所見は診断に重要である．単純X線像では病的所見が明らかでない滑膜炎期から始まり経時的な変化を示し2～3年かけて壊死期，分節期，修復期，改変期と経過していく．整形外科外来を初診するタイミングが滑膜炎期のごく初期であった場合は，股関節の可動域制限が著明で超音波検査で関節水腫が認められても単純X線像で病的所見が認められない場合もある．このような場合はいったん安静を指示して一定期間後に再診してもらうことが重要である．滑膜炎期から壊死期へ移行する時期に来院した場合は骨頭の軟骨下骨折像（subchondral fracture）をとらえることがある（図11）．一方MRIは病初期から鋭敏に壊死像をとらえることができ早期診断に有効である．T1強調像での低信号は壊死の存在を示す（図12）．

b．大腿骨頭すべり症

　大腿骨近位骨端部が頸部に対してさまざまな程度で後内方に転位した状態で，学童期に歩容異常（跛行）をきたす原因疾患の一つとして重要である．本邦での発生頻度は10万人あたり1～2人とされる[12]．思春期に発症することが圧倒的に多く男女比は3：1で男児に多い．予後を最も反映する分類としてLoder分類[13]が汎用される[*8]．

　診断はX線学的所見で行われるが，すべりの程度が比較的軽い場合はX線

▶大腿骨頭すべり症：
slipped capital femoral epiphysis

*8
この分類は臨床分類であり，疼痛が強くて歩行はもちろん立位すらできないものを不安定型（unstable type），なんらかの手段で少なくとも歩行が可能なものを安定型（stable type）とする．

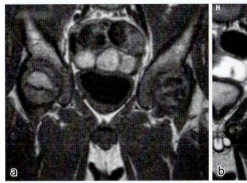
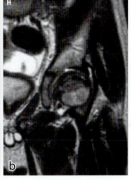

図 12　Perthes 病の MRI
患側（左）大腿骨近位骨端核には T1 強調像（a）で低信号，T2 強調像（b）で低信号と高信号が混在した壊死像がみられる．
（薩摩眞一．小児の歩容異常―外来診療でのコツと治療の考え方．日整会誌 2023；97：273-84 より）

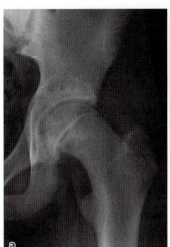
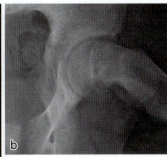

図 13　大腿骨頭すべり症の X 線像（stable type）
正面像（a）ですべりがわかりにくい場合があるが，側面像（b）では近位骨端核が後方へ転位していることがわかる．
（薩摩眞一．小児の歩容異常―外来診療でのコツと治療の考え方．日整会誌 2023；97：273-84 より）

正面像での骨端核の転位が明らかでない場合があり，側面像は必ず撮影するべきである（図 13）．また臨床所見で患側股関節の屈曲に伴い外旋外転位をとろうとする Drehmann（ドレーマン）徴候も診断に有用である[*9]．

■ おわりに

少子高齢化が進む昨今，ともすれば一般病院で小児運動器疾患の診療が敬遠されがちという話も聞く．しかしながら通常の外来診療で小児の診療を避けて通れないことも事実である．診断に必要なことは，子どもの発育生理を知った

[*9] 安定型をいたずらに経過観察しているうちに予後の悪い不安定型に移行させてしまうことがある．したがって診断がつけば型式にかかわらず手術的治療は必須である．

■ 3章 診察法（患者問診・診察・検査・診断）

うえで，成人疾患と同様に客観的な病的所見を積み重ねることがすべてといえる．また診断がついた時点で，自ら経過をみて治療を行うか，あるいは適切なタイミングで小児整形外科専門医に委ねるかの判断は重要であり，本項がその一助になれば幸いである．

（薩摩眞一）

■文献

1) 薩摩真一ほか．先天性股関節脱臼の疫学調査—兵庫県立こども病院における症例の検討．日小整会誌 2008；17：298-302.

2) Kling TF Jr, et al. Angular and torsional deformities of the lower limbs in children. Clin Orthop 1983；176：73-7.

3) Blount WP. Tibia vara. Osteochondrosis deformans tibiae. J Bone Joint Surg 1937；19A：1-29.

4) Langenskiold A, et al. Tibia vara（osteochondrosis deformans tibiae）. J Bone Joint Surg 1964；46A：1405-20.

5) Sanchis M, et al. Experimental stimulation of the blood supply to the capital epiphysis in the puppy. J Bone Joint Surg 1973；55A：335-42.

6) Inoue A, et al. The pathogenesis of Perthes' disease. J Bone Joint Surg 1976；58B：453-61.

7) Green NE, et al. Intra-osseous venous pressure in Legg-Calvé-Perthes disease. J Bone Joint Surg 1982；64A：666-71.

8) Iwasaki K, et al. The haemodynamics of Perthes' disease. An intraosseous venographic study combines with measurement of the intra medullary pressure. Int Orthop 1982；6：141-8.

9) Shang-Li Liu, et al. The role of venous hypertention in the pathogenesis of Legg-Calvé-Perthes disease. J Bone Joint Surg 1991；73A：194-200.

10) Burwell RG. Perthes' disease：growth and aetiology. Arch Dis Child 1986；63：1408-12.

11) Rayner PH, et al. An assessment of endocrine function in boys with Perthes' disease. Clin Orthop 1986；209：124-8.

12) Noguchi Y, et al. Multiple study committee of the Japanese paediatric ortopaedic association. Epidemiology and demographics of slipped capital femoral epiphysis in Japan：a multicenter study by the Japanese Paediatric Ortopaedic Association. J Orthop Sci 2002；7：610-7.

13) Loder RT, et al. Acute slipped capital femoral epiphysis：the importance of physeal stability. J Bone Joint Surg 1993；75A：1134-40.

4章

整形外科の
代表的な
病態と治療

4章 整形外科の代表的な病態と治療

痛み

概略

痛みは整形外科を受診する患者の最も一般的な愁訴である．筋骨格系以外が原因となっている痛みを有する患者であっても，まずはじめに受診する場所として整形外科を選択することも多く，そのため身体的な要因だけでない複合的な要因を有する慢性疼痛患者も受診している．このような慢性疼痛についてはさまざまな方向から病態を解明するための研究が進んでおり，評価法や治療法が徐々に確立されてきた．なかには患者の生育歴やとりまく環境・社会の問題が要因となって疼痛行動を招いていることもあり，医療者側もこのような変化に対応していく必要がある．整形外科的な視点だけではなく，「痛み」を診る視点から，どのように評価し，診療していくかを理解しておくことも，今後の診療の一助となるものと考えられる．

▶痛み：pain

痛みの定義

痛みの定義は，2020年に国際疼痛学会（IASP）から新しい痛みの定義が公開されるまで，1979年に作成された旧IASPの痛みの定義が広く受け入れられてきた．しかし，以前より心と身体の相互作用の多様性が含まれていないこと，痛みの倫理的な面が無視されていることなどが指摘されていた．加えて，痛みの器質的な面だけでなく，情動的な要素も含めた面に関しても科学的に明らかにされてきたことを受けて，2020年に定義の改定が行われた．

現在，痛みは，「実際の組織損傷もしくは組織損傷が起こりうる状態に付随する，あるいはそれに似た，感覚かつ情動の不快な体験」と定義されている．この定義に基づくと，痛みは単なる生理学的な現象だけでなく，感情や心理的な要素も含まれており，その境界線は明確に区別することが難しいものとされている[*1]．

*1
痛みは非常に主観的であり，同じような侵害刺激であっても，個人の過去の経験やその時の心理状態によっても異なる感覚である．

痛みの病態機構的な3つの種類

痛みにはさまざまなものがあるが病態機構的あるいは時間的に分類されてきている[1]．

1. 侵害受容性疼痛（nociceptive pain）

組織損傷や損傷の危険性のある刺激は侵害刺激とよばれ，最も日常的に経験する痛みである．末梢神経の遠位端である自由神経終末（＝侵害受容器）が興奮することにより痛みを生じる．末梢神経が興奮を伝達し，明瞭で鋭い痛みを伝える有髄のAδ線維と不明瞭で鈍い痛みを伝える無髄のC線維が存在してい

▶侵害受容性疼痛：nociceptive pain

痛み

る．組織損傷に伴う侵害刺激は，触覚や圧覚と比較して適応しづらいと考えられている．

2. 神経障害性疼痛 (neuropathic pain)

体性感覚系の神経が損傷や疾患（断裂，変性など）によって傷害されて生じる痛みをさす．外傷や圧迫，絞扼などの外部要因だけでなく，糖尿病，ビタミン欠乏，ウイルス感染，化学療法などが要因となる．末梢神経の損傷によるものを末梢神経障害性疼痛，脊髄や脳の損傷によるものを中枢神経障害性疼痛とよぶ．神経障害性疼痛では，刺激が長期間続くと，刺激に対する閾値の低下や異所性発火などが生じ，弱い刺激でも強い痛みを生じる異痛症や自発痛の持続・範囲の拡大が考えられており，これは感作とよばれている．

▶神経障害性疼痛：neuropathic pain

3. 痛覚変調性疼痛 (nociplastic pain)

明確な侵害受容器の活性化や神経障害はみられないが，臨床的・心理物理的には侵害受容機能の変化が示唆される痛みとして2016年に国際疼痛学会 (IASP) により新たに提唱された用語である[*2]．痛覚変調性疼痛は，末梢および中枢神経系の痛覚路の機能異常によって生じると考えられている．痛覚変調性疼痛は，単独でみられることもあれば，侵害受容性疼痛や神経障害性疼痛と併発することもある．臨床的には線維筋痛症などが代表的な疾患とされるが，線維筋痛症については表皮に分布する神経の変化の存在などの報告がされている．

▶痛覚変調性疼痛：nociplastic pain

*2
以前は心因性疼痛とよばれることがあった一部の難治性の疼痛病態に対して，神経生理学的なメカニズムから考えて分類されたもの．このような病態に対して正式に名称がつけられたことで，世界的に共通した分類が可能となるため，疫学や病態メカニズムの解明といった研究が進むことが期待されている．

■ 急性疼痛と慢性疼痛

急性疼痛は，身体の損傷やその危険のある状態を知らせるための警告であり，多くは鎮痛薬への反応が良く，短期間の安静などの処置により軽快する．一方，慢性疼痛は，損傷した組織の修復が予想される期間を超えても持続する痛みであり，現在では3か月以上続く痛みと認識されている．これらは，器質的要因（骨・関節・筋組織やそれらの機能的な障害，神経障害など）だけではなく，心理社会的な要因（精神心理的な問題や生育歴，家庭，就労環境，金銭的問題などの社会的背景）が複雑に関連した状態で疼痛伝達系の機能異常などに起因していると考えられている．

▶急性疼痛：acute pain

▶慢性疼痛：chronic pain

1. 慢性疼痛の患者の特徴

慢性疼痛患者では痛みが長期化するに従ってさまざまな症状や行動が伴ってくる．痛みの恐怖回避モデル[2]は，痛みが慢性化する際に生じる心理，認知，行動をモデル化したものである（図1）．通常は，痛みがあっても不安や恐怖がなく，いつの間にか痛みが消失するが，慢性疼痛患者では，痛みの破局的思考（痛みに対するネガティブな思考）から，不安や恐怖を感じ，過度な回避行動をとり，これが身体機能の低下を招き，痛みを助長するという悪循環を示している．

245

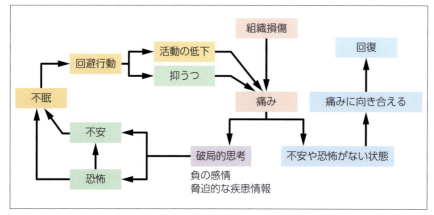

図1 痛みの恐怖回避モデル

■ 痛みに対する多面的評価

　ここまで述べてきたように，とくに慢性疼痛を有する人においてはさまざまな要因が複雑に絡んだ病態を呈しているため，心理社会的要因を含めて多面的に評価する必要がある．そして，正確な病態評価は適切な治療選択にもつながる．しかし，個々の患者において心理的要因や社会的要因が痛みと関連していることを証明したり，どの程度の割合で痛みの原因となっているかを示したりすることは現実的に困難である．したがって，重要なことは医学的に証明できる範囲の器質的要因の分析をしっかりと行うことである．

　基本的には，診断学に則った手法で，病歴の聴取と身体所見に加えて，画像検査，血液検査，電気生理学的検査などで客観的な所見をそろえ，まずは器質的要因の評価を行う．とくに，これまでの経過で見逃されてきた重篤な疾患（骨折，腫瘍，感染症，血管性病変，炎症性疾患など）がないかを念頭に red flags の有無をそのつど確認していくことが非常に重要である[3]．

　器質的要因のみでは説明できない痛みを有する場合には，痛みの慢性化や再発の原因となりうる yellow flags（表1）[4]の存在を念頭に心理社会的要因の評価を行っていく．

　また，痛みが主観的な体験であることから，多面的評価には，詳細な問診に加えて，評価表（質問紙）を用いることが有用である（表2）．なかには健常者のデータを基にカットオフ値を算出しているものもあるが，評価表はあくまで参考であり，診断の根拠とはならないことに注意が必要である．

■ 痛みの治療

　痛みの治療は，上記の手順で行った病態評価をもとに個々の患者の状態（侵害受容性疼痛か神経障害性疼痛か）に応じて選択される．代表的なものとして，薬物療法，運動療法，心理的アプローチ（心理教育，認知行動療法，マインドフルネス，催眠療法など），インターベンショナル治療（神経ブロック，

痛み

表1 痛みの慢性化や再発の要因になりうる yellow flags

1. **痛みに対する不適切な態度と信念 (考え方)**
   ・破局的思考，恐怖回避思考・行動が強い
2. **不適切な行動**
   ・痛みに伴う安静，活動性の低下
   ・治療者，医療機器への依存
   ・不眠，喫煙
3. **補償の問題を抱えている**
4. **医師側の不適切な診断や治療態度**
   ・機能回復を目指す指導はなく安静の指示
   ・異なる診断名や説明を受けての混乱
   ・絶望感や恐怖をいだく診断名の告知
   ・受動的治療の継続と依存
   ・先進的な技術の治療への期待
   ・過去の治療への不満
   ・この仕事は負担がかかるからやめたほうがいいとの助言

5. **情動的な問題**
   ・不安・恐怖，抑うつ的，イライラして怒りっぽい
6. **家族の問題**
   ・善意からではあるが過保護
   ・逆に無関心
7. **仕事の問題**
   ・頚や腰に負担がかかる重労働
   ・仕事へのストレス，仕事への不満，やりがいのなさ，サポート不足，人間関係のストレス
   ・非協力的な職場環境
   ・不規則な勤務体制，過重労働
   ・職場復帰する際に，軽作業からはじめたりするなどの段階的な勤務時間を増やすことが許されない
   ・頚部痛や腰痛に対する会社側の対応で嫌な思いをしたことがある
   ・会社側の無関心

(田口敏彦ほか. 疼痛医学. 医学書院；2020[4] より)

表2 痛みに関連した代表的な評価票

痛みの強さ	・NRS (numerical rating scale) ・VAS (visual analogue scale) ・FRS (Wong-Baker face rating scale)
痛みの性質	・MPQ (McGill Pain Questionnaire)
ADL 評価	・PDAS (Pain Disability Assessment Scale) ・BPI (Brief Pain Inventory) の関連項目
QOL 評価	・SF-36 (Short-Form 36-Item Health Survey) ・EQ-5D (EuroQol 5 Dimension)
痛みの認知・情動評価	・HADS (Hospital Anxiety and Depression Scale) ・BDI (Beck Depression Inventory) ・PCS (Pain Catastrophizing Scale) ・POMS (Profile of Mood States) ・PSEQ (Pain Self-Efficacy Questionnaire) ・TSK (Tampa Scale for Kinesiophobia)
睡眠障害	・AIS (Athens Insomnia Scale) ・PSQI (Pittsburgh Sleep Quality Index)

パルス高周波法，脊髄刺激療法，手術療法など) があげられる.

慢性疼痛においては，複雑な病態ゆえに痛みをゼロにすることが困難であることが多い．したがって，慢性疼痛診療ガイドラインに記載されているように，痛みの軽減は目標の一つではあるが，第1目標ではない[5]．鎮痛薬などの治療で生じる副作用をできるだけ少なくしながら，患者の ADL や QOL を向上させることを考えていく．痛みの恐怖回避モデルは，痛みの慢性化・重症化を説明するためのモデルであり患者を評価する際に有用であるが，治療アプローチを検討する際にも有用となる．たとえば患者が不眠状態であれば，睡眠

247

■ 4章　整形外科の代表的な病態と治療

を改善させることで少なくとも QOL の向上につながり，過度な疼痛回避行動
により廃用や機能障害が進んでいるようならリハビリテーションで身体機能を
改善させることで ADL の向上につながる可能性がある．このように，単一の
治療では効果が十分ではないことも多く，複数の治療を組み合わせた多面的な
アプローチが必要となる．治療の選択には患者の個別の状態やニーズを考慮
し，時には多職種でチームとして協力していくことが必要となる．

■ 患者への説明の重要性

　患者の訴える痛みの原因が明確ではない一次性疼痛の治療をより効果的に進
めるためには，原因がはっきりした二次性疼痛の治療と比べてより患者側が自
身の状態について適切に理解していることが重要となってくる．二次性疼痛で
あれば，病態および治療法を論理的に説明するのは難しいことではない．医療
者側も症状を説明しうる所見があれば自信を持って診療にあたれるため，患者
からの安心感が得られやすい．

　一方で，そのような明らかな異常がない場合，患者に対して，適切にかつ過
度に不安感を助長することなく説明することは，信頼関係を形成し，治療を進
めていくうえで非常に重要となる．「原因はわかりませんが，痛み止めを処方
しておきます」では，患者の不安はいっそう強くなり，受診行動や過度な安静
などのその後の望ましくない認知や行動へとつながってしまう．少なくとも検
査で異常がないこと，つまりは red flags を有する重篤な疾患が除外されてい
ることを肯定的に説明することで患者の過度な不安を取り除くこと，そのうえ
で考えられる病態を適切に説明し，症状を緩和させるための治療は行いつつ後
に判明する追加情報などから必要と考えられる検査はそのつど行っていくこと
を丁寧に説明することで，その後の治療をより円滑に進めていくことができ
る[*3]．

（寺嶋祐貴，牛田享宏）

*3
表 1（yellow flags）であ
げたように，医療者側の不
適切な対応が，痛みの慢性
化を招いていることも少な
くない．変形性膝関節症や
肩関節周囲炎，捻挫や打撲
など一般的な疾患で受診し
た人であっても，そこに多
少なりとも，このまま痛み
が続くのではないか，骨折
しているのではないか，何
か悪いことが起こっている
のではないか，といった不
安が存在している．しか
し，このような心理状態を
患者自身が自覚しているこ
とは少ない．われわれが診
察して，そういった不安を
解消するだけで満足して帰
られる患者も多い．

■ 文献

1) International Association for the Study of Pain. IASP Terminology. https://www.iasp-pain.org/resources/terminology/
2) Vlaeyen JWS, Linton SJ. Fear-avoidance model of chronic musculoskeletal pain：12 years on. Pain 2012；153：1144-7.
3) 厚生労働行政推進調査事業費補助金 慢性の痛み政策研究事業「慢性の痛み診療・教育の基板となるシステム構築に関する研究」研究班監修，慢性疼痛治療ガイドライン作成ワーキンググループ編．慢性疼痛治療ガイドライン．真興交易医書出版部；2018．p.30.
4) 田口敏彦ほか．疼痛医学．医学書院；2020．p.116.
5) 厚生労働行政推進調査事業費補助金（慢性の痛み政策研究事業）「慢性疼痛診療システムの均てん化と痛みセンター診療データベースの活用による医療向上を目指す研究」研究班監修，慢性疼痛診療ガイドライン作成ワーキンググループ（編）．慢性疼痛診療ガイドライン．真興交易医書出版部；2021．p.24.

4章 整形外科の代表的な病態と治療

炎症

■ 概略

　炎症は組織が侵襲や刺激により傷害を受けた際に生じる生体反応の一種である．基本的には傷害後の組織を再生へとつなぐ生体防御システムであり，その反応の過程で生じる一連のプロセスをさす．しかし，そのプロセスで活性化されるシステムが正常な組織や細胞も傷害し，組織溶解や膿瘍形成，排膿などを伴うことがある．強く発現された炎症は病的現象として治療介入の対象になりうる[1,2]．

▶ 炎症：inflammation

■ 炎症の徴候

　炎症部位には発赤，腫脹，熱感，疼痛などを生じる．
　機能発現に重要な組織に炎症が及ぶ場合は機能障害を生じることがある．

▶ 炎症の徴候：発赤（redness），腫脹（swelling），発熱（heat），疼痛（pain），機能障害（loss of function）

■ 炎症の病態

　炎症の刺激によりさまざまなサイトカインやその他のメディエーター（炎症伝達物質）が細胞から産生される（**表1**）．それらは，自身や近隣あるいは遠隔に存在する種々の細胞（**図1**）の細胞膜上の受容体に結合する．それぞれの細胞内で種々の蛋白質分子にリン酸化などの化学反応の連鎖（細胞内シグナル伝達）が起こり，その結果，細胞増殖や挙動（機能や形態など）変化をきたし，炎症の徴候や検査値異常などが生じる[2,3]（**図2**）．

1. 病原体の感染に伴う炎症

①生体内に侵入した病原体のマクロファージによる貪食，分解．
②病原体の構成成分がマクロファージ上のパターン認識受容体に結合．
③炎症伝達物質であるサイトカインやその他のメディエーターなどが細胞外に分泌．
④それらが種々の細胞膜上の受容体に結合（**図1**）．
⑤細胞内のシグナル伝達の結果，細胞の機能発現や形態変化[*1]を生じる（**図2**）．
⑥長引くと線維芽細胞などの増殖による腫脹も加わる．

*1
たとえば，内皮細胞の細胞骨格を構成する分子に反応が及ぶと細胞が収縮して細胞同士の間隙ができ血管透過性が亢進し，血漿成分が組織中へと滲出し腫脹を生じる．

249

■ 4章　整形外科の代表的な病態と治療

表1　代表的なサイトカインおよびその他の炎症伝達物質の主な作用

		主な作用
サイトカイン	IL-1β	免疫細胞の活性化，線維芽細胞の増殖，炎症性サイトカイン産生促進，発熱誘発
	IL-6	急性期反応物質（CRP など）の誘導，発熱誘発，T 細胞・B 細胞の増殖分化，抗体産生の促進
	TNF	全身の炎症反応の促進，好中球の活性化，線維芽細胞の増殖，アポトーシス促進，発熱誘発
	IL-8	好中球の炎症局所への引き寄せ
	MCP-1	単球の炎症局所への引き寄せ
	IFN-γ	マクロファージや NK 細胞の活性化
その他のメディエーター（炎症伝達物質）	C3a	血管透過性亢進，平滑筋収縮刺激
	C5a	血管透過性亢進，平滑筋収縮刺激，好中球・マクロファージ・好酸球の局所への引き寄せ
	ヒスタミン	平滑筋収縮，血管透過性亢進，好酸球を局所に引き寄せる
	ロイコトリエン B4	平滑筋収縮，血管透過性亢進，痛み誘発
	プロスタグランジン E2	平滑筋収縮，血管透過性亢進，痛み誘発
	PAF	化学走性，リンソーム酵素放出，活性酸素生成，白血球の内皮細胞への接着促進，血小板凝集
	ブラジキニン	平滑筋収縮，血管透過性亢進，痛み誘発

IL：インターロイキン，TNF：腫瘍壊死因子，MCP-1：単球遊走蛋白質-1，IFN：インターフェロン，PAF：血小板活性化因子．

COLUMN　**サイトカイン**

「サイトカイン（cytokine）」とは細胞を意味するギリシャ語の "cyto" と，作動因子を意味する "kine" に由来する．細胞同士の情報伝達（図1）に関与する蛋白質である．そのなかでも炎症の誘発に重要な役割をするサイトカインを総称して「炎症性サイトカイン」とよび，TNF や IL-6，IL-1 などがその代表である（表1）．サイトカインは，それを産生する細胞自身や近隣の細胞，あるいは遠隔の細胞に作用し次の反応を誘導する（オートクリン，パラクリン，エンドクリン）（図1）．サイトカインは，感染における病原体の排除や組織の損傷に引き続く修復においても重要な役割をしており，その機能が正常に働かない状況では感染制御や創傷治癒に異常をきたす可能性がある．そのため関節リウマチにおける TNF 阻害薬など抗サイトカイン療法中の待機手術においては一定の休薬期間を設けることが推奨されている[4]．

2. 組織の損傷に伴う炎症

①血管の破綻と出血（→腫脹）．

②血管内皮細胞が損傷しエンドセリンや血小板活性化因子（PAF）などのメディエーターの放出．

③エンドセリンによる血管の一過性収縮．血腫形成[*2]（→腫脹）．

*2
骨折における血腫形成，炎症の動員は，その後に続く骨折の修復すなわち骨軟骨組織の再生が進行するうえで不可欠な反応である．TNF や IL-6 のシグナルが入らない動物モデルでは，骨折治癒の障害が示されている[5]．

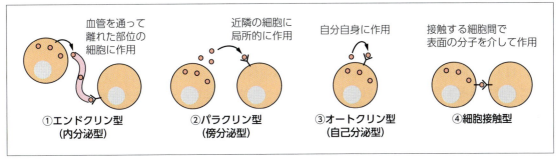

図1 細胞間の情報伝達の様式
細胞間の情報伝達には，大きく分けて5種類の様式がある．①エンドクリン型（内分泌型；細胞から分泌された分子が血液を通って遠隔にある標的細胞まで運ばれて作用），②パラクリン型（傍分泌型；細胞から分泌された物質が近隣の細胞に局所的に作用），③オートクリン型（自己分泌型；細胞から分泌された物質が自分自身に作用），④細胞接触型（接触する細胞同士がその細胞の表面分子を介して情報を伝達）．
（https://lifescience-study.com/1-concept-of-signaling-molecule-and-signal-transduction/を参考に作成）

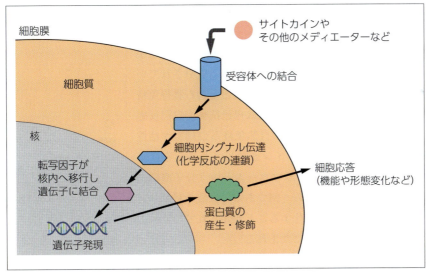

図2 サイトカインやメディエーターが対応する受容体に結合した後の細胞内情報伝達のイメージ
炎症の刺激により産生されたサイトカインやその他のメディエーターによるシグナル伝達（化学反応）により細胞の機能や形態が変化したり，細胞が増殖する結果，炎症に伴う臨床症状（発赤，腫脹，発熱，疼痛など）が生じる．

④続いて生じる血管の拡張により血液量の増加（→腫脹や熱感）．
⑤血管透過性亢進，血管から血漿成分の漏出（→腫脹）．
⑥白血球の血管外への移行，損傷により生じた死細胞の残骸処理．
⑦漏出していた血漿成分のリンパ管からの回収（→腫脹軽減）
⑧役目を終えた白血球のマクロファージによる貪食．
⑨マクロファージのアポトーシス（細胞死）により炎症が収束するとともに組織修復，再生開始．

■ 4章　整形外科の代表的な病態と治療

■ 炎症の分類と意義

　炎症は早期に収束する急性炎症と，一定期間以上に長引く慢性炎症に分けられる．侵入した微生物の排除あるいは損傷した組織の修復や再生など生体にとって有益な炎症は通常，早期に収束する．しかし，原因や病態によっては，炎症が収束せず慢性化することがあり，関節リウマチはその一つである．

　組織学的特徴により血漿成分および細胞成分が微小循環外へ滲出する滲出性炎（とくに炎症の急性期）と細胞の増殖反応が目立つ増殖性炎（とくに炎症の慢性期）に分類される．増殖性炎のなかでも，異物や抗酸菌など刺激（病原体）の種類によっては肉芽腫を形成する場合があり，肉芽腫性炎とよばれる[2]．

▶滲出性炎：exudative inflammation

▶増殖性炎：proliferative inflammation

▶肉芽腫性炎：granulo-matous inflammation

■ 炎症を引き起こすもの，原因

①外傷（骨折，軟部組織損傷など），力学的ストレス（酷使など）．
②感染などの生物学的ストレス，温度変化や打撃などの物理的ストレス，酸やアルカリなどの化学的ストレスなど．
③自己免疫疾患，自己炎症性疾患：関節リウマチに代表される「自己免疫疾患」に対して，「自己炎症性疾患」という疾患概念が1999年に提唱されている．前者の「自己免疫疾患」では自己抗体やTリンパ球などを含む獲得免疫が病態にかかわる一方，後者の「自己炎症性疾患」では自己抗体や自己反応性Tリンパ球は関与せず，マクロファージなどの自然免疫系の細胞が活性化される*3．その結果，種々の炎症性サイトカインが放出され炎症を生じる．活性型IL-1とIL-18の産生を担うインフラマソームという分子機構の活性化異常をきたす家族性地中海熱などがその一例である．尿酸やピロリン酸カルシウム結晶もインフラマソームを活性化することが知られており，広義では，痛風や偽痛風なども自己炎症性疾患に含まれる[6]．

*3
椎間板ヘルニアの自然退縮には局所の炎症に伴うマクロファージなどの自然免疫細胞の浸潤が関与しているとされる．これにもTNF-αやIL-1βなどの炎症性サイトカインが寄与するとされる[7]．

■ 炎症のバイオマーカー （表2）

　C反応性蛋白（C-reactive protein：CRP）は急性期反応蛋白質の一つであり，筋骨格系にかかわる炎症のみならず一般的な炎症の主要なバイオマーカーの一つである．その他の主な炎症指標としては赤血球沈降速度（erythrocyte segmentation rate：ESR），白血球数増加などがある．しかしながらこれらは非特異的な検査であり，異常値が必ずしも関心領域の炎症由来ではなく，他臓器由来のこともあるので解釈には注意を要する．

▶C反応性蛋白：C-reactive protein（CRP）

■ 炎症の治療

1. 炎症病態の治療の基本的事項

　局所安静（急性期，短期），惹起する要因の除去，薬物治療，必要時手術．

　局所安静や運動が炎症の転帰に及ぼす影響は状況により異なるが，一般的には急性期の炎症には短期間の局所安静が勧められる[9]．過激な運動は炎症を増大させる可能性がある[10]．たとえば，無理な運動や重労働により関節リウマチ

炎症

COLUMN　炎症反応に影響を与える要因

　炎症反応は炎症組織の大きさ，広がり，種類などにも影響を受ける．活動性の関節リウマチでは，CRP 値が上昇していることが多いが，手指や足趾など小関節の炎症のみ生じているような例では上昇しないことはよくある．なお，CRP の上昇は肥満と関連していて，体重減少により CRP 値が低下することが報告されている[8]．

　また，IL-6 は CRP の強力な誘導因子であるため，IL-6 阻害薬投与中の関節リウマチ患者に感染性肺炎などを生じても初期には CRP 値が基準値内にとどまることがある．

COLUMN　想定と不釣り合いな炎症反応

　想定と不釣り合いな炎症反応は他臓器（多臓器）を含めた検索も考慮する．関節リウマチ患者で，関節の自発痛や圧痛，腫脹もなく関節所見からは安定していて自覚症状も訴えない患者に CRP 上昇がみられることがある．感染性肺炎や気道病変，間質性肺炎の悪化，癌の併発などのことがあるので注意を要する．

表2　炎症のバイオマーカー

・急性期蛋白質（CRP，SAA，フィブリノーゲン）
・白血球数，赤血球沈降速度，アルブミン値
・サイトカイン（IL-1β，IL-6，IL-18，TNF-α）
・接着分子（E-セレクチン，P-セレクチン，ICAM-1，VCAM-1）

CRP：C 反応性蛋白，SAA：血清アミロイド A，IL：インターロイキン，TNF：腫瘍壊死因子，ICAM-1：細胞間接着分子-1，VCAM-1：血管細胞接着分子-1．

の疾患活動性が悪化することがある[11,12]．

2.　炎症の経過に影響する因子

①外的因子：（微生物や外傷などの）刺激の量，曝露時間，毒力，侵襲性，薬物感受性（耐性菌か否か）など．

②内的因子：免疫状態，使用薬物（ステロイド，免疫抑制薬，抗がん薬など），栄養状態，年齢，血行など．

（首藤敏秀）

■文献

1）佐竹茉似ほか．炎症．熊ノ郷淳編．免疫ペディア．羊土社；2017．p.97-8．
2）大沢利昭ほか編．免疫学辞典．第2版．東京化学同人；2001．p.117．
3）原　博満．サイトカインネットワーク．熊ノ郷淳編．免疫ペディア．羊土社；2017．p.172-3．
4）日本リウマチ学会編．関節リウマチ診療ガイドライン2024改訂．診断と治療社；2024．p.147-9．
5）Chan JK, et al. Low-dose TNF augments fracture healing in normal and osteoporotic bone by up-regulating the innate immune response. EMBO Mol Med 2015；7：547-61.

6) 井田弘明. 自己炎症症候群の分類と診断. 井田弘明, 西小森隆太編. 自己炎症症候群の臨床. 新興医学出版社；2015. p.10-21.

7) 大場哲郎ほか. 椎間板ヘルニアと炎症. 臨整外 2022；57：1289-94.

8) Dietrich M, Jialal I. The effect of weight loss on a stable biomarker of inflammation, C-reactive protein. Nutr Rev 2005；63：22-8.

9) Chen RP, et al. Progress in diagnosis and treatment of acute injury to the anterior talofibular ligament. World J Clin Cases 2023；11：3395-407.

10) Suzuki K, et al. Systemic inflammatory response to exhaustive exercise. Cytokine kinetics. Exerc Immunol Rev 2002；8：6-48.

11) Gwinnutt JM, et al. 2021 EULAR recommendations regarding lifestyle behaviours and work participation to prevent progression of rheumatic and musculoskeletal diseases. Ann Rheum Dis 2023；82：48-56.

12) Rausch Osthoff AK, et al. 2018 EULAR recommendations for physical activity in people with inflammatory arthritis and osteoarthritis. Ann Rheum Dis 2018；77：1251-60.

4章 整形外科の代表的な病態と治療

急性・慢性の違い

■ 期間のみでは分けられない

　一般的に急性，慢性の違いは，単に期間のみで分類することはできない．その用語が使用される状況などにおいてその意味を決めていく必要がある．たとえば，行政上の用語としての急性期，慢性期は医療法において病院の機能分類を指し示す．急性期機能とは「急性期の患者に対し，状態の早期安定化に向けて，医療を提供する機能」，慢性期機能とは「長期にわたり療養が必要な患者を入院させる機能」とされており，期間だけでなく，病状が重篤であることや安定していない状態などを指し示している．

　一般的に実臨床では，急性，慢性の定義はその病態によって異なり，単に期間などで分類することは困難である．急性，慢性の区別が治療上の必要性からなされている腰痛については，一般に急性腰痛は，数日の臥床あるいは1〜2週間の安静によって症状の軽減がみられるものを指している[1]．また4週以内のものを指すこともある[2]．亜急性腰痛は，慢性と急性のあいだを示しているが，医業類似行為で主に使用されており，医療機関ではあまり使用されていないものの，4週間から3か月とされている[2]．慢性腰痛は3か月以上腰痛が持続するものと定義される[2]．腰痛の画像所見は，急性腰痛も慢性腰痛も一般的な画像検査では判別がつかないことが多いため，神経学的所見など臨床症状などを正確に精査すべきである．

　外傷所見も急性，慢性（経年性）の評価が必要なことがある．X線写真ではその鑑別は難しいことが多いが，軟部組織陰影の拡大があるかどうかや，すでに化骨形成があるかどうかで判別することが多い．最近は外傷の治療の際にMRIを撮影することが多い．MRIでは，T1強調像低輝度，T2強調像高輝度の特徴をもって，出血などを急性期所見とすることが多い．STIR像において，高輝度の境界部が明瞭でないことで急性期の新鮮骨挫傷と診断できることもある（図1）．

■ 慢性疼痛には集学的診療が求められる

　急性と慢性の定義は疾患や病態によって異なり，期間だけでは決定が難しいことがあるものの，急性は自然経過の中で回復するもの，慢性はそうでないものと表現され，治療法などが異なることが多いため，定義づけは重要である．とくに慢性疼痛の場合，急性疼痛のような原因探索と経過観察や原因に基づく治療により自然寛解も含めた改善が見込める病態ではなく，心理・社会的な修飾を含んだ病態であり，集学的な診断・治療体制が必要とされている[*1]．

　集学的診療は，日本ではまだ保険収載されておらず広まっていないものの，

▶ 急性：acute

▶ 慢性：chronic

▶ 集学的診療：multidisciplinary care

*1
急性痛と慢性痛の概念は，その期間だけでなく，病態が異なっていることを念頭に，治療体系を考える必要がある．最近では，慢性痛には薬物療法・手術療法などに心理療法や運動療法を組み合わせた集学的診療の実践が進んでいる．これを実践する場として「痛みセンター」が全国の大学病院・基幹病院を中心に整備がなされ，厚生労働省慢性疼痛診療システム均てん化等事業などを行っている．

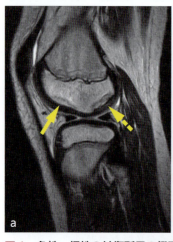
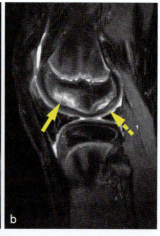

図1 急性・慢性の外傷所見の鑑別
10歳,男性.棒高跳びにて膝関節伸展受傷.膝関節矢状断像(a:T2強調像,b:STIR像).実線矢印:急性,新鮮骨挫傷.とくにSTIR像にて境界が不鮮明である.点線矢印:慢性,離断性骨軟骨炎.T2強調像・STIR像いずれにおいても境界が明瞭である.

欧米やアジア諸国では一般的になりつつある.集学的診療は,薬物療法だけでなく,心理療法や運動療法を組み合わせるもので,患者の能動的な治癒する力を引き出すものであり,一般的な診療が「施す」治療に対して,多職種で「支える」治療とされている.

2024年の健康保険法の改正により,都道府県単位にて医療費の抑制効果を示す必要があることから,医療における費用対効果を高めることは喫緊の課題である.集学的診療により,投入される医療資源が少なく短期間で治療成績が向上するとすれば費用対効果的にもより好ましい[3].治療成績と費用対効果には,医師と患者の信頼関係が大きな影響を与える.診断が正しいかどうかではなく,医師が安心を与えるだけで,患者の状態が良くなるとの臨床研究が報告されている.患者・医師関係をより良くするために,集学的診療の基本であるコミュニケーションスキルなどを向上させ,「慢性」疼痛の治療に取り組んでほしい.急性と慢性の概念は,期間だけでなく,さまざまな問題点を包括している.

〈三木健司〉

■文献
1) 鈴木信治監訳.Macnab/McCulloch腰痛.原著第2版.医歯薬出版;1993.p.20-121,p.248-62.
2) 日本整形外科学会,日本腰痛学会監修.腰痛診療ガイドライン2019.改訂第2版.腰痛はどのように定義されるか? 南江堂;2019.p.12-4.
3) 三木健司,林 和寛.国民皆保険と持続できる保険制度:集学的診療で国民の健康を守ろう.日本運動器疼痛学会誌 2023;15:79-82.

4章 整形外科の代表的な病態と治療

関連痛，放散痛

疾患の鑑別に重要

　関連痛・放散痛は整形外科疾患および他科の重篤な疾患の鑑別に重要である．

　心筋梗塞などの心血管障害の場合には左肩に関連痛があることは有名であり，それを見逃したとしての訴訟も散見される．また右肩の痛みは胆石などによる胆嚢の障害から起こることが多いとされている．非歯原性歯痛は，頭頸部の原因が歯の痛みと関連するとされており，その診断は医師にも重要である．神経障害性疼痛は，障害・絞扼神経部位と異なる場所に痛みがあることで，解剖学的知識に基づき診断がなされる．

　関連痛は，他の部分の臓器，筋肉，筋膜などの障害があり，そこからの神経伝達が末梢神経を伝わり，脊髄に入力される際に，同じレベルの髄節に入力している皮膚デルマトームの領域に痛みを感じる現象がみられる．このシステムにより，内臓などの障害の情報が皮膚からのものであると誤解され，脳で認識される．痛みは最終的に脳で認識されることから関連痛にはさまざまな病態が想定されている．

　整形外科医にとっては，腰痛・背部痛は最も注意すべき病態である．腰痛・背部痛の診察の場合には，red flag という概念がある．つまり，重篤な疾患の関連痛として腰痛・背部痛が出現していることに注意が必要である（表1）．これらの徴候がなければ，90％が4週間以内に保存療法で軽快するとされており，診断のための検査を控えることが勧められている[1]．また腰痛や下肢痛のなかに，アナトミートレイン理論に基づく，筋肉や筋膜の連絡性に注目したさまざまな関連痛・トリガーポイントがあるとされており，姿勢の制御や関連痛を治療することによって，改善するというものがある．

▶関連痛：referred pain

▶放散痛：radiating pain

表1　腰痛・背部痛の際の red flag 徴候

- 50 歳以上
- 発熱
- 体重減少
- 癌の既往歴
- 安静でも軽快しない腰痛
- 夜間の腰痛
- 1 か月以上続く痛みである

上記の徴候がない場合，90％が4週以内に保存療法で改善が見込まれる．

トリガーポイント治療

　トリガーポイント治療は，痛みの原因となる部分とそれによる痛みを呈する部分が異なることがあり，それを利用して治療が行われる．トリガーポイント治療の原理は，痛みによって形成された vicious cycle of reflexes の不活性化，関係する筋肉の交感神経バイアスの遮断にある．トリガーポイント注射をすることで，局所の血流を改善し，筋緊張を和らげ，プロスタグランジンなどの炎症物質を希釈し，vicious cycle of reflexes および交感神経バイアスを遮断し，関連痛部分も含めて痛みを改善する[*1]（図1，動画1）．

▶トリガーポイント注射：trigger point injection

動画1

■ 4章 整形外科の代表的な病態と治療

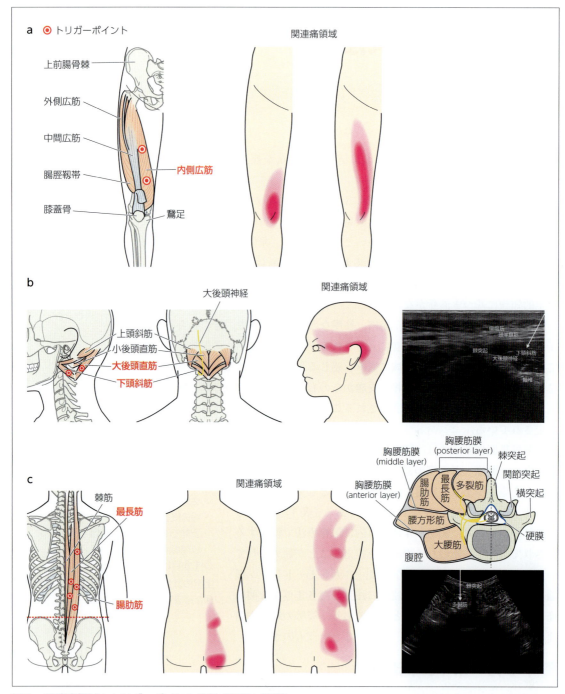

図1 関連痛領域とトリガーポイント注射（動画1参照）
a：変形性膝関節症．膝上の筋肉（内側広筋など）に関連痛を訴えることがあり，同部にトリガーポイント注射を実施している．b：リウマチ・線維筋痛症．多発的な身体の痛みを併発し，とくに頭痛が多い．後頭下筋〔大後頭直筋（外後頭隆起の中点から約2.5cm外側），小後頭直筋など〕にトリガーポイント注射を実施している．c：腰痛．腰痛患者は手術対象例が多く，待機中の疼痛コントロールとして，脊柱起立筋（棘筋，最長筋，腸肋筋）や横突棘筋（回旋筋，多裂筋，半棘筋）にトリガーポイント注射を実施している．

表2 デルファイ法で49人の専門家によって痛覚変調性疼痛に特徴的な特性として選ばれたもの

- 広汎性の分布
- 全身性痛覚過敏
- 複数の身体症状（疲労，記憶障害，集中力低下，睡眠障害，気分障害）
- 痛み部位の変化・変動
- 多様なモダリティ（触覚，におい，音，温度，光）刺激に対する過敏
- 局所麻酔抵抗性
- 主観的記述の変化・変動
- 外科的介入抵抗性
- 画像診断所見の無効性

■ 診断の際には痛覚変調性疼痛も考慮

　関連痛・放散痛の診断の際には，痛覚変調性疼痛の存在も考慮すべきである．痛覚変調性疼痛は「侵害受容の変化によって生じる痛みであり，末梢の侵害受容器の活性化をひきおこす組織損傷またはそのおそれがある明白な証拠，あるいは，痛みをひきおこす体性感覚系の疾患や傷害の証拠，がないにもかかわらず生じる痛み（患者が，侵害受容性疼痛と痛覚変調性疼痛を同時に示すこともありうる）」として2021年9月に日本痛み関連学会連合が国際疼痛学会（IASP）の提唱したnociplastic painを日本語訳した新しい痛覚の概念である[2]（**表2**）．関節リウマチや変形性関節症の痛みは侵害受容性疼痛から始まり，次第に痛覚変調性に移行していくことがしばしばあるとされており，関節リウマチや変形性関節症（とくに膝関節）において，炎症所見や関節所見と相関しない痛みの患者がいることから理解されている．一次性慢性痛，複合性局所疼痛症候群（CRPS），過敏性腸症，筋骨格系または神経障害性に同定されない腰痛（非特異的慢性腰痛），慢性骨盤痛などが痛覚変調性疼痛とされている．

　現時点では痛覚変調性疼痛の治療法に関するガイドラインはできておらず，客観的な根拠に基づいた処方の指針はなく，治療法に関するガイドラインもまだないが，以前から薬物療法に運動療法などを組み合わせた集学的診療が効果的であるとされている．

（三木健司）

■文献

1) Jarvik JG, Deyo RA. Diagnostic evaluation of low back pain with emphasis on imaging. Ann Intern Med 2002；137：586-97.
2) 加藤総夫．痛覚変調性疼痛（nociplastic pain）Q & A．ペインクリニック 2022；43：1023-9.

---

*1
トリガーポイント注射の最も重要なポイントは安全第一である．そのために，気胸のリスクのある肩への刺入については，部位，深さを知り，膝窩部であれば，どの部位に投与すると総腓骨神経麻痺が発現するか，解剖の理解が必要となる．それに加え，治療効果を上げるためには，患者に対する丁寧な説明（痛みの原因など）が重要である．とくに，治療に抵抗性のある患者は，不安の強い人が多い．筋骨格筋の痛みは危険な痛みが少ないことを説明し，不安を取り除くことが重要である．その方法として，最近「行動医学」が注目されている．これらの技術を組み合わせ，トリガーポイント注射を適切に実施することで，ラポール形成に大きな役割を果たすことができる．

▶ 痛覚変調性疼痛：nociplastic pain

4章 整形外科の代表的な病態と治療

関節痛，関節炎，変形性膝関節症

■ 概略

　関節炎を認める主たる疾患である変形性膝関節症（膝 OA）は，大規模縦断コホート研究によれば，本邦での患者数は 2,530 万人と推測される[1]．慢性進行性かつ退行性の疾患であり，関節軟骨のみでなく，軟骨下骨や半月板，靱帯，関節包，滑膜を含めた膝関節全体に影響を及ぼす疾患である．その他の急性発症を呈する関節炎として，結晶誘発性関節炎があげられる．関節内や関節周囲に沈着したさまざまな結晶により引き起こされる．本項では，膝 OA の病態や痛みのメカニズムを概説する．また，結晶誘発性関節炎については臨床で遭遇する頻度の高い尿酸ナトリウム塩結晶による痛風関節炎をとりあげる．

▶変形性膝関節症：osteoarthritis of the knee

▶結晶誘発性関節炎：crystal-induced arthritis

▶痛風関節炎：gouty arthritis

■ 膝 OA の病態

　遺伝素因や骨性変形素因を基に，機械的ストレスによって生じる関節内変性が原因である一次性と，骨折，骨壊死などの原疾患や外傷機転に伴い変性変化が進行する二次性に大別される．いずれの場合も，OA 初期には微小な外傷由来の軟骨表面の亀裂（fissure）や細線維化（fibrillation）が認められる．そのことが契機となり，正常環境下では細胞外基質の産生能をもっていた軟骨細胞は ADAMTS や MMP などの軟骨基質分解酵素を産生するといった特性異常が起きる．さらに細胞外基質内において，II 型コラーゲン線維の配列異常により軟骨の特徴である剪断応力，弾性力が消失してしまう．また，プロテオグリカンによる陰性帯電能も低下することから，水分やナトリウムイオンを軟骨基質内に維持できなくなり，軟骨の復元能力も低下してしまう．このことが膝 OA では軟骨の特徴である荷重緩衝作用や耐久性の消失，つまり"クッション"としての機能を失う．この機能障害が軟骨下骨由来の荷重時痛へとつながる．

■ 膝 OA の痛みの発生機序

　関節軟骨内には感覚神経は存在しないことから，膝 OA の痛みに軟骨自体は関与しない．関節内に炎症が起きると関節包や滑膜，軟骨下骨に侵害受容器の一次求心路である自由神経終末の伸長を認める．これを経由して，関節内に発現する CGRP などの発痛物質が上位中枢に伝導すると考えられる．半月板損傷や軟骨損傷由来の痛みは，立ち上がり時や階段昇降時のメカニカルストレスが侵害受容器を刺激，Aδ 線維を伝達して外側脊髄視床路から体性感覚野へ伝わる（外側系）．一方，関節炎や滑膜炎といった関節内の炎症の痛みは，侵害受容器が刺激されると C 線維を伝達する脊髄上行路の脳幹内側から上位に伝導する（内側系）．筆者らのラットを使った検討では膝関節にモノヨード酢

関節痛，関節炎，変形性膝関節症

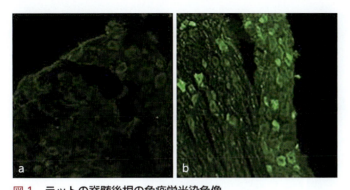

図1 ラットの脊髄後根の免疫蛍光染色像
a：膝関節に生理食塩水を注射した正常ラットの脊髄後根．b：薬剤性膝関節炎ラットの脊髄後根内にCGRPの発現が確認できる．

酸を投与して滑膜炎や軟骨損傷を誘発させたラットの脊髄後根にはCGRPの発現を認めた（図1）．このことより，関節内の滑膜や軟骨下骨が膝OAの痛みの由来と考えられる．

■ 膝OAの診断法

1. X線

膝OAの診断は臨床症状や理学所見，単純X線像より可能である．単純X線の撮影方法に関しては，関節裂隙の狭小化の検出度の違いから，非荷重撮影よりも立位荷重撮影が推奨される．外来診療においては，経時的な膝OAの進行を評価する必要がある．そのために立位時の膝関節屈曲位での撮影が立位伸展撮影よりも裂隙の狭小化の検出度がさらに高いことから，膝屈曲45°で管球を10°下方に向けて撮影するRosenberg（ローゼンバーグ）撮影での評価が推奨される[2]．

2. MRI，超音波

非侵襲で放射線被曝がなく，関節内軟部組織の描出に優れる．立位膝関節単純X線撮影にてOAを認めない中高齢者にMRIを施行したところ約90％に膝OA病変を認めたと報告されており，精密な病態の把握を行う場合や早期膝OAに対してはMRIを行うことで，軟骨や半月板，滑膜炎や関節水腫などの炎症所見を確認する必要がある[3]．撮影条件はT1強調像で半月板が低信号，T2強調像では軟骨と半月板の境界が確認できる．X線では明らかな病変描出がない場合でも，骨髄浮腫像や骨壊死，不顕性骨折の検出に有用である（図2）．

また近年，超音波による診断も報告されている[4]．関節屈伸運動や荷重による関節内への影響を動的かつ簡便に観察することができることが利点である．早期の内側半月板の変性変化や小さな骨棘の検出が可能であることや，血流シグナルを確認することで関節外組織由来の痛みの同定が可能であることから，膝OAの診断ツールの一つとなる．

261

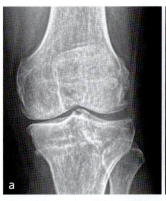
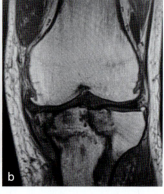

図2　MRIによる骨折の描出
X線（a）では検出できない複数の骨折線が単純MRI（b）にて確認できる（60歳，男性．誘因なく左膝痛が出現．脛骨近位部のinsufficiency fractureと診断）．

■ 膝OAの治療方法

　膝OAの治療目標は，疼痛の緩和と関節機能の回復，ADL障害を改善することによるQOLの向上である．まず減量指導や運動療法，装具療法などの保存療法を行うが，これらの治療を包括的に行っても抵抗性を示す場合や病状進行の防止を要する場合においては手術を選択する．

1. 保存治療

　患者教育（生活指導），減量，運動療法，薬物療法，装具療法が重要となる．運動療法は膝周囲や中殿筋などの股関節外転筋の筋力増強トレーニングが有用[*1]であり，エアロビクスエクササイズや水中運動などの有酸素運動を併用することで，膝関節の疼痛緩和や関節機能維持だけでなく，サルコペニア，フレイル，ロコモティブシンドロームなどに対する効果も期待できる．装具療法としては，一本杖，膝装具（サポーター），外側楔状足底板が推奨される．とくに内反変形膝に対する外側楔状足底板装着における除痛効果と歩行能の改善についてエビデンスの高い報告が散見される．装着初期は歩行時の不快感の訴えもあるが，屋内でも使用できるようにマジックテープ付き底敷を同時に採型して，装着時間を長くしてもらうように工夫している（図3）．

2. 再生医療（保険外診療）

　2013（平成25）年に制定された「再生医療等の安全性の確保等に関する法律」（通称，安確法）により自由診療下での関節内治療が選択肢の一つとなった．患者自身の血液から精製した多血小板血漿（platelet-rich plasma：PRP）や膝蓋下脂肪体や腹部などの皮下脂肪組織から精製する間葉系幹細胞（mesenchymal stem cell：MSC）の関節内注射があげられる．その他，間葉系幹細胞培養上清液や乾燥凍結型血小板由来製剤などの安確法内に規定されない

[*1] 過去のRCTなどのエビデンスの高い研究の多くは，50〜60分・週2回を基準としているため，患者指導の際は外来診療でもこの基準以上の運動を薦めている．

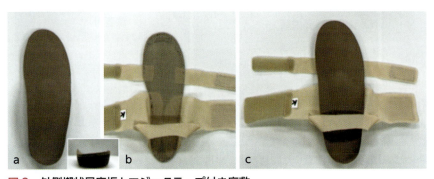

図3　外側楔状足底板とマジックテープ付き底敷
外側楔状足底板（a）をマジックテープ付き底敷（b）と重ねることで屋内でも使用することができる（c）.

製剤もある．標準治療では治療効果が十分でない場合が適応となるが，科学的な立証が待たれる．

3. 手術治療

　変形の進行，年齢，活動レベルを考慮して，膝周囲骨切り術，人工膝関節置換術の適応を検討する．膝周囲骨切り術においては，内反変形膝であれば内側開大式高位脛骨骨切り術（OWHTO など），さらに内反変形が脛骨と大腿骨ともに認められる場合は大腿骨遠位，脛骨近位の両骨切り術（DLO）の選択が可能である．外反変形膝は内側閉鎖式遠位大腿骨骨切り術（DFO）が適応となる．このように術式が増えたことにより，高度変形膝や関節内変形膝への対応も可能になっている一方，人工関節置換術においても比較的若齢症例や活動レベルの高い症例の報告も増えていることから，術式の選択に一定の見解はない．さらなる長期報告やエビデンスの高い研究成果に期待したい．

結晶誘発性関節炎（痛風関節炎）

　痛風関節炎（gouty arthritis）は，関節リウマチによる関節炎や感染性関節炎などの他の急性関節炎と症状が類似しており，実臨床において鑑別が難しいため，臨床的特徴の違いを整理しておくことが求められる．日本の痛風患者数は，国民生活基礎調査によると1986〜2016年の30年間で25.5万人から110.5万人へと増加傾向にあり，成人男性における高尿酸血症の頻度は20〜25％，痛風関節炎の有病率は約1％と報告されている[5]．

痛風関節炎の診断

1. 臨床像

　年齢や性別を問わず血清尿酸値が7.0 mg/dLを超える場合に，臨床上の高尿酸血症と定義される．7.0 mg/dLを超えれば尿酸ナトリウム塩結晶が析出するリスクが増大し，痛風関節炎の原因となる．血清尿酸値の変動や外傷，アルコール摂取などの要因が作用して尿酸ナトリウム塩結晶が関節腔内に剥落し，

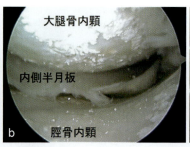
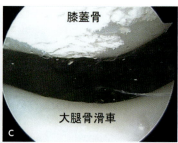

図4 チョーク様の尿酸ナトリウム塩結晶塊の沈着した関節軟骨，半月板，靱帯

白血球に貪食されることにより急性炎症が進展する．約20%に尿路結石を認め，痛風関節炎とは直接関連しないが，肥満や脂質異常症，高血圧，耐糖能異常などの生活習慣病の合併頻度が高いことも大きな特徴である．

痛風関節炎はたいていの場合，臨床像から比較的容易に診断が可能である．「高尿酸血症・痛風の治療ガイドライン」では，痛風に特徴的な臨床像を列挙している．①中年男性に好発，②24時間以内にピークに達する急性単関節炎，③下肢（とくに母趾中足趾節〈MTP〉）関節の罹患が多い，④10日ほどで自然軽快し，次の発作まで無症状の発作間欠期がみられる，⑤背景に高尿酸血症の存在，⑥無治療なら次第に発作が頻発・慢性化し痛風結節を形成する[5]．痛風結節はさまざまな部位に生じ，場合によってはチョーク様の結晶塊が沈着する（図4）．慢性痛風関節炎では，痛風結節の形成と炎症により軟骨変性が促進され，二次的に変形性関節症をきたすことも知られている[6]．大関節の関節炎は，診断に難渋し，鑑別診断が必要な場合も少なくない．関節穿刺で，関節液中に白血球に貪食された尿酸ナトリウム塩の針状結晶が確認できれば，確定診断できる[7]．感染性関節炎との鑑別が難しい場合もあり，感染を疑う性状の関節液はグラム染色や細菌培養を提出する[*2]．

2. 痛風関節炎の画像診断

画像所見に乏しく，X線画像では初期に異常所見を認めない．近年では，超音波検査で関節軟骨の表面にみられる線状の高エコー所見を double contour sign とよび，尿酸ナトリウム塩結晶の沈着に特異点な所見であることが示されている[7]．また，dual energy CT（DECT）を用いると体内に存在する尿酸ナトリウム塩結晶を可視化することができるようになり，2015年のアメリカリウマチ学会の痛風分類基準において，DECTによる診断の有用性が加わっている[8]．

3. 痛風関節炎の病理組織診断

病理学的には尿酸ナトリウム塩結晶の沈着と，結晶周囲を取り囲むように多核巨細胞反応を伴う肉芽腫性炎症が認められる．尿酸ナトリウム塩結晶はホルマリンなどの水溶性固定液では溶出を起こすため純アルコール固定によるHE

*2
痛風発作は短期間で軽快するために関節炎所見が診察時には消失している可能性や，発作中の血清尿酸値は必ずしも高値とは限らない点に注意が必要である．

染色で針状結晶の確認をする．あるいは，偏光顕微鏡により尿酸ナトリウム塩結晶に特徴的な二重屈折像を確認する．

痛風関節炎の治療

痛風関節炎の治療の目的は，症状の軽減と尿酸塩結晶の除去である．同時に，痛風に合併する生活習慣病の治療も必要になる．まずは非ステロイド性抗炎症薬，もしくは経口ステロイドが選択され，コルヒチンは発作予防の目的で用いられる．ただし鑑別疾患に感染性関節炎があり安易なステロイド投与は避けるべきと考えられる．痛風関節炎は尿酸ナトリウム塩結晶により誘発される急性炎症であり，可逆性の病態であるので，関節内の尿酸ナトリウム塩結晶を完全に除去すれば，痛風関節炎は発症しなくなると考えられる．このため，血清中の尿酸降下薬による高尿酸血症の治療が行われる．血清尿酸値を一定濃度以下に保つことにより，関節内尿酸ナトリウム塩結晶の除去が可能であると考えられている．血清尿酸値の治療目標値は 6.0 mg/dL 以下とされている[9]．

（井石智也，神頭　諒，中尾吉孝，中山　寛）

■文献

1) Yoshimura N, et al. Cohort profile：research on Osteoarthritis/Osteoporosis Against Disability study. Int J Epidemiol 2010；39：988-95.

2) Rosenberg TD, et al. The forty-five-degree posteroanterior flexion weight-bearing radiograph of the knee. J Bone Joint Surg Am 1988；70：1479-83.

3) Guermazi A, et al. Prevalence of abnormalities in knees detected by MRI in adults without knee osteoarthritis：population based observational study（Framingham Osteoarthritis Study）. BMJ 2012；345：e5339.

4) Shimozaki K, et al. Usefulness of ultrasonography for dynamic evaluation of medial meniscus hoop function in early knee osteoarthritis. Sci Rep 2021；11：20091.

5) 日本痛風・尿酸核酸学会ガイドライン改訂委員会編. 高尿酸血症・痛風の治療ガイドライン. 第3版［2022年追補版］. 診断と治療社；2022.

6) Laurent TC. Solubility of sodium urate in the presence of chondroitin-4-sulphate. Nature 1964；202：1334.

7) Janssens HJ, et al. A diagnostic rule for acute gouty arthritis in primary care without joint fluid analysis. Arch Intern Med 2010；170：1120-6.

8) Grassi W, et al. "Crystal clear" -sonographic assessment of gout and calcium pyrophosphate deposition disease. Semin Arthritis Rheum 2006；36：197-202.

9) Neogi T, et al. 2015 Gout classification criteria：an American College of Rheumatology/ European League Against Rheumatism collaborative initiative. Ann Rheum Dis 2015；74：1789-98.

4章　整形外科の代表的な病態と治療

関節ねずみ

■ 概略

　関節ねずみとは，関節内に遊離体が発生している病態をさし，関節内遊離体と同義である．関節ねずみは多くの場合，関節内の軟骨や骨が剥離したものか，滑膜性骨軟骨腫によって産生されたものであるが，断裂した半月板，脂肪体などが原因となることもある[1-2]．関節ねずみが発生しても，関節内を浮遊している場合には無症状のこともある．しかし，間隙に挟まったり，関節内の組織に引っかかったりすると，痛み，腫脹，可動域制限，ロッキングなどの症状を誘発する．症状を改善するためには，引っかかりを外して，関節ねずみを関節外へ摘出する必要がある．また，関節ねずみはなんらかの疾患が背景にある結果発生するため，原疾患の治療も同時に行うべきである．

▶関節ねずみ：joint mouse

▶関節内遊離体：joint loose body

■ 診断と検査

　関節ねずみの診断は，臨床症状と画像所見を総合的に勘案して行う．血液検査や関節液検査における有用な所見はない．臨床症状に関しては後述し，ここでは画像検査について記載する．

1．X線検査

　最も基本的な検査である．骨成分や石灰成分を伴う関節ねずみは，X線のみで十分診断可能である．ただし，関節内組織や関節外の骨化，石灰化と紛らわしいこともあるので，必ず2方向以上のX線検査を行い，発生部位を三次元的にとらえる必要がある．判断に迷う場合は，時間をおいて再度X線検査をし，病変が移動していることを確認するか，他の検査と合わせて総合的に判断する．

2．超音波検査

　断続的評価しかできない他の画像検査と異なり，連続的に関節内を観察することができるため，関節ねずみが浮遊，移動していることを確認することができる．X線検査で判断に迷った際の補助的診断としても有用である．また，X線に写らないような非骨成分，非石灰成分も特定することができる．ただし，観察範囲が狭いこと，検者の技量に左右されることが弱点である[3]．

3．CT

　CTは骨成分や石灰化した成分を伴う関節ねずみを特定するうえで，X線より有用な検査である．X線では骨と重なってわかりにくい病変部位でも，三次

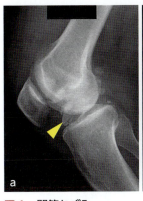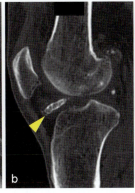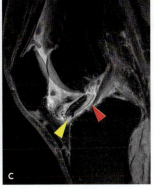

図1　関節ねずみ
43歳，男性．9歳で左離断性骨軟骨炎と診断されたが，以後病院を受診していなかった．数週間前から疼痛と軋音が出現したため来院．関節ねずみ（黄矢頭）を認める．X線（a）で十分に診断可能だが，CT（b）でより明瞭に描出される．MRI（c）では軟骨成分（赤矢頭）も確認でき，X線やCTで評価しているサイズよりも，実際のサイズは大きいことがわかる．

元的な位置を詳細に特定することができる．ただし，非骨化，非石灰化病変の描出はMRIと比べて劣る．

4. MRI

　MRIも関節ねずみの特定に有用である．とくに関節内水腫が著明な場合，病変の骨化，石灰化の有無にかかわらず，軟骨や軟部組織を含む，ほぼすべての病変を描出することができる．ただし，CTと比べて関節形態の描出力が劣るため，関節内水腫が少なく，他の組織と病変が接している場合には，病変の特定が容易ではないこともある[*1]（図1）．

■ 病態・臨床像

1. 発生部位

　膝関節と肘関節に発生しやすいが，統計学的な頻度は明らかになっていない．離断性骨軟骨炎の関節ねずみに関しては，膝関節が最も多いという報告がある一方で，本邦では肘関節に発生しやすいとされている[4-6]．

2. 関節ねずみを引き起こす疾患

　関節ねずみの原因となる疾患は多岐にわたる．頻度として多いのは外傷[*2]，変形性関節症，離断性骨軟骨炎，滑膜性骨軟骨腫である．ほかにも関節リウマチ，結核性関節炎，半月板損傷，特発性骨壊死，Charcot（シャルコー）関節などが原因としてあげられる[1]．

3. 症状

　関節ねずみ自体は，周囲の組織や関節に挟まらない限り，症状を出すことはあまりない[*3]．しかし，周囲組織や関節に挟まると，関節の腫脹，可動域制限

[*1] 過去には関節造影を併用したX線，CT，MRI検査なども行われていたが，関節鏡手術の進歩，画像技術の進歩により現在はほとんど行われない．

[*2] 外傷では膝関節における骨軟骨損傷が頻度として多い．

[*3] 変性によって遊離した関節ねずみはマクロファージを活性化し，関節内の滑膜炎を促進するため，中長期的な視点では，関節ねずみの存在自体が疼痛，関節腫脹などの症状を惹起する[7-8]．

(ロッキング），ポキポキという軋音などが，常時あるいは間欠的に発生する．これらの症状があるときは，関節ねずみの可能性を念頭において診断にあたることが重要である．

治療

上記の症状が発生したときは，局所安静や経口NSAIDsをはじめとした消炎鎮痛薬の処方を行うこともあるが，根本的な治療は，関節ねずみの摘出である（動画1）．関節鏡での摘出が一般的であるが，指関節の病変や，大きい病変，数が多い場合は，直視下に摘出することもある．関節ねずみがなくなると，可動域制限や軋音は改善することが多い．ただし，関節ねずみは，なんらかの疾患が背景にある結果発生しているため，原疾患の治療を行わない限り，再発する可能性があることを念頭におくべきである[9]．

動画1

診療のポイント

骨成分を含まない関節ねずみはX線に写らないため，初診ではとくに見逃しやすい．筆者も整形外科医になりたてのころ，軋音を伴う膝関節痛で来院した患者において，漫然と関節内注射を繰り返し，2か月以上経過してからMRIで関節ねずみを伴う特発性膝骨壊死と診断した苦い経験がある．X線を見直すと，大腿骨内側顆の病変と小さい関節ねずみが写っていた．関節ねずみを見逃さないためには，臨床症状に加え，諸画像検査を細部まで満遍なく検証することが重要である．

（五月女慧人，岩崎倫政）

■文献

1) 高濱顕弘．最近10年間に経験した膝関節内遊離体．整形外科と災害外科 1985；33：1161-4.
2) Matsukuma S, et al. Fatty lesions in intra-articular loose bodies：a histopathological study of non-primary synovial chondromatosis cases. Virchows Arch 2012；460：103-8.
3) Bianchi S, Martinoli C. Detection of loose bodies in joints. Radiol Clin North Am 1999；37：679-90.
4) 木村恒雄．関節遊離体の統計的観察．昭和医学会雑誌 1979；39：685-9.
5) 山本正隆．関節オステオヒョンドロマトージスの発生過程．日本整形外科学会雑誌 1964；38：518.
6) Smillie IS. Loose Bodies, Diseases of the Knee Joint. Churchill Livingstone；1974. p.360.
7) Hamasaki M, et al. Transcriptional profiling of murine macrophages stimulated with cartilage fragments revealed a strategy for treatment of progressive osteoarthritis. Sci Rep 2020；7558.
8) Ebata T, et al. Flightless I is a catabolic factor of chondrocytes that promotes hypertrophy and cartilage degeneration in osteoarthritis. iScience 2021；24：102643.
9) Zmerly H, et al. Assessment and management of loose bodies in the knee joint and related disease：A narrative review. Curr Rheumatol Rev 2022；18：12-9.

4章 整形外科の代表的な病態と治療

神経痛，神経麻痺

■ 腕神経叢損傷

▶腕神経叢損傷：brachial plexus injury

1. 原因・分類

交通事故とくにオートバイによる転倒事故，スポーツにより上肢が体幹から離れるような外力がかかり，腕神経叢に外力がかかり，脊髄から神経根の引き抜き（節前型）や神経断裂（節後型）によって発生する．

a. 損傷神経根の部位による分類（図1）
- 節前損傷
- 節後損傷（末梢神経損傷）

b. 損傷神経根高位による分類
- C5C6神経根損傷（上位型損傷）
- C5-7神経根損傷
- C5-8神経根損傷（下位型損傷）
- C5-Th1神経根損傷（全型損傷）

下位型よりも上位型が多い．

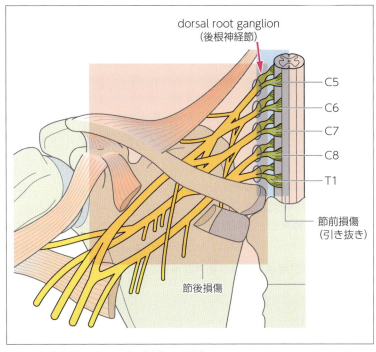

図1 損傷部位による分類（節前，節後）
節後損傷は，末梢神経損傷である．

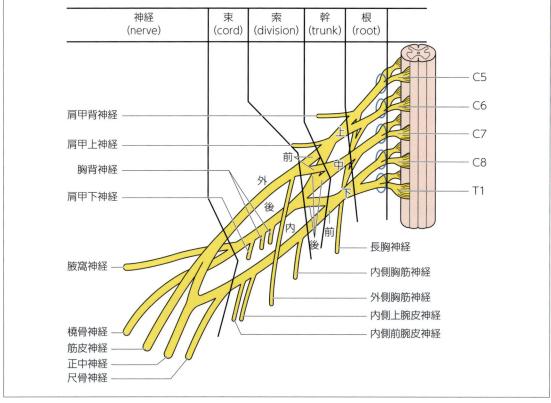

図2 腕神経叢の構造

c. 腕神経叢損傷部による分類（図2）
- 神経根損傷
- 神経幹損傷
- 神経束損傷
- 末梢神経損傷

全型，節前損傷は予後不良である．

2. 治療

a. 受傷後早期（大人6か月以内，小児10か月以内）

節後損傷は末梢神経損傷なので神経移植の適応になる．
節前損傷は，神経移行術（肋間神経，副神経などの移行術）が適応．

b. 受傷後時間の経過したもの

機能の残った筋肉の移行術，下肢からの遊離血管柄付き筋肉移植術が適応となる．

分娩麻痺

▶分娩麻痺：birth palsy

出産に際して頸部にできた血腫や上肢の不適切な牽引による腕神経叢損傷．

神経痛，神経麻痺

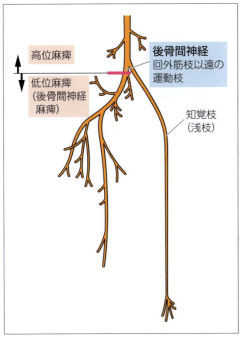

図3 橈骨神経 (radial nerve)
腕神経叢後束から腋窩神経が分かれて橈骨神経となる．
（上羽康夫．手 その機能と解剖．第6版．金芳堂；2017をもとに作成）

1. 原因・特徴
狭産道（児頭骨盤不均衡），巨大児が原因．上位型腕神経叢損傷が多い．その場合 waiters' tip position とよばれる典型的な肢位をとる．頭位分娩でも骨盤位分娩でも起こるが，頭位分娩時に多い（約2倍）．

a. 頭位分娩での分娩麻痺の特徴
上位頚髄神経（肩，肘機能）が損傷を受け，外力が強くなるにつれて下位頚髄神経（手，指）に損傷が及ぶ．手指機能の障害が強いものほど，肩，肘機能の障害も大きい．早期に手関節伸展（C7機能）の回復がみられた症例は肩，肘機能の自然回復が期待できる．神経過誤支配を起こしやすい（肘を曲げようとすると肩が外転する）．

b. 骨盤位分娩での分娩麻痺の特徴
肩，肘機能に限局した損傷が多い．両側例は，ほとんど骨盤位分娩．ときに横隔神経麻痺を起こすこともある．神経過誤支配は起こしにくい．

2. 治療
自然回復の経過をみる（6〜10か月）．その後，欠落神経機能の再建として神経移植術，神経移行術を行う．肩外旋障害には，上腕骨回旋骨切り術を行う．

■ 橈骨神経高位麻痺

1. 原因
上腕骨骨幹部骨折，睡眠時の上腕部での圧迫や上腕での注射．上腕，腋窩での橈骨神経圧迫など（図3）．

* waiter' tip position
肩関節を内転・内旋，肘関節を伸展，前腕を回内，手関節を掌屈・尺屈，手指を屈曲させた典型的な肢位（C5，C6麻痺の肢位）（下図）．

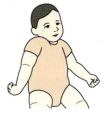

▶橈骨神経麻痺：radial nerve palsy

271

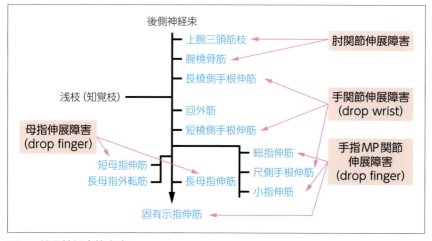

図4　橈骨神経高位麻痺
青字は麻痺筋.

Saturday night palsy（夜に腕枕をした手が翌朝麻痺を起こす）や松葉杖使用による腋窩部での橈骨神経圧迫（この場合上腕三頭筋の麻痺も出現することがある）がよく知られている.

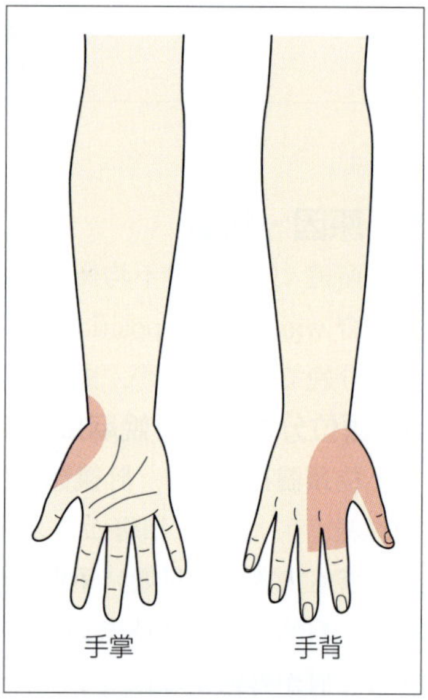

2. 症状

手関節＋母指, 手指の主にMP関節の伸展（背屈）不可（下垂手〈drop hand〉を呈する）（図4）, 橈骨神経領域の知覚低下（図5）. 後骨間神経麻痺（後述）.

3. 治療

保存療法：カックアップ装具による手関節背屈位保持.
手術療法：神経剥離術, 神経縫合術, 神経移植術, 神経移行術, 腱移行術（受傷後6か月以上, 小児では10か月以上経過した症例で腱移行術）.

■ 後骨間神経麻痺（橈骨神経低位麻痺）

1. 原因

肘関節部で回内筋腱（Frohse's arcade〈フローゼのアーケード〉）付近での橈骨神経深枝の圧迫.

よく肘を使う人に発生する特発性と, ガングリオンなどの腫瘍性病変, 上腕骨骨折後, 変形性関節症などに続発する二次性のものとがある.

2. 症状

手関節背屈可能であるが橈屈する（長橈側手根伸筋は作用しているが, 短橈側手根伸筋が麻痺しているため）. 母指, 手指の主にMP関節の伸展不能（下垂指〈drop finger〉を呈する）（図6）. 知覚障害は伴わない. 肘部での橈骨神経

図5　橈骨神経の知覚支配

▶後骨間神経麻痺：posterior interosseous nerve palsy

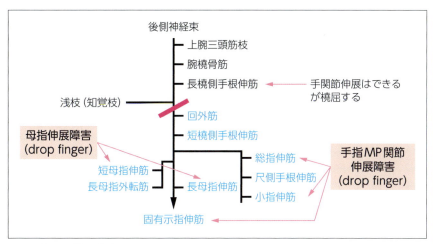

図6　後骨間神経麻痺
青字は麻痺筋．━：神経障害部位．

伝導速度（知覚）の低下．

3. 治療

　保存療法：カックアップ装具による手関節背屈位保持．

　手術療法：Frohse's arcade 付近の腫瘍による神経麻痺については，神経剥離術，神経移行術，腱移行術（受傷後6か月以上，小児では10か月以上経過した症例で腱移行術）．

> **COLUMN　特発性後骨間神経麻痺**
>
> 　はっきりした誘因なく後骨間神経麻痺症状が出現する場合がある．突然の上肢痛が発生し，その後麻痺症状が出ることも多い．肘関節部の橈骨神経にくびれを認めるものがある．原因ははっきりしていないが，神経疼痛性筋萎縮症の類縁疾患という見方もある．神経周膜を切離してくびれを解除する方法やくびれを切除する手術法もある．

■ 手根管症候群（正中神経低位麻痺）

▶手根管症候群：carpal tunnel syndrome

1. 原因

　手関節掌側部で屈筋支帯（横手根靱帯）と手根骨に囲まれた部分（手根管）内（図7a）を通る正中神経（図8）がなんらかの原因で圧迫され，絞扼性神経障害をきたしたもの．

　手関節滑膜炎：手の過度の使用，血液透析によるアミロイドの沈着，妊娠，閉経にホルモンバランス異常．

　外傷：橈骨骨折後変形，ガングリオンなどによる圧迫．

　女性は，閉経期や産褥期に多い．

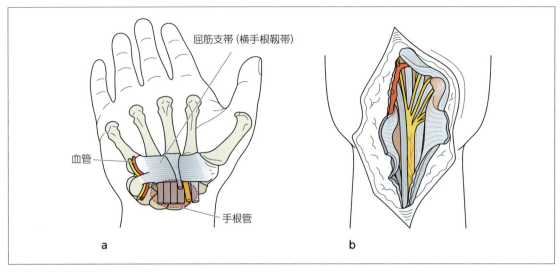

図7 手根管症候群
a：手根管は屈筋支帯（横手根靱帯）と手根骨に囲まれている．
b：横手根靱帯の切開による神経除圧．

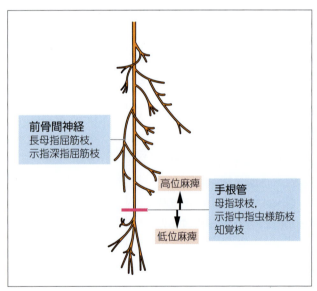

図8 正中神経 (median nerve)
（上羽康夫．手 その機能と解剖．第6版．金芳堂；2017をもとに作成）

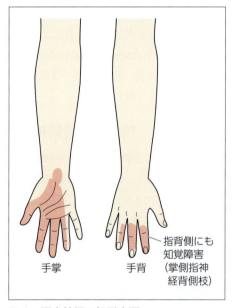

図9 正中神経の知覚支配

2. 症状

　正中神経領域（母指・示指・中指，環指橈側）の知覚障害（夜間・早朝起床時に多い）（図9）．母指球筋萎縮，母指対立筋筋力低下がみられる（猿手）（図8, 10）．手関節屈曲位でしびれ感が増強（Phalen〈フェイルン/ファーレン〉テスト陽性）．障害部を叩打すると放散痛（Tinel〈ティネル〉徴候）．手関節部での神経伝導速度低下．

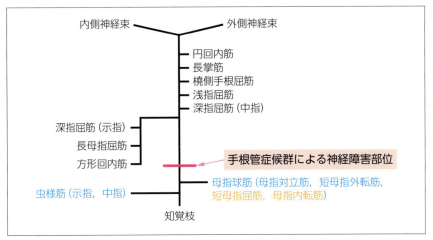

図10　手根管症候群（低位麻痺）と正中神経麻痺
青字は麻痺筋，橙字は部分麻痺筋．

3. 治療

軽症例では安静が基本．

保存療法：手関節固定装具の着用，手根管内へのステロイド注射，ビタミンB$_{12}$剤，エクオール（大豆イソフラボン）内服．

手術療法：保存療法に抵抗し，正中神経領域のしびれ・疼痛の強いもの，母指球筋に萎縮のみられるものは手術適応となる．横手根靱帯切開による神経除圧（図7b），ガングリオンによるものでは切除術．母指球筋の萎縮の激しいもので巧緻運動障害を呈するものは，腱移行による母指対立再建を行う．

■ 前骨間神経麻痺

▶前骨間神経麻痺：anterior interosseous nerve palsy

1. 原因

正中神経の枝である前骨間神経の障害で発生する．

2. 症状

母指IP関節，示指DIP関節の屈曲障害（長母指屈筋，示指深指屈筋，方形回内筋の麻痺）[*1]．知覚障害は伴わない（図8，11）．

*1　tear drop sign
母指IP関節，示指DIP関節の屈曲不能のため，母指と示指でリングを作らせると涙痕状になる．

3. 治療

神経剥離術，腱移行術．

> **COLUMN　特発性前骨間神経麻痺**
>
> 特発性後骨間神経麻痺同様，はっきりした誘因なく前骨間神経麻痺の症状が出現する．突然の上肢痛が発生し，その後麻痺症状が出ることがある．肘関節部の正中神経にくびれを認めるものがある．治療は，くびれ解除やくびれ切除を行う手術法もある．

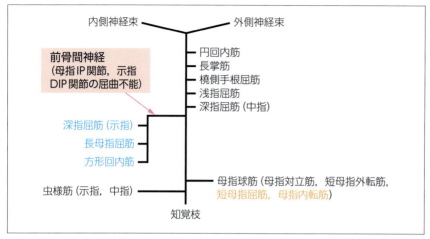

図11 前骨間神経麻痺
青字は麻痺筋，橙字は部分麻痺筋．

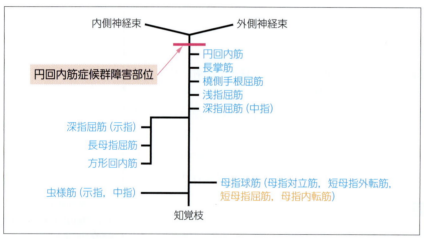

図12 円回内筋症候群
環指，小指の深指屈筋は効いている（尺骨神経支配）ので屈曲できる．
尺側手根屈筋は効いている（尺骨神経支配）ので手関節は屈曲できる．
青字は麻痺筋，橙字は部分麻痺筋．

■ 円回内筋症候群（正中神経高位麻痺）

▶円回内筋症候群：pronator teres syndrome

1. 原因

正中神経が円回内筋を通過する部分で圧迫され発生する．肉体労働者，ウエーターなど前腕回内位で長時間仕事をする人に発生することが多い（図12）．

2. 症状

「祈祷師の手」（示指・中指伸展位，環指・小指屈曲位をとる）：環指，小指の深指屈筋（尺骨神経支配）は効いているので環指，小指は屈曲位となるが，示指，中指の深指屈筋は麻痺するので伸展位をとる．

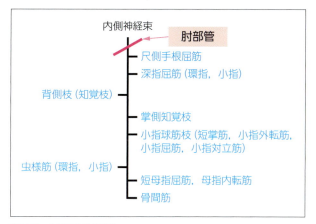

図13 肘部管症候群
青字は麻痺筋．

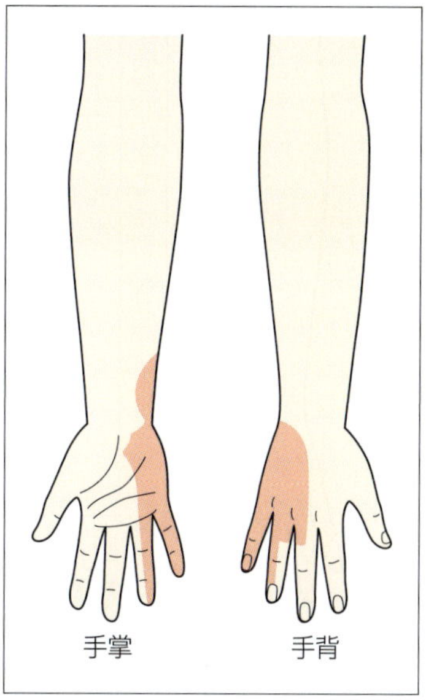

図14 尺骨神経の知覚支配

正中神経領域の知覚障害（図9）．手関節屈曲，手指屈曲力の低下．母指球筋の萎縮．

3. 治療
前腕回内位の禁止，保存的に改善しない場合は神経剥離術．

肘部管症候群（尺骨神経高位麻痺）

▶肘部管症候群：cubital tunnel syndrome

肘部管は，上腕骨内側上顆，肘頭，尺側側副靱帯，尺側手根屈筋の上腕骨頭と尺骨頭間に横走するOsborne〈オズボーン〉靱帯から成る．肘屈曲で肘部管は狭小化する（図13）．

1. 原因
尺骨神経脱臼，よく肘を使う人にみられる特発性と，ガングリオン，上腕骨顆上，外顆骨折後の外反肘，内反肘，変形性関節症などに続発する二次性がある．

2. 症状
尺骨管症候群の症状に加えて[*2]，深指屈筋麻痺のため小指と環指のDIP関節の屈曲が不可能〜弱くなる．手背尺側の知覚障害が加わる（図14）．尺骨管症候群に比較して弱い鷲手変形（MP関節過伸展，PIP, DIP関節屈曲）．肘管部にTinel徴候．肘部での尺骨神経伝導速度の低下．

*2 尺骨管症候群と肘部管症候群
肘部管症候群の運動神経麻痺：尺骨管症候群の運動神経麻痺＋環指，小指の深指屈筋腱麻痺＋尺側手根屈筋麻痺．
肘部管症候群の知覚神経麻痺：尺骨管症候群の知覚神経麻痺＋尺骨神経背側枝の麻痺．

3. 治療
保存療法：肘伸展位での固定装具．

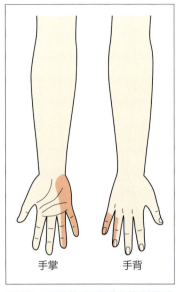

図15 尺骨管症候群の知覚障害部位

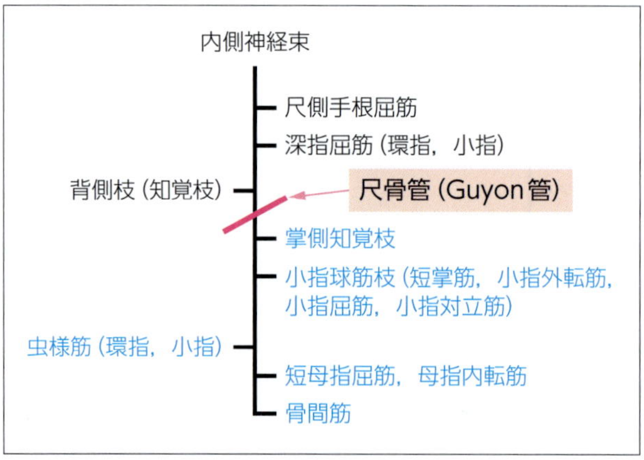

図16 尺骨管（Guyon管）症候群
青字は麻痺筋．

手術療法：肘部管開放術（関節鏡あるいは直視下），尺骨神経前方移行術，内側上顆切除術．

■ 尺骨管（Guyon管）症候群（尺骨神経低位麻痺）

1. 原因
尺骨神経が，有鉤骨後部と豆状骨のあいだで絞扼され発生する．
原因のはっきりしない特発性と，ガングリオン，骨折や関節リウマチなどによる骨変形などに続発する二次性がある．

2. 症状
小指球筋，骨間筋，環指と小指の虫様筋の麻痺．指の開閉運動障害，DIP，PIP関節の伸展障害．尺骨神経領域（小指，環指尺側）の知覚障害（図15）．鷲手（環・小指のMP関節過伸展，DIP関節伸展不能）を呈する（図16）．
Froment（フロマン）徴候（図17）：両母指，示指間で紙を保持させ，互いに引っ張り合いをさせると，麻痺側の母指内転筋筋力が低下しているため麻痺側の母指を屈曲させて長母指屈筋を作用させて紙を保持しようとする．
その他，尺骨管での神経伝導速度の低下，Tinel徴候．

3. 治療
保存療法：手関節中間位での固定装具．
手術療法：尺骨管開放術．

▶尺骨管（Guyon〈ギヨン〉管）症候群：ulnar tunnel (Guyon cannal) syndrome

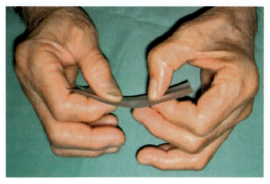

図17 Froment徴候
左母指内転筋筋力が低下しているため，左母指を屈曲させて長母指屈筋を作用させる．

閉鎖神経 ― 股関節内転（長，短，大内転筋，薄筋）

大腿神経 ― 股関節屈曲（腸腰筋）　膝関節伸展（大腿四頭筋）

坐骨神経 ― 股関節伸展（大殿筋）　股関節外転（中殿筋）　膝関節屈曲（ハムストリング）
　　　　　　　　　　　　　　　（ハムストリング：大腿二頭筋，半腱様筋，半膜様筋）

坐骨神経 ┬ 総腓骨神経 ― 足関節背屈，足趾伸展
　　　　　　　　　　　　（前脛骨筋）　（長，短趾伸筋）
　　　　　└ 脛骨神経 ― 足関節底屈，足趾屈曲
　　　　　　　　　　　　（腓腹筋，　　（長，短趾屈筋）
　　　　　　　　　　　　　ヒラメ筋）

図18 下肢神経の筋支配の概要

坐骨神経麻痺

坐骨神経は坐骨切痕より出て梨状筋，殿筋の深層を走行し，膝窩部で脛骨神経と総腓骨神経に分岐する．脛骨神経と総腓骨神経の両神経もしくは単独の神経の麻痺を生じる（図18）．

1．原因
股関節脱臼，脱臼骨折．

2．症状
股関節伸展（大殿筋），股関節外転筋（中殿筋など），膝関節屈曲（ハムストリング）の筋力低下と坐骨神経支配領域の知覚障害．

梨状筋症候群

梨状筋下での坐骨神経の絞扼（図18，19）．腰椎疾患との鑑別が必要．

▶坐骨神経麻痺：sciatic nerve palsy

▶梨状筋症候群：piriformis syndrome

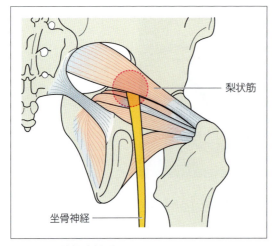

図 19 梨状筋症候群

1. 原因
坐骨神経の走行異常が関与.

2. 症状
脛骨神経, 総腓骨神経麻痺の症状.

3. 治療
梨状筋の切離, 切除.

■ 脛骨神経麻痺

1. 原因
足根管症候群：屈筋支帯による後脛骨神経の絞扼, 足底部の知覚障害. 足内在筋の麻痺が生じる (図 18).

2. 症状
足関節および足趾の底屈不能→踵足, つま先立ち困難.

■ 総腓骨神経麻痺

1. 原因
大腿骨顆上骨折, 膝関節周囲骨折, 腓骨頭骨折, 下肢外旋位で腓骨頭部での圧迫など (図 18).

2. 症状
下腿外側, 足背の知覚障害. 足関節, 足趾の背屈困難 (下垂足).

▶脛骨神経麻痺：tibial nerve palsy

▶腓骨神経麻痺：peroneal nerve palsy

▶下垂足：drop foot

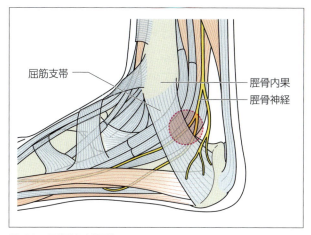

図 20 足根管症候群

■ 足根管症候群

1. 原因
脛骨内果，屈筋支帯，距骨で囲まれた空間での脛骨神経圧迫（図 18，20）．

2. 症状
足底のしびれ（後脛骨神経踵骨枝は足根管の中枢から分枝することが多いので，踵はしびれないことが多い）と足趾屈曲筋力の低下．

■ Morton 病

深横中足靱帯下で主に第 3，4 趾（ときに第 2，3 趾）底側足趾神経の絞扼．

1. 原因
扁平足，底側足趾神経の解剖学的位置関係．

2. 症状
第 3 趾外側，第 4 趾内側の知覚障害，放散する電撃痛．

3. 治療
足底板，局所注射，深横中足靱帯の切離．

■ そのほか鑑別を要する疾患

a. 頸椎症性筋萎縮症
頸椎椎間孔狭窄のある患者に発生する．急激に筋力低下が起こるが，知覚障害を伴わない．頸椎椎間孔拡大術が適応になることがある．

▶ 足根管症候群：tarsal tunnel syndrome

▶ Morton（モートン）病：Morton disease

b. 神経疼痛性筋萎縮症

急激な疼痛で発症し，その後上肢近位部に麻痺が出現することが多い．原因ははっきりわかっていないが，免疫の関与，ウイルス説がある．特発性後骨間神経麻痺，特発性前骨間神経麻痺もこの類縁疾患と考えられている．発症初期のステロイド投与が有効とされている．

c. 平山病

若年性一側上肢筋萎縮症ともよばれる．10歳代前半から20歳代前半で，主に男性にみられる．片側に起こることが多いが両側のこともある．症状は前腕から手部にかけて筋萎縮がみられ，書字，箸の使用，ボタンかけなどのADLにも障害が出る．ゆっくり数年にわたって進行する．軽症例では多少の障害を残して進行は停止するが，重症例では手指機能を喪失することもある．

原因：脊髄硬膜管が前方に移動して頚髄を後方から圧迫するためといわれている．

治療：頚椎カラーの早期からの装着が進められている．

d. Charcot-Marie-Tooth病，Guillain-Barré症候群などのニューロパシー

Carcott-Marie-Tooth病：軸索・髄鞘の構造・機能に関連する蛋白の遺伝子異常による進行性の末梢神経麻痺を呈する遺伝性ニューロパシー．

Guillain-Barré症候群：感染などに続発して免疫異常を生じることにより起こる末梢神経系の急性免疫性ニューロパシーで，急速に進行する運動麻痺を主症状とする．

(柿木良介)

■参考文献
1) 上羽康夫. 手　その機能と解剖. 第6版. 金芳堂；2017.

4章 整形外科の代表的な病態と治療

デルマトーム図と末梢神経分布図

■ はじめに

　整形外科で扱う脊髄から末梢神経の病変では，通常感覚障害をきたし，しかも初発症状となることも多い．したがって，感覚障害の分布を正確に評価することは，病巣の局在診断や経過追跡にきわめて重要となる．神経学的診察のなかで痛覚や触覚といった表在感覚の評価*1において，今検査している部位が脊髄髄節のどの高位か，末梢神経ではどの神経支配領域にあたるかを意識して，疑われる病変や疾患を念頭におきながら診察しなければならない*2．本項では脊髄や神経根の障害の診断に必要なデルマトーム図と単ニューロパチーの診断に必要な末梢神経分布図を示すとともに，実際の評価や解釈における留意点やピットフォールにいて論ずる．

■ デルマトーム図の主な歴史

　デルマトーム（dermatome：皮膚分節）とは表在感覚の求心路が単一の後根神経節，後根，脊髄髄節に入る皮膚領域を意味する．臨床的に広く使用されているデルマトーム図はいろいろな著者によって提示されている[1]が，現在の多くの教科書に引用されているのは以下に示す互いに異なる手法によって作成された3つのものが代表である．HeadとCampbell（1900）[2]は帯状疱疹の皮疹の分布を基に図を作成した．Foerster（1933）[3]は痙性麻痺や疼痛の治療目的で行った後根切断例で，感覚障害分布や断端神経根の電気刺激で血管拡張した皮膚の領域を観察して図を作成した．KeeganとGarret（1948）[4]は神経根障害を有する手術例（椎間板ヘルニアや神経鞘腫の症例）や神経根ブロック例の感覚障害分布の観察から図を作成した．これらの図はいずれも，体幹部では発生学的な体節構造がそのまま残され，デルマトームは輪切り状に規則的に頭側から尾側へ配列されてほぼ一致している．一方，四肢では発生期における胎芽の移動のため，そのデルマトームの分布は複雑になっており，とくに下肢における分布は互いにかなり異なっている[1]．

■ "エビデンス"に基づき作成されたデルマトーム図

　Leeら[5]はこれまでのデルマトーム研究論文の系統的レビューから，研究方法やデルマトームの部位や範囲および個人差についての記載，症例数などからエビデンスとしての質を吟味し，質の高い論文をいくつか厳選し，それぞれのデルマトーム図を重ね合わせて共通する領域を調べて，新たなデルマトーム図を作成した（図1）．

▶デルマトーム（皮膚分節）：dermatome

*1 感覚検査での注意点
感覚検査では患者の理解と協力が不可欠であり，検査の方法と内容を十分説明して，答え方もよく説明しておく．「わかりますか」「わかりますね」の質問では不十分で，刺激した部分が健常部と比較して一皮かぶっている感じで鈍いのか，より敏感に感じるのか，ピリピリ感などの異常感覚が混じるのかなど，最も合う表現を引き出して解釈する必要がある．

*2 感覚障害の分布，異常部と健常部との境界を検出するコツ
痛覚刺激や触覚刺激を健常部，異常部双方に向かって加えて検査する．一般に，感覚鈍麻の場合は障害部から健常部に向かって，感覚過敏の場合は健常部から障害部に向かって検査すると境界が検出しやすい．単ニューロパチーでは境界が比較的明瞭となりやすいが，多発ニューパチーや脊髄障害では，健常部と異常部がなだらかな移行を示して境界が不明瞭となりやすい．

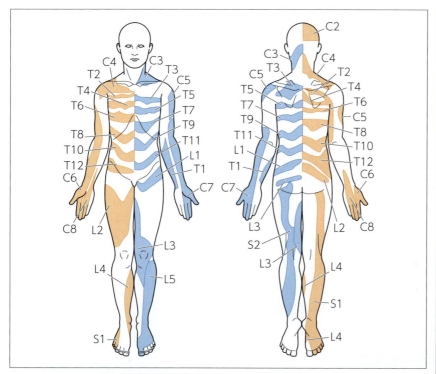

図1 "エビデンス"に基づき作成されたデルマトーム図
隣接する髄節支配領域には大きなオーバーラップ（重なり）があり，個人差があることに留意．S3，S4，S5髄節は肛門周囲を支配する（それぞれの髄節が分離できないので記載していない）．(Lee MWL, et al. Clin Anat 2008；21：363-73[5]より)

■ デルマトーム図を実際に活用するうえでの留意点

1. 隣接する神経根支配域には大きなオーバーラップ（重なり）がある！

Sherrington[5,6]のサルでの実験やFoerster[3]のヒトでの観察において，1本の神経根を残してその上下髄節の後根を切断しても感覚障害が生じなかった事実から，隣接するデルマトームには大きな重なり（重複支配）があることが指摘されている．頸髄や腰髄の神経根障害例でも軽症例では，その支配デルマトームに表在感覚の障害をはっきり検出できないことがある．このような場合，神経根の圧迫や牽引をきたす姿位[*3]で増強・放散する根性疼痛の領域が，局在診断上重要となる．

デルマトーム図の中では，C4/T2やL2/S3など隣接するデルマトームが不連続となる境界線があり，Sherringtonのaxial line（軸線）とよばれる[6]．この部位には重複支配が少なく感覚検査で正常と異常の境界が明瞭になりやすく，脊髄病変の診断上有用となることがある[*4]．

[*3] 神経根性疼痛を誘発・増強する手技

頸部神経根障害時における頸部の伸展と病巣側への側屈姿位で根性疼痛を誘発するSpurling（スパーリング）テストや，腰部神経根障害時のSLRテスト（神経根牽引機序による椎間板ヘルニアで陽性になりやすい）や，腰椎伸展側屈で根性疼痛が誘発されるKemp（ケンプ）徴候（神経根絞扼機序による腰部脊柱管狭窄症で陽性になりやすい）が診断に有用である．

[*4] cervical line

Sherringtonが記載した軸線のうち前胸部のC4とT2の間の髄節の非連続境界線はcervical lineとよばれる．脊髄病変がC4髄節とT2髄節のあいだにあるとき，上胸部から頸部に向かって痛覚刺激を加えていくと，このcervical lineを越えると急激に本来の痛みを感じるという現象がみられ，局在診断上有用な所見となる．

デルマトーム図と末梢神経分布図

2. デルマトームの領域の個人差

デルマトームの領域には個人差がある。それに影響を与える要因としては次のようなものがあげられる。

a. 腕神経叢の変異

腕神経叢がC5からT1神経根から構成される典型例は，約50〜77％とされる[7]．変異としてはC4神経根が加わりT1神経根の関与が少ないprefixed typeが多く，T2神経根が加わりC5神経根の関与が少ないpostfixed typeもある．それぞれ腕神経叢が頭側および尾側に偏位したものとみなされる[7]．

b. 神経根間の吻合

硬膜内にて隣接する神経根間の吻合や分枝異常がみられ，頚髄領域に多く[8]，髄節支配の個人差の一因となる．

c. 腰仙椎分節異常例での髄節支配の多様性

腰仙椎分節異常は発生過程における分節異常で，5〜10％の頻度で生じる．腰椎の仙椎化や仙椎の腰椎化などの形態異常を呈する．このような分節異常例では，神経根の走行や髄節支配に正常とは異なる多様性がみられる[9]．一般的には神経根機能が，腰椎の仙椎化例では正常より1レベル頭側に，仙椎の腰椎化例では正常より1レベル尾側に偏位する傾向がみられる[9]．

3. 脊髄障害では髄節性分布の感覚障害はとらえにくい

脊髄の髄節障害では，後角の髄節症候としてのデルマトームに一致した分布の感覚障害をきたすことは少ない．たとえば，頚椎症性脊髄症でC4/5椎間レベルの脊髄圧迫によるC6髄節障害[*5]では，母指（C6）から小指（C8）までの手袋型分布の感覚障害をきたし，神経学的高位診断指標[10]のなかにも記載されている．筆者はこれを髄節症候ではなく後索の長索路症候ととらえることが妥当であると考えている[11]．

*5
第3章「診察法／頚部」
(p.133) 参照．

4. 症候学上のピットフォール[12]：偽性局在徴候[*6]

手指の髄節性分布の感覚障害が，上位頚髄や脳幹，視床，大脳中心後回といった脳病変でも生じることがある．また，体幹部にレベルを有する感覚症候が，上肢症候を伴わずに頚髄病変で生じることや，一側の体幹部レベル以下の温痛覚鈍麻（不全型 Brown-Séquard〈ブラウン-セカール〉症候群）が，延髄外側病変でみられることがあり，偽髄節性感覚症候として留意すべきである．ある髄節レベルの徴候を呈していても，そのレベルに病変がない場合は，脳を含めたより上位のレベルの病変を検索しなければならない．

*6 偽性局在徴候
神経症候から一般的に推測される病変局在と実際の病変の解剖学的局在が，なんらかの理由によって一致しない場合の徴候をいう．

■ 末梢神経支配図と末梢神経障害

単ニューロパチー（圧迫性，絞扼性，外傷性などによる）の診断や経過追跡に重要となる末梢神経の支配図を**図2**に示す．末梢神経においても隣り合う支配領域の重なりが，デルマトームほどではないが存在する[13]．ただし，上下肢では軸線での重なりはないようである．通常，単ニューロパチーでは，感覚

285

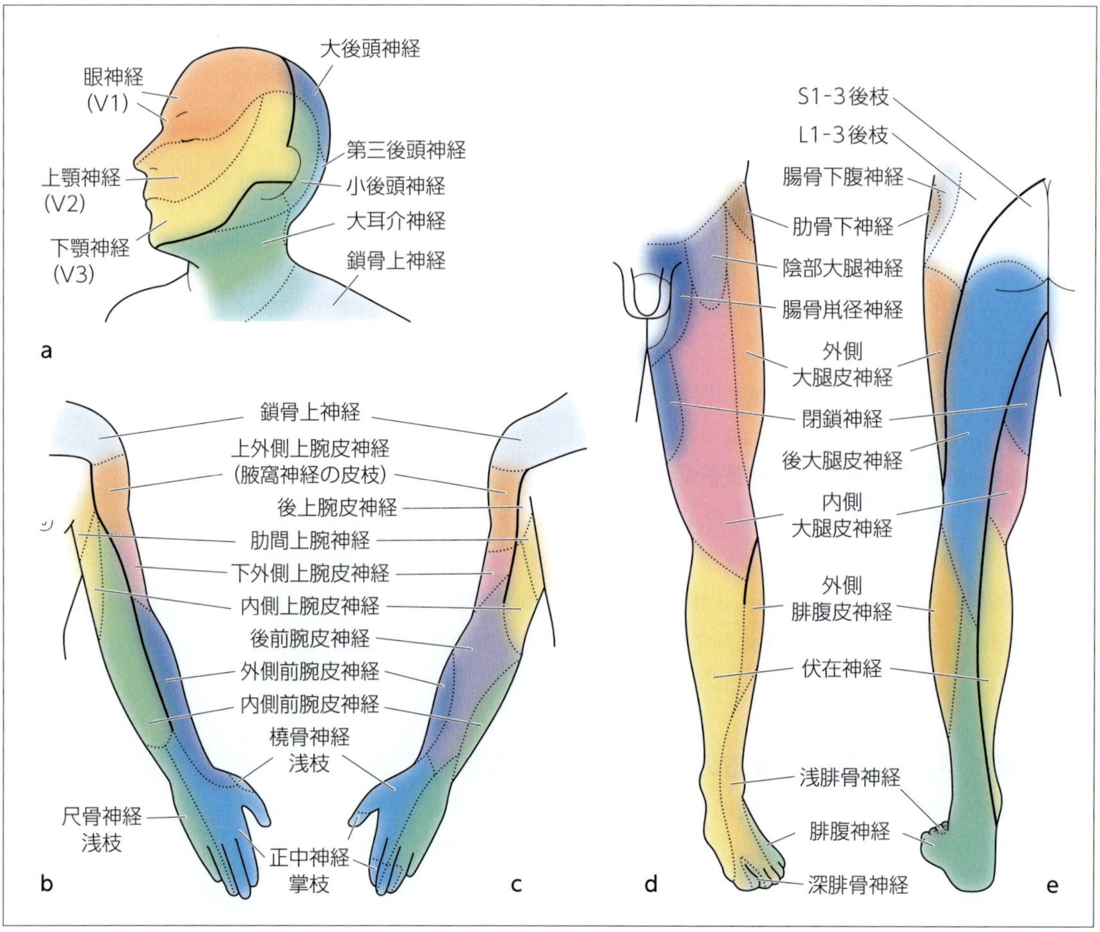

■ 4章　整形外科の代表的な病態と治療

図2　末梢神経の感覚支配図
頭部と頚部 (a)，上肢 (b, c) および下肢 (d, e) における末梢神経の感覚支配分布を示す．神経支配の境界は，隣接する神経間に重なりのある部位は点線と色の移行で表現し，隣接する神経間に重なりのない「軸線」は太線で表示している．体幹部と会陰部の「軸線」は，境界に重なりが少しあるため，細線で表示している．(Ladak A, et al. Clin Anat 2014；27：681-90[13] より)

　障害の分布は神経支配の全領域にわたることはない．初期や軽度障害の場合は，神経支配のより末梢の領域，すなわち四肢では最遠位部や支配領域の中心部の小領域（固有領域）に限局する．圧迫や絞扼が原因の単ニューロパチーでは，障害部位での Tinel（ティネル）徴候*7 が，診断に有用である．

　多発ニューロパチーでは，感覚障害が四肢遠位部に生じ「手袋靴下型」分布と表現されるが，上下肢同時に障害されるとは限らない．多発ニューロパチーの原因で最も多い糖尿病性多発ニューロパチーでは，当初は両下肢遠位部（靴下型分布）のみの感覚障害（とくに振動覚鈍麻）で，手に表在感覚障害が出現するのはかなり進行してからである．

■ まとめ

　デルマトーム図は厳密に固定されたものと考えないほうがよい．重複支配が

＊7　Tinel 徴候

末梢神経の絞扼部や圧迫部での軽い叩打により異常感覚が支配領域に放散する徴候．Tinel 徴候の検出部位と単ニューロパチーとしては，手根部（手根管症候群による正中神経障害），肘管部（肘部尺骨神経障害），上腕外側部（圧迫による橈骨神経麻痺），腓骨頭直下後部（圧迫による腓骨神経麻痺）などが高頻度で，診断上有用である．

デルマトーム図と末梢神経分布図

大きいことや個人差があること，さらに障害後には神経系の可塑性により支配領域が変化することもありうる．したがって実臨床では，「大まかな指標」として活用すべきであろう[14]．脊髄，神経根，末梢神経の局在診断では，感覚障害のほかに筋力低下の分布[*8]や腱反射の態度などを合わせて，総合的に評価しなければならない．

（亀山　隆）

■文献

1) 下津浦宏之，井上聖啓．デルマトーム図．脊髄外科 2012；26：147-61.
2) Head H, Campbell AW. The pathology of herpes zoster and its bearing on sensory localization. Brain 1900；23：353-523.
3) Foerster O. The dermatomes in man. Brain 1933；56：1-39.
4) Keegan JJ, Garett FD. The segmental distribution of the cutaneous nerves in the limbs of man. Anat Rec 1948；102：409-37.
5) Lee MWL, et al. An evidence-based approach to human dermatomes. Clin Anat 2008；21：363-73.
6) Sherrington CS. Experiments in examination of the peripheral distribution of the fibers of the posterior roots of some spinal nerves, I. Philos Trans R Soc Lond B Biol Sci 1893；184：641-763.
7) 中野　隆．腕神経叢の臨床解剖．脊椎脊髄 2018；31：467-78.
8) 田中信弘ほか．頚椎の脊髄髄節と神経根．脊椎脊髄 2004；17：426-31.
9) 佐藤勝彦，菊池臣一．腰仙部移行椎における髄節支配の多様性．整形・災害外科 1992；35：299-306.
10) Seich A, et al. Neurologic level diagnosis of cervical stenotic myelopathy. Spine（Phila Pa 1976）2006；31：1338-43.
11) 亀山　隆．頚椎症性脊髄症の感覚障害—脊髄の感覚症候学の新しい考え方．脊椎脊髄 2017；30：117-25.
12) 亀山　隆．神経学的診断のピットフォール．脊髄外科 2019；33：15-22.
13) Ladak A, et al. Mapping sensory nerve communications between peripheral nerve territories. Clin Anat 2014；27：681-90.
14) Apok V, et al. Dermatomes and dogma. Pract Neurol 2011；11：100-5.
15) 園生雅弘．MMT・針筋電図ガイドブック．中外医学社；2018.

---

*8　筋節（ミオトーム）と徒手筋力テスト

脊髄および神経根の障害の局在診断上，重要な筋の髄節支配（筋節：ミオトーム）についても，既存の筋節表はいくつかあるが必ずしも一致していない．臨床所見と電気生理学的所見に基づき，最新の知見をとり入れた園生[15]による筋節が，最も信頼性が高いと思われる．ただし，デルマトーム同様に筋節にも個人差があることに留意すべきであろう．徒手筋力テスト（MMT）について各筋の実際の評価法や注意点などは園生の著書[15]に詳しい．

4章 整形外科の代表的な病態と治療

腱炎，腱鞘炎

■ 概略

狭窄性屈筋腱腱鞘炎（ばね指）は最もよくみられる上肢疾患の一つであり，指使用時の疼痛，PIP関節の屈曲拘縮，ばね現象をきたしうる．その病態としてはMP関節掌側部においてA1プーリーの肥厚・硬化，腱鞘内の滑膜炎により，深指屈筋腱もしくは浅指屈筋腱の通過障害があげられている．治療法としては，生活指導，薬物療法（鎮痛薬内服・外用），装具療法，ストレッチ，腱鞘内へのステロイド注射，手術療法がある．手術による腱鞘切開は再発率0.5％と治療効果が最も確実であるが，侵襲的である点，術後しばらく疼痛がみられることがある点から，先に保存療法を優先すべきというのが一般的である．

▶狭窄性屈筋腱腱鞘炎（ばね指）：stenosing tendovaginitis of flexor tendon（snapping finger）

■ 診断

1. 診察

狭窄性屈筋腱腱鞘炎（ばね指）は，A1プーリーの触診上の肥厚や圧痛の存在，MP関節を他動的に過伸展した際の疼痛の有無を評価する[*1]．PIP関節の屈曲拘縮を伴うことがある．また，腱鞘ガングリオンを触知することもある．

de Quervain（ドゥケルヴァン）病は，第1伸筋区画に圧痛があり，母指を握り込ませ，検者が他動的に手関節を尺屈することで橈骨茎状突起に疼痛が誘発されるEichhoff（アイヒホッフ）テスト[*2]が陽性になる．

[*1] 進行すると指を屈曲した後のばね現象が出現するが，さらに進行すると指を屈曲できなくなり，ばね現象がみられなくなるため見落とされやすく，注意が必要である．

▶de Quervain病

[*2] 古くはFinkelsteinテストと呼称されていたが，正しくはEichhoffテストである．

2. 超音波検査

狭窄性屈筋腱腱鞘炎（ばね指）の超音波所見としては，腱鞘の肥厚，パワーDoppler（ドプラー）エコーにおける滑膜炎の存在，腱鞘の硬さの増加，屈筋腱の腫大，屈筋腱の内部エコーパターンの変化，屈筋腱辺縁の不鮮明化，動的評価におけるばね現象の所見，ガングリオンの有無などがあげられる（図1～4，動画1）．腱鞘の肥厚がある場合には靱帯性腱鞘の一部が高エコーの構造物としてとらえられ描出されることが多く，側方陰影を伴う．

われわれの検討では，健常例のA1プーリーの厚さはMP関節掌側で平均0.31 mm（SD 0.12），音響カプラーに対するA1プーリーのstrain ratioの健常例の平均は1.79（SD 0.83），狭窄性屈筋腱腱鞘炎におけるA1プーリーの厚さは示指～小指では平均0.50 mm（SD 0.21）であり，A1プーリーの音響カプラーに対するstrain ratioは平均3.52（SD 3.94）であった．腱鞘の厚さは0.45 mmをカットオフ値としたときの狭窄性屈筋腱腱鞘炎診断における感度は60％，特異度は86％であった．strain ratioは2.07をカットオフ値とした

動画1

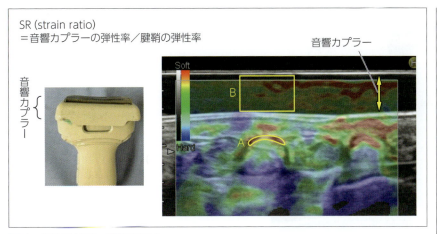

図1　超音波検査：腱鞘の硬さ
硬いものほどSRが大きい．硬いものは青く，軟らかいものは赤く描出される．

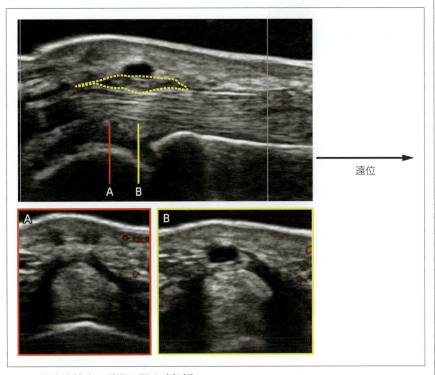

図2　超音波検査：腱鞘の厚さ（患者）
われわれはAの断面で計測．再現性を優先し，中手骨頭が最も掌側に描出される断面．

ときの感度は65％，特異度は65％であった．腱鞘の厚さ・硬さともAUC（area under curve）が0.7以上あり，狭窄性腱鞘炎の診断において，moderateの判別能を有していた[1]．Gurtiniらはパワー Doppler エコーによる評価で，ばね指の91％に滑膜炎があったと報告している[2]．また，超音波を用いた動的評価も有用であり，主に長軸像で行う．腱の滑走やたわみ，内部エコーの輝度

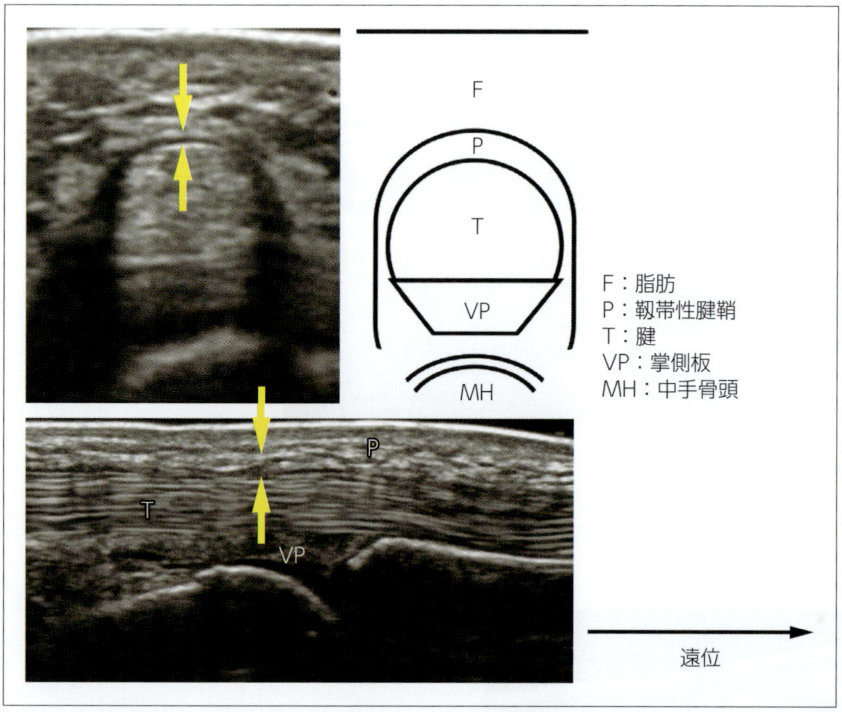

■ 4章　整形外科の代表的な病態と治療

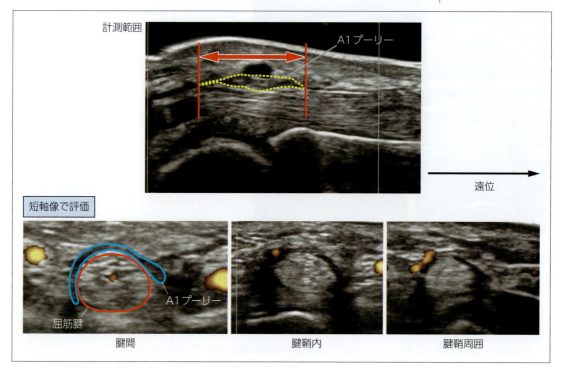

図3　超音波検査：腱鞘の厚さ（健常人）

F：脂肪
P：靱帯性腱鞘
T：腱
VP：掌側板
MH：中手骨頭

図4　超音波検査：滑膜炎（A1プーリー内部もしくは周囲）

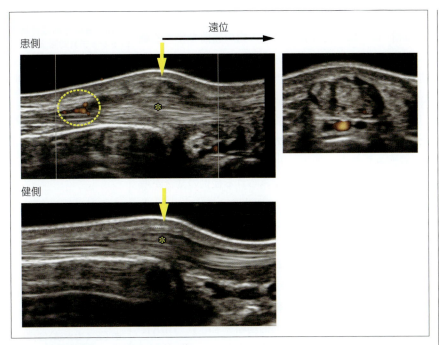

図5 超音波検査：de Quervain病

変化，腱鞘の形態の変化などを観察する．腱が腱鞘に引っかかる際には腱のたわみに伴うエコー信号の散乱を反映して，腱内部の低エコー像 dark tendon sign が出現する（動画2）．

de Quervain 病では，隔壁の有無やその数，伸筋腱区画の肥厚や滑膜炎の有無を評価することができ，診断や治療効果の判定に有用である（図5）．隔壁が橈骨に付着している部分には橈骨の皮質骨が小隆起を形成していることがあり，隔壁をみつけるのに有用である．

動画2

3．X線検査

筆者は de Quervain 病を疑った場合には，母指 CM 関節症や STT 関節症の有無や橈骨遠位骨巨細胞腫を除外するために X 線撮像をするようにしている．

■ 病態・臨床像

1．年齢と性差

狭窄性屈筋腱腱鞘炎（ばね指）の男女比は 1：2〜6 とされているが，手術に至る症例では性差がないとする報告もある．また，糖尿病合併例では男女比はほぼ同じである．生涯罹患率は 3%[3]，糖尿病患者の有病率は 5〜20%[4]，手術に至る患者は人口 10 万対 90 人[5]である．

de Quervain 病は女性の患者が多く，妊娠中や産後の症例が多い．

2. 病態生理

狭窄性屈筋腱腱鞘炎（ばね指）は，繰り返す握り動作・指の屈曲を要する職業との関連性が指摘されている．腱鞘は加齢に伴い硬化・肥厚することが明らかになっており，狭窄性屈筋腱腱鞘炎の病態に関連している[6]．また，腱鞘の肥厚とばね現象の強さには関連がある[7]．滑膜炎も病態に関連しているとされ，狭窄性屈筋腱腱鞘炎患者の91％に超音波上で滑膜炎がみられるとの報告があり[2]，軽症例も含めたわれわれの検討では60％の症例に超音波において腱鞘内外にパワーDoppler信号がみられた．近年のトピックスとして，加齢に伴い，心臓，手根管内や腱鞘内にアミロイドの沈着がみられる症例の割合が増える（全身性ATTRwtアミロイドーシス）ことが明らかとなっており，80歳以上では12～30％に沈着がみられる．高齢者のばね指の一因であることが明らかにされている[8]．

糖尿病による線維化亢進の影響も以前から指摘されており，糖尿病手症候群とよばれる．糖尿病は腎臓・肝臓・皮下組織などの線維化を亢進するとされ，皮下組織の線維化が亢進した結果として，手指に腱鞘炎，手根管症候群，病的腱膜（Dupuytren〈デュピュイトラン〉病），指の非特異的拘縮をきたす．HbA1cの数値と腱鞘炎に関連があるとする報告と否定的な報告があり，controversialである．手指腱鞘炎の有病率は閉経後に急増するが，閉経女性の腱鞘にエストロゲン受容体が存在するとの報告があり，女性ホルモンの低下により腱鞘の硬さが変化する可能性があるが，まだ不明な点も多いのが現状である．

de Quervain病は，第1伸筋区画内を走る長母指外転筋腱（1～5本）と短母指伸筋腱（0～2本）には破格が多く，短母指伸筋の隔壁の存在が一因とされている．

3. 基礎疾患，再発率

狭窄性屈筋腱腱鞘炎（ばね指）は，高齢者，糖尿病患者で頻度が高い．その他，腱鞘の肥厚や滑膜の増生をきたす関節リウマチやムコ多糖症の症例では罹患しやすい．腱鞘内注射は有効であるが，糖尿病合併例，多数指罹患例では再発率が高い．

de Quervain病は，腱鞘内注射などの保存療法で改善しない症例が約10％あるとされている．

■ 治療

治療法としては，生活指導，薬物療法（鎮痛薬内服・外用），装具療法，ストレッチ，腱鞘内へのステロイド注射，手術療法がある．

1. ストレッチ

狭窄性屈筋腱腱鞘炎（ばね指）では，指の他動伸展による屈筋腱のストレッチ[*2]や等尺性運動による靱帯性腱鞘のストレッチ[*3,4]を1～2か月続けることで約半数の患者で疼痛などの症状が改善したとの報告がある[9-12]（動画3～6）．

---

*2 屈筋腱ストレッチ（MP関節他動過伸展ストレッチ）（動画3）

手関節を中間位～軽度伸展位とし，PIP関節，DIP関節を伸展した状態で他動的にMP関節を伸展する．ゆっくりと伸展していき，少し痛みを感じるところまで達したら10～30秒間伸展位を保持する．それを20回，朝夕の2セット行う．

動画3

*3 A1プーリーストレッチ（とくなが法）（動画4, 5）

抵抗下のMP関節自動屈曲，もしくはDIP関節伸展位でブロックなどを挟んだ状態でのMP関節，PIP関節自動屈曲運動を行い，A1プーリー内腔の拡大を図る．10～30秒間伸展位を保持する．それを20回，朝夕の2セット行う．

動画4　動画5

*4 A1プーリーストレッチ（MP関節他動深屈曲ストレッチ）（動画6）

MP関節を他動的に深屈曲することで，A1プーリー出口部の他動的拡大を図る．10～30秒間伸展位を保持する．それを20回，朝夕の2セット行う．

動画6

腱炎，腱鞘炎

2. ステロイド注射

　ステロイドの腱鞘内注射は3か月で25％，6〜12か月で約40％が再発する．糖尿病患者や多数指罹患例が再発しやすい．短期間での頻回の注射，高濃度のステロイドの注射で，A2靱帯性腱鞘や腱の断裂が生じた報告があり，注意が必要である．同じ指に複数回腱鞘内注射を行う場合，2〜3か月はあけたほうがよい．

　de Quervain病では，コルチコステロイドの腱鞘内注射は約半数の患者に効果がある．脂肪などの軟部組織の萎縮や白斑，色素沈着を生じることがある．また，頻回の注射により腱断裂を生じる可能性がある．

3. 手術

　上述のように頻回の注射は腱断裂の危険を伴うので，2〜3回の腱鞘内注射で再発した場合，手術治療を検討する[*5]．糖尿病の患者では，再発率が高く，医療費抑制の観点，ステロイド投与による一過性の高血糖を避ける点から，腱鞘内注射を行わずに手術を行うという考えもある．

　狭窄性屈筋腱腱鞘炎（ばね指）では，A1プーリーを切開する．A0プーリーやA2プーリーが病態に関与していることがあり，前者は術中に評価し必要に応じて追加切開を行う．A2プーリーが原因の可能性は0.5％とされており，浅指屈筋腱の半側切除もしくはA2プーリーの部分切開が必要となる．

　de Quervain病では，第1伸筋区画を開放する．短母指伸筋腱が隔壁内に存在していることがあるため，閉創前の確認が必要である．橈骨神経浅枝を損傷しないよう留意する必要がある．

[*5]
創部感染のリスクがあるため，ステロイド注射から手術までには少なくとも1か月はあけることが推奨されている．

■ 診療のポイント

　安静，薬物療法，ストレッチ，腱鞘内注射を組み合わせることで，多くの患者は保存療法で治療可能である．ばね現象を生じていない軽症例では見逃されていることが多く，不可逆性のPIP関節の屈曲拘縮を生じうるため，必要に応じて超音波を使用し，早期診断・早期介入を行うことがのぞましい．

（上原浩介）

■文献

1) 上原浩介. 整形外科イメージングの進歩　手指のエコー——腱・腱鞘を中心に. Bone Joint Nerve 4：325-33, 2014.
2) Guerini H, et al. Sonographic appearance of trigger fingers. J Ultrasound Med 2008；27：1407-13.
3) Brozovich N, et al. A critical appraisal of adult trigger finger：Pathophysiology, treatment, and future outlook. Plast Reconstr Surg Glob Open 2019；7：e2360.
4) Kuczmarski AS, et al. Management of diabetic trigger finger. J Hand Surg Am 2019；44：150-3.
5) Angelo V, et al. Hand disorders demographics in rural areas：A 15-year analysis of demographic characteristics overtime in a stable population. Acta Orthop Traumatol Turc 2020；54：604-8.
6) Miyamoto H, et al. Stiffness of the first annular pulley in normal and trigger fingers. J

Hand Surg Am 2011 ; 36 : 1486-91.

7) Sato J, et al. Sonographic appearance of the flexor tendon, volar plate, and A1 pulley with respect to the severity of trigger finger. J Hand Surg Am 2012 ; 37 : 2012-20.

8) Hara Y, et al. Evaluation of restricted motion area of the median nerve in patients with carpal tunnel syndrome : A new measurement method using an ultrasonographic video image. J Hand Surg Asian Pac 2021 ; 26 : 635-43.

9) 岩倉菜穂子ほか. ばね指に対するストレッチ「とくなが法」の治療効果. MB Medical Rehabilitation 2020 ; 244 : 78-82.

10) 千葉有希子ほか. ストレッチは弾発指に対する保存治療として有効である. 日手会誌 2015 ; 31 : 935-40.

11) Tanaka S, et al. Evaluation of the first annular pulley stretch effect under isometric contraction of the flexor tendon in healthy volunteers and trigger finger patients using ultrasonography. BMC Musculoskelet Disord 2021 ; 22 : 421.

12) 上原浩介. ばね指に対するストレッチング. Loco CURE 2022 ; 8 : 90-4.

4章 整形外科の代表的な病態と治療

石灰性腱炎・滑液包炎

概略

石灰性腱炎は炭酸アパタイト結晶（以下，アパタイト）による結晶誘発性腱炎・滑液包炎である[1]*1．肩関節の腱板が罹患部位の80％を占める．肩関節を動かせないほどの痛みを訴える急性例，再発を繰り返す亜急性例，石灰巣の機械的刺激による運動時痛を有する慢性例がある．単純X線で石灰像を確認できれば本症の可能性が高い．三次元CT画像は部位の同定，石灰巣の数を観察するために有用である．保存治療には消炎鎮痛薬（NSAIDs）と副腎皮質ステロイド（以下，ステロイド）の投与，局所へのステロイド注射，石灰部位への穿刺術または体外衝撃波がある．難治例には直視下または鏡視下摘出術を選択する．

診断

肩関節や股関節を動かせないほどの疼痛を訴え，単純X線で石灰像を確認できれば本症と診断する．確定診断にはX線回折による石灰物質の同定が必要であるが，そのための設備のない一般のクリニックや病院では同検査を行えない[2]．したがって症状と画像から本症を診断する．

検査

1. X線検査

骨と石灰像が重なる読影ミスを避けるため，単純X線（図1）は複数方向を撮影する．肩関節の単純X線は正面，関節面を抜く正面，側面（スカプラY）の3方向を撮影する．

2. CT

CTでは骨条件で横断面，矢状面，冠状面，および三次元画像を撮像する．横断面，矢状面，冠状面画像から石灰巣と骨の関係を，三次元画像により石灰沈着部位と石灰巣の数を読影する．図1の単純X線では石灰巣は1か所にみえるが，図2のCTでは6か所の石灰巣から成ることがわかる．石灰巣の穿刺術や手術治療の際には骨のランドマークから石灰巣の方向，距離，拡がりを的確に把握する必要がある．

病態・臨床像

1. 年齢と性差

発生頻度は人口の2.7〜7.5％であり，発症年齢は平均52歳（29〜85歳）と

▶石灰性腱炎：calcific tendinitis

▶石灰性滑液包炎：calcific bursitis

*1
基礎となるリン酸カルシウムという意味のbasic calcium phosphate（BCP）はハイドロキシアパタイトを意味する．石灰物質を分析すると炭酸アパタイトでありアパタイト結晶沈着症という用語が適切である．また，滑液包炎は，腱内の石灰物が肩峰下滑液包内に出るために誘発される炎症である．

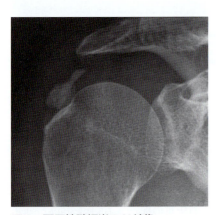

図1 石灰性腱板炎のX線像
46歳,女性.大結節部に石灰像あり.

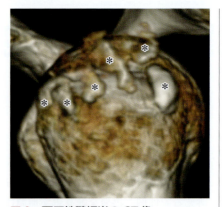

図2 石灰性腱板炎のCT像
図1と同症例.単純X線で1か所にみえた石灰巣は,6か所の石灰巣(*)から構成されていた.

中年に多い.また女性に多く,女性の頻度は57~83%である[3)].

2. 発症部位

われわれの症例216例では男性52例(24%),女性164例(76%),平均年齢は48歳(8~81歳)である.罹患部位は肩関節170例(79%),手・手関節26例(12%),股関節13例(6%),膝関節5例(2%),頚椎椎間板2例(1%)である.

3. 結晶形成メカニズムと炎症の機序

アパタイト結晶の形成メカニズムについて,局所の石灰化抑制物質の濃度低下に伴い自己増殖能を有する無機質-蛋白質複合体が形成され,アパタイト結晶に成長する[4,5)*2].アパタイト結晶が好中球に貪食されると急性炎症を生じ,その後リンパ球やマクロファージに貪食され慢性炎症に移行する[6)].

■ 治療

急性例にNSAIDsとステロイドの内服や点滴を行うと2週間以内に痛みは軽減する.肩石灰性腱炎の症例には肩峰下滑液包内に局所麻酔薬とステロイドを注射する.急性期と無症状期を繰り返す亜急性例では急性期にNSAIDsとステロイドを内服する.石灰物質により腱板が肥厚しインピンジメント症候群を呈する慢性例には肩峰下滑液包内に局所麻酔薬とステロイドを注射する[*3].慢性例または1cm以上の石灰巣には超音波ガイド下の穿刺術,体外衝撃波治療,石灰摘出術を選択する[7)].いずれの治療法も成績は良好であるが,体外衝撃波治療より超音波ガイド下の穿刺術が短期間に痛みを軽減し,機能回復できる[8)].長期的には穿刺術より外科的摘出術の成績が優れている[9)*4].下肢に発生した石灰性腱炎には体外衝撃波治療が有効であり,その成績は上肢と同等である[10)].

*2
アパタイトとはギリシャ語で"惑わす"という意味であり,さまざまなイオンで置換され100種類以上のアパタイトが存在する.われわれの知るハイドロキシアパタイトは$Ca_{10}(PO_4)_6(OH)_2$の化学式で表され,非常に安定した物質である.

*3
肩石灰性腱炎の慢性例で棘上・棘下筋筋腱に石灰巣がある症例では,水平内転と90°外転位から内旋する際に痛みを訴えるのが特徴である.

*4
手術治療の際,石灰をすべて摘出しようとすると腱板を痛めるので部分的に石灰物が残存してもよい.摘出した際にできる腱板の欠損を側々縫合すると成績が向上する.痛みと肩関節機能は術後3か月で回復する.

■ 診察のポイント

石灰は肩腱板に多く沈着するので，中年の女性が上肢を動かせないほどの痛みで受診した場合は本症を疑う．単純 X 線像で石灰陰影を確認すれば本症と診断できる．しかし，時に無症候性の石灰沈着に他の疾患を合併する症例があるので鑑別が必要である．

（浜田純一郎）

■文献

1) Hamada J, et al. Analysis of calcium deposits in calcific periarthritis. J Rheum 2001；28：809-13.

2) 浜田純一郎．関節炎，関節周囲炎を誘発する結晶の同定法．リウマチ 1998；38：52-62.

3) Bosworth BM. Examination of the shoulder for calcium deposits. J Bone Joint Surg 1941；23：567-77.

4) Young JD, et al. Characterization of granulations of calcium and apatite in serum as pleomorphic mineralo-protein complexes and as precursors of putative nanobacteria. PLoS One 2009；4：e5421.

5) Kumon H, et al. Detection and isolation of nanobacteria-like particles from urinary stones：long-withheld data. Int J Urol 2011；18：458-65.

6) 浜田純一郎ほか．結晶沈着症における関節炎，関節破壊のメカニズム．リウマチ科 1993；10：71-83.

7) Drummond Junior M, et al. Predictive factors for failure of conservative management in the treatment of calcific tendinitis of the shoulder. JSES Int 2021；5：469-73.

8) Kim YS, et al. Which method is more effective in treatment of calcific tendinitis in the shoulder? Prospective randomized comparison between ultrasound-guided needling and extracorporeal shock wave therapy. J Shoulder Elbow Surg 2014；23：1640-6.

9) Angileri HS, et al. Chronic calcific tendonitis of the rotator cuff：a systematic review and meta-analysis of randomized controlled trials comparing operative and nonoperative interventions. J Shoulder Elbow Surg 2023；32：1746-60.

10) Elgendy MH, et al. Effectiveness of extracorporeal shockwave therapy in treatment of upper and lower limb tendinopathies：A systematic review and meta-analysis. Physiother Res Int 2024；29：e2042.

4章 整形外科の代表的な病態と治療

肉離れ

■ 奥脇分類以前の重症度判定

2008年に奥脇がハムストリング肉離れのMRI損傷型分類（以下，奥脇分類）[1,2] を提唱するまで，肉離れの重症度と復帰時期は，自覚症状と理学所見，MRI所見を参考にして判断していた．しかし，とくに復帰を急ぐトップアスリートの外側ハムストリング肉離れは，自覚症状・理学所見の回復と動きのチェックで判断して受傷後3〜4週で復帰させると，少なくとも3〜4割が再受傷していた．世界的にも外側ハムストリング肉離れを受傷したトップアスリートの約半数が再受傷するといわれていた（2011年 IOC World Conference on Prevention of Injury & Illness in Sport の肉離れシンポジウムより）．

▶ 肉離れ：muscle strain

▶ 奥脇分類

■ 奥脇分類とJISS分類

1. MRI損傷型分類（奥脇分類2008）

2008年に提唱された奥脇分類は，損傷程度（重症度）ではなく損傷部位によって型分類して，再発せずに復帰できるおおよその期間が予測できる画期的なものである．近年海外の報告[3] では，MRIが肉離れの予後予測に役立たないと報告されているが，筆者ら[4,5] の臨床結果では奥脇分類は予後予測にきわめて有用であった．

奥脇分類[*1]と復帰に要するおおよその目安は図1，2のとおりである．

▶ JISS分類

*1 分類のポイント
I型：筋線維部（筋膜・筋間を含む）の出血損傷．
II型：腱膜部（筋腱移行部を含む）の損傷．大腿二頭筋腱のII型は坐骨側の近位腱膜だけでなく，腓骨側の遠位外側腱膜にも生じる．
III型：坐骨付着部または腓骨付着部の損傷．

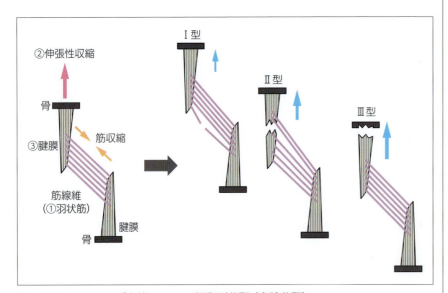

図1　ハムストリング肉離れのMRI損傷型分類（奥脇分類）
（奥脇　透．筋損傷の画像診断―MRIによる分類と実践．文光堂；2021[12] より）

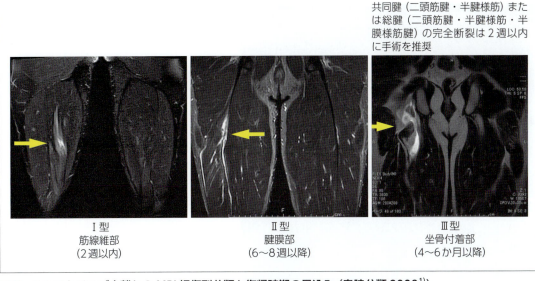

図2 ハムストリング肉離れのMRI損傷型分類と復帰時期の見込み（奥脇分類2008[1]）
画像はJIN整形外科スポーツクリニック症例．STIR画像．

2．MRI損傷型分類＋損傷度分類（JISS分類2017）

　2017年以降奥脇（学会誌での発表は2019年）は，損傷部位のMRI横断像における損傷程度を評価する損傷度分類を追加して損傷型分類と合わせてJISS分類[6,7]とし，復帰時期の目安がさらに詳細にわかるようになった（図3）．この結果は初期診断時の予後予測として役に立ち，実際の復帰は個々の症例の経過観察MRIで評価して判断する．

3．MRIの撮影方法

　正しく損傷型分類，損傷度分類を行い，再発しないで復帰させるためには，MRIを適切な方法で撮影して評価する必要がある．撮像方法は，原則として出血を描出する脂肪抑制画像（STIRなど）と出血を描出しないで筋肉や腱膜の連続性の有無を描出する撮像方法（T2*）の2種類である．肉離れに関しては他の撮像方法は原則不要である．撮像断面の順番は自覚症状部位以外の損傷も見逃さないために最初にcoronal（冠状断像）を広く撮影し，次にaxial（横断像）⇒sagittal（矢状断像）の順が推奨される．

4．MRIの評価方法

　JISS分類におけるⅠ型の1度・2度とⅡ型の1度（Ⅱ型1度は奥脇分類ではⅠ型に分類されていた）の場合は，受傷後初回のMRI画像診断を基に理学所見の改善から判断して2〜3週以内に復帰できる例がほとんどである．Ⅱ型の2度と3度の場合は，理学所見で判断すると再発を招くおそれがあり，再発を防いで復帰するためには，受傷後6〜8週以降の経過観察のMRIで脂肪抑制画像（STIRなど）での修復像をあてにしないで，T2*横断像で損傷部が健側よりも

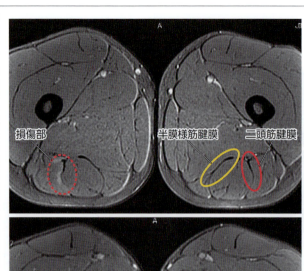
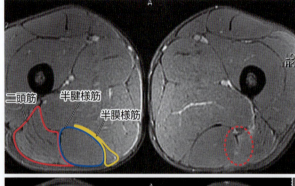
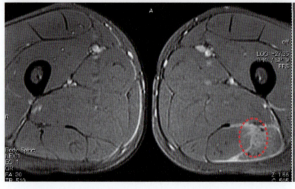

図3 損傷部位のMRI横断像での二頭筋腱膜の損傷度分類（大腿二頭筋肉離れⅡ型のJISS分類 2017[10, 11]）
赤点線：損傷部，赤・黄・青実線：健常部．画像はJIN整形外科スポーツクリニック症例．T2*横断像．

太く，健側と同程度にlowになることを確認するのがポイントである（図4）．

■ 手術が必要な症例

1. Ⅲ型3度

　レクリエーションレベルであれば保存療法でADL，スポーツとも復帰可能であるが，ハイアスリートの場合，坐骨付着部近くの共同腱（二頭筋腱・半腱様筋）[8]または総腱（二頭筋腱・半膜様筋腱・半腱様筋）の完全断裂・完全剥離Ⅲ型3度は受傷後2週以内に手術的に修復することが望ましい[9, 10]．受傷後2

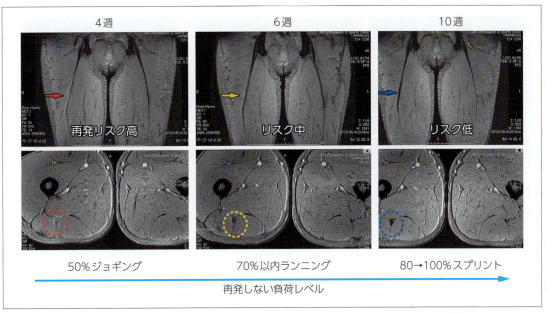

図 4　二頭筋腱Ⅱ型3度の腱膜修復過程
T2*横断像で腱膜損傷部が健側よりも太く肥厚し，健側と同程度に low になってから 80〜100％のスプリントを許可し，エキセントリックトレーニングを行い復帰を目指す．画像は JIN 整形外科スポーツクリニック症例．

週以上経過すると腱が短縮，癒着して修復が難しくなり，術後成績も不良になりやすい．二頭筋腱腓骨付着部Ⅲ型3度はレクリエーションレベルでも手術が必要になる場合が多い．半膜様筋腱膜単独の坐骨付着部Ⅲ型3度および半腱様筋腱の脛骨側でのⅢ型3度であればプロ選手でも競技レベルに復帰できるので原則保存療法で復帰を目指す（復帰まで受傷後おおよそ4か月を要する）．

2. 二頭筋腱膜再受傷後のⅡ型3度

　ハイアスリートで二頭筋腱膜再受傷後にⅡ型3度になった例は，修復に6か月〜1年以上かかる場合があるので手術を検討するべきである．新鮮例の二頭筋腱膜Ⅱ型3度は保存療法で治る可能性があるので原則保存療法だが，修復に長期間要することがあるのでハイアスリートで手術を希望する場合は検討する必要がある．

3. 坐骨付着部不全剥離損傷（Ⅲ型2度）

　坐骨付着部不全剥離損傷（Ⅲ型2度）[9-11]は存在自体が知られておらず，診断がつかないまま復帰できず怪我に悩んでいる選手が少なくない（図5）．不全剥離損傷は仙結節靱帯と共同腱の連続性が維持されるため腱の短縮を伴わず，MRI 所見が軽微なことがある．問診と理学所見から本疾患を疑わないと MRI で診断困難な場合があるため，正しく診断されず梨状筋症候群など他の疾患と診断されて復帰できない例がある．ハイアスリートで復帰困難な場合，断端が短縮していないので陳旧例でも手術的に修復可能である*2．

*2　ハムストリング腱不全剥離のマネジメント
ハムストリング腱不全剥離の場合，Saito，筆者ら[11]の検討結果から，予後に影響を与えているのは不全剥離の範囲であり，共同腱近位部が剥離しているとより予後不良であり，保存療法で復帰できず手術療法で復帰した．共同腱近位部が剥離していない例は正しく診断してリハビリすれば受傷後3〜6か月で復帰可能である．

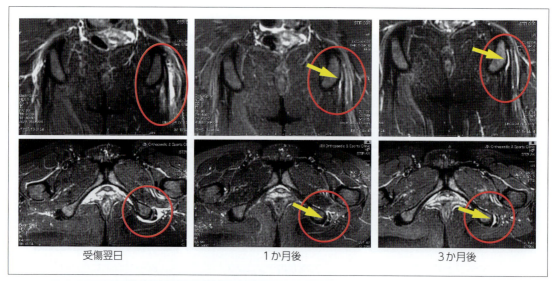

図5 ハムストリング総腱坐骨結節付着部不全剥離損傷（Ⅲ型2度）
受傷後徐々に不全剥離（矢印）が明らかになる例がある．画像はJIN整形外科スポーツクリニック症例．

予防訓練

　筆者らが報告したプロサッカーチームにおける肉離れの発生件数は公式戦の試合数と相関しており[4]，予防的見地から日程を工夫して選手たちに休息を与えるべきである．打撲や捻挫後などの外傷をかばってプレーした結果代償運動によって肉離れにいたる例があるので，肉離れにつながる要因に対して適切な措置をとる必要がある．ハムストリング肉離れは疾走時と，股関節屈曲・膝伸展位・体幹回旋での着地時に伸張性収縮によって生じることが多いので，患部が十分修復したら，この肢位での軽い伸張性収縮のトレーニング（動画1〜5）を練習，試合前に行うことが予防・再発予防に有効な可能性がある．

〈仁賀定雄〉

動画1

動画2

動画3

動画4

動画5

■ 文献
1) 奥脇　透．ハムストリング肉離れ．臨床スポーツ医学 2008；25：93-8.
2) 奥脇　透．トップアスリートにおける肉離れの実態．日本臨床スポーツ医学会誌 2009；17：497-505.
3) Wangensteen A, et al. New MRI muscle classification systems and associations with return to sport after acute hamstring injuries：a prospective study. Eur Radiol 2018；28：3532-41.
4) 仁賀定雄ほか．スポーツ現場における肉離れの実態．日本臨床スポーツ医学会誌 2009；17：435-46.
5) 仁賀定雄．肉離れに関する最新の指針．日本臨床スポーツ医学会誌 2014；22：373-80.
6) 奥脇　透ほか．大腿二頭筋肉ばなれのMRI分類．日本臨床スポーツ医学会誌 2019；27：250-7.
7) 奥脇　透ほか．トップアスリートの肉離れ—競技と受傷部位およびMRI分類について．日本臨床スポーツ医学会誌 2019；27：192-4.
8) 山賀美芽ほか．ハイレベルサッカー選手に生じた Proximal Hamstring Tendon Rupture

肉離れ

COLUMN — リハビリのポイント

I型：I型の多くは理学所見に基づいて通常2〜3週以内に再発せずに復帰可能である．ただし筋線維の出血のみでなく，筋線維のかなりの部分が断裂して短縮している場合は筋線維の修復に4〜8週（程度によって修復に要する期間に差が出る）の時間を要し，早期復帰を希望するハイアスリートでは4〜8週後に再度MRI撮影で修復を確認してから復帰させるのが再発を防ぐコツである．

II型：MRIのT2*（STIRで修復を確認するのは危険である）で損傷した腱膜が十分修復したことを確認しないでスプリントを行うとリハビリ中または復帰直後に再受傷するので要注意である．熟練したセラピスト・トレーナーでも自覚症状と理学所見から再発しないレベルに修復したかどう

か判断することはできないことを知ることが肝要であり，医師によるMRI評価（とくにT2*での修復確認が重要）に基づいてセラピスト・トレーナーが復帰のリハビリを行う共同作業が必須である．奥脇分類が発表されて15年経過した現在でもなお医師によるMRIでの初期診断と修復の判断が適切に行われないためにリハビリ中あるいは復帰直後に再発する例があるので，奥脇分類・JISS分類が広く周知されることを願ってやまない．

III型：ハイアスリートではとくに共同腱付着部は受傷後2週以内に手術的治療が推奨されるので速やかにMRIで診断する必要がある[6-9]．

　　　　の1例．日本整形外科スポーツ医学会雑誌 2007；26：49-54.
9）仁賀定雄．肉離れの病態の評価に基づいた治療について—手術的治療を中心に．日本臨床スポーツ医学会誌 2016；24：334-43.
10）仁賀定雄ほか．ハムストリング付着部損傷の手術．臨床スポーツ医学 2017；34：796-803.
11）Saito M, et al. Prognosis of incomplete avulsion of the proximal hamstring tendon is determined by the avulsion location of the proximal hamstring tendon footprint. Clin J Sports Med 2019；31：e251-7.
12）奥脇　透．筋損傷の画像診断—MRIによる分類と実践．文光堂；2021.

4章 整形外科の代表的な病態と治療

こむら返り

概略

こむら返りとは，疼痛を伴う筋肉の異常な収縮のことで，ふくらはぎが好発部位である．健常人でも高齢者では睡眠時に生じうる．生活習慣の指導により改善することもあるが，症状の程度が強い場合は患者の生活の質（quality of life：QOL）が低下するため，薬物治療を考慮する．こむら返りが全身に生じたり頻度が多かったりする場合は，基礎疾患を有する場合もあるので注意が必要である．

▶ こむら返り：leg cramp

病態・臨床像

こむら返りとは，突然生じる筋肉の不随意な異常収縮のことである．強い痛みを伴い有痛性筋攣縮とよばれることもある．こむら返りが生じる部位として最も頻度が高いのは腓腹部（ふくらはぎ）である．足底，大腿などの筋にも生じることがあるが，上肢や体幹の筋にまで及ぶことはまれである．約半数の患者で発作の持続時間は30秒以内であると報告されている[1]．

こむら返りを主訴として医療機関を受診することは，それほど多くはないと思われるが，日常診療で経験することがまれではない症状の一つである．患者は「"あし"がつる」と訴えることが多い．60歳以上では有病率が46％とする報告[2]があり，決してまれではない．

健常人でも，夜間・睡眠時や激しい運動を行った後に生じることがある．高齢者では夜間・睡眠時にみられることが多い．妊娠に伴い生じることがあり，とくに妊娠後期に多いとされる．発作の回数が多かったり持続時間が長かったりすると，強い痛みにより睡眠が中断され患者のQOLが低下する．

診断

病歴と診察で診断できる場合が多い．強い痛み，数秒から最大10分までの持続時間，下腿後部や足に生じる，睡眠の中断，発作後の痛みの持続や疲労は，こむら返りの特徴である[3]．むずむず脚症候群（restless legs syndrome）は寝ているときなどの安静時に生じる不快な感覚を伴う疾患で，こむら返りと異なり痛みは通常伴わない．激しい運動の後に生じる筋肉痛は，疼痛を伴うが筋肉の異常な収縮は伴わない．筋力低下や感覚障害といった末梢神経障害を疑う症状がある場合や，こむら返りが頻繁に生じたり，ふくらはぎだけでなく全身の筋肉に生じたりする場合は，合併する疾患の可能性を考える必要がある[4,5]．また，こむら返りの原因になりうる薬剤があるので，患者が服用している薬は必ず確認する必要がある[6]．通常，こむら返りのみで医療機関を受診

表1 こむら返りの原因になる主な病態・基礎疾患

1) 病的な状態ではないもの	・高齢者 ・過度なもしくは長時間の運動 ・妊娠（後期）
2) 細胞外液の減少，電解質異常	・下痢，嘔吐，異常発汗などによる脱水，熱中症 ・人工透析 ・低ナトリウム血症，低カルシウム血症，低マグネシウム血症など
3) 代謝・内分泌異常	・糖尿病 ・肝硬変 ・甲状腺機能低下症，副腎機能不全
4) 神経疾患	・筋萎縮性側索硬化症などの運動ニューロン疾患 ・末梢神経障害 ・全身強直症候群 (stiff-person syndrome) ・Isaacs (アイザックス) 症候群 ・里吉病 ・腰部脊柱管狭窄症
5) 薬剤によるもの	・利尿薬，降圧薬 (β遮断薬，カルシウム拮抗薬など)，HMG-CoA阻害薬，β刺激薬，抗悪性腫瘍薬 (ビンクリスチン) など

することは少ないかもしれない．こむら返りを主訴として医療機関を受診するような患者を診療する際には，合併する疾患の可能性を考えておく必要があるだろう．こむら返りの原因となるような主な病態，基礎疾患を**表1**にまとめた．

■ 検査

こむら返りに特異的な検査はない．こむら返りの原因になるような病態や基礎疾患を検索するために必要な検査を行う．血液検査で脱水や電解質異常の有無を確認する．血清CK値が持続して高ければ筋疾患の可能性がある．神経原性疾患の筋萎縮性側索硬化症でも数百IU/L程度にCKが上昇することはある．腰部脊柱管狭窄症を疑う場合は，腰椎単純X線や腰椎MRIを行う．基礎疾患が疑われる場合は，必要に応じて専門医に紹介する[7]*1.

■ 治療

こむら返りを予防するためには，十分な睡眠や食事をとり規則正しい生活を送ることが重要である．過剰な運動は避けるようにして，運動中には十分な水分摂取と電解質補給を行うようにし，運動後にはストレッチで筋肉をほぐすようにする．こむら返りとアルコールの摂取量との関連についての報告があり[8]，アルコールの過剰な摂取は控えるよう患者に指導をする．

こむら返りが生じたら，まずはその筋を伸展させ拮抗筋を収縮させる．そうすることによって異常な収縮と痛みは改善する．激しい運動の後に生じた場合は，一時的に改善してもすぐに再発してしまうことがある．こむら返りが治まった後に筋痛が生じる場合があるので，しっかりと筋肉をほぐしておく．

*1
こむら返りが局所ではなく全身に生じる，繰り返し生じる，筋萎縮や筋力低下がある，持続した高CK血症を認める，専門的な治療を要するような基礎疾患があるときは，専門医への紹介を考えるようにする[7].

■ 4章　整形外科の代表的な病態と治療

　基礎疾患がある場合はその治療を行う．脱水や電解質の異常があれば補正を行う．循環障害や腰部脊柱管狭窄症があれば，ビタミンE製剤のトコフェロール酢酸エステル（ユベラ®）やプロスタグランジンE1製剤のリマプロストアルファデクスを使用することがある．ただし，いずれもこむら返りに対しては明らかなエビデンスはなく，個々の患者の病状に合わせて使用する．

　そのほかに芍薬甘草湯がしばしば用いられる[9]．睡眠時に生じるこむら返りに対しては，睡眠前に芍薬甘草湯を2.5gほど服用することで効果を期待できることもある[*2]．とくに長期に使用する場合や最大量を使用する場合は，甘草に含まれるグリチルリチン酸による偽性アルドステロン症に注意する必要がある[5]．そのほかには，牛車腎気丸，抑肝散などを使用することもある[10]．

■ 診療のポイント

　こむら返りは，どの診療科でも日常臨床で経験する徴候の一つである．高齢者では基礎疾患がなくても睡眠中に生じることがあり，患者のQOLを考えながら薬物治療を考慮する．基礎疾患が隠れている場合もあるので注意しなければならない．

（鈴木幹也）

[*2]
10分程度の短い時間で効果を期待できる[5]ので，こむら返りが生じたときに服用しても症状の改善効果がある．激しい運動や長時間の労働で，日中にこむら返りが生じることが考えられる場合は，すぐに服用できるように準備しておいてもよい．

■文献

1) Sebo P, et al. A prospective observational study of the main features of nocturnal leg cramps in primary care. Swiss Med Wkly 2019；149：W20048.

2) Maisonneuve H, et al. Prevalence of cramps in patients over the age of 60 in primary care：a cross sectional study. BMC Fam Pract 2016；17：111.

3) Hallegraeff J, et al. Criteria in diagnosing nocturnal leg cramps：a systematic review. BMC Fam Pract 2017；18：19.

4) Miller TM, Layzer RB. Muscle cramps. Muscle Nerve 2005；32：431-42.

5) 坪田　聡．私はこう治療する：こむら返り．診断と治療 2014；102：1561-6.

6) Parisi L, et al. Muscular cramps：proposals for a new classification. Acta Neurol Scand 2003；107：176-86.

7) 鈴木幹也．こむら返り．内科 2019；124：2289-91.

8) Delacour C, et al. Association between alcohol consumption and nocturnal leg cramps in patients over 60 years old：A case-control study. Ann Fam Med 2018；16：296-301.

9) 岡部哲郎．こむら返りに効く「芍薬甘草湯」．Geriatric Medicine 2011；49：679-81.

10) 定月　亮ほか．こむらがえり．MB Orthopaedics 2015；28：83-90.

4章 整形外科の代表的な病態と治療

疲労骨折

■ 概略

明らかな一回の外傷によってではなく，反復する外力により生じる骨折はストレス骨折（stress fracture）とよばれる．ストレス骨折は，病的骨折を除けば2つに分類される[1]．一つは，健常な骨に過度の負荷が繰り返し加わって生じる疲労骨折（fatigue fracture）である．もう一つは，骨粗鬆症患者などの脆弱な骨に，通常は骨折を生じるほどではない負荷が加わって生じる脆弱性骨折（insufficiency fracture）である．本項では，疲労骨折について解説する．

疲労骨折は，現代においてはスポーツ活動をする人に多い．高いレベルのスポーツ選手に発生するだけでなく，学校の部活動レベルの選手にも生じることがある．

スポーツ選手における疲労骨折の発生要因は，選手自身の技術・体力という要因と，練習・環境という要因がある[2]．前者は，筋力不足，アンバランスな筋力，未熟な技術・フォーム，体の柔軟性不足などがあげられる．後者は，オーバートレーニング（練習の急激な量の増加や質の変化），選手の体力・技術に合わない練習，不適切な靴，固すぎるあるいはやわらかすぎる練習場などである．

好発部位として，肋骨，肘頭，恥骨，大腿骨，膝蓋骨，脛骨，腓骨，足関節内果，踵骨，足舟状骨，中足骨*1 などがあげられる[2]．

■ 診断

明らかな外傷がなく，慢性的な痛みが骨直上に限局するとき，疲労骨折を疑う．疲労骨折でも完全骨折に至った場合には通常の骨折と同様に局所の圧痛，腫脹，異常可動性が認められるが，完全骨折に至る前であれば局所の圧痛，腫脹も認めないことがある．スポーツ選手であれば，走ると痛いが日常生活で歩くのは痛くないなど，スポーツ活動においてのみ局所の痛みを感じるという症状が特徴的である．

■ 検査

1. X線検査

初期では骨折線や外側骨皮質の肥厚，骨硬化像など異常所見は認められないことも多い．時間をおいてX線検査を行うことで，このような所見が顕在化してくる．

▶ 疲労骨折：fatiguc fracture

*1
過去には中足骨の疲労骨折が兵士に多かったことから"行軍骨折"という呼称もある．

307

2. MRI

X線検査では所見がない段階でも，異常信号領域としてとらえられる感度が高い検査である．骨シンチグラフィーと違って侵襲がないので近年では精査の第一選択とされることが多い．

3. 骨シンチグラフィー

感度の高い検査であり，X線検査では所見がないが疲労骨折を臨床的に疑うという場合には実施してよい検査である．

■ 治療

まずは保存的治療を試みる．十分な保存的治療を行っても無効である場合に手術を考慮するというのが標準的である．しかし治療対象となる患者はスポーツ選手が多いので，患者のニーズも多分に考慮に入れ，よく話し合って治療方針を決める必要がある．つまり，じっくりゆっくり治療する時間のあるスポーツ愛好家であれば保存的治療で押し通すことも可能であるが，高いレベルのスポーツ選手であるとか，大会の時期や学年といった都合から早期の競技復帰が必要な場合には早めに手術を行う，ということである．

1. 保存的治療

原因を除去するため，スポーツ活動を休止させる．重症度に応じて，局所を安静にする．つまり，下肢の疲労骨折で軽症であれば通常の歩行を許可しても，そうでなければ松葉杖を持たせて患肢を免荷する，必要に応じて外固定を行う，ということである．

2. 骨癒合促進を期待した補助療法

a. 超音波骨折治療

低出力超音波パルスを骨折部に照射することで骨癒合促進を図る補助療法である[3]．低出力超音波パルスという物理的刺激が，生体内で細胞の分化を促進する生物学的シグナルへと変換され効果を発揮すると考えられている[4]．疲労骨折の治療にも応用されている[5]が，保険適用については解釈が難しい面もある．

診療報酬上は，超音波骨折治療法と難治性骨折超音波治療法という算定区分がある．超音波骨折治療法では骨折に対する観血的手術後に算定可能なので，疲労骨折であっても観血的手術後であれば保険適用と考えられる．難治性骨折超音波治療法では受傷または術後3か月間経過後に使用開始することとなっており，疲労骨折であっても受傷（症状発現あるいは診断の時点）から3か月経過していれば保険適用で実施してもよいと解釈できる．しかし都道府県によって算定の実際は異なるようなので，この解釈が全国共通で通用するわけではないことに注意が必要である．

超音波骨折治療の効果を最大限に発揮するためには，骨折部に正確に照射す

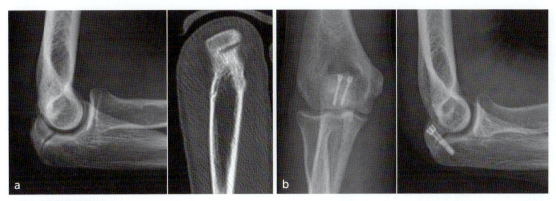

図1 肘頭疲労骨折
野球選手に多い．スクリュー固定手術を行った．a：術前，b：術後．

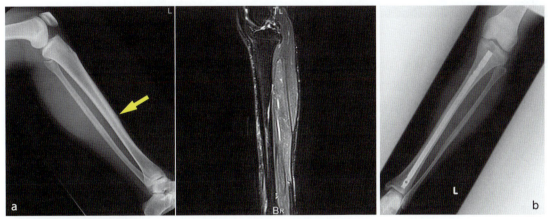

図2 脛骨骨幹部疲労骨折
陸上選手に多い．髄内釘挿入を行った．a：術前，b：術後．

ること[6]と，患者にしっかりと治療を実行させること[7]に留意せねばならない．

b. 体外衝撃波治療

自由神経終末の変性誘導[8]や疼痛伝達物質の発現抑制[9]による除痛効果が得られるとされている．また，骨新生促進効果[10]があるといわれており，疲労骨折に対する体外衝撃波治療も実施されている[11]．しかし，現在の日本においては保険適用外の自費診療となる．整形外科領域では難治性の足底腱膜炎のみが保険適応疾患となっている．収束型体外衝撃波と拡散型体外衝撃波がある．最適な治療条件についての知見はまだ不足している．

3. 手術

上述のとおりであるが，スポーツ選手では手術を行うことも多くある[*2]．野球選手，とくにピッチャーの肘頭疲労骨折に対するスクリュー固定（図1），陸上選手の脛骨骨幹部疲労骨折に対する髄内釘挿入[*3]（図2），サッカー選手の第5中足骨疲労骨折に対するスクリュー固定（図3）といった手術が代表的である．

*2
抜釘後再骨折を避けるため，選手の競技生活が終了するまでは抜釘しないことが通常である（感染など特段の理由がない限り）．

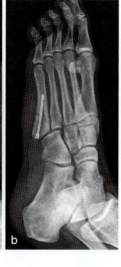

図 3 第 5 中足骨疲労骨折
サッカー選手に多い．スクリュー固定手術を行った．a：術前，b：術後．

*3
通常の脛骨骨幹部骨折に対する髄内釘挿入では，近位，遠位ともに横止めスクリューを挿入するのが標準的である．スポーツ選手ではスクリューヘッドの軟部組織刺激症状が出ないように，横止めスクリューを挿入しないこともある．近年ではスクリューヘッドを皮質骨内に埋没させる機種も使用可能であり，スポーツ選手の疲労骨折でも有効活用できるかもしれない．

4．再発予防

　疲労骨折の治癒を目指すだけでなく，再発予防に努めることも大事である．上述した疲労骨折の発生要因を除去する，改善するということである．これには患者（選手）個人へのアプローチ，指導者へのアプローチ，練習環境へのアプローチなどが含まれる．

（新倉隆宏，荒木大輔，中西雄太）

■文献

1) Pentecost RL, et al. Fatigue, insufficiency, and pathologic fractures. JAMA 1964；187：1001-4.
2) 日本スポーツ整形外科学会（JSOA）．スポーツ損傷シリーズ 8．疲労骨折．https://jsoa.or.jp/pamphlet/sports-injury/
3) Jingushi S, et al. Low-intensity pulsed ultrasound treatment for postoperative delayed union or nonunion of long bone fractures. J Orthop Sci 2007；12：35-41.
4) 新倉隆宏ほか．低出力超音波パルスは骨折血腫由来細胞の骨・軟骨分化を促進し骨癒合促進に作用する．骨折 2012；34：1-4.
5) McDaniel M, et al. Evaluation of low-intensity pulsed ultrasound on stress fractures to reduce the time to return to sport or activity in the physically active population：A systematic review. Cureus 2023 Nov 20；15（11）：e49129.
6) 新倉隆宏ほか．LIPUS による骨折の積極的保存療法—超音波骨折治療を有効活用するための照射部位ターゲティング．臨床整形外科 2021；56：261-6.
7) 松村福広．LIPUS による骨折の積極的保存療法—LIPUS のアドヒアランス　患者はどう考えているのか．臨床整形外科 2021；56：257-60.
8) Ohtori S, et al. Shock wave application to rat skin induces degeneration and reinnervation of sensory nerve fibres. Neurosci Lett 2001；315：57-60.
9) Takahashi N, et al. Application of shock waves to rat skin decreases calcitonin gene-related peptide immunoreactivity in dorsal root ganglion neurons. Auton Neurosci 2003；107：81-4.
10) Schaden W, et al. Extracorporeal shock wave therapy of nonunion or delayed osseous union. Clin Orthop Relat Res 2001 Jun：（387）：90-4.
11) 伊藤岳史ほか．野球選手の肘頭疲労骨折に対する集束型体外衝撃波治療の成績．日本肘関節学会雑誌 2021；27：263-5.

4章 整形外科の代表的な病態と治療

骨挫傷，不顕性骨折

■ 概略

　骨挫傷と不顕性骨折は，画像診断の発展，MRIの出現によって新しく出てきた概念といえる．外傷に際して受傷部位に痛みがあるが，単純X線像では骨折など異常所見が認められない場合がある．しかしMRI検査を行えば異常所見が認められ，これらが骨挫傷や不顕性骨折とよばれる．

　骨挫傷は単純X線像ではとらえられない，MRIで初めて判明する外傷性骨病変[1]（図1）で，骨髄の浮腫や微小出血，海綿骨梁の微細骨折を反映していると考えられている[2]．MRIでの骨挫傷という所見を臨床例で組織学的に評価することは困難であるが，少数の事故死例や動物実験では骨髄の出血や浮腫が確認されており，また骨梁の破断もみられるが厳密には骨折との鑑別は明らかではない[3,4]．

　一方で不顕性骨折という用語は「初診時に単純X線像で明らかに診断できなかった骨折」という意味でも使用されている[5]．外傷症例において，単純X線像で初診時には骨折が認められなかったが，後に撮影した単純X線像で骨折が判明した場合も初診時は不顕性骨折であったということになる．MRIが利用できる現代では，時間をおいて単純X線検査をする前にMRI検査が行われ，MRIで判明した骨病変を不顕性骨折とよぶこともある．

　臨床的には，骨挫傷と不顕性骨折を厳密に区別できないことも多い．画像的にはMRI T1強調像において，線状あるいは帯状の低信号領域を示すものを

▶骨挫傷：bone bruise

▶不顕性骨折：occult fracture

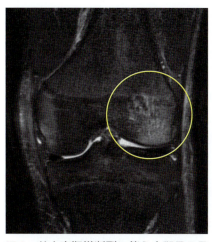

図1　前十字靱帯断裂に伴う大腿骨の骨挫傷

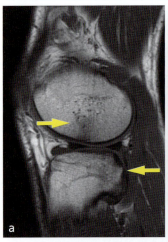 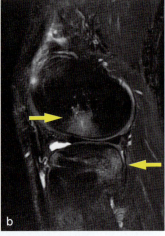

図2 前十字靱帯断裂に伴う大腿骨と脛骨の骨挫傷 (kissing contusion)
a：MRI T1 強調像，b：MRI T2 強調脂肪抑制像．

不顕性骨折とよび，地図状の低信号領域を示すものを骨挫傷（**図2**）[*1] と称するという定義もある[6]．しかし骨折は MRI で骨皮質や海綿骨梁の破断を示す線状の低信号，線状・帯状の信号異常を示すが，初期には不整形の信号異常を呈することもある．不整形の骨髄浮腫が帯状・線状の信号異常に変化し，やがて骨折線として単純 X 線撮影でも認められるようになることもある．すなわち，骨挫傷と思われたものが不顕性骨折の初期所見であることもあり，骨挫傷と不顕性骨折は一部リンクしたものという考えもある[7]．

診断

明らかな外傷があり，その後患者が局所に痛みを訴えている状況において，単純 X 線像で異常所見はないが，MRI で骨の異常信号領域がみられる場合に骨挫傷あるいは不顕性骨折と診断する．

画像所見による鑑別診断では，MRI T1 強調像において，線状あるいは帯状の低信号領域を示すものを不顕性骨折，地図状の低信号領域を示すものを骨挫傷，と区別する[6]．ただし上述のとおり，骨挫傷の画像所見が経時的に不顕性骨折の画像所見に変化することもある．複数回 MRI を撮像して最終的に線状・帯状の低信号領域を観察できればそれをもって骨挫傷ではなく不顕性骨折と診断するのはよいが，実臨床においては複数回の MRI 撮像は実施できないことも多い．

このような場合，実臨床においては症状，身体所見と合わせて判断することも必要と思われる．たとえば高齢者が転倒し骨盤や大腿骨など股関節周囲を痛がっている，立てない，動けない，単純 X 線像では異常所見がみられないという状況においては，MRI における低信号領域の見え方が線状であるか否かという画像所見にこだわりすぎず，不顕性骨折と診断して治療にあたるのがよ

[*1] 隣接する骨が衝突し，両方の骨に骨挫傷が発生する現象を kissing contusion という．膝関節の前十字靱帯断裂による大腿骨と脛骨の衝突が代表例である[8]．

いと考えられる．
　一方で外傷による骨髄の浮腫つまり骨挫傷は通常，外傷から1か月以降では消退する傾向が明らかになり，2～3か月後ではほとんど検出できなくなるといわれている[7]．臨床症状つまり痛みの程度がそれほど強くなく，MRIの複数回撮像によるフォローアップが可能で痛みの軽減・消退とともに画像所見も軽減・消退してくるのが確認できれば，骨挫傷と診断できるだろう．

■ 検査

1. X線検査
外傷部位に骨折がないかチェックするが，異常所見が認められない．

2. MRI
外傷部位の骨に異常信号領域が認められる．T1強調像において，線状あるいは帯状の低信号領域を示すものを不顕性骨折とよび，地図状の低信号領域を示すものを骨挫傷と称する．しかし骨折でも初期には骨挫傷の画像所見を示すものもあり，注意が必要である．

3. 骨シンチグラフィー
骨挫傷の診断には使えないが，不顕性骨折の診断には使用可能である．単純X線像で異常所見がないが臨床的に骨折を疑う場合，有症状部位に高集積を認めれば骨折と診断される．

■ 治療

　一般的に，骨挫傷に対しては保存的治療を行う．骨挫傷の痛みは一過性であり，通常時間経過とともに痛みは消退する．痛みの程度に応じて消炎鎮痛薬内服などを行う．
　高齢者の転倒後で股関節周囲の痛みがある場合，骨盤の骨挫傷・不顕性骨折ではまずは保存的治療を行うことが多い．痛みに応じた強度のリハビリテーション治療を行う（図3）*2．どうしても痛みが遷延する場合や転位を生じる場

*2
dual energy CTは，2種類のX線エネルギーのデータを取得し，質量減弱係数が物質やX線エネルギーによって変化することを利用して画像化する技術．近年，骨挫傷・不顕性骨折の検出に応用されつつある[9,10]．

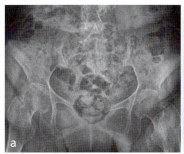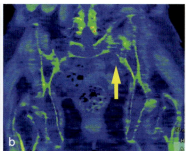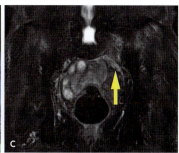

図3　仙骨の不顕性骨折
a：単純X線，b：dual energy CT，c：MRI．骨盤のなかでもとくに後方の仙骨の骨折は単純X線像では判然としないことも多い．

313

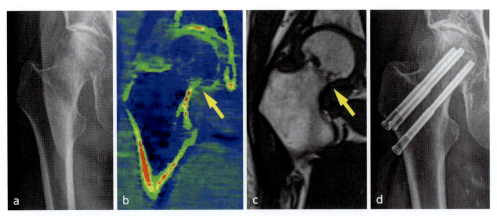

図4　大腿骨近位部（頚部）の不顕性骨折
a：単純X線，b：dual energy CT，c：MRI，d：術後単純X線．dual energy CTとMRIで骨折と診断し，骨接合術を行った．

合には手術を行う．大腿骨近位部の不顕性骨折で痛みが強く動けない，完全骨折への移行が危惧される，といった場合には手術を行う（図4）．

（新倉隆宏，小田崇弘）

■文献

1) 新津　守．MRIにおける骨挫傷の意義．臨床画像 2015；31：369-78.
2) Johnson DL, et al. Articular cartilage changes seen with magnetic resonance imaging-detected bone bruises associated with acute anterior cruciate ligament rupture. Am J Sports Med 1998；26：409-14.
3) Rangger C, et al. Bone bruise of the knee：histology and cryosections in 5 cases. Acta Orthop Scand 1998；69：291-4.
4) Ryu KN, et al. Bone bruises：MR characteristics and histological correlation in the young pig. Clin Imaging 2000；24：371-80.
5) 今井一博ほか．不顕性骨折の診断．総合リハビリテーション 2004；32：923-5.
6) 高田政彦ほか．不顕性骨折と骨挫傷．THE BONE 1998；12：113-7.
7) 江原　茂．スポーツ外傷・障害のMRI―検査のコツと診断のピットフォール　骨挫傷．臨床スポーツ医学 2005；22：283-9.
8) Gentili A, et al. Anterior cruciate ligament tear：indirect signs at MR imaging. Radiology 1994；193：835-40.
9) Rogers NB, et al. Dual-energy CT to diagnose occult femoral neck fracture in MRI-contraindicated patient：A case report. JBJS Case Connect 2021 Oct 14；11（4）.
10) Grunz JP, et al. Dual-energy CT in sacral fragility fractures：defining a cut-off Hounsfield unit value for the presence of traumatic bone marrow edema in patients with osteoporosis. BMC Musculoskelet Disord 2022；23：724.

4章 整形外科の代表的な病態と治療

骨粗鬆症

■ 概略

骨粗鬆症は「低骨量と骨梁構造の悪化が特徴で，その結果，骨の脆弱性が亢進し，骨折しやすい状態にある全身的な骨疾患」と定義される（1993年の第4回国際骨粗鬆症シンポジウム）[1]．1994年に世界保健機関（WHO）が骨密度による診断カテゴリーを発表し，骨粗鬆症は骨密度がTスコアで−2.5以下と定められ[2]，わが国では独自の診断基準が作成された．その後，骨折リスクが骨密度のみでは説明できないさまざまな病態があることが明らかとなり，2000年に骨粗鬆症は「骨強度の低下を特徴とし，骨折のリスクが増大しやすくなる骨格疾患」と改められた[3]．「骨強度」は骨密度と骨質の2つの要因からなり，骨密度は骨強度の約70%を説明する．

▶ 骨粗鬆症：osteoporosis

■ 診断

1. 診断基準と薬物療法開始基準

a. 診断基準

骨粗鬆症は原発性骨粗鬆症（退行期骨粗鬆症）と続発性骨粗鬆症とに分類され，原発性骨粗鬆症は閉経後骨粗鬆症と男性における骨粗鬆症，特発性骨粗鬆症に分かれる[4]．

骨折リスクを規定する重要な独立した因子には低骨密度，加齢，脆弱性骨折の既往があげられる．わが国の原発性骨粗鬆症の診断基準は，これらの因子のうち骨密度，脆弱性骨折の既往に基づく（図1）[4]．

b. 薬物治療開始基準

上記の診断基準を満たす例以外に，骨密度で評価した骨量減少者（YAMの80%未満）のうち，①大腿骨近位部骨折の家族歴を有する例，②FRAX®（骨折リスク評価ツール）[*1]による評価で主要骨折の10年間発生確率が15%以上（75歳未満に適用）の例は薬物治療の適応となる（図1）[4]．

2. 続発性骨粗鬆症

骨粗鬆症の診断にあたっては続発性骨粗鬆症の原因疾患の鑑別が必要である．続発性骨粗鬆症の原因を表1に示す[4]．

続発性骨粗鬆症の診断については，グルココルチコイド誘発性骨粗鬆症[5]以外には診断基準や薬物治療開始基準が設定されていないため，原発性骨粗鬆症の診断基準に準ずる．生活習慣病のうち，糖尿病，慢性腎臓病，慢性閉塞性肺疾患は骨折リスクが高まることが明らかとなっている．そこで，これらの疾患では重症度により，早期の薬物治療開始が推奨されている[6]．

*1
FRAX®（Fracture Risk Assessment Tool）は世界保健機関（WHO）の国際共同研究グループが作成したプログラムで，40歳以上を対象に，骨粗鬆症による骨折発生確率を算出する．骨粗鬆症による骨折の発症にかかわるさまざまな危険因子のうち12の因子（このうち大腿骨頚部の骨密度は省略可能）について入力すると，主な骨粗鬆性骨折の今後10年間における発生率（%）が得られる．

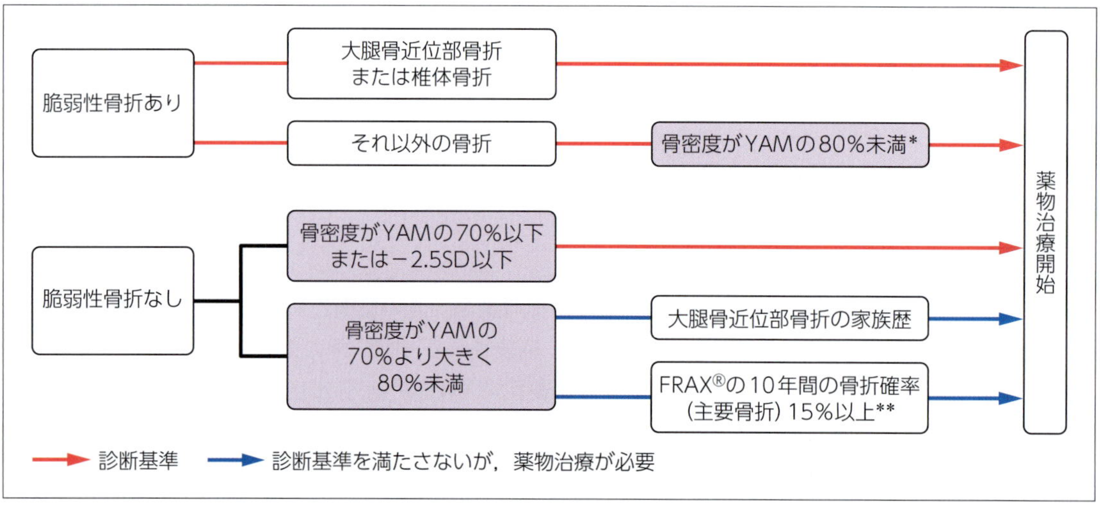

■ 4章　整形外科の代表的な病態と治療

図1　骨粗鬆症診断基準と薬物治療開始基準

＊：骨密度が YAM の 80％以上でも骨折危険因子の管理と骨粗鬆症予防の生活指導，定期検査が必要である．＊＊：75歳未満で適用.

（骨粗鬆症の予防と治療ガイドライン作成委員会編．骨粗鬆症の予防と治療ガイドライン 2015 年版．ライフサイエンス出版：2015[4]）を元に作成）

表1　続発性骨粗鬆症の原因

内分泌性	副甲状腺機能亢進症，クッシング症候群，甲状腺機能亢進症，性腺機能不全など
栄養性	胃切除後，神経性食欲不振症，吸収不良症候群，ビタミン C 欠乏症，ビタミン A または D 過剰
薬物	ステロイド薬，抗痙攣薬，ワルファリン，性ホルモン低下療法治療薬，SSRI，メトトレキサート，ヘパリンなど
不動性	全身性（臥床安静，対麻痺，廃用症候群，宇宙旅行），局所性（骨折後など）
先天性	骨形成不全性，マルファン症候群
その他	糖尿病，関節リウマチ，アルコール多飲（依存症），慢性腎臓病（CKD），慢性閉塞性肺疾患（COPD）など

原発性骨粗鬆症と類似の骨代謝異常をもたらす原因は多彩である．これらの原因については，病歴聴取や診察ならびにスクリーニング検査などを駆使して，慎重に検討することが重要である.

（骨粗鬆症の予防と治療ガイドライン作成委員会編．骨粗鬆症の予防と治療ガイドライン 2015 年版．ライフサイエンス出版：2015[4]）より）

■ 検査

1. 血液・尿検査

　続発性骨粗鬆症の鑑別と骨代謝動態の評価のために血液・尿検査は診断・治療開始時に必ず実施する．血算，血液生化学検査（血中カルシウム，血中リン，肝機能，腎機能，血糖，総タンパク，CRP），尿中カルシウム，尿中クレアチニン，一般尿検査を実施する．著しい骨粗鬆症化をきたしている例や，閉経前，男性例では続発性骨粗鬆症の割合が高い．続発性骨粗鬆症が疑われる場合には，各種内分泌ホルモンの測定を行う.

a. ビタミン D 測定

　ビタミン［25(OH)D］の測定は骨軟化症の鑑別に有用であるとともに，骨粗

骨粗鬆症

表2 原発性骨粗鬆症診療で測定に健康保険が適用される骨代謝マーカー

	検体	マーカー名	略語
骨吸収マーカー	血清	Ⅰ型コラーゲン架橋 N-テロペプチド	NTX
		Ⅰ型コラーゲン架橋 C-テロペプチド	CTX
		酒石酸抵抗性酸ホスファターゼ-5b	TRACP-5b
	尿	デオキシピリジノリン	DPD
		Ⅰ型コラーゲン架橋 N-テロペプチド	NTX
		Ⅰ型コラーゲン架橋 C-テロペプチド	CTX
骨形成マーカー	血清	骨型アルカリホスファターゼ	BAP
		Ⅰ型プロコラーゲン-N-プロペプチド	P1NP
骨マトリックス関連マーカー	血清	低カルボキシル化オステオカルシン	ucOC

(骨粗鬆症の予防と治療ガイドライン作成委員会編. 骨粗鬆症の予防と治療ガイドライン 2015 年版. ライフサイエンス出版；2015[4]) より)

鬆症治療にあたってビタミン D の過不足の評価に必要である．ビタミン D 不足があると，骨粗鬆症治療薬の効果が十分得られないため，診断にあたって必ず測定する．血清 25(OH)D 濃度が 20 ng/mL 以上 30 ng/mL 未満をビタミン D 不足，20 ng/mL 未満をビタミン D 欠乏と判定する[7,8]*2．

b. 骨代謝マーカーの測定

骨代謝マーカーには骨形成マーカーと骨吸収マーカーがあり，血中あるいは尿中で定量が行われる（**表2**）[4]．骨粗鬆症の薬物療法を開始するにあたって，骨代謝マーカーの測定を行うことは，骨代謝の状態を把握すると同時に薬剤治療効果判定の一助にもなる．骨代謝マーカーが異常高値を示す場合は，骨粗鬆症以外の代謝性骨疾患や悪性腫瘍の合併が疑われるため，再度，鑑別診断を行う必要がある．

2. X 線撮影

胸・腰椎の正面・側面像を撮影し，脊椎椎体骨折の有無を評価する．X 線撮影は変形性脊椎症や悪性腫瘍の鑑別にも有用である．単純 X 線像では椎体骨折が最近生じたもの（新鮮骨折）か，以前に骨折を生じて変形が残存しているもの（陳旧性骨折）かの診断が困難な場合が多い．その場合には MRI による診断が必要である．

3. 骨密度測定

X 線を用いる二重エネルギー X 線吸収測定法（dual-energy X-ray absorptiometry：DXA）が骨密度測定の主流である．測定装置には全身骨用のもののほか，前腕骨用の器機がある．手部 X 線写真を用いた中手骨骨密度測定法は特殊な測定機器を要さない．なお定量的超音波骨量測定法による骨密度評価は骨折リスクを反映するが，骨粗鬆症診断のための基準値は設定されていない*3．

---

*2

高齢者では，多くが血清 25(OH)D 濃度が 30 ng/mL 以下である．天然型のビタミン D の投与で上昇するが，活性型ビタミン D₃ を治療薬として投与しても，血清 25(OH)D 濃度の上昇は得られない．

▶ 骨代謝マーカー：bone turnover marker

▶ 二重エネルギー X 線吸収測定法：dual-energy X-ray absorptiometry（DXA）

*3

測定部位によって骨密度低下の程度が異なることに留意する．すなわち，中手骨骨密度測定法で骨粗鬆症と診断されなくても，全身骨用骨密度測定装置で腰椎の骨密度を測定すると骨粗鬆症と診断される場合がある．また薬物治療による骨密度上昇は腰椎か大腿骨近位部で観察されるが，前腕骨や中手骨では変化がきわめて小さい．

317

■ 病態・臨床像

1. 病態

　骨は生涯にわたって骨リモデリングとよばれる新陳代謝を繰り返している．骨リモデリングとは，既存の古い骨が破骨細胞によって吸収され（骨吸収），その部位に骨芽細胞によって新しい骨が添加される変化（骨形成）をさす．骨粗鬆症が発症する原因は，①20歳代までに獲得する最大骨量が少ないことと，②成人後の骨形成と骨吸収のインバランスによって骨量が減少すること，である．①には遺伝的要因，成長期の栄養・運動，内分泌ホルモンなどが関与する．②は閉経，加齢，不動などが原因で骨吸収が亢進し，骨形成がそれに追いつかない結果である．

　骨折リスクは骨量減少のみでなく骨質劣化によっても上昇する．骨質劣化は骨折リスクを規定する骨密度以外の要因が関与し，骨の微細構造や材質の劣化である．糖尿病やグルココルチコイド誘発性骨粗鬆症では骨密度が正常でも骨折リスクが上昇しており，骨質劣化が原因と考えられる．しかしながら現時点で保険診療の範囲で骨質を評価できる一般的な検査は存在しない．

▶骨リモデリング：bone remodeling

2. 臨床像

　骨粗鬆症臨床像の中心は脆弱性骨折（fragility fracture）である．脆弱性骨折とは，骨強度の低下を背景にして，立った高さからの転倒以下程度の軽微な外力が原因で発生した骨折である．脆弱性骨折の有無・数や発生部位が疾患重篤性に影響する．

　骨粗鬆症には，臨床症状をまったく有しないで骨折リスクが高まっている例から，腰背部痛などの有症者，そして多発骨折により寝たきりに至った例まで，その臨床像は幅広い．また椎体骨折は脊柱変形や姿勢異常をもたらし，逆流性食道炎などの消化器疾患や心肺機能の低下をきたす．

　このように骨粗鬆症は脆弱性骨折と併発する疾患により修飾されるため，臨床像が多彩である．骨粗鬆症を疑い，骨脆弱化の評価を実施すべき対象は，症状はないが骨脆弱化の危険因子を有する例と，すでに骨折に起因するさまざまな臨床症状を呈する例があることを念頭におく必要がある．

▶脆弱性骨折：fragility fracture

■ 治療

1. 薬物療法

a. 薬剤選択

　わが国で骨粗鬆症治療薬として認可されている薬剤のうち，椎体骨折予防効果が明らかな薬剤は，窒素含有ビスホスホネート薬（BP），抗RANKL抗体薬，選択的エストロゲン受容体モジュレーター薬（SERM），副甲状腺ホルモン1型受容体（PTH1R）作動薬，抗スクレロスチン抗体薬，活性型ビタミンD_3薬（エルデカルシトールのみ）である（**表3**）[4,9]．骨折予防を目的とした骨粗鬆症治療では上記の6種類から選択することが望ましい．これらの薬剤のうち，そ

骨粗鬆症

表3　わが国で用いられている主な骨粗鬆症治療薬

骨吸収抑制薬 (骨吸収抑制が主)	ビスホスホネート薬 (BP)	アレンドロン酸, リセドロン酸, ミノドロン酸, イバンドロン酸, ゾレドロン酸*, エチドロネン酸
	抗 RANKL 抗体薬	デノスマブ
	女性ホルモン薬	エストリオール, 結合型エストロゲン#, エストラジオール
	選択的エストロゲン受容体 モジュレーター薬 (SERM)	ラロキシフェン, バゼドキシフェン
	カルシトニン薬	エルカトニン
骨形成促進薬 (骨形成促進が主)	副甲状腺ホルモン 1 型受容体 (PTH1R) 作動薬	テリパラチド, アバロパラチド*
	抗スクレロスチン抗体	ロモソズマブ*
上記に明確には分 類されない薬剤	活性型ビタミン D₃	エルデカルシトール, アルファカルシドール, カルシトリオール
	ビタミン K₂	メナテトレノン

わが国で骨粗鬆症治療薬として認可されている薬剤.
下線部は「骨粗鬆症の予防と治療ガイドライン 2015 年版」[4] で椎体骨折抑制効果の評価が A の薬剤.
#：骨粗鬆症は保険適応外.
＊：ゾレドロン酸, ロモソズマブ, アバロパラチドはガイドライン 2015 年版発刊後に骨粗鬆症治療薬として承認され, 骨折抑制評価が A と考えられる[9].
BP：bisphosphonate, RANKL：receptor activator of nuclear factor-kappa B ligand, SERM：selective estrogen receptor modulator, PTH1R：parathyroid hormone receptor 1.

の主たる作用機序から BP, 抗 RANKL 抗体薬, SERM は骨吸収抑制薬に, PTH1R 作動薬, 抗スクレロスチン抗体薬は骨形成促進薬に分類できる.

薬剤選択にあたっては各症例の骨折リスクを低, 高, 超高に分け, それに応じて治療薬を選択することが推奨されている. そこで骨折の有無・数と年齢により骨折リスクを分類し, それに基づいて推奨する, 著者が考案した薬剤選択を図2に示す. 骨粗鬆症と診断される例で, 骨折リスクが低い例では SERM が選択される. 男性には SERM の適応がないので, 活性型ビタミン D (エルデカルシトール) を選択する. 骨折リスクが高い例では BP か抗 RANKL 抗体薬が, 骨折リスクがきわめて高い例ではまず骨形成促進薬 (PTH1R 作動薬, 抗スクレロスチン抗体薬) の選択が推奨される[10].

b. 逐次投与

PTH1R 作動薬, ロモソズマブはいずれも投与期間に制限があり, 投与終了後に無治療のままでは骨密度の減少をきたすので, BP あるいはデノスマブなどの骨吸収抑制薬を逐次投与する (表4). またデノスマブは治療を中断すると急速な骨密度減少と骨折リスク上昇を生じる例が報告されている. したがって, デノスマブによる治療を中止する場合には, 中止後に BP を一定期間投与することが勧められる.

2. 運動療法

骨に対する力学的な刺激は, 骨形成反応を生じ, 骨量の維持・増加をもたらす. したがって運動療法は骨粗鬆症の基本的な治療法である. しかしながら骨粗鬆症患者を対象にした運動による骨密度上昇効果は小さい[11]. また運動療法

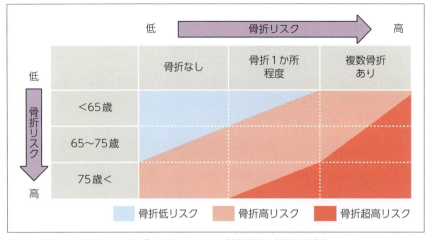

図2 年齢と骨折既往に基づく骨折リスクと薬剤選択（著者考案）
骨折既往と骨折数，年齢は独立した骨折リスク因子である．これらに骨密度を加味してそれぞれの症例の骨折リスクを評価する．骨折リスクが低い例では SERM が選択される（男性には SERM の適応がないので，エルデカルシトールが選択される）．骨折リスクが高い例ではBP か抗 RANKL 抗体薬が，骨折リスクがきわめて高い例では，まず骨形成促進薬（PTH1R作動薬，抗スクレロスチン抗体薬）の選択が推奨される．

表4 逐次投与と休薬

	治療薬剤	推奨される逐次投与薬
骨形成促進薬	テリパラチド(1) アバロパラチド(2) ロモソズマブ(3)	デノスマブ または ビスホスホネート
骨吸収抑制薬	デノスマブ ──→ ビスホスホネート ビスホスホネート ──→ 休薬が可能	

投与期間：(1) 24か月，(2) 18か月，(3) 12か月．

による骨折リスク抑制効果を証明した報告はほとんどない．

一方，運動療法によって転倒が抑制されることが示され，バランス訓練が効果的である．そこで，骨粗鬆症例の運動療法は主に転倒予防を目的として，バランス訓練を組み合わせた開眼片足立ち運動，スクワット（ロコモーショントーニング）などが推奨される．

3. 食事・栄養

骨粗鬆症に対する食事指導では，カルシウム，ビタミンD，ビタミンKの摂取を勧める[2]．高齢者では蛋白質の摂取不足の例があるため，良質な蛋白質摂取も指導する．一方，リンを多く含む加工食品，食塩，カフェイン，アルコールの過剰摂取を避けるようにする．

骨粗鬆症

■ 診療のポイント

　骨粗鬆症は沈黙の疾患と称されるように，骨折を発症しなければ症状がないため，診断や治療が実施されていないことを理解しておく．また脆弱性骨折例は骨折リスクが高いため，骨折の治療を実施した例では必ず骨密度測定による骨折リスクの評価を行い[*4]，必要な例では薬物治療を開始する．

（萩野　浩）

■ 文献

1) Consensus development conference : diagnosis, prophylaxis, and treatment of osteoporosis. Am J Med 1993；94：646-50.
2) Kanis JA, et al. The diagnosis of osteoporosis. J Bone Miner Res 1994；9：1137-41.
3) NIH Consensus Development Panel on Osteoporosis Prevention, Diagnosis, and Therapy, March 7-29, 2000：highlights of the conference. South Med J 2001；94：569-73.
4) 骨粗鬆症の予防と治療ガイドライン作成委員会編．骨粗鬆症の予防と治療ガイドライン 2015 年版．ライフサイエンス出版；2015.
5) 日本骨代謝学会 グルココルチコイド誘発性骨粗鬆症の管理と治療のガイドライン作成委員会編．グルココルチコイド誘発性骨粗鬆症の管理と治療のガイドライン 2023．南山堂；2023.
6) 日本骨粗鬆症学会 生活習慣病における骨折リスク評価委員会編．生活習慣病骨折リスクに関する診療ガイド 2019 年版．ライフサイエンス出版；2019.
7) 岡崎　亮ほか．ビタミン D 不足・欠乏の判定指針．日本内分泌学会雑誌 2017；93 (Suppl)：1-10.
8) 福本誠二ほか．くる病・骨軟化症の診断マニュアル．日本内分泌学会雑誌 2015；91 (Suppl)：1-11.
9) 青木　保ほか．骨粗鬆症性椎体骨折診療マニュアル．日整会誌 2020；94：882-906.
10) Kanis JA, et al. Algorithm for the management of patients at low, high and very high risk of osteoporotic fractures. Osteoporos Int 2020；31：1-12.
11) Kitsuda Y, et al. Impact of high-load resistance training on bone mineral density in osteoporosis and osteopenia：a meta-analysis. J Bone Miner Metabol 2021；39：787-803.

*4
1990 年代末にイギリスで骨折リエゾンサービス（Fracture Liaison Service：FLS）が開始され，わが国でも多くの施設で実施されている．FLS では看護師が中心のコーディネーター（リエゾン）が，大腿骨近位部骨折や脊椎椎体骨折をはじめとするすべての脆弱性骨折患者を把握して，骨密度測定を依頼し，骨折リスクや転倒リスクを評価する．

4章 整形外科の代表的な病態と治療

関節リウマチ

■ 概略

関節リウマチ（rheumatoid arthritis：RA）[*1]は自己免疫応答の異常を基盤として，主に関節滑膜を中心とした炎症および骨破壊を生じる慢性の全身性疾患である．病態の理解が進むとともに，主体となる免疫関連分子をターゲットとした治療薬の開発が進み，現在では多くの患者を適切な薬物治療によって「寛解」の状態に導くことが可能である．発症早期にとくに関節破壊が進行しやすいことが知られており，不可逆的な関節破壊が生じる前，すなわち "window of opportunity"[*2] を逃さないよう早期に治療を開始することが重要である．

■ 診断

不可逆的な関節破壊を生じさせないためには早期診断と早期治療開始が鍵となる．早期診断には2010年に改訂されたアメリカリウマチ学会および欧州リウマチ学会[*3]合同のACR/EULAR関節リウマチ分類基準がよく用いられている（図1）．この基準では，1か所以上の関節腫脹があり他疾患で説明できないことが前提となる．RAと鑑別すべき関節疾患を日本リウマチ学会が難易度別に分類しており，学会ホームページから閲覧可能である（https://www.ryumachi-jp.com/info/161114_table1.pdf）．これら鑑別疾患が否定的な場合，関節病変，血清学的因子，滑膜炎の期間，急性反応物質の4項目につき，細項目に分けて重みづけして点数化し，4項目の合計が10点満点中の6点以上でdefinite RAと定義される．ただし本基準は早期治療開始を目指した分類であるため，特異度が約60％と決して高くないことに注意が必要である．治療抵抗性の場合には診断の妥当性をいまいちど振り返ったほうがよい．

多くの患者は関節痛を訴えて整形外科に来院する．鑑別診断においては問診および身体検査にてRAらしさを見極めることが重要であり，以下にポイントを列挙する．

- RAの関節炎は緩徐に発生する．急性発症の場合はそれ以外を考える．
- 関節炎の広がり方は付加的（ある関節にプラスして関節炎が増えていく）であり，移動性（ある関節が治ってから他の関節炎がでる）ではない．
- 左右対称性を特徴とするが，早期にはこの限りではなく，非対称性をもってRAを否定することはできない．
- 手指MCP関節，PIP関節，手関節，足趾MTP関節などの手足の小関節が初発部位として多いが，高齢発症では肩や膝などの大関節の発症が増えてくる．
- 朝のこわばりは変形性関節症などの非炎症性のものと比較して長時間（30分

▶関節リウマチ：rheumatoid arthritis（RA）

[*1]
関節リウマチの名称はギリシャ語の「rheuma（流れ）」に由来する．ヒポクラテス（紀元前460～359）は「病気は体液の流れの異常によって起こる」と考え，「あちこちの関節にこの流れの異常が起きている病気」として「関節リウマチ」の名前がついたといわれている．

[*2]
発症から2年の間に急速に関節破壊が進むことがわかり，この期間を一般的に "window of opportunity" とよんでいたが，最近の研究で数か月の治療の遅れが不可逆な骨破壊やDMARDsフリー寛解に影響することがわかってきており，15～20週とより短い期間であると認識されつつある．

[*3]
アメリカリウマチ学会はACR（American College of Rheumatology），欧州リウマチ学会はEULAR（European Alliance of Associations for Rheumatology）の略語が用いられる．ちなみに日本リウマチ学会はアメリカにならい JCR（Japan College of Rheumatology）の英文表記を用いている．

関節リウマチ

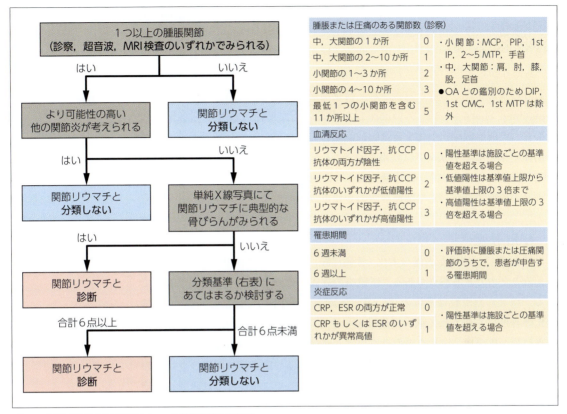

図1 ACR/EULAR 関節リウマチ分類基準 2010
（日本リウマチ学会ホームページを参考に作成）

以上）持続する．
・安静時にも運動時にも疼痛がある．運動時あるいは運動後の痛みのみで，休息により改善するものは変形性関節症などの非炎症性のものを考える．

■ 検査

1. 単純X線検査

診断の際には，症状のある関節に加えて，早期からの好発罹患部位である両手と両足の画像を必ず撮影する．軟部組織の腫脹，傍関節性の骨萎縮，乏しい骨棘形成，骨びらん，関節裂隙の狭小化などが画像所見の特徴である．なかでも ACR/EULAR 関節リウマチ分類基準 2010（図1）にあるように骨びらんの所見が診断には最も重要である．初期の骨びらんは，軟骨で覆われていない関節の辺縁部に生じる（marginal erosion）のが特徴である[*4]．

単純X線は診断のみならず，病期分類や関節破壊の進行度の評価にも用いられる．単純X線像から関節リウマチの病期を Stage I から IV に分類するのが，Steinbrocker（スタインブロッカー）分類である．最も関節破壊が進んだ関節の Stage を当てはめるため，手関節で評価されるケースが多い．

Steinbrocker 分類はおおまかに患者の状態を評価するために用いられるのに

*4
関節リウマチの骨びらんが辺縁部から始まるのに対し（marginal erosion），乾癬性関節炎の関節では腱の付着部から関節内に炎症が広がる．DIP 関節では，びらんによって先細って pencil 様になった中節骨と，骨増殖により cup 様になった末節骨によって，pencil-in-cup と称される特徴的な変形を呈する．

■ 4章　整形外科の代表的な病態と治療

対し，個々の関節の破壊進行度を評価するのには Larsen（ラーセン）grade が用いられる．スタンダードフィルムを参考にして 6 段階（Grade 0〜V）に評価する[1]．一般的には Grade III（中等度破壊性変化：骨びらんと関節裂隙の狭小化）あたりから手術が考慮される．Grade IV（高度破壊性変化）は，破壊が進行し骨の変形を伴うものと定義され，荷重関節では手術となるケースが多い．

modified Sharp（シャープ）score は，手足の正面単純 X 線像から各関節の骨びらんと関節裂隙狭小化を定量的に評価してスコア化し，疾患活動性の評価や治療効果のモニタリングに使用される[2]．しかしスコアリングは煩雑で日常診療で行うことは難しく，臨床研究向きの評価法である．日常診療では過去のものとの比較で骨びらんや関節裂隙の変化をみるのがよい．

2. MRI 検査

単純 X 線では同定が困難な変化（骨髄浮腫，滑膜炎，腱鞘滑膜炎など）をとらえることのできる利点がある．滑膜炎の評価にはガドリニウム造影が有用である．増大した滑膜は通常の T1・T2 強調像では T1 にて低信号，T2 では線維化の程度に左右されて低〜高信号を呈する．造影を行うことで，T2 強調像で高信号の場合に，同じく高信号を呈する関節液との区別が容易となる．ただし造影剤アレルギーのリスクに配慮する必要がある．筆者は，関節リウマチの診断に MRI はルーチンでは行っておらず，他の検査のみからでは診断や治療方針に迷うケースにのみ実施している．

3. 超音波検査

実施者の技量に左右される欠点はあるが，滑膜炎を簡便に直接評価できる方法として超音波検査は有用である．表在組織の観察がメインとなるためリニア型プローブを使用する．B モード法（グレースケール法）にて，滑膜肥厚，骨びらん，関節液貯留などの所見を確認する．手指関節の滑膜肥厚については，半定量的な Grade 0〜3 の 4 段階評価が用いられている．続いてパワー Doppler（ドプラー）法にて肥厚滑膜内の異常血流シグナルを評価する．こちらも肥厚滑膜に占める血流シグナルの割合にて Grade 0〜3 の 4 段階に評価される．関節内に生じている炎症を目に見える形で患者に伝えることができるのも超音波検査のメリットで，治療におけるアドヒアランスやコンプライアンスの向上にもつながる．

4. 血液検査

診断，活動性評価，副作用の評価のため，関節リウマチ診療に血液検査は欠かせない．

a. リウマトイド因子（RF）

リウマトイド因子（rheumatoid factor：RF）は IgG の Fc 部分に対する自己抗体である．その名前からリウマチ関連因子の一つとして広く認知され，健診や人間ドックなどでもよく測定される．陽性率は 70% 程度であるが，健常者

▶ リウマトイド因子：rheumatoid factor（RF）

関節リウマチ

表1 各種疾患におけるリウマトイド因子 (RF) の陽性率

高齢 (60歳以上)		5～25%
自己免疫疾患	関節リウマチ	70%
	Sjögren症候群	75～90%
	SLE	15～35%
	全身性強皮症	20～35%
感染症	C型肝炎 or B型肝炎	20～75%
	梅毒	8～37%
	結核	15%
他疾患	肝硬変	25%
	悪性腫瘍	5～25%

（日本リウマチ学会ホームページを参考に作成）

でも1～5％で陽性となり，高齢になるほど陽性率は増加する．また各種疾患（**表1**）でもしばしば陽性となるため特異度は高くないことに注意が必要である．RF陽性患者では陰性患者に比べて疾患活動性が高く，関節破壊が進行しやすく，RF陽性は予後不良因子の一つである．疾患活動性をある程度は反映するが，変化に乏しい症例もあり，治療効果のモニタリングには不向きである．

b. 抗環状シトルリン化ペプチド抗体（抗CCP抗体あるいはACPA）[*5]

　関節リウマチに対する感度は60～80％程度でRFと大差がないが，特異度が90～95％以上と高いのが特徴である．発症の数年前から検出されるとされ，未診断症例でも数年以内にRAを発症する可能性が高い．陽性例では，RAと診断がつかない場合でも，定期的なフォローあるいは症状出現時にすみやかに受診するよう伝えることが必要である．治療効果は反映しないので，治療効果のモニタリングには使用しない[*6]．

c. 抗核抗体（ANA）

　初期の診断の際には抗核抗体（antinuclear antibody：ANA）の測定が推奨される．関節炎を伴う疾患で鑑別を要するもの（Sjögren〈シェーグレン〉症候群，全身性エリテマトーデス〈SLE〉，皮膚筋炎/多発性筋炎，全身性強皮症など）のスクリーニングとなる．

d. CRP/ESR

　炎症マーカーであるC反応性蛋白（CRP）および赤血球沈降速度（ESR）はどちらもRAで高値となり，疾患活動性と平行して変化するため，評価に有用である．CRPは炎症の生じた数時間後には上昇するが，ESRは遅れて亢進し，正常化するのも遅い．CRPはインターロイキン（IL)-6などの炎症性サイトカインの肝細胞への刺激によって産生されるため，IL-6阻害薬投与中の患者では炎症の有無にかかわらず低値となることに注意が必要である．

e. MMP-3

　MMP-3（matrix metalloproteinase-3）は増殖したRA滑膜細胞から産出されるタンパク分解酵素であり，末梢血に移行して高値となる．全身の滑膜炎の

▶抗CCP抗体：anti-citrullinated peptide antibody（ACPA）

[*5]
ACPAはanti-citrullinated peptide antibodyの略．「アクパ」と呼称されている．

[*6]
診療報酬点数の算定において，抗CCP抗体は「関節リウマチと確定診断できない者に対して，診断の補助として検査を行った場合に，原則として1回を限度として算定できる」と定められている．結果が陰性の場合，3か月に1回の算定が可能．また確定診断後であっても，治療変更の判断に用いる場合には算定が認められる．

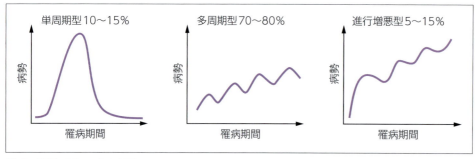

図2 関節リウマチの病型

程度を反映し，異常高値の継続は関節破壊の予測因子である．一方で，リウマチ性多発筋痛症，乾癬性関節炎，SLE，糸球体腎炎などでも高値を示すことがあり，RAの早期診断における役割は参考値程度にとどまる．診断マーカーとしてよりも関節炎マーカーと考えるのがよく，初療時に高値の患者では治療反応性をみるのに有用である[*7]．

f. 血液検査の頻度

薬物治療中の患者では疾患活動性の評価，薬剤による副作用の評価，合併症の評価などのため定期的な血液検査が必要である．新しく開始した薬剤がある場合には，最初の3か月間は2〜4週おき，半年までは8〜12週おき，その後状態が安定していれば12週おきに行う．

■ 病態・臨床像

本邦における患者数は82.5万人と推定されている．男女比はおおよそ1:3と女性に多く，40〜60歳代での発症が多い．最近では以前よりも発症の高齢化が進んでいる．発症には遺伝的因子と環境因子が関与する．患者の第1度近親者（ある個人にとって遺伝子の1/2を共有している関係）での発症リスクは一般集団の約3倍になるとの報告があるが，いわゆる遺伝性疾患ではない．環境因子としては，喫煙，歯周病，腸内微生物叢の変化などが知られている．遺伝的因子を有し，これら環境因子による自然免疫系の繰り返される活性化を経て自己免疫応答に異常が生じて発病すると考えられている．滑膜が炎症の首座となり異常増殖を起こし，それに伴い骨・軟骨が破壊され不可逆的な関節機能障害に至る．

大きく3つの病型があると考えられている（図2）．寛解と増悪を繰り返しながら慢性的に進行していく多周期型が70〜80％と大部分を占める．発症したのち症状がいったん落ち着いたところで再燃することなく経過する単周期型は10〜15％と少ない．残りの5〜15％は，疾患活動性の高さが維持され，関節破壊の進行が急速に進む進行増悪型である．関節外徴候としては，微熱，全身倦怠感，リウマトイド結節，血管炎による皮膚病変，強膜炎や乾燥性角結膜炎などの眼病変，アミロイドーシス，腎障害，間質性肺炎をはじめとする呼吸器障害，貧血，骨粗鬆症，などがある．

[*7] 炎症滑膜の量を反映するため膝などの大関節罹患では高値となりやすいのに対し，手指関節の罹患のみでは正常値のこともあり，数値の解釈には注意が必要である．

関節リウマチ

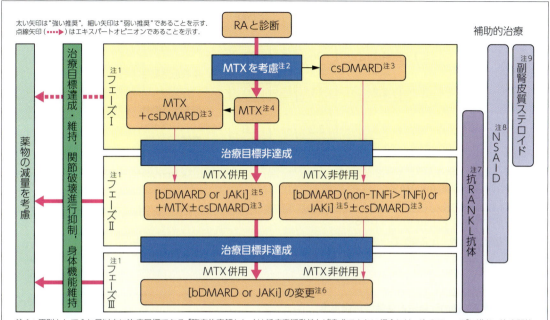

図3 関節リウマチの薬物治療アルゴリズム
(日本リウマチ学会編.関節リウマチ診療ガイドライン2024.診断と治療社；2024[3] より)

■ 治療

1. 疾患活動性評価

　RAの治療では疾患活動性の評価をベースとした治療目標をもち，計画的に治療を行っていく（treat to target）[*8]．「関節リウマチ診療ガイドライン2024」（以下，ガイドライン）に示された薬物治療アルゴリズムは，treat to target実践のための具体的なツールとなる（図3）[3]．要約すると，RAと診断されたら，禁忌の症例でなければアンカードラッグであるメトトレキサート（methotrexate：MTX）を用いた治療を開始し，患者の疾患活動性評価を定期的に行って，治療開始後3か月以内に改善がみられない場合，または6か月以内に治療目標（寛解もしくは低疾患活動性）が達成できなければ，治療の見直しを行う．

　疾患活動性評価のため日常診療においてよく使用されているものとしてDAS28-ESRがある．医師による28関節の圧痛・腫脹関節数の評価と，ESR

*8
T2Tとも略される．慢性疾患ではタイトコントロールが長期アウトカムを改善するとして，もともとは糖尿病の分野で使われ始めた治療戦略である．糖尿病ではHbA1c値，高脂血症ではコレステロール値，高血圧症では血圧値がモニターされる．これをRAの治療管理に適用したものである．

327

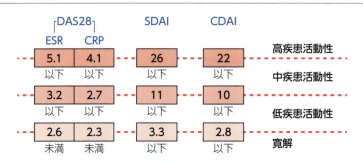

図4 各種評価指標の計算法と活動性評価基準

値,患者による全般評価(VAS)の4つの指標から計算される(図4).ESR値の代わりにCRP値を用いたDAS28-CRPもあるが,疾患活動性が低めに評価されてしまう可能性や,CRP合成を阻害するIL-6阻害薬投与中の患者では炎症の有無にかかわらずCRP低値となるため用いにくい.複雑な計算をなくして簡便にした,SDAI(simplified disease activity index),CDAI(clinical disease activity index)などの評価法もある(図4)[*9].

2. 薬物治療

a. 非ステロイド性抗炎症薬(NSAIDs)

ガイドラインに示された薬物治療アルゴリズムにおいて,治療は修飾性抗リウマチ薬(disease modifying antirheumatic drugs:DMARDs)[*10]が主体である.非ステロイド性抗炎症薬(nonsteroidal anti-inflammatory drugs:NSAIDs)は抗炎症作用をもつがRAの全身性の炎症を抑制するだけの効果はなく,あくまでも疼痛に対する対症療法との位置づけである.

副作用として消化性潰瘍,消化管出血,腎不全,心血管障害などが知られており,使用は疼痛緩和目的に必要最小量を必要な最短期間にとどめることを心がける.漫然と定期内服させることは避け,疼痛コントロールの良い患者では,鎮痛効果は少ないが副作用の少ないNSAIDsへの変更や,頓用への移行を積極的に進める.

b. ステロイド

ステロイドは即効性かつ強力な抗炎症作用をもつ一方で,長期使用による副作用の問題が大きい.よってガイドラインでもDMARDsが効果もたらすまでのあいだのつなぎとして,RA診断後の早期に必要最小量を投与し,可能な限

[*9] 最も単純化された寛解の基準として,28関節の疼痛関節痛,28関節の腫脹関節痛,患者による全般的評価(10 cm VAS),CRP(mg/dL)の4つの項目すべてにおいて1以下,というBoolean(ブーリアン)寛解基準がある.しかしestablished RAの患者においては,とくに患者VASにおける1以下の基準は厳格すぎるとの意見もある.杓子定規の判断にて過剰治療にならないように注意する必要がある.

[*10] DMARDsは合成抗リウマチ薬(synthetic DMARDs〈sDMARDs〉)と生物学的製剤(biological DMARDs〈bDMARDs〉)に分類される.sDMARDsはさらに従来型の薬剤であるconventional sDMARDs(csDMARDs)と特定の分子を標的としたtargeted sDMARDs(tsDMARDs)に分類される.

り短期間（数か月以内）で漸減中止するよう推奨されている．なかには減量・離脱が難しいケースも存在するが，感染症や骨粗鬆症などの副作用リスクを考慮すると，プレドニゾロン換算で5 mg/日以下が望ましい．

c. MTXをはじめとするcsDMARDs

メトトレキサート（MTX）がRA治療におけるアンカードラッグであり，禁忌でなければ第一選択薬となる．投与禁忌を含む使用の際の注意，投与方法，投与前検査，副作用などの詳細は日本リウマチ学会によって編集された「メトトレキサート（MTX）使用と診療の手引き2023年度版」の参照をお勧めする[4]．

通常は経口投与にて6～8 mg/週で開始し，4週ごとに2 mgずつ増量，忍容性に問題なければ10～12 mg/週まで増量する．効果不十分であれば，最大16 mg/週まで増量できるが，増量の代わりに他のcsDMARDs，bDMARDs，tsDMARDsの併用を考慮してもよい．高疾患活動性，予後不良因子をもつ非高齢者では増量スピードを2週ごとに2 mgあるいは4週ごとに4 mgと上げてもよい．

主な副作用として，骨髄障害，間質性肺炎，感染症，消化管障害，肝障害，リンパ増殖性疾患（lymphoproliferative diseases：LPD）などがある[5]．肝障害，消化器症状，口内炎などの副作用には葉酸製剤の併用投与が有効で，葉酸5 mg/週をMTX最終投与後24～48時間後に投与する．消化器症状が強くてMTXの内服が困難な症例では，皮下注製剤の選択肢もある．MTX以外のcsDMARDsとしては，サラゾスルファピリジン，ブシラミン，タクロリムス，イグラチモドなどを用いる．

d. bDMARDs

MTXを主軸としたcsDMARDsを用いた治療にて治療目標を達成できないケースでは，bDMARDsあるいはJAK阻害薬の投与を検討する．2023年現在，わが国でRAに適用となるbDMARDsにはTNF阻害，IL-6シグナル遮断，T細胞共刺激阻害，の3つの異なる作用点を有する9製剤のほか，3つのバイオシミラー製剤（いずれもTNF阻害）がある．初めてbDMARDsを投与する症例では，MTX併用下であればどの製剤も炎症抑制や骨破壊抑制の効果においてはほぼ同等とされている．製剤によって投与方法（点滴，皮下注），MTX併用が必須か否か，投与間隔，薬価などが異なるため，患者とも相談のうえ，安全性・経済性・利便性などに配慮したうえで決定する．

bDMARDsにて治療目標が達成できない場合には，他のbDMARDsへのスイッチあるいはtsDMARDsへ変更する．異なる作用機序を有する薬剤に変更するのが基本だが，TNF阻害薬の場合，当初は著効していたものが次第に効果が減弱してくるいわゆる二次無効例においては，他のTNF阻害薬への切り替えで効果が得られることも多い．

e. tsDMARDs

2024年8月現在，tsDMARDsに分類される製剤はJAK阻害薬のみである．いずれも経口投与で，生物学的製剤と同等の効果があるとされている．製剤間

■ 4章　整形外科の代表的な病態と治療

で効果や副作用に大きな違いはないと考えられているが，製剤により代謝経路が異なるため，とくに腎臓や肝臓の悪い患者では薬剤選択に注意が必要である．

JAK阻害薬の副作用としては，感染症，肝機能障害，血球減少，コレステロール値上昇，CK上昇などが知られている．とくに帯状疱疹のリスクが上がるため，JAK阻害薬を投与する患者では不活化ワクチンの投与も考慮する．

3. リハビリテーション

RA患者におけるリハビリテーションでは，第一に「関節の保護」を重要視する．疾患活動性が高い状況では，安静指示や装具による固定を優先するが，廃用による関節拘縮が生じないようにケアをする．疾患活動性がコントロールされている状況では，関節保護のための日常生活動作指導や装具の処方，身体機能向上のため運動療法を行う．

運動療法は，関節可動域訓練，筋力増強訓練，有酸素運動に大別される．関節可動域訓練は，無理なく動かせる範囲で全身の関節を動かすことを毎日継続して行うよう指示する．「リウマチ体操」の名前でウェブ上に多くのコンテンツが紹介されているため，これらも参考にできる．筋力増強訓練は，関節保護のため等尺性運動を基本とする．大腿四頭筋の筋力低下による「膝くずれ」などは高齢者やRA患者で多く聞かれる訴えであるが，こうしたケースではクアド・セッティングを指導する．関節の破壊や痛みが少なければ，座位での膝伸展挙上訓練や仰臥位でのSLR（straight leg raising）運動などを取り入れてもよい．ウォーキングなどの有酸素運動は体力向上のみならず疾患活動性低下の効果もある[6]．さらに水中ウォーキングは浮力による下肢関節への荷重軽減が期待でき，下肢関節痛のある患者でも行いやすい．加えて水の抵抗により陸上よりも運動負荷が高いため，効率的な有酸素運動ができてお勧めである．

患者からはどのくらい運動をするのがよいのかとの質問を受けることがよくある．「一晩寝てとれる疲労や痛みならOK．翌朝まで引きずるようだとやりすぎなので量を減らして」とアドバイスする．

個々の症例で，障害のある関節の部位や数，機能障害の程度，家庭や社会の環境は多様であり，適したリハビリテーションは決して一律ではないので，個々の症例に応じた調整が必要である．またアドヒアランス向上のためには，一方的な指示で終わるのではなく，継続した指示や確認が重要である[7]．

4. 手術のタイミング

保存的治療が無効で，疼痛・不安定性による支持性の低下・可動域制限などによりADL障害をきたしている場合は手術を考慮する．関節破壊の進行が急速なものや，急速に破壊が進行する可能性が高いもの（下肢荷重関節で不安定性が強いものや，巨大な骨嚢胞を伴うもの，など）は手術を考慮する．

関節破壊の進行速度を知るためには，症状がないかあるいは軽度な関節でも定期的に単純X線撮影を行い，記録として残しておくのが望ましい．疾患活

動性にもよるが，筆者は症状の少ない関節でも1～数年おきには単純X線撮影を行うようにしている．遅れることで手術が困難になる，あるいは回復が不良となるケース（手指伸筋腱断裂や肘の不安性による尺骨神経障害など）では早期に手術を行う．手指伸筋腱は尺側から生じやすいため，固有小指伸筋（extensor digiti minimi：EDM）の断裂の有無のチェックがスクリーニングとして有用である[8]（動画1）．

動画1

■ 診療のポイント

　RAは薬物治療の飛躍的な進歩によって寛解を目指すことができる病気となったが，まずは早期の診断と早期の治療開始が重要である．学会の策定した治療ガイドラインも存在し，整形外科医にとっても薬物治療のハードルは高くない．

　薬物治療に限らず，リハビリテーション・手術治療など含めて治療法を選択する際は，患者やその家族と情報を共有し共同意思決定（shared decision-making）を行うことが大切である．

（松本卓巳）

■ 文献

1) Larsen A, et al. Radiographic evaluation of rheumatoid arthritis and related conditions by standard reference films. Acta Radiol Diagn (Stockh) 1977；18：481-91.
2) van der Heijde DM, et al. Effects of hydroxychloroquine and sulphasalazine on progression of joint damage in rheumatoid arthritis. Lancet 1989；1：1036-8.
3) 日本リウマチ学会編．関節リウマチ診療ガイドライン2024．診断と治療社；2024．
4) 日本リウマチ学会MTX診療ガイドライン小委員会編．メトトレキサート（MTX）使用と診療の手引き2023年版．羊土社；2023．
5) 3学会合同RA関連LPDワーキンググループ（日本リウマチ学会，日本血液学会，日本病理学会）編．関節リウマチ関連リンパ増殖性疾患の診断と管理の手引き．羊土社；2022．
6) Bartlett DB, et al. Ten weeks of high-intensity interval walk training is associated with reduced disease activity and improved innate immune function in older adults with rheumatoid arthritis：a pilot study. Arthritis Res Ther 2018；20：127.
7) England BR, et al. 2022 American College of Rheumatology Guideline for Exercise, Rehabilitation, Diet, and Additional Integrative Interventions for Rheumatoid Arthritis. Arthritis Care Res (Hoboken) 2023；75：1603-15.
8) Williamson L, et al. Screening for extensor tendon rupture in rheumatoid arthritis. Rheumatology (Oxford) 2001；40：420-3.

4章 整形外科の代表的な病態と治療

リウマチ性多発筋痛症

概略

リウマチ性多発筋痛症（polymyalgia rheumatica：PMR）は50歳以上の中高齢者に多く，近位関節における傍関節炎症を特徴とする慢性炎症性疾患である．主な症状には頚部，肩，骨盤，腰部周囲の疼痛やこわばりがあり，急激な炎症像を呈する．中等量のグルココルチコイド（glucocorticoid：GC）を用いた治療が奏効することが多い．PMR自体は患者の生命を脅かしたり重篤な関節破壊をもたらす疾患ではないが，GCの長期使用による副作用が問題になることが多い．GC以外の免疫抑制薬治療の効果は乏しく，分子標的治療が模索されている．本項ではPMRの診断と治療について，その病態を含めて概説する．

▶ リウマチ性多発筋痛症：polymyalgia rheumatica（PMR）

▶ グルココルチコイド：glucocorticoid（GC）

診断

PMRの診断や分類は臨床評価，血液検査，画像検査によって行われ，他の疾患と類似の症候を呈するため除外診断が必要である．罹患年齢層は50歳以上の中高齢者が多く，併存疾患を有している場合も少なくないため，PMRの疾患活動性や寛解の正確な評価は難しい．PMRの診断にはBirdらの診断基準，わが国のPMR研究会が作成した診断基準，欧州リウマチ学会（EULAR）およびアメリカリウマチ学会（ACR）から発表されたPMRの分類基準が用いられることが多い[1,2]（図1）．

特異的な疾患マーカーがないため類似の疾患を除外することが必要で，主な除外疾患は高齢発症の関節リウマチ（rheumatoid arthritis：RA），脊椎関節炎，全身性エリテマトーデス，ピロリン酸カルシウム沈着症，炎症性ミオパチー，巨細胞動脈炎（giant cell arteritis：GCA）以外の血管炎，変形性関節症（osteoarthritis：OA），腱付着部症，慢性疼痛症候群，腫瘍性疾患，感染，Parkinson（パーキンソン）病などの神経疾患，薬剤性ミオパチー，内分泌疾患，骨軟化症など多岐にわたる．問診，診察，血液検査や画像検査などによって，これらの疾患を鑑別し除外する．

検査

1. 血液検査[*1]

PMRに特異的な血液検査はなく，一般的な炎症所見である赤血球沈降速度（ESR）やC反応性蛋白（CRP）値の上昇，正球性正色素性貧血，血小板数増加，アルブミン値低下，フィブリノーゲン値，$\alpha 2$グロブリン蛋白の上昇などの所見を示す．ESR値の上昇はPMRのいずれの診断基準にも含まれている（図1）．

*1
血液検査による評価は類似疾患を除外し，治療経過をモニタリングするうえで必要である．検査項目としてはCRP，ESR，血球数，糖，クレアチニン，肝酵素，カルシウム，ALP，RF，抗CCP抗体（ACPA），尿定性検査などがあげられる．

リウマチ性多発筋痛症

① Bird らによる診断基準（1979 年）	③ EULAR/ACR による分類基準（2012 年）
7 項目中 3 項目以上 □ 65 歳以上 □ ESR≧40 mm/hr □ 両肩痛・こわばり □ 両上腕の圧痛 □ 1 時間以上持続する朝のこわばり □ 2 週間以内の発症 □ 抑うつ症状，体重減少	必要条件 □ 50 歳以上 □ 両肩痛 □ CRP または ESR 値の上昇 以下の項目において， 超音波検査を未実施の場合：4 点以上/6 点 超音波検査を実施の場合：5 点以上/8 点 □ 45 分以上の朝のこわばり（2 点） □ 股関節痛または股関節の可動域制限（1 点）
②本邦 PMR 研究会による診断基準 （1985 年）	□ リウマトイド因子または抗 CCP 抗体陰性（2 点） □ 他の関節症状がない（1 点）
60 歳以上，7 項目中 3 項目以上 □ ESR≧40 mm/hr □ 両上腕部痛 □ 両大腿部痛 □ 朝のこわばり □ 37℃以上の発熱 □ 全身倦怠感 □ 食欲低下，体重減少	□ 超音波検査で，少なくともどちらか一方の肩関節における三角筋下滑液包炎/上腕二頭筋腱炎，または肩峰上腕滑液包炎（後方または腋窩部），かつ，どちらか一方の股関節の滑膜炎または転子部滑液包炎（1 点） □ 超音波検査で，両側肩関節における三角筋下滑液包炎/上腕二頭筋腱炎/肩峰上腕滑液包炎（1 点）

図 1　PMR の診断基準
（Bird HA, et al. Ann Rheum Dis 1979；38：434-9[1]）および Espígol-Frigolé G, et al. PLancet 2023；402：1459-72[2]）より作成）

しかしながら PMR の 7〜20％程度の症例において ESR 低値例が報告されており[3]，ESR 値が正常に近い値であっても除外しきれないため，他の疾患との鑑別が重要である．PMR では抗核抗体，抗 CCP 抗体，リウマトイド因子（rheumatoid factor：RF）は通常陰性であるが，10％程度の高齢患者では RF が弱陽性を示すことがある．

2. 画像検査[*2]

超音波検査，MRI，[18]FDG-PET，[18]FDG-PET-CT は PMR の炎症状態を検出するのに有用である．超音波検査や MRI の所見は PMR に特徴的な所見ではないが，両側の肩峰下または三角筋下滑液包炎，肩関節包炎，腱板炎，上腕二頭筋腱炎，手部伸筋腱炎，股関節炎は PMR 患者で比較的多くみられる所見である．PET 検査は感度 96〜98％，特異度 92〜95％と報告されており，PMR 患者では肩関節，胸鎖関節，股関節，坐骨結節などに [18]FDG の集積がみられる[4]．

■ 病態・臨床像

1. 年齢と性差

PMR は 50 歳以上の中高齢者に多くみられる．GCA と重なる症状を有し，PMR は GCA の約 3 倍の頻度であると推測されている[5]．男女比は 1：4 程度

*2
胸部 X 線検査などの画像検査も他疾患除外のため追加する．

■ 4章　整形外科の代表的な病態と治療

で女性に多く，PMR患者のほぼすべてが50歳以上で70〜80歳代が多い．発生頻度は北欧では50歳以上の人口10万人あたり40〜110人，アメリカでは60人程度の年間発生率が報告されている．PMRの発生頻度に地域差がある理由として，遺伝的素因や環境要因との関連が示唆されている[2]．

2. 発症部位や特徴

PMRの症状は頚部，体部，肩，腰・骨盤部の痛みやこわばりが特徴的で，夜間痛がみられる．発症は急激で，数週にわたり症状が持続する．両肩から肘にかけての上腕痛はPMR患者の多くにみられる症状で，頚部痛や腰・骨盤部痛も比較的多くの患者にみられる．疼痛のため肩関節や股関節の可動域制限が生じ，関節の運動時痛や上肢の圧痛がみられる．再発症例やGC治療症例では筋組織の萎縮がみられる症例もある．主な全身所見としては微熱，倦怠感，疲労感，食思不振，体重減少などが現れる．膝や手関節の疼痛や腫脹所見を有し，RA様の症状を呈することがあるが，RAとは異なって一般的には非対称性で関節破壊を伴わない所見を呈する．

3. 病態生理─病理・発症機序

PMRはGCAに類似した症候を示すことが多く，病態も似ている．加齢，遺伝，自然免疫や獲得免疫の関与が示唆されている．PMRやGCA患者の末梢血中では，老化した免疫細胞や自己反応性の細胞が増加しており，自然免疫反応の異常，toll-like receptorの発現変化，白血球の活性化や貪食細胞の機能異常を呈する[6]．GCAでは動脈生検で，単核球の浸潤や肉芽腫を伴う炎症，多核巨細胞を伴う病理所見が得られる．HLA-DRB1.01，HLA-DRB1.04の保有はPMRやGCAのリスク因子であることが報告されている[7]．PMRではGCAと同様に急性炎症像を呈し，単球によるIL-6の産生増加，Th1細胞やTh17細胞関連サイトカインの上昇などがみられる[8]．

4. 基礎疾患・合併症・再発率

PMRとGCAは症状が類似し，40〜60%のGCA患者でPMRを合併する[1]．PMRはGCAに先行して発症することが多く，初発時に無症候性のGCAを合併する症例は0〜40%と幅がある．PMRにGCAを併発した場合，頭痛，視覚障害，咀嚼時痛などの頭部症状を有することが多く，これらの症状の有無を聴取する．PMR患者の40%以上で診断から1年以内に再発症状を呈したとの報告もあり，OAによる疼痛，他の炎症疾患を慎重に除外する必要がある．

■ 治療

1. グルココルチコイド (GC) *3

GCはPMRの初期治療薬として推奨されており，体重や併存症のリスクによって治療用量が決められる（図2）．GCの副作用を増加させるような併存症（糖尿病，易感染性，消化性潰瘍）を有する症例では，治療初期の用量を減量

*3
骨粗鬆症の併発，消化管障害，感染症の有無などについて問診や検査を行い，早期にリスク因子を精査する．GC誘発性副作用や併存症の発現，治療抵抗性や疾患の再燃について定期的な確認を行う．症状再燃時やステロイド減量や中止時も含めて，初めの1年は4〜8週間隔，2年目は8〜12週間隔で診察する．

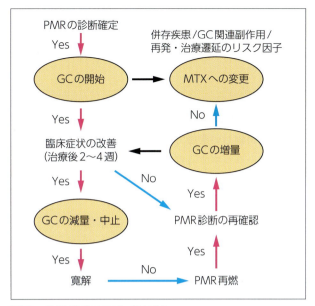

図2 PMR治療のアルゴリズム
(Matteson EL, et al. J Rheumatol 2012；39：795-803[9] より改変)

する．PMRの多くの場合，中等量のGC 10～20 mg/日が著効し，反応性は良好で治療開始数日から1週間で治療効果がみられる．一部の症例においては治療反応性がにぶく，1週間より長くかかる場合もある．PMR患者85人の調査では，GCによる治療開始後4週で73%は治療反応性が良好であったが3割程度は反応性不良であった[9]．寛解が得られた症例においては，4～8週以内にGC 10 mg/日まで漸減し，寛解が維持できているのであれば1か月に1 mgずつ減量して中止まで進める．

通常GCによる治療期間は9～12か月であるが，なかにはより短期で寛解まで持ち込める症例も存在する．一方で再発や再燃がみられる症例では治療が長引くことが多い．GC長期使用による副作用の発現について定期的に確認していく必要があり，血圧，血糖値，心血管系イベント，骨粗鬆症などの有無についてモニタリングする．

2．他の免疫抑制薬

GCによる副作用低減を目指した他の免疫抑制薬による治療も検討されている．メトトレキサート（MTX）使用例ではPMRの再発率が低く，GC使用量が少なかったという報告もある．EULAR/ACR 2015年リコメンデーションでは[10]，PMR再燃リスクの高い患者，GC長期使用患者やGCによる副作用発現の高い症例（骨粗鬆症，糖尿病，高血圧，過体重などがある場合）に対してはMTXの使用を推奨している[*4]．TNF-α抗体製剤はPMRの治療効果はないため推奨されていないが，IL-6受容体抗体トシリズマブやサリルマブ（いずれも日本ではPMRは適応外）はPMRに対して治療効果が示されている[11]．また

[*4]
末梢炎症性関節炎，全身症状や炎症所見の乏しい症例，60歳未満などの非典型的な症例，治療関連副作用の既往やハイリスク症例，ステロイド治療抵抗性の症例，再発・遷延症例は専門医への紹介を考慮する．

■ 4章　整形外科の代表的な病態と治療

規模の小さい研究ではあるが，B細胞治療薬リツキシマブやJAK阻害薬（いずれも日本ではPMRは適応外）も一定の治療効果があったとする報告もあり，今後大規模な臨床試験による検証が待たれる．

■ 診療のポイント

PMRは，中高齢者に多い疾患の一つであり，基礎疾患を併存する患者も多いため，鑑別診断を精査して除外していく点が難しい疾患である．特異的な抗体検査もなく，症状も他の炎症疾患とオーバーラップする点もあるため，適切な除外診断が必要である．治療薬の中心であるGCは反応性が良好であるが，GCによる副作用発現について注意深くモニタリングしてく必要がある．

（小俣康徳）

■文献

1) Bird HA, et al. An evaluation of criteria for polymyalgia rheumatica. Ann Rheum Dis 1979；38：434-9.
2) Espígol-Frigolé G, et al. Polymyalgia rheumatica. Lancet 2023；402：1459-72.
3) González-Gay MA, et al. Polymyalgia rheumatica. Lancet 2017；390：1700-12.
4) van der Geest KSM, et al. Comparison and validation of FDG-PET/CT scores for polymyalgia rheumatica. Rheumatology (Oxford) 2022；61：1072-82.
5) Crowson CS, et al. Contemporary prevalence estimates for giant cell arteritis and polymyalgia rheumatica, 2015. Semin Arthritis Rheum 2017；47：253-6.
6) Carvajal Alegria G, et al. The pathophysiology of polymyalgia rheumatica, small pieces of a big puzzle. Autoimmun Rev 2020；19：102670.
7) Haworth S, et al. Polymyalgia rheumatica is associated with both HLA-DRB1*0401and DRB1*0404. Br J Rheumatol 1996；35：632-5.
8) Reitsema RD, et al. Contribution of pathogenic T helper 1 and 17 cells to bursitis and tenosynovitis in polymyalgia rheumatica. Front Immunol 2022；13：943574.
9) Matteson EL, et al. Patientreported outcomes in polymyalgia rheumatica. J Rheumatol 2012；39：795-803.
10) Dejaco C, et al. 2015 recommendations for the management of polymyalgia rheumatica：a European League Against Rheumatism/American College of Rheumatology collaborative initiative. Arthritis Rheumatol 2015；67：2569-80.
11) Spiera R, et al. Sarilumab for relapse of polymyalgia rheumatica during glucocorticoid taper. N Engl J Med 2023；389：1263-72.

4章 整形外科の代表的な病態と治療

RS3PE 症候群

概略

1985 年に McCarty ら[1] が，高齢発症で予後の良い，リウマトイド因子陰性で，左右対称性の手背・足背の浮腫を伴う滑膜炎症例を，RS3PE 症候群[*1] として提唱した．高齢者で急性発症する関節炎で，浮腫を伴った場合はまず本疾患を考える．

ステロイド治療反応性は良好であるが，悪性腫瘍を伴っている例もあり注意を要する．なお，血清反応陰性の関節リウマチ（rheumatoid arthritis：RA）やリウマチ性多発筋痛症（polymyalgia rheumatica：PMR）との鑑別診断が必要となる．

診断

McCarty の診断基準[1] がある．①急性発症の両側性対称性の多関節炎，②両側手背に強い圧痕性浮腫，③50 歳以上，④リウマトイド因子陰性，の 4 項目すべてを満たすこととなっている．現在はこれに，血清反応陰性が多い高齢発症関節リウマチ（elderly-onset rheumatoid arthritis：EORA）や PMR との鑑別診断が求められている．

RS3PE 症候群で最も特徴的なのは図 1a のような両手背と足背の圧痕性浮腫である．これが認められれば，まず RS3PE 症候群を考える．EORA はやはり関節炎が主症状で浮腫を伴うことは少ない．PMR は肩関節痛が主症状となってくる．

なお，RS3PE 症候群と診断した場合は悪性腫瘍の合併を考える必要がある．RS3PE 症候群における悪性腫瘍の合併症は 27～55％との報告[2,3] もある．本疾患を診断した場合，簡便な腫瘍マーカー（CEA，SA19-9 など）測定も参考になる．後述にあるステロイド治療抵抗性で腫瘍随伴性 RS3PE（paraneoplastic RS3PE）症候群[*2] が考えられれば，がん検診が必要となる．

検査

超音波検査が簡便で有用である．浮腫の部位では滑膜炎所見は関節のみならず周辺の腱鞘滑膜まで広がりがみられる．

X 線上は骨関節の破壊はみられないので，一般の RA との鑑別診断に役立つ．

血液検査ではリウマトイド因子（RF），抗 CCP 抗体はともに陰性である．MMP-3 は増加例が多いので，PMR との鑑別には不向きである．炎症性マーカーの C 反応性蛋白（CRP）や赤血球沈降速度（ESR）値の亢進がみられる．

▶RS3PE：remitting seronegative symmetrical synovitis with pitting edema

*1
RS3PE の "S3" は，"seronegative, symmetrical, synovitis" の 3 つをまとめたものである．

▶腫瘍随伴性 RS3PE：paraneoplastic RS3PE

*2
悪性腫瘍の初期症状として末梢の浮腫が出現することがある．臨床症状は RS3PE 症候群を呈するので注意が必要．胃癌，大腸癌，前立腺癌，肺癌などにみられることがある．この型の RS3PE 症候群はステロイド治療への反応が悪いとされている．

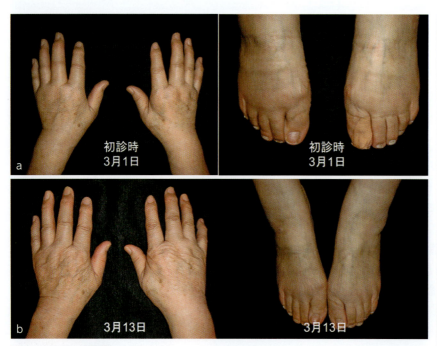

図1 RS3PE症候群

■ 臨床像

高齢者に急性に発症する．男女比ではやや男性に多いとされている．症状は両手背の圧痕性浮腫が最も特徴的である（図1a）．

浮腫は手背，足背に多くみられ，関節痛は対称性に手関節，PIP関節，足関節，足根関節に多い．CRP高値例では全身症状として，微熱，貧血，倦怠感を伴うことがある．

1. 症例提示

83歳，女性．〇〇年1月17日右手の腫脹出現．1月下旬に左手，2月下旬に両足に腫脹が広がる．3月1日に当院紹介受診．

- 初診時所見：83歳と高齢．栄養状態良好．微熱と軽度の倦怠感あり．両手，両足の腫脹および浮腫あり（図1a）．圧痛なし．
- 検査所見：CRP 2.23 mg/dL，ESR 77 mm/時，MMP-3 90.3 ng/dL，RF 6 IU/mL．抗CCP抗体1.0 U/mL未満，CEA 2.7 ng/mL（正常5.0以下）．
- 診断：RS3PE症候群．
- 臨床経過：プレドニゾロン10 mg/日で治療開始．12日後の再来時には両手指，両足背の浮腫はほぼ消失（図1b）．CRP 0.05 mg/dL，ESR 28 mm/時に改善していた．その後プレドニゾロン10 mgを2週間で7.5 mgに減量，6週目に5 mgに減量し，その後は4 mgで，2か月後さらに3 mgへ減量中．両足の浮腫の再燃は今のところなし．

■ 病態

RS3PE症候群の病因は不明である。近年浮腫の原因として血管内皮増殖因子（vascular endothelial growth factor：VEGF）[*3]が注目されている[4]。VEGFはRS3PE症候群では初診時高値で，ステロイド治療で低下するとされている。なお，VEGFはPMRでも高値となるのでPMRとの鑑別には注意が必要である。VEGFの高値が滑膜炎や浮腫に関与している可能性がある。

■ 治療

低用量のステロイドによく反応する。プレドニゾロン（PSL）10〜15mgから開始する。前頁の症例のようにわずか1〜2週間で浮腫は消退する。炎症が消退したら，2〜4週間に10%ずつゆっくりと漸減していく。多くの例はステロイド漸減，中止で治療終了となるが，一部にステロイド治療抵抗性[*4]の症例がある。この場合はステロイドを再度増量し，メトトレキサート（MTX）などの免疫抑制薬を併用する。

難治性の例では腫瘍随伴性RS3PE症候群を鑑別する必要がある。悪性腫瘍を合併してないか，がん検診を勧める。

■ 診察のポイント

高齢者の急性発症手関節炎で，両手背の浮腫をみたら，まずRS3PE症候群を考える。ステロイドが著効したらより診断が確かなものとなる。

ステロイド投与が1〜2年間となることもあるのでステロイドの副作用，とくに骨粗鬆症やニューモシスチス肺炎の予防治療も検討する。

（近藤正一）

■文献

1) McCarty DJ, et al. Remitting seronegative symmetrical synovitis with pitting edema. RS3PE syndrome. JAMA 1985；254：2763-7.
2) 坂口智樹ほか. RS3PE症候群. 臨床リウマチ 2019；31：48-54.
3) Cantini F, et al. Paraneoplastic remitting seronegative symmetrical synovitis with pitting edema. Clin Exp Rheumatol 1999；17：741-4.
4) Arima K, et al. RS3PE syndrome presenting as vascular endothelial growth factor associated disorder. Ann Rheum Dis 2005；64：1653-5.
5) 藤見圭志. RS3PE症候群. 日内会誌 2017；106：2131-5.

[*3]
血管新生を促す蛋白質。関節滑膜や腱鞘滑膜の増殖にも関与しており，VEGF産生抑制剤にはメトトレキサートなどがあり抗リウマチ薬として使用されている。

[*4]
RS3PE症候群は一般にステロイド治療への反応性は良好だが，1〜2年でステロイドが離脱できず，再燃の報告[2]が10〜50%ある。これらは悪性腫瘍随伴性RS3PE症候群の可能性もある。

4章 整形外科の代表的な病態と治療

痛風

■ 概略

痛風は，高尿酸血症が持続した結果，体液中で飽和した尿酸一ナトリウム（monosodium urate：MSU）結晶が関節および関節周囲の組織に沈着して誘発される．2019年の国民生活基礎調査から推定される痛風患者数は約125万人である．痛風発作の初発年齢は30歳代が多いが，痛風患者の年齢分布では60歳代が最も多く，男性が多いが，閉経後の女性では鑑別診断で考慮する必要がある．

24時間以内にピークに達する急性関節炎（痛風発作）で，母趾中足趾節（MTP）関節の罹患が約60％と最も多い．MTP関節に発症しやすい理由として，局所温度が低く尿酸塩結晶が析出しやすいこと，変形性関節症が高頻度かつ歩行による機械的ストレスなどが考えられている．その他，膝関節，足根間関節，アキレス腱付着部，足関節，手指や肘頭滑液包などにも生じうる．

膝など大関節の急性関節炎の場合は発熱を伴うこともあり，化膿性関節炎との鑑別を要する（図1）．2か所以上の関節炎も約10％の患者で認めるため，単関節炎でない場合も鑑別に必ず含める．

■ 身体所見

疼痛部位の診察に加えて，痛風結節の有無や関節穿刺が可能な部位の有無にも留意しながら診察する（図2）．

関節周囲の炎症が強い場合に蜂窩織炎と誤診されていることが少なくない（図3）．

▶痛風：gout

▶尿酸一ナトリウム結晶：monosodium urate (MSU) crystal

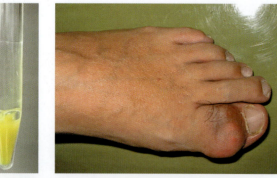

図1 化膿性関節炎と誤診された患者の関節液

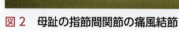

図2 母趾の指節間関節の痛風結節

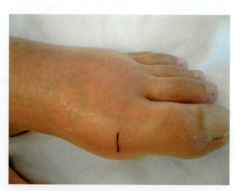

図3 蜂窩織炎と誤診された症例
黒線はMTP関節を示す．

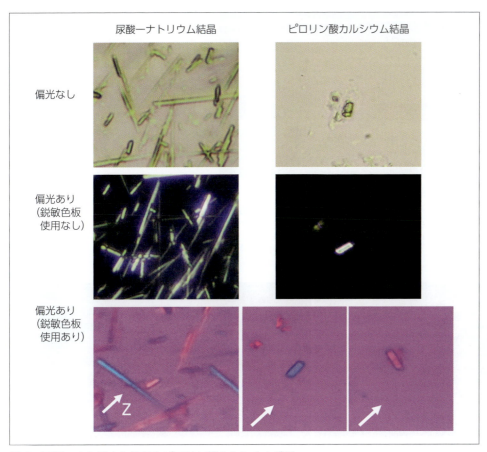

図4 尿酸一ナトリウム結晶とピロリン酸カルシウム結晶

■ 診断

　発作中の血清尿酸値は必ずしも高値を示さないため診断的価値は少ない．高尿酸血症のある中年男性で母趾の腫脹疼痛を繰り返す場合は典型的な痛風発作として臨床診断してもよい．典型的な痛風発作を除き，痛風の診断は関節液の鏡検によって行われるべきである[1]．筋骨格超音波検査を活用することにより膝以外の関節液も容易に採取できるようになった．膝以外では関節液は微量しか採取できないことが多いが，1滴あれば，炎症の有無，結晶の有無，細菌の有無（グラム染色）の情報を得ることができる．

　偏光顕微鏡を用いることが推奨されるが，MSU結晶は針状の結晶で，ピロリン酸カルシウム結晶（calcium pyrophosphate：CPP）は平行六面体や棒状の結晶として観察されるため（図4），通常の光学顕微鏡でも特徴的な結晶の形状からMSUとCPPを判別することは可能である[2]*1．

　筋骨格超音波検査が近年痛風診療においても活用される機会が増加している．軟骨表面のMSU結晶が高エコーバンドに検出されるdouble contour sign（図5）は特異度が高い所見である*2．

*1
「すぐできる！関節液の鏡検」(https://www.youtube.com/watch?v=ztbOqmixXj0) では関節液の鏡検手技を解説している．

*2
ピロリン酸カルシウム結晶でも同様の高エコーバンドを認めることがあるが，関節を動かすと軟骨下骨と反対方向に移動する（pseudo double contour sign）．

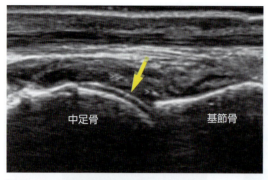

図5 double contour sign
軟骨表面の高エコーなバンドで，超音波ビームと成す角度にかかわらず高エコーに描出され，関節を動かすと高エコーバンドは軟骨下骨と一緒に移動する．

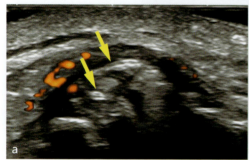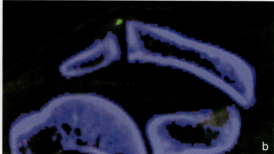

図6 痛風による右肩鎖関節炎
a：筋骨格超音波検査．右肩鎖関節に結晶様沈着物（矢印），周囲にパワーDoppler（ドプラー）シグナルあり．
b：dual energy CT．右肩鎖関節のMSU結晶沈着が緑色に描出されている．

　dual energy CT（DECT）は高低2種類のエネルギーによる撮影を同時に行い物質の分別を行う撮影法で，MSU結晶と骨，石灰化病変を区別して描出することが可能である（図6）．しかし実施できる施設は限られている．

　筋骨格超音波検査やDECTと異なり，単純X線写真は有用性が限られている．慢性結節性痛風では関節内の微小痛風結節が骨びらんとなり（図7），その辺縁が嘴のように増殖する特徴的な所見を認めることがある．

■ 痛風発作の治療

　痛風発作中は冷却し安静を保つことが基本で，禁酒を指示する．
　治療薬ではNSAIDsが第一選択である．しかし，高齢者，肝・腎・心不全合併例，気管支喘息，消化性潰瘍の既往や抗凝固療法中の患者には控える．NSAIDsは種類にかかわらず，できるだけ早く十分量を用いることが重要である．鎮痛を早く得るために，半減期が短く，体内分布の速い薬剤が選択される[*3]．
　腎機能障害を有する症例などNSAIDsが使いにくい場合は，経口プレドニ

[*3]
保険適用のあるNSAIDsはナプロキセン，オキサプロジン，プラノプロフェン，インドメタシンであるが，実臨床ではロキソプロフェンやジクロフェナクが頻用されており，高齢者では胃腸障害の少ないセレコキシブなどCOX2阻害薬も使用されている．胃腸障害の予防にはプロトンポンプ阻害薬を選択する．

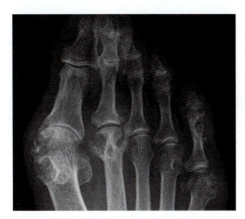

図7　単純X線写真での骨びらん像

ゾロン15〜30 mg/日を3〜5日間投与する．改善が乏しい場合は2〜3週かけて漸減する．

　副腎皮質ステロイドの関節注射はきわめて有効であるが，少しでも化膿性関節炎の疑いがある場合は実施してはならない．

高尿酸血症の治療

　痛風発作中の血清尿酸値を変動させないことが望ましいため，尿酸降下薬を服用していない患者では投与開始は発作後まで待ち，尿酸降下薬の服用中に生じた場合は継続する．

　尿酸降下薬の適応は各国のガイドラインで相違を認める．日本では痛風発作あるいは痛風結節を認める症例での投与が推奨されており，無症候性高尿酸血症に対する薬物治療についても推奨している．MSU結晶を溶解するためには血清尿酸値を6 mg/dL未満にすることが重要である．常用量の1/3〜1/2から開始し徐々に投与量を増やし，3〜6か月かけて目標値（6 mg/dL未満）まで下げる．

　本邦では尿酸排泄低下型高尿酸血症には尿酸排泄促進薬を，尿酸産生過剰型高尿酸血症には尿酸生成抑制薬を投与することが推奨されてきたが，尿酸生成抑制薬は高尿酸血症の病型にかかわらず，十分な血清尿酸値の降下作用を認めるため病型分類をせずに尿酸生成抑制薬を第一選択とするのでよい．

　また尿路結石合併例では尿酸排泄促進薬を使用すべきでない．海外では尿酸生成抑制薬でもキサンチンオキシダーゼ阻害薬のアロプリノール（1969年販売開始）が安価であり第一選択として用いられるが，本邦ではフェブキソスタット（2011年販売開始）を用いることが多い．1日1回10 mgより開始し，血清尿酸値が6.0 mg/dL以下となるまで徐々に増量する（維持量1日1回40 mg，最大量1日1回60 mg）[*4]．

　尿酸降下薬の投与開始後に血清尿酸値の低下に伴う痛風発作が予測されるため，尿酸降下薬は少量から漸増する．またコルヒチン1日1錠（高齢者の場合は隔日1錠）を連日服用するコルヒチンカバーは有用である[*5]．

[*4]
海外の臨床試験ではアロプリノール400 mg/日とフェブキソスタット40 mg/日のいずれでも8割の患者で血清尿酸値6 mg/dL未満を達成した[3]．

[*5]
フェブキソスタットを10 mg/日から開始し40 mg/日まで段階的に増量した場合，12週間以内の痛風発作は20.8 %，40 mg/日で開始した場合は36.0 %に生じた．しかし40 mg/日で開始した場合でもコルヒチンカバーにより12週間以内の痛風発作は18.9 %と減少した[4]．

4章　整形外科の代表的な病態と治療

■ 診療のポイント

　痛風発作は通常7～10日で自然軽快し，次の発作までは無症状である（間欠期）．未治療の場合は1年以内に62％，2年以内に78％で再発する．7～9年で半数以上に痛風結節を生じ，25％で尿路結石を合併，86％で腎機能障害を認める．10年以上経過すると5％が慢性結節性関節炎に移行する．

　痛風発作で整形外科を受診する患者が多いが，未診断の心血管合併症を有する患者も少なくない．痛風発作後120日以内に心筋梗塞や脳卒中が生じることが多く，内科に合併症の精査加療を依頼することが生命予後の改善になりうることに留意する[5]．

（横川直人）

■文献

1) Richette P, et al. 2018 updated European League Against Rheumatism evidence-based recommendations for the diagnosis of gout. Ann Rheum Dis 2020；79：31-8.
2) Kise T, et al. Synovial fluid crystal analysis with compensated polarization using a gout analyzer in clinical practice. Mod Rheumatol 2024；34：646-8.
3) O'Dell JR, et al. Comparative effectiveness of allopurinol and febuxostat in gout management. NEJM Evid 2022；1：10.1056/evidoa2100028.
4) Yamanaka H, et al. Stepwise dose increase of febuxostat is comparable with colchicine prophylaxis for the prevention of gout flares during the initial phase of urate-lowering therapy：results from FORTUNE-1, a prospective, multicentre randomised study. Ann Rheum Dis 2018；77：270-6.
5) Cipolletta E, et al. Association between gout flare and subsequent cardiovascular events among patients with gout. JAMA 2022；328：440-50

4章 整形外科の代表的な病態と治療

偽痛風

■ 概略

1962 年に McCarty が初めて偽痛風症候群として提唱した偽痛風（pseudo-gout）は[1][*1]，最近ではピロリン酸カルシウム結晶沈着症（calcium pyro-phosphate deposition：CPPD）の一部とされ，高齢者に突然の関節炎をきたす疾患であるが，発症機序などまだ不明な点が多い．関節の腫脹と疼痛をきたし，関節穿刺で混濁した液を採取した場合は，高度な炎症，関節リウマチ，痛風，偽痛風，感染を疑うが，急を要しない関節リウマチや痛風との鑑別は困難ではなくても，早期の診断と治療を要する感染性関節炎との鑑別は必ずしも容易ではない．また確立した治療法や予防法はなく，高齢者に多く発症するため薬剤の副作用にも注意を要する．

■ 診断

Ryan と McCarty らの診断基準（**表1**）[2]が現在広く使われている．診断基準 I は X 線解析や化学分析でのピロリン酸カルシウム（calcium pyrophos-phate：CPP）結晶の証明とあるが，臨床上実用的ではなく外来ではほぼ不可能である．診断基準 II では，関節液に偏光顕微鏡で CPP 結晶を確認でき，かつ X 線で関節軟骨や半月板などに点状・線状の石灰化陰影の両方を認める場合を definite とし，関節液に偏光顕微鏡で CPP 結晶を認めた場合か X 線で石灰化陰影のどちらかを認める急性炎症の場合を probable としている．

手関節や足関節などは関節液穿刺が必ずしも容易でなく，また関節液が得られても少量すぎて検鏡しても CPP 結晶が検出できない偽陰性がありえる．また膝関節以外では X 線検査で石灰化陰影も見えにくい．膝関節以外では

▶ 偽痛風：pseudogout

▶ ピロリン酸カルシウム結晶沈着症：calcium pyro-phosphate deposition（CPPD）

[*1]
McCarty の原著[1]には "pseudogout" という命名は適切ではないかもしれない，と記されている．それ以前の文献では "Calcium gout" と記載されることもあった，と説明している（原著 p.733）．

表1 偽痛風の診断基準

I	X線解析または化学分析によるピロリン酸カルシウムの証明
II	a：補正偏光顕微鏡により弱い正の複屈折性を示す三斜晶系の結晶の確認（関節液または切除標本中）
	b：X線上の典型的な石灰化像（線維軟骨，関節軟骨，関節包の点状・線状の石灰化陰影）
III	a：急性関節炎
	b：慢性関節炎
a：definite ─── I または IIa＋IIb	
b：probable ─── IIa または IIb	
c：possible ─── IIIa または IIIb	

（Ryan LM, McCarty DJ. Calcium pyrophosphate crystal deposition disease；Pseudogout；Articular chondrocalcinosis. Arthritis and Allied Conditions：A Textbook of Rheumatology. 10th ed. Lea & Febiger；1985. p.1515–46[2] より）

345

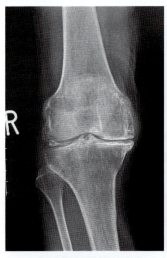
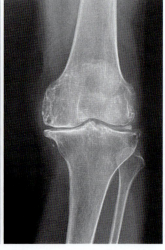

図1 偽痛風性膝関節炎
76歳，女性．両側外側半月板に線状石灰化陰影．右膝→両膝→右膝→左膝と3回再発を繰り返した．

probable の場合も偽痛風と診断せざるをえないことが多い．偽痛風は過小診断されている可能性が高い．

■ 検査

1. X線検査

　偽痛風の診断基準にもある，X線検査で軟骨か半月板の石灰化陰影は必ずしも必須ではない．石灰化陰影がX線検査で見えない場合でも，急性の関節炎で関節液中にCPP結晶があれば，偽痛風と診断できる．とくに膝関節以外では石灰化陰影は見えにくい（図1）[*2]．逆にX線検査で石灰化陰影がみられても，必ずしも偽痛風性関節炎とはいえない．欧州リウマチ学会（European Alliance of Associations for Rheumatology：EULAR）は従来の偽痛風を含めて，ピロリン酸カルシウム結晶沈着症（CPPD）という概念を提案し，4つに分類している[3]．①臨床症状のない無症候性CPPD：X線検査でたまたま軟骨内石灰化症がみつかったもの．②CPPDを伴う変形性関節症：画像や組織検査で変形性関節症にたまたまCPP結晶がみつかったもの．③急性ピロリン酸カルシウム結晶性関節炎：従来の偽痛風．④慢性ピロリン酸カルシウム結晶性関節炎：CPPDを伴う慢性の関節炎．臨床上でいわゆる偽痛風あるいは偽痛風性関節炎というのはこの分類の中で③にしかすぎない[*3]．

2. 関節液検査

　関節液中の結晶は偏光顕微鏡で尿酸結晶は針状で強い負の複屈折性，CPP結晶は棒状または方形で弱い正の複屈折性を示す（前項「痛風」図4〈p.341〉参照）．関節液が濁っている場合は，明らかな関節リウマチや偽痛風の再発以外の場合には，結晶の有無を調べたり，感染の有無を調べるために関節液の検

---

*2 膝関節は人体で最大の関節でまた半月板も大きく軟骨量が多いためにCPP結晶沈着が多く，石灰化陰影がX線検査で見えやすい．逆に小さな関節では石灰化陰影が見えにくく，関節液を穿刺しにくいことと合わせて偽陰性が多いと考えられる．

*3 石灰化陰影の原因となる軟骨の石灰化は加齢とともに増える．50歳以下にはまれで，60歳で7～10％，65～75歳で10～15％，85歳以上30～50％とされ，60歳以上なら10歳ごとに軟骨の石灰化が2倍に増えるとされている[4]．

査*4 をしておく.

3. 血液検査

痛風とは異なり,偽痛風に特異的な血液検査はない.白血球は正常値から高値までさまざまであり,CRP も正常から高値までさまざまである.血清カルシウム値が高いとする報告や低いとする報告があるが,後述するように急性発作の機序として血清カルシウム値の低下が引き金になっている可能性がある.

4. 超音波検査

膝関節の半月板に点状の高エコー領域があれば半月板の石灰化を示し,さらに大腿骨顆部の軟骨を上手く描出すれば軟骨内に高エコー領域が描出される[5]*5.これに対し,痛風では軟骨表面に高エコー領域が描出される.

■ 病態・臨床像

1. 年齢と性差

60 歳以上に多く,10 歳増えるごとに倍程度で発生率が高まる.50 歳以下はまれで,50 歳以下なら代謝性や家族性が疑われる[6].性差はないとも女性に多いともいわれている*6.

2. 発症部位

膝関節(文献的には 50% 以上が膝関節),手関節,肩関節,肘関節,股関節,足関節,脊椎などと痛風より大きな関節に発症しやすい.偽痛風が第 2 頚椎歯突起に発症する"crowned dens syndrome"や腰椎椎間関節に発症することがあるが,これらはなかなか診断がつきにくい*7.

2 関節同時発症の報告も少なくなく,自験例 57 症例中 7 症例(12.3%)が両側膝関節同時発症であった[9].異なる関節に同時発症する報告もある.

3. 病態生理

a. CPP 結晶の沈着の機序

軟骨細胞内の無機ピロリン酸,あるいは細胞外基質中の軟骨小胞内の無機ピロリン酸が ANKH 蛋白により細胞外基質に運ばれてカルシウムと結合して CPP 結晶が産生されると最近の研究でわかってきた[6].その CPP 結晶が関節軟骨基質や結合組織に加齢とともに蓄積していくと考えられている.

b. 急性炎症の機序

軟骨基質中や半月板の CPP 結晶が突然関節液に溶出する機序(crystal shedding)ははっきりしていないが,前述のように 2 関節同時に発症することもあり,関節液など関節内だけの局所の要因のみでは説明できず,また手術や外傷が起因とも考えにくい.血清カルシウム濃度の低下などがきっかけになり,関節軟骨や半月板に沈着していた CPP 結晶が溶けて関節液中に放出された可能性がある[10].

---

*4
2022 年 4 月からは,診療報酬改定で関節液検査が保険収載になった.

*5
文献 5 の論文掲載サイト(https://academic. oup. com/rheumatology/ article/46/7/1116/ 2899456)はフリーアクセスとなっており(2024 年 6 月現在),偽痛風と痛風の石灰化陰影の違いの超音波写真やシェーマがわかりやすく示されている.

*6
痛風と異なり偽痛風では男女差を生じる要因はなく,高齢になると女性の生存率が男性より高くなるため偽痛風が女性にやや多くなると考えられる.

*7
急激に頚部痛が生じ,首が左右に回らないときはこの crowned dens syndrome を念頭においておく.X 線では診断がつきにくく,CT でわかることが多い.急性外傷の頭頚部 CT で第 2 頚椎歯突起に 12.5 ～13.5% の患者で CPP 結晶沈着がみられ,年齢とともにその頻度が増えていたとの報告がある[7,8].

■ 4章　整形外科の代表的な病態と治療

4. 基礎疾患・合併疾患，再発率

　変形性関節症に合併することが多い．合併疾患としては副甲状腺機能亢進症やヘモクロマトーシス，低マグネシウム血症[*8]，遺伝性などが報告されており副甲状腺機能亢進症では正常の場合より3倍も偽痛風が起こりやすいとされている[3,6)]．若年性では，家族性や代謝性などの原因があると指摘されている[*9]．

　外傷との関連として，半月板手術を受けたほうが受けていないほうよりCPP結晶沈着が5倍多いと報告されている[3,6)]．

　偽痛風は痛風と異なり，予防する薬剤がなく，CPPの沈着は年齢とともに増加するため再発が多い．再発率は12.5%から72%との報告がある[11)]．CPPが関節軟骨に沈着している限り，偽痛風発作は何度でも起こりえる．

■ 治療

　痛風と異なり偽痛風を根本的に治療する薬剤も予防する薬剤も現在のところない．急性関節炎に対しては局所の軽い安静と消炎鎮痛薬の貼付剤などで炎症を抑え，年齢と症状に合わせて弱めか強めの経口NSAIDsや坐剤を投与する．関節内に長時間作用型のトリアムシノロンアセトニドなどのステロイドを注入すると炎症がすみやかに消退する[*10, 11]．

　欧米ではNSAIDs以外にコルヒチン，メトトレキサート（MTX），クロロキン，インターロイキンβなどの使用例があるが[3,6)][*12]，コルヒチンは日本人には感受性が強く，下痢やミオパチーなどの副作用が欧米人より生じやすいことと偽痛風には適応外であるため筆者は使用経験がない．MTXは効果がないとの文献もある．クロロキンやインターロイキンβなどはまだ考証が必要と考える．

　自験例の19例は1回以上の再発をきたし，そのうち5例は短期間に再発をきたしてNSAIDsでコントロール不可能であったため，プレドニゾロン10mgを経口投与し，その後漸減し2週から24週間で関節炎は治まった[9)]．再発を繰り返す場合はなかなかコントロールが難しいことがあるが[3,6)]，糖尿病や緑内障がなければプレドニゾロンの少量投与が効果的であると考えられた．糖尿病や緑内障がある場合は，糖尿病や眼科の主治医と相談して，プレドニゾロンを例えば1日5mgを経口投与し，2週間ほどの短期間で漸減中止するのがよいであろう．

■ 診療のポイント

　高齢者の急性の関節炎では偽痛風を念頭において感染性関節炎の鑑別診断を行いつつ迅速な対応が必要である．逆に筆者の苦い経験でもあるが，はじめから偽痛風と決めつけて診断をするのも危険である．病歴や身体所見や検査をもれなく行うことで診断を誤らないようにすることが大事である．

（井尻慎一郎）

---

*8
マグネシウムはホスファターゼのピロリン酸分解作用の補助的役割を担っているので，マグネシウム低下によりピロリン酸の蓄積が増えると説明されている．

*9
筆者の自験例では，偽痛風57例中に43歳男性と44歳男性の若年症例があったが，いずれも家族性や代謝性の原因はなく，外傷性であった[9)]．

*10
筆者は関節内注射で5例の医原性感染性関節炎を起こしている[12)]．その1例目において，ヒアルロン酸の関節内注射後3日目の膝関節の腫脹を偽痛風性関節炎と誤診し，ステロイドを関節内注射し，結果的に感染性関節炎の診断と治療が遅れた．その経験から，この10年間は濁った関節液を得た場合は，あえてステロイドを注入せずヒアルロン酸を関節内注射している．

*11
感染でないと確信があれば，関節内にトリアムシノロンアセトニドなどのステロイドを注入すると炎症がすみやかに消退するが，基礎疾患に糖尿病や免疫抑制薬などの治療歴があるかどうか十分に病歴を確かめておく．

*12
国内では偽痛風に対してコルヒチン，メトトレキサート（MTX），クロロキン，インターロイキンβの保険適用はない．

■文献

1) McCarty DJ, et al. The significance of calcium phosphate crystals in the synovial fluid of arthritic patients：The "pseudogout syndrome" I. Clinical aspects. Ann Intern Med 1962；56：711-45.

2) Ryan LM, McCarty DJ. Calcium pyrophosphate crystal deposition disease；Pseudogout；Articular chondrocalcinosis. Arthritis and Allied Conditions：A Textbook of Rheumatology. 10th ed. Lea & Febiger；1985. p.1515-46.

3) Zhang W, et al. European League Against Rheumatism recommendations for calcium pyrophosphate deposition. PartⅠ：terminology and diagnosis. PartⅡ：Management. Ann Rheum Dis 2011；70：563-75.

4) 益田郁子. 偽痛風（ピロリン酸カルシウム結晶沈着症；CPPD）の病態と治療. 痛風と核酸代謝 2011；35：1-7.

5) Thiele RG, Schlesinger N. Diagnosis of gout by ultrasound. Rheumatology 2007；46：1116-21.

6) Rosenthal AK, Ryan LM. Calcium pyrophosphate deposition disease. N Engl J Med 2016；374：2575-84.

7) Chang EY, et al. Frequency of atlanto-axial calcium pyrophosphate dihydrate deposition at CT. Radiology 2013；269：519-24.

8) Kobayashi T, et al. Age-related prevalence of periodontoid calcification and its association with acute cervical pain. Asian Spine J 2018；12：1117-22.

9) 井尻慎一郎. 偽痛風とはどのような病気？ 日本医事新報 2022；No.5105：18-34.

10) O'Duffy JD. Pseudogout syndorome in hospital patients. JAMA 1973；226：42-4.

11) 多田博也. 手関節偽痛風の臨床像の検討. 日手会誌 2015；31：727-9.

12) 井尻慎一郎. 22万回の関節内注射後の感染率とその対応. 日臨整誌 107：1-11：2015.

4章 整形外科の代表的な病態と治療

肩こり

■ はじめに

日常診療では，「肩こり」を主訴として来院する患者や，随伴症状としての「肩こり」を訴える患者を診察する機会がたくさんある．「肩こり」と言わず「首こり」「肩がはる」と表現する人もいる．

「肩こり」は，2022年（令和4年）厚生労働省国民生活基礎調査によれば，有訴者率の男女比は約1：2で，男性では腰痛に次いで2番目，女性でも腰痛に次いで2番目であるが腰痛とほとんど同率であり多くみられる．腰痛と並んで国民病といってよいかもしれない．しかし，その原因や病態に関しては，はっきりしたことはわかっていないというのが実情である．欧米諸国には，この肩こりに相当する言葉がなく，日本独特だというのも面白いことである．

肩こり診療ガイドラインのようなものがあるとすれば，「非特異的肩こり」が大部分かもしれない．「肩こり」という病名は存在しないが，通常「肩こり」といえば，項頚部から両肩甲骨にかけての，筋肉の張った感じ，こわばった感じ（時には鉄板が入っているような状態と表現する人もいる），重圧感，不快感，鈍痛，などの症状を有している場合を総称している．症状がひどくなってくると，頭痛，吐き気，めまい，眼の奥の痛み，胸の圧迫感，動悸，息切れ，さらに不眠症や消化器症状を呈する人，うつ状態になる人もおり，重症になることもある．

「肩こり」という言葉は，日常安易に使われるが全体像がはっきりとしていない．「肩こり」を検討するに際し，3つに大きく分類することにした（表1）．

■ 外因性（主として肉体的負担）の原因と思われる場合

原因として，頚部から僧帽筋にかけての循環障害であるとする説が有力であ

表1 肩こりの分類

I. 外因性（主として肉体的負担）の原因と思われる場合
  1. 同一姿勢を長時間続けた場合
  2. 首から肩にかけての筋肉を使うような運動や仕事を行った場合
  3. 眼精疲労が原因の場合
II. 内因性の原因と思われる場合
  1. 神経疾患に随伴する症状としての肩こり：頚椎疾患，頚肩腕症候群，胸郭出口症候群，脊髄空洞症など，神経変性など神経内科的疾患の初期症状
  2. 内科的疾患が原因の場合：高血圧，心疾患，肝障害，その他の内臓疾患など
  3. 心理的ストレス
III. その他，または混合性の原因の場合

肩こり

るが，最近，筋膜が大きな役割をしているという説もある．循環障害説は，項頚部から両肩甲骨にかけての筋肉の持続的緊張が原因となり，頚部周囲の僧帽筋や肩甲骨周囲の肩甲挙筋・菱形筋などの各部位に循環障害が起きる．その結果，酸素や栄養分が各筋肉に十分に届かなくなり，疲労代謝産物が局所にたまり，それが刺激となって筋肉の過緊張が起こり，局所の血液循環が悪化するという悪循環が起こる．この悪循環の積み重ねによる頚部から僧帽筋にかけての筋肉の過緊張を「肩こり」と表現しているとするものである．

1．長時間の同一姿勢による「肩こり」

こうした「肩こり」を引き起こすものとして，同一姿勢を長時間続けた場合がある．本や書類を読む，頚部前屈姿勢での作業を長時間続けることなどにより起こるが，近年はタブレットやスマートフォンの普及により，同一姿勢を長時間続けることが多くなっている．これらは，小さな画面を見る軽度前屈姿勢であり，夢中になることが多く長時間となりやすい．同一姿勢も問題であるが，眼精疲労も重なり，より重度になると思われる[*1]．

*1
スマートフォンによる「肩こり」を，マスコミでは「スマホ首」とよぶほどに増えており，電車に乗ったとき，ほとんどの人がスマートフォンを見ている様子からも頷ける．

2．上半身を使うスポーツや肉体労働後の「肩こり」

上半身を使うスポーツや肉体労働の後に起こりやすい．重いものを担ぐ・運ぶ動作，重いものを振り回す動作，などが原因であり，項頚部から両肩甲骨にかけての筋肉のオーバーユースによるものと思われる．また，肩関節疾患があり痛みという訴えではなく，肩こりと表現していることもある．

3．眼精疲労による「肩こり」

眼精疲労によるものは，小さな文字を読む・細かい作業をすることによる眼の疲れが原因であるが，前述のように同時に同一姿勢で行っていることも多い．鶏と卵の関係でどちらが先ともいえないが「肩こり」の大きな原因の一つとされる．

■ 内因性の原因と思われる場合

1．神経疾患に随伴する症状としての「肩こり」

頚椎症性脊椎症，頚椎椎間板ヘルニア，頚椎後縦靱帯骨化症，頚肩腕症候群，胸郭出口症候群，脊髄空洞症などの頚椎疾患に随伴する症状として「肩こり」があげられる．

本来のしびれや痛みよりも「肩こり」を強く訴える人もいる．頚椎疾患を有している人に外因性（主として肉体的負担）の要素が加わると，短時間で症状も強く出る傾向がある．外来で肩こりを主訴として来院した患者を診て，外因性を考えることが多いが，肩から上肢のしびれや痛みをあまり訴えず「肩こり」を強く訴える人も多いので注意が必要である．脳神経内科的疾患の初期症状のことがあり，「肩こり」に注目しすぎて，めまい，筋力低下，つまずきやすくなったなどの訴えを聞き逃さないようにすることが大切である．脳梗塞や

351

くも膜下出血の初期症状として「肩こり」を訴えることもあり，注意が必要である．

2. 内科的疾患が原因の「肩こり」

「肩こり」を訴えて来院する患者の神経所見をチェックしたりX線を撮ったり，いろいろな診察をしても何もなかったが，血圧を測ったら高血圧で，その高血圧を治療したら「肩こり」も治ってしまった，というのは日常診療でよく経験することである．逆に低血圧だったこともある．

また，左肩から背中にかけての鈍痛・「肩こり」を訴えており，普通の「肩こり」かと思い治療していたら，狭心症や心筋梗塞などの心疾患の前兆であったこともある．「肩こり」がつらいと訴えていたものが，実は胃潰瘍や膵炎や肝障害が原因のこともある．このように「肩こり」の表現は幅広い意味で使われており，患者の訴えを聞く際に十分に注意しなければ内科的疾患を見逃すおそれがある．

3. 心理的ストレスが原因の「肩こり」

現代社会では，家族問題，社会での人間関係，締切など時間的制約のある仕事，増加傾向にあるクレーマーに対する対応など，ストレスの要因となることが増えている．この心理的ストレスだけでも「肩こり」状態になる．交感神経の興奮が持続することが原因と考えられている．この心理的ストレスに肉体的疲労が加わると「肩こり」は重症化し，うつ状態になる人も出てくる．

■ その他，または混合性の原因の場合

すでに述べた状態が単独で起こることもあるが，多くは同時進行で起こり，正確な診断ができないこともある．大部分は経過観察でよいと思われるが，なかには重大な疾患の症状の一部であることがある．

■ まとめ

「肩こり」といった場合，その意味するものは患者により異なる．単なる筋肉の緊張状態をさすこともあれば，筋肉の緊張というよりは痛みに近いもの，めまいや痛みを伴うものなど多彩である．「肩こり」の内容を十分に聞き出すことが大切である．頑固な「肩こり」や長引く「肩こり」の場合は，十分な精査が必要である．

(新井貞男)

4章 整形外科の代表的な病態と治療

首下がり症候群

■ 概略

首下がり症候群（dropped head syndrome：DHS）は，1897年にMiura[1]によって"Kubisagari"と命名され，1992年にSuarezら[2]によって退行性変化を基盤とするDHSの概念が確立された*1．頚部伸筋群の機能不全により頚部の姿勢維持困難となり，chin-on-chest deformityを特徴とした頚椎後弯変形をきたす疾患群である[3]．仰臥位となると頚椎後弯変形は矯正可能であり，骨変形や関節症によって発生する頚椎後弯症とは原因も経過も異なり，治療も異なる．加齢を背景とした退行性変化で発症することが多いが，Parkinson（パーキンソン）病，重症筋無力症など脳神経内科疾患や外傷，放射線治療後に発症することもある[3]．70歳代以降の女性に多く，超高齢社会を迎え今後増加してゆくことが予測される[4]．

■ 診断

DHSの特徴は，①前方注視困難を伴ったchin-on-chest deformityを呈する，②頭部直立位を支持なしで数分間保持できない，③頚椎変形は矯正可能である，とされている[3]*2．進行すると矯正不能な後弯変形を呈する．

実際の愁訴は，歩行時に前方注視が困難となる，前傾位での首の保持が困難，歩行時にふらつく，が多い．頚部痛は伴う場合と伴わない場合があるが，発症初期のみに頚部痛があり，その後は消失して変形のみ残存する症例が多い．DHSは，初期や軽症例では，歩行時のみ，長時間の前傾姿勢時や夕方に発生することもあるため，初診では肩こりと診断され，首下がりに対する診断が遅れることがある．chin-on-chestは症状があっても努力性に正常の姿勢が可能である場合も多く，X線では約半数は軽度後弯があるのみである．首が下がりきった状態でDHSと診断された場合は，保存療法で改善される割合は約20％と低くなる[5,6]．

■ 検査

1. DHSテスト（腹臥位頚部伸展テスト）

客観的に頚部の姿勢維持能力を評価するための，腹臥位頚部伸展テストである[7]（図1，動画1に正常例，動画2にDHSテスト陽性例を示す）．胸椎にまで異常がなければ天井注視は一過性に可能なことが多いが，四つ這いでの前方注視が5秒継続可能であるかどうかによって腹臥位での頚部伸展力を評価する．臨床的評価は連続前方注視立位，歩行時間と合わせて評価する（表1）．これができれば頚部のローカル筋の機能不全に対して胸椎の代償機能がかなり

▶首下がり症候群：dropped head syndrome (DHS)

*1
三浦らによって発表された首下がりは，最初，東北地方に発生する風土病として考えられていたが，その後にParkinson病などに随伴して発症する症候性のものがあることや，Suarez, Katzによって退行性変化で発症することが発表された．

*2
枕なし仰臥位が可能であるかが矯正可能の目安となる．

動画1

動画2

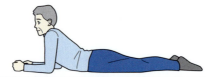

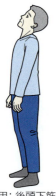

図1　DHSテスト

表1　DHSの臨床分類（上嶋の分類）

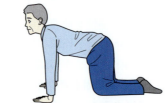

Grade 0	努力なしで，30分以上前方注視連続歩行可能
Grade 1	30分以上前方注視連続歩行は可能だが，頚部愁訴有り
Grade 2	30分以上サポートなしで前方注視，連続歩行不可能
Grade 3	数分以上サポートなしで前方注視，連続歩行不可能
Grade 4	数分以上サポートなしで前方注視，連続立位不可能

（Endo K, et al. J Neurosurg Case Lessons 2021；2（22）：CASE21177[11]より）

働いているため，30分以上の前方注視連続歩行が可能である場合が多い[*3]．

2．X線検査

通常の単純頚椎X線は，約半数で異常を認めないが，進行例ではchin-on-chestを示す．早期診断には，腹臥位X線による前方注視の可否が有用である[*4]（図2）．また，約30％の症例に斜頚を合併する．椎体に前方架橋が形成されると後弯症性変化が発生し非可逆性の後弯症へ移行してゆく．

3．MRI検査

発症6か月以内では多くの場合，前額面で頭板状筋，小菱形筋の造影（蝶形造影），C6,7棘突起周辺のリング造影が観察される[8]（図3）．造影されない場合は，屈筋群のジストニアなど二次性のDHSを鑑別する必要がある．

*3
軽症例のDHSは診察時に首が下がっておらず，重症化して初めて診断されることが多い．DHSテストを普通写真に撮影することによって，患者と首下がりの状態を客観的に共有することができる．

*4
腹臥位X線は，四つ這いで努力性に頚部最大伸展位をとって撮影する．上肢の障害がある人にはできないが，外耳道からの水平線（Eライン）が症状の改善に伴い腹側に偏移していく様子がわかる．

首下がり症候群

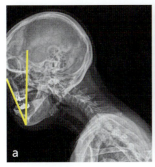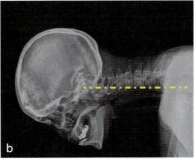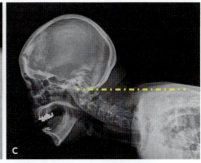

図2　単純X線像
a：立位側面（水平視障害）．CBVA（chin-brow vertical angle）が10°以上．b：四つ這い側面（伸展力低下）．外耳道水平線（Eライン）が椎体後面より腹側．c：四つ這い側面（正常）．外耳道水平線（Eライン）が椎体後面より背側．

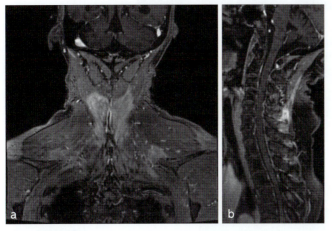

図3　造影MRI
a：前額面で蝶形造影とリング造影．b：C6-7棘突起間を中心に造影．

動画3

動画4

動画5

4．超音波検査

前屈位で各椎間の棘突起間の項靱帯，棘突起間組織を観察し（動画3），開大している棘突起部分で前屈と中間位での棘突起間の開大現象が観察される（動画4）．また，同部ではDoppler（ドプラー）法によって，障害された棘突起間組織での血管増生が観察される（動画5）*5．

5．全脊椎X線検査

首下がりに対する，他脊椎の代償能を検査する．SVA（sagittal verticals axis）により，SVA≧50 mmをP（positive imbalanced）-DHS，50 mm＞SVA≧－50 mmをB（balance）-DHS，SVA＜－50 mmをN（negative imbalanced）-DHSとして分類する[9]（図4）．装具，リハビリテーション（以下，リハビリ）を行う部位を決める際に重要で，普通写真側面でも検討できる．

・P-DHSである場合：腰椎骨盤を含めた広範囲で脊椎代償機能が低下している．腰椎骨盤を含めた保存療法が重要で，腰椎骨盤のアライメントを先に矯

*5
頭部過屈曲と上肢作業による肩甲骨外旋によるC6, 7棘突起付着での微小外傷障害による頭板状筋，小菱形筋が反応性に炎症性浮腫をきたし，修復過程で血管増生を認める．

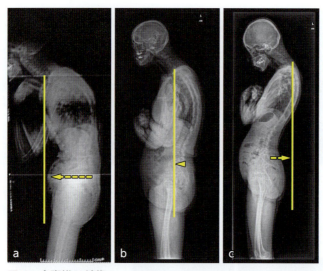

図4　全脊椎X線像
a：P-DHS (SVA≧50 mm)，b：B-DHS (50 mm＞SVA≧－50 mm)，
c：N-DHS (SVA＜－50 mm)．

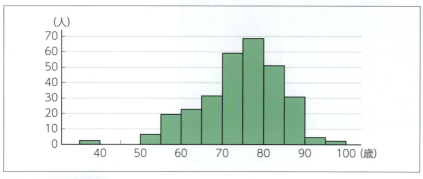

図5　年齢別患者数
2017年1月から2023年9月までの当院外来患者280人（男性60人，女性220人）より．発症は70歳以上の女性で多かった．

正しなければならないことが多い．

- B-DHSである場合：上位胸椎の後弯を減弱することで首下がりを代償している．頸胸椎移行部の装具，リハビリを行う．
- N-DHSである場合：首下がりに対して，胸椎で代償できず腰椎を過前弯することでバランスをとっている．胸腰椎移行部までの装具，リハビリが必要である．

■ 病態・臨床像

1. 年齢と性差

70歳代女性に好発する（図5）．50歳代以前の若年発症の場合は，神経内科的基礎疾患や抗うつ薬など薬剤性により二次的に発症している可能性を考えて

診断を行うことが重要である.

2. 発生部位

　一次性のものは，頚胸椎移行部の伸筋群の機能不全で発生する．頚椎変形や椎間板障害で発症する二次性DHSは，中下位頚椎の楔状化で発生する．胸腰椎での後弯で発症する二次性DHSは，胸椎後弯で発生する．発症当初のみ頚部痛があることが多く，後は軽微な鈍痛に変化する．1日から数日以内の突然発症型，数週以内で完成する急性型，数か月の経過で発症する慢性型がある.

3. 病態生理

　頚椎は脊椎で一番可動域が大きく，頚部伸筋群は前屈時に伸展し，後屈で弛緩する．頭部の重さは体重の約10%であり，頭部下垂により頚部で支える後頭骨に付着する頭板状筋に，上肢の前方での作業により肩甲骨が外転するため小菱形筋に大きな負荷がかかる．頭板状筋と小菱形筋は解剖学的にC6,7棘突起に付着するため項靭帯付着部炎が発生して，頚胸椎移行部不安定症となったのが典型的な首下がりの病態である（図6）[*6]．DHSは姿勢維持困難を呈する疾患で，頚椎の動き自体は可能である[10].

4. 基礎疾患，合併疾患，再発率

　発症原因は，一次性のINEM（isolated neck extensor myopathy）とよばれる退行性頚部伸筋群の脆弱化によるものと，二次性に分類できる．二次性DHSの基礎疾患は，Parkinson病，重症筋無力症など脳神経内科疾患，椎体骨折など外傷，統合失調症の薬剤の影響による薬剤性Parkinson症候群，放射線や頚椎術後などの医原性，胸腰椎後弯，側弯変形によるものがある[1,2]．発症は，数日以内の場合から数か月の経過で首下がりとなるパターンがある[1,11]．DHSの合併疾患としては，ふらつきを主訴とする頚性めまい，嚥下発声障害，眼瞼下垂などがある．DHSの再発率は不明であるが，いったん改善しても再発することがあるためリハビリの継続や生活指導が重要である.

■ 治療

　全脊椎矢状面アライメントを利用して，首下がりに対する代償機能が，上位胸椎，下位胸椎，腰椎に分けて，どの部位を中心にして行われているのかを検討することが重要である．治療の第一選択は保存療法である[1,2].

1. 保存療法

　保存療法は，装具とリハビリが中心となる．頚部に後屈時の疼痛が残存している場合は，超音波下に椎間関節または伸筋群へのブロック加療を考慮する．頚椎装具は，頚胸椎移行部の伸筋群の過伸展予防のため重要である（顎が当たって使用できない場合は，高さを低くしたり顎の下にタオルを入れたりするなどの工夫が必要となる）.

*6
首下がりは，頭部が下垂する変形であるため，後頭骨に付着する筋の障害である．大きくC1,2に付着する後頭下筋と，中下位頚椎の横突起に付着する頭半棘筋，頚胸椎移行部から頭頚部を伸展させるC6,7棘突起に付着する頭板状筋に分類できる．DHSは，頭頚部以降部からくの字のように曲がりが変化し，頭板状筋が主病変であると考える（図7）.

■ 4章 整形外科の代表的な病態と治療

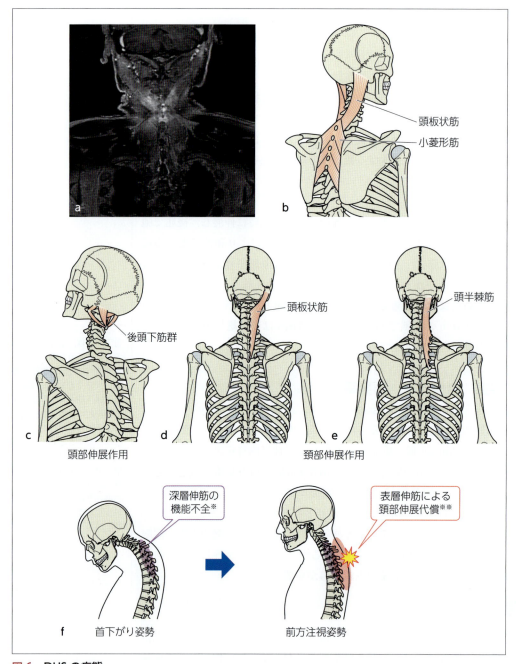

図6 DHSの病態
a, b：C6, 7棘突起での項靱帯付着部炎が発生．c〜e：多くの首下がりは頭部伸展は可能だが，頚部伸展ができなくなった状態である．f：DHSは，頚胸椎移行部伸筋群の機能不全．
（※：Sharan AD, et al. J Am Acad Orthop Surg 2012；20：766-74[3]，※※：林 欣寛ほか．種々の疾患にともなう首下がり症候群の病態生理学的分析―表面筋電図所見と理学療法の効果から．臨床神経学 2013；53：430-8，佐野裕基ほか．首下がり症状を呈した変形性頚椎症症例に対する脊柱アライメントの改善を指向した理学療法介入の効果検討．理学療法学 2022；49：145-54）

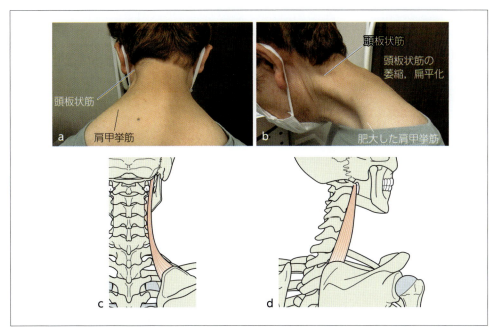

図7 慢性化したDHSの所見
a, b：慢性化すると頭板状筋の萎縮，扁平化により，代償性に肩甲挙筋が肥大化する．c, d：ただし，肩甲挙筋は頭蓋骨に付着していないため，頭部を持ち上げることはできない．

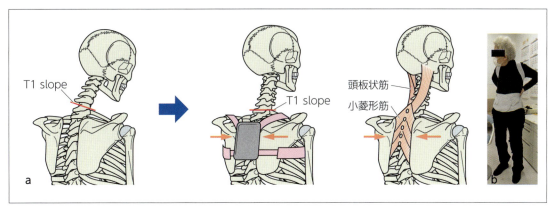

図8 鎖骨バンド
a：鎖骨バンドで肩甲骨を引き寄せる（小菱形筋の代償）．T1 slope が水平化するため頭板状筋への負荷が減少する．
b：鎖骨ベルト，腰椎ベルトでサポートを行う．

　装具療法の目的は，装具補助により体幹バランスを安定化させることである．首下がりのタイプに応じて頚椎のみならず，鎖骨バンド（図8），胸椎または腰椎装具を使用することを検討する[11]．

　体幹バランスが悪い状態での日常生活は頚胸椎不安定となり首下がりを悪化させてしまうので，バランスのとれた姿勢で過ごすことが大切であり，とくに前屈作業時には装具の着用を勧める．

　リハビリの目的は，変性してしまった頚部伸筋群を再生することではなく，

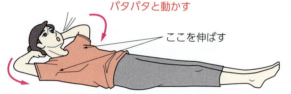

図9　DHSのリハビリテーションの流れ

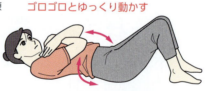

図10　屈筋群のストレッチ

周囲の代償機能を活性化することで日常生活の質を向上させることである．そのため，リハビリを行う際に，どこの部分での代償機能を働かせるのかについてフォーカスを決定することが重要である[9]．リハビリは，屈筋群のストレッチと伸筋群の代償機能強化から構成される（図9）．屈筋群のストレッチは伸筋群の収縮がない状態で行われるのが望ましいため，仰臥位で行う（図10）．伸筋群の筋力強化は，DHSのタイプに応じて，腹臥位での等尺性運動が重要である（図11）．B-DHSでは肩甲帯を中心として胸椎後弯を低下することでT1Sが小さくなることを目的としたセラバンドによる肩甲帯訓練（図12，動画6，7）．N-DHSではさらに胸腰椎移行部と頚胸椎移行部の筋力強化が必要

動画6

動画7

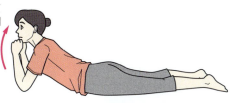
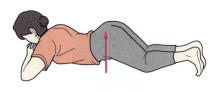

Pappy position　四つ這い
他動的に前方注視可能な状態として
ゆっくり支えをはずして，約10秒間
その姿勢を維持する

この姿勢をとれない人は，
顎の下にタオルなど使用して行う

自力で頭を起こせないときは，手を使って頭を起こす．前を向くことができたらゆっくり手を離し，10秒間前を見る

四つ這い，腰上下
他動的に前方注視可能な状態として
ゆっくり支えをはずして，約10秒間
その姿勢を維持する

この姿勢をとれない人は，
Pappy positionで行う

顎に手を当てたまま，肘と膝は床につけて腰を浮かせる．5回程度繰り返す

図11　伸筋群の等尺性運動

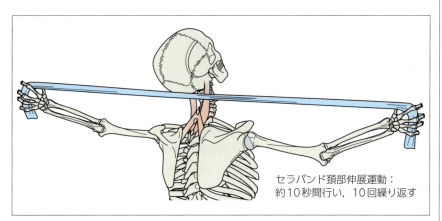

セラバンド頚部伸展運動：
約10秒間行い，10回繰り返す

図12　セラバンドによる肩甲帯訓練
頚椎の土台である肩甲帯（肩甲骨と頚胸椎移行部）を安定化させる．

動画8
動画9
動画10
動画11
動画12

となる（図13，動画8）．P-DHSでは，まず骨盤を含めた腰椎機能の支持性の安定化が重要である（図14，動画9，10，11）．腰椎骨盤の支持性が不安定な場合，頚胸椎が安定することは困難であるからである．立位が不安定な場合は，座位での肩甲骨自動運動を行う（図15，動画12）．

2. 手術療法

　DHSの手術の目的は，変形矯正でなく，頚胸椎不安定症に対する同部を中

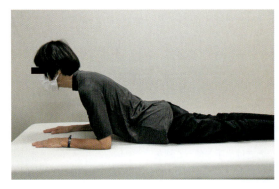

図 13　腹臥位頚部伸展訓練
頭部を伸展させると，頚部筋の固有感覚受容器の反応により上肢は伸展，下肢は屈曲しようとするが（対称性緊張性頚反射〈symmetrical tonic neck reflex：STNR〉），その抵抗を利用して頚部が持ち上がりやすくなる．

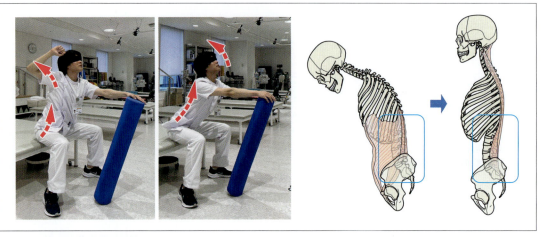

図 14　腰椎骨盤からの代償能を補強
胸腰椎伸筋群の筋収縮が改善する．

心とした支持性回復が目的となる．6 か月以上の保存的治療が奏効せず，前方注視障害により生活自立困難となる場合は手術適応となる．手術に関しては，現在のところ多椎間にわたる頚胸椎固定術が行われている[12,13]．首が下垂しなくなる一方で頚椎運動が制限されるという新たな不自由が出現するが，移動障害は改善する．近年，可動域を温存する項靱帯形成制動術が報告された[15]．

■ 診療のポイント

診断が遅れると，頚部伸筋群に非可逆性の変性が生じてしまうため予後が悪化する（約 20％）．そのため，前方注視障害，頭部の持ち上げ不自由を主訴として来院した患者には，DHS を鑑別診断にあげて，DHS テストを行い，頚部伸筋群の筋力の評価をすることが重要である．

（遠藤健司）

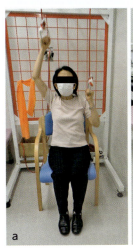
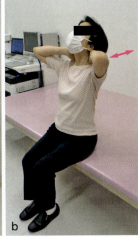

図15 肩甲骨の自動運動
a：滑車を利用して肩甲骨を上下させる．
b：頚部を中心にして肘を前後に動かして肩甲骨を内外転させる．

■文献

1) Miura K. Ueber Kubisagari, eine in den Noerdlichen Provinzen Japans endemische Krankheit. 東京帝国大学紀要 1897；3：259-319.
2) Suarez GA, Kelly JJ. The dropped head syndrome. Neurology 1992；42：1625-7.
3) Sharan AD, et al. Dropped head syndrome：etiology and management. J Am Acad Orthop Surg 2012；20：766-74.
4) Brodell Jr JD, et al. Dropped head syndrome：an update on etiology and surgical management. JBJS reviews, 2020；8：e0068.
5) Endo K, et al. Overview of dropped head syndrome (Combined survey report of three facilities). J Orthop Sci 2019；24：1033-6.
6) Miyamoto H, et al. Conservative treatment for dropped head syndrome. Eur Spine J 2023；32：3505-10.
7) Sano H, et al. A novel diagnostic examination for dropped head syndrome (DHS) (Prone position cervical extension test；DHS test). J Orthop Sci 2023 Oct 14：S0949-2658 (23) 00262-2. Online ahead of print.
8) Endo K, et al. Contrast-enhanced magnetic resonance imaging in patients with dropped head syndrome. Spine (Phila Pa 1976) 2024；49：385-9.
9) Nishimura H, et al. Global sagittal spinal compensation for dropped head alignment. Spine 2023；48：421-7.
10) 遠藤健司, 三原久範. 首下がり症候群. 解剖から理解する頚椎診療. 日本医事新報社；2023. p.105-31.
11) Endo K, et al. Eight cases of sudden-onset dropped head syndrome：patient series. J Neurosurg Case Lessons 2021；2 (22)：CASE21177.
12) 遠藤健司ほか. 首下がり症候群に対する運動療法. 脊椎脊髄ジャーナル 2023；36：515-20.
13) Kudo Y, et al. Impact of spinopelvic sagittal alignment on the surgical outcomes of dropped head syndrome：a multi-center study. BMC Musculoskelet Disord 2020；21：382.
14) Hashimoto K, et al. Radiologic features of dropped head syndrome in the overall sagittal alignment of the spine. Eur Spine J 2018；27：467-74.
15) Endo K, et al. Nuchal ligament reconstruction surgery for dropped head syndrome. A Case Report. JBJS Case Connect 2024；14：e23.00611.

4章 整形外科の代表的な病態と治療

ストレートネック

■ 概略

ストレートネック（頚椎前弯の減少）は，若年者に多く，しばしば肩こり，頚部痛などの頚部愁訴や胸郭出口症候群，頚椎後方手術後の後弯発生との関連が指摘されている．本項では，ストレートネックの病態や頚部愁訴との関連についての概略を中心に紹介する．

▶ストレートネック：straight neck

■ 頚椎単純 X 線検査

ストレートネックを診察するうえで，頚椎単純 X 線検査は必須である．頚椎 X 線は正面像と側面像の撮影を基本とする[1]．

1. 正面像

斜頚の有無，鉤椎 Luschka（ルシュカ）関節の変形，頚肋（cervical rib）などについて読影を行う．

2. 中間位側面像

頚椎アライメント，椎間板狭小化，すべり，骨棘形成，癒合椎などの先天異常，後縦靱帯あるいは前縦靱帯骨化症，腫瘍や感染でみられる骨破壊，硬化などの有無を確認する．頚椎アライメントは正常では前弯と考えられているが，若年女性などでは健常者でも直線化あるいは後弯化している場合も少なくない．

▶頚椎アライメント：cervical spine alignment

■ 頚椎矢状面アライメントの計測方法

頚椎 X 線側面像の中間位の画像を用いて頚椎矢状面アライメントを計測する．頚椎アライメントは通常，C2-7 角（第 2 頚椎椎体後面と第 7 頚椎椎体後面のなす角度）を計測する．Grab ら[2]の定義によると，C2-7 角が 4° 以上であれば前弯位，−4° 以下であれば後弯位，−4〜4° の範囲内であればストレートネックと定義される（図 1）[3]．

■ 正常頚椎矢状面アライメント

頚椎矢状面アライメントは，年齢，性差や個体差があるために，正常の定義や病的アライメントの解釈を明確に決めることは困難である[4]．Yukawa ら[5]は日本人を対象とした頚椎アライメントを性別，年代別に示した（表 1）．経年的に頚椎矢状面アライメントは前弯が増強することが示されている．また鈴木らは頚椎矢状面アライメントと姿勢，全身矢状面アライメントとの関連を調

364

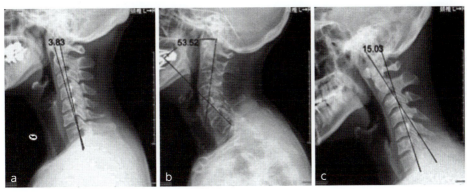

図1 頚椎矢状面アライメント
a：ストレートネック（C2-7角が−4〜+4°と定義）．b：前弯（C2-7角が+4°以上と定義）．c：後弯（C2-7角が−4°以下と定義）．
（Kumagai G, et al. J Orthop Sci 2014；19：390-7[3]より）

表1 性別，年代別のC2-7角

	男：C2-7角（°）	女：C2-7角（°）
20歳代	10.8±11.6	5.2±11.4
30歳代	10.7±10.9	7.0±11.2
40歳代	14.1±10.4	9.9±11.2
50歳代	18.4±11.6	15.7±12.2
60歳代	18.4±11.6	16.9±10.8
70歳代	20.7±12.0	18.7±10.6

（Yukawa Y, et al. Eur Spine J 2012；21：1492-8[5]より）

査し，ストレートネック（C2-7角が5°未満と定義）は胸椎矢状面アライメントの影響を強く受けており，立位と座位で変化することを示している[4]．

頚椎矢状面アライメントと頚部愁訴との関連

　頚椎矢状面アライメントと肩こりや頚部痛などの頚部愁訴が関連するかは一定の見解は得られていない．Harrisonら[6]は頚部痛がある集団はない集団と比較して，頚椎矢状面アライメントが過前弯となることを報告している．一方でGrobら[2]は45歳以上の107人のボランティアを対象に頚椎矢状面アライメントと頚部痛との関連を調査し，頚椎矢状面アライメントと頚部痛との関連は認めないという結果だった．
　本邦の地域住民762例を対象とした調査においては，男女とも頚椎矢状面アライメントは頚部症状と関連していないことが示された．調査の詳細は，健診者に対して頚椎のX線撮影を行うとともに，頚部痛や肩こりの強度について視覚的アナログスケール（VAS）を用いて測定した．男性，女性いずれにおいても頚椎矢状面アライメントと頚部症状とのあいだに関連はみられなかった．頚椎矢状面アライメントから直線型，前弯型，後弯型に分類して，頚部痛およ

■ 4章　整形外科の代表的な病態と治療

び肩こりの有病率と強度について比較したところ，各型間で有意差はなかっ
た．したがって，ストレートネックのみの病的意義は低いと考えられる．

■ 診療のポイント

　頚椎矢状面アライメントは加齢，性差，全身矢状面アライメント，姿勢の影
響を受けて変化する．ストレートネックのみでの病的意義は低く，頚部愁訴の
原因とは言い難い．頚部痛や肩こりの有無，神経学的異常がある場合にはCT
やMRIなどの追加検査を要する．

（熊谷玄太郎）

■文献

1) 井樋英二ほか編．頚椎．標準整形外科学．第14版，医学書院；2020．p.513-4.
2) Grob D, et al. The association between cervical spine curvature and neck pain. Eur Spine J 2007；16：669-78.
3) Kumagai G, et al. Association between roentgenopraphic findings of the cervical spine and neck symptoms in a Japanese community population. J Orthop Sci 2014；19：390-7.
4) 鈴木秀和ほか．日本人のアライメントの正常値―頚椎．脊椎脊髄ジャーナル 2017；30：265-9.
5) Yukawa Y, et al. Age-related changes in osseous anatomy, alignment, and range of motion of the cervical spine. Part I：Radiographic data from over 1,200 asymptomatic subjects. Eur Spine J 2012；21：1492-8.
6) Harrison DD, et al. Modeling of the sagittal cervical spine as a 123 method to discriminate hypolordosis：results of elliptical and circular modeling in 72 asymptomatic subjects, 52 acute neck pain subjects, and 70 chronic neck pain subjects. Spine（Phila Pa 1976）2004；29：2485-92.

4章 整形外科の代表的な病態と治療

いわゆる腰痛症

■ 概要

腰痛は日本人のおよそ8割が生涯のうちに一度は自覚するといわれており[1]，医療機関を受診する患者の主訴として男女とも第1位の多さを占める症状である[2]．このため，腰痛の診断と治療に対するニーズは非常に高くなっている．

その反面，21世紀になっても腰痛以外の身体異常や下肢症状を伴わないいわゆる腰痛症の多くは，画像検査にも異常が現れにくいため明確な診断に至らず，漫然とした投薬や生活指導を中心とした対症療法で経過をみられることが多かった．2001年に海外の家庭医の論文で85％もの腰痛が原因不明，謎であると発表され[3]，そのインパクトの大きさからメディアでも多く取り上げられた[*1]．

では，本当に現在の医学においても腰痛を訴えて来院する患者の85％で原因の特定に至らず，治療のすべなしと判断されているのだろうか．本章では最新の見解をふまえて腰痛の分類と診断から治療の流れについて，筆者の教室での取り組みをもとに解説していく．

■ 特異的腰痛と非特異的腰痛

腰痛は併存する症状によって，① red flag sign を伴う腰痛，②神経症状を伴う腰痛，③併存症状のない腰痛，の3つに大別される．①と②を合わせて特異的腰痛，③を非特異的腰痛とよぶこともある．この非特異的腰痛こそが，これまでさまざまな検査を行っても原因が特定しきれない謎の腰痛と称されてきた疾患群である．

1. red flag sign を伴う腰痛

腰痛診療ガイドラインにおいては，腰痛の診療ではまず危険性の高い腰痛を除外することが推奨されている[4]．代表的な病態として，Fracture：椎体骨折，Aorta：大動脈解離・瘤破裂，Compression：脊髄・馬尾圧迫症候群，Epidural abscess：硬膜外膿瘍，感染性脊椎炎，Tumor：転移性脊椎腫瘍があり，頭文字からFACETとよばれている．FACETを疑う際に指標となるのがred flag sign（表1）である[5]．

たとえば，高齢者やステロイド常用に伴う腰痛は椎体骨折を，癌既往や体重減少は悪性腫瘍に伴う病的骨折を，また発熱を伴う腰痛は化膿性脊椎炎の可能性を示唆する．そして胸痛を伴う場合は腹部大動脈瘤や大動脈解離を示唆する．このように red flag sign を伴う腰痛は重篤な疾患である場合や緊急性が高い疾患である可能性を念頭におき，早期に画像検査など治療介入を要する．

▶腰痛：low back pain

*1
そのインパクトは大きく，今もなおその数字が引用されるのを見かける．

▶FACET：Fracture, Aorta, Compression, Epidural abscess, Tumor

367

■ 4章　整形外科の代表的な病態と治療

2. 神経症状を伴う腰痛

　red flag sign を伴う腰痛を除外した後に確認することは，腰痛に神経症状を伴うかどうかである．神経症状は軽症なものは軽度の疼痛やしびれから，重症なものは持続する強い疼痛や下肢麻痺，膀胱直腸障害までさまざまであるが，重症な神経症状は精査・観血的治療を要するため，早期に画像精査を行い診断を確定することが求められる．軽症であってもその経過が長く，保存治療にて効果が乏しければ，観血的治療も念頭に精査を進めていく．

　頻度の高い疾患として腰椎椎間板ヘルニア，腰部脊柱管狭窄症，腰椎（変性・分離）すべり症などがあげられる．

3. 併存症状のない腰痛（非特異的腰痛）

　red flag sign や神経症状のない腰痛単独の場合，6〜8週間の保存治療を経て改善する場合もあるが，改善せず腰痛が慢性化する場合も一定の割合で存在する．これらが非特異的腰痛（いわゆる謎の腰痛）として分類され，積極的な治療の甲斐なく多くの腰痛患者を困らせてきた．しかし，近年では MRI を中心とした画像検査の進歩と診断技術の向上により，非特異的腰痛の診断・治療を行うことができるようになってきている．ここからは非特異的腰痛の診断から治療の流れを順に解説していく．

■ 非特異的腰痛の診断

a. 問診

　問診はあらゆる診療科において臨床の基本といえるが，腰痛患者を診察する際にも同様である．大切な問診内容として，腰痛誘発のタイミングがある．

　腰椎前屈時の腰痛は椎体前方要素に関連する腰痛を示唆し，椎間板性腰痛（high intensity zone〈HIZ〉性腰痛）[6] や椎体終板障害（Modic 変化）[7] などが含まれる．長時間の座位や朝起床後の起き上がり動作，洗顔動作や靴下を履くような前傾姿勢による腰痛も同様に椎体前方要素に関連する腰痛を示唆する[8]．一方で腰椎後屈時の痛みは椎間関節炎や腰椎分離症，棘間靱帯炎など椎体後方要素に関連する腰痛の可能性を示唆する．回旋時や側屈時などに生じるその他の腰痛として，肥大した L5 横突起と仙骨翼とのあいだで病的な関節を形成する Bertolotti（ベルトロッティ）症候群や仙腸関節障害などが該当する．これらは必ずしも一対一で一致するわけではないが，病態を推測するには有益な情報である．

b. 身体診察

　問診の後に身体診察を行う．圧痛の有無や部位，下肢・上肢の運動に伴う腰痛誘発姿勢や腰痛の原因となりうる身体特性（筋のタイトネスや肩関節・股関節などの可動域制限の有無など）を確認していく．

c. 画像検査

　その後に画像検査を行う．従来から行われている腰椎単純 X 線検査は簡便

表1　重篤な脊椎疾患（腫瘍，炎症，骨折など）合併を疑う Red Flags（危険信号）

- 発症年齢：＜20歳または＞55歳
- 時間や活動性に関係のない腰痛
- 胸部痛
- 癌，ステロイド治療，HIV 感染の既往
- 栄養不良
- 体重減少
- 広範囲に及ぶ神経症状
- 構築性脊柱変形
- 発熱

HIV：human immunodeficiency virus
（日本整形外科学会，日本腰痛学会監修．腰痛診療ガイドライン 2019．南江堂；2019 より）

368

いわゆる腰痛症

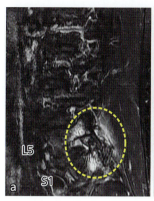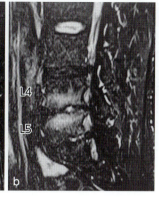

図1 腰椎単純MRI STIR矢状断像
a：50歳男性，労作時を中心とした腰痛．L5/S1椎間関節をまたぎ椎弓根部に骨髄浮腫，および椎間関節包周囲の軟部組織に浮腫（黄色の点線）を認める．椎間関節炎と診断され，装具療法による局所安静を中心とした保存療法により腰痛は軽減した．
b：39歳男性，朝起床後や前傾姿勢による腰痛．変性したL4/5椎間板を挟み頭尾側の椎体終板に明瞭に高信号を認め，椎体終板障害（Modic変化）と診断された．経過も長く保存療法が奏効しないため全内視鏡下椎間板内クリーニング手術が行われ腰痛は軽減した．

な方法ではあるが，非特異的腰痛の診断的意義は低く椎体骨折など他の病態の除外の意味合いが大きい．CTは単純X線検査よりも情報量が多いが，近年では過剰な医療被曝も問題視されつつあるため[9]，転移性脊椎腫瘍や感染性脊椎炎など全身疾患との関連を精査する場合や，大動脈解離など緊急性を要するred flag signを伴う場合を除いて初期診療の場面では使用は慎重であることが望ましい．

X線検査にて明瞭な腰痛の原因が特定されなければ，次にMRIを行う．非特異的腰痛の画像診断においてMRIの役割は大きく，とくにSTIR像を主とした脂肪抑制像を確認することが重要である．STIR像は骨内外の炎症性（浮腫性）変化を鋭敏に描出することが可能であり[10]，今日の非特異的腰痛診療において，なくてはならない存在となっている（図1）．

d. 診断的ブロック

問診と身体診察，STIRを含むMRIにより鑑別診断をあげることができれば，最後に診断的ブロック（±造影）検査を実施する．椎間板ブロック，椎間関節ブロック，分離部ブロックなど疑われる疾患に応じたブロックを経て，造影時の再現痛やブロック後の除痛を確認して，非特異的腰痛の診断を確定させる（図2）．

若年アスリートに関する報告では，脊椎外科専門医によるセカンドオピニオン外来を受診した慢性腰痛患者は上記プロセスを経ることによって，全例で椎間板性腰痛や椎間関節痛などの詳細な診断を得ることができたとの報告がある[10]．また，一般患者を対象とした報告では，近医で非特異的腰痛と診断され脊椎専門外来を受診した患者が，丁寧な診察，診断的ブロックを経て78％が診断できたとの報告もある[11]．80％以上もの腰痛が診断不能な謎の腰痛ではないことが明らかになっている．

非特異的腰痛の保存治療

世界各国における腰痛治療ガイドラインにおいて共通して慢性腰痛に対して運動療法が推奨されている[12,13]．慢性腰痛に対する一次予防（腰痛の出現を予

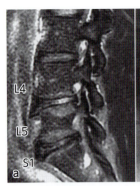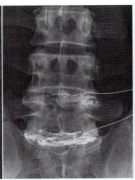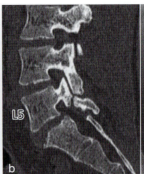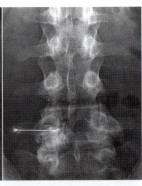

図2 診断的ブロック
a：40歳男性，L4/5，L5/S1レベルのModic変化．椎間板ブロック．2椎間の病変であったため除痛に加えて責任病巣を診断する目的で，椎間板造影をそれぞれ行った．再現痛の強かったL5/S1椎間板レベルに同日キシロカイン®によるブロックを行い著効した．後日全内視鏡下椎間板内クリーニング手術が行われた．
b：23歳男性，L5終末期腰椎分離症．分離部ブロック．L5左分離部を造影するとL5/S1椎間関節まで造影が広がり，分離部と椎間関節に病的な交通があることを確認した．その後キシロカイン®によるブロックで除痛を認め，同部位による腰痛と診断した．後日分離部修復術が行われた．

防）に関するエビデンスの高い研究を見つけることは難しいが，二次予防（腰痛の進行を予防）においては運動療法や患者教育と組み合わせた運動療法のみが有効な介入方法としてあげられている[13]*2．一方で，慢性腰痛に対する保存治療としてヨガや太極拳などの有効性も報告されている[12]が，慢性腰痛に対する運動療法に関する研究のエビデンスレベルは総じて低く，運動療法の長期的な影響は明らかにされていないのが現状である．これは多岐にわたる腰痛の病態を非特異的腰痛として一元的に扱っていることも関係していると思われる．

こうしたなか，近年では慢性腰痛に対するピラティスの有用性に関する報告が散見され，メタ分析研究においても，慢性腰痛および腰椎機能障害に対する最も効果的な運動療法として，週1〜2回のピラティスが報告されている[14]．筆者の所属する教室では以前から慢性腰痛に対する運動療法や，脊椎手術の周術期リハビリテーションにおいて，ピラティスの原理を用いた運動療法を積極的に処方し指導しているので，その内容を紹介する．

ピラティスによる運動療法のコンセプト

ピラティスは，ドイツ人のJoseph H. Pilates（1883〜1967）が第一次世界大戦中に捕虜として抑留された収容所で同僚の傷病兵のリハビリテーションとして考案したとされる「コントロロジー（contorology）」という独自の理論に基づいた運動を起源とする[15]．コントロロジーとは，コントロール（control）＋理論（-logy）から成るPilatesによる造語であり，「身体」「心」「精神」を自分自身でコントロールすることを学ぶ万人に対する身体教育学である．

慢性腰痛に対するピラティスを用いた運動療法のコンセプトは，Joint by Joint Theory[16]に基づき，低可動な部位である胸椎や股関節は可動性（mobili-

*2
日本の『腰痛診療ガイドライン2019』でも，「腰痛に運動療法は有用か？」とのCQに対して，エビデンスの強さ：B［効果の推定値に中等度の確信がある］，推奨の強さ：1［強い，行うことを強く推奨する］と回答されている[4]．

▶ピラティス：pilates

ty）を，過可動な部位である頚椎や腰椎は安定性（stability）を向上させることにより，腰椎への負荷を減らすことである．さらに，運動療法を開始する前にまず，腰痛の原因となっている弱点である dysfunction and non-painful joint（機能不全を有するが痛みのない部位）を診断する必要がある[17]．すなわち，腰痛の原因が胸椎や股関節の可動性低下によるものか，腰椎の安定性低下によるものかを診断し，その診断をもとに，腰椎への負荷を低減・分散させるためのメニューを計画する．

ピラティスによる運動療法では，後述のとおり呼吸に伴う腹横筋を主とする体幹筋群の draw-in と bracing，脊柱や四肢の長軸方向の伸長（elongation）と脊柱の分節的な動き（articulation），四肢の分離運動（isolation）と全身の統合（integration）を意識することを指導する．さらに，筋・筋膜スリングを考慮したアプローチを行うことで，より機能的な運動制御の獲得を目指す．

■ ピラティスによる運動療法のポイント

ピラティスによる運動療法を処方する場合，非特異的腰痛の診断内容や個人の特性，すなわち腰痛の原因となっている dysfunction and non-painful joint を考慮し，個々の状態に応じてカスタマイズされたアプローチが必要である．紙数の都合上すべてのアプローチは網羅できないため，ここでは多くの腰痛症例に共通する基本コンセプトについて解説する．

ピラティスには Pilates が考案した多くの専用の機器があり（図3），これらを使用することで対象者の身体特性や病状に合わせて負荷や姿勢などを選択可能であるため有用である．しかしながら，日本国内ではピラティス専用器具が広く普及しているとは言い難く，ピラティス専用器具を用いた運動は導入施設のみに限られるため，以降は簡易に導入可能なマットエクササイズを中心にそのポイントを解説していく．

1. 呼吸に伴う体幹筋群の draw-in および bracing

可動性のある腰椎・骨盤の安定性を向上させるために draw-in や bracing による腹横筋の賦活が重要である．まず呼気とともに軽く下腹部を引き込む draw-in を行うことで腹横筋の単独収縮が得られやすくなる（図4）．さらに呼気・吸気に限らず常に体幹筋群を随意的に収縮させる bracing によって腰椎・骨盤の安定性向上を図る．

マットエクササイズである"ハンドレッド"は，bracing により常に腹筋群を賦活化させた状態で呼気と吸気を交互に行う運動である（図5）．腰椎の生理的前弯（中間位）を保持して胸椎を軽く屈曲させた状態で行うことにより，腰椎への過剰な負荷をかけることなく腹筋群の筋力・筋持久力の向上を図る．

2. 脊柱や四肢の長軸方向への伸長（elongation）

脊椎を運動する際に長軸方向へ伸長する意識をもつことで椎間板内の圧上昇や局所への過剰な負荷を低減できる．

■ 4章 整形外科の代表的な病態と治療

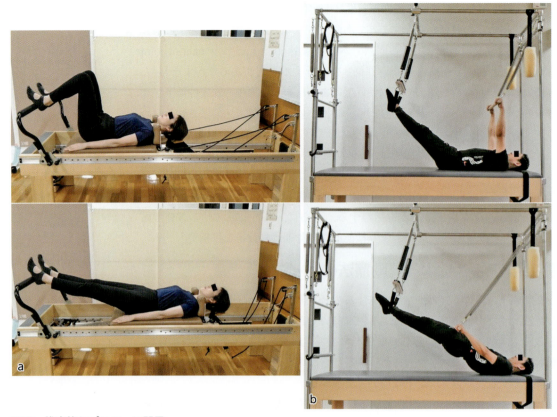

図3 代表的なピラティス器具
a：リフォーマー．b：トラピーズテーブル．運動の目的により器具を選択し，腰痛や身体機能のレベルに応じてさまざまな方法で使用することが可能である．

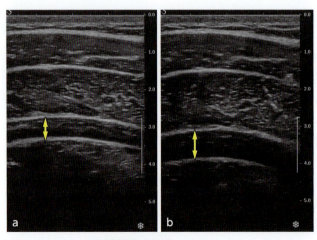

図4 draw-in 時の腹横筋の収縮
a：安静時．b：draw-in 時．外腹斜筋，内腹斜筋の深層に，draw-in により収縮した腹横筋が確認できる（矢印）．

いわゆる腰痛症

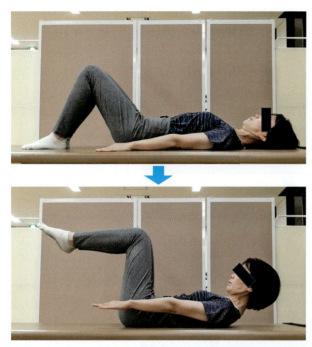

図5　ハンドレッド（マット）

　マットエクササイズの"スワン"は胸椎伸展を促す運動であるが（図6），腰椎による代償動作（伸展）を制限するために，恥骨をマットにしっかり接地して腹筋群を賦活（bracing）し，腰椎・骨盤の中間位を保持した状態で行うようにする．その後上達してきたら頭頂から足先まで軸の伸長（elongation）を意識するとともに脊柱全体のカーブを意識する．

3．四肢の分離運動（isolation）

　isolationでは脊柱の中間位を保つようにコアを安定させながら，脊柱のelongationを意識することで肩関節や股関節の運動に伴う脊柱の代償動作を制限する．たとえば，isolationがうまくできていない場合，立位で上肢を挙上する際に肩関節の屈曲制限があると，上肢を挙上する動作を腰椎を伸展させて代償してしまう．

　マットエクササイズの"all 4's"とよばれる運動は体幹トレーニングとして有名であるが（図7），四肢のisolation時に翼状肩甲，脊柱や骨盤の中間位喪失，股関節外転などの代償動作が生じやすい．bracingにより腹部を，前鋸筋の賦活により肩甲帯を安定化し，脊柱全体の中間位を保持した姿勢でisolationを行うことが重要である．

4．分節的な運動（articulation）

　ariticulationは脊柱中間位を保持しelongationを意識した状態で，脊柱の屈曲伸展，側屈，回旋の運動時に脊柱の各関節を細かく分節的に動かすことであ

373

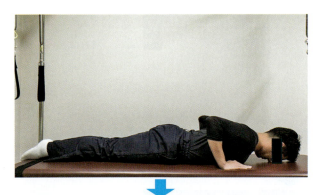
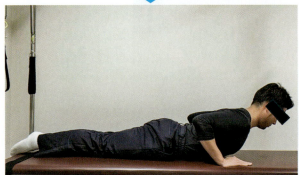

図6 スワン（マット）

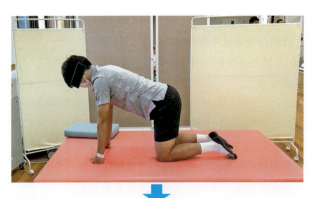
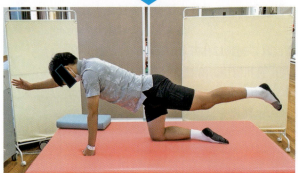

図7 all 4's（マット）

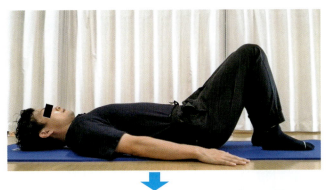
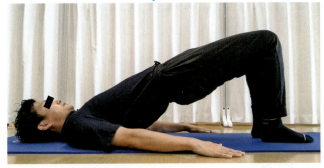

図8 ブリッジ(マット)

る．脊柱は頸椎，胸椎，腰椎それぞれで個数や関節面の形状，生理的なアライメントが異なり可動域も異なる．このことをふまえて椎体1つ1つを分節的に動かす articulation が腰椎への負荷を分散軽減することにつながる．

マットエクササイズの"ブリッジ"はよく知られた運動であるが(図8)，骨盤後傾から始まり，これを維持した状態で胸椎の椎体1つ1つの articulation を意識する．このとき過度に腰部を持ち上げようとすると腰椎が代償して伸展してしまったり，頸椎に過剰な負荷がかかる可能性があるため，肩甲骨中央から下角がマットについた位置での練習が安全である．

5. 全身の統合 (integration)

筋膜を介して股関節，骨盤，下肢の筋群は上肢や腰背部の筋群と相互に作用しているため，負荷伝達が可能である．前斜走スリング，後斜走スリング，深部前縦スリング，側部スリングの4種の筋膜スリング(図9)を考慮して integration を行う．

■ 非特異的腰痛の手術治療

Modic 変化による終板障害や，椎間板性腰痛，椎間関節症に対する手術治療として腰椎固定術の良好な成績が報告されている[18]．後方アプローチを筆頭に経椎間孔，前方，側方などさまざまな方法があるが，腰痛に対するコンセプトとしては不良な脊柱のアライメントを矯正し椎体間の動きを制動することによ

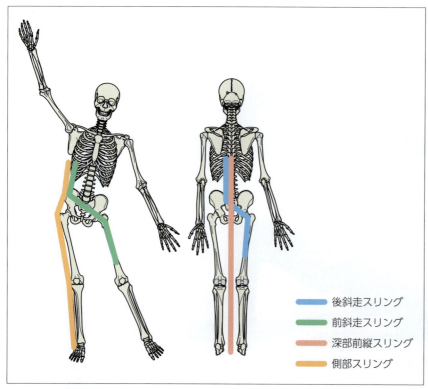

図9　4つの筋膜スリング

り，椎間板などの腰椎構成要素への物理的な負荷を軽減することである．一方で固定術は後方伸筋群への侵襲や筋筋膜と周囲の癒着による遺残症状の影響や，骨癒合までの期間のインプラントのゆるみや将来的な隣接椎間障害，インプラント留置による遅発性感染などの問題も考慮しなければならない．

　そのような問題を解決しうる方法として，近年では東アジアを中心に腰椎手術における全内視鏡手術が進歩している[19]．日本国内でも全内視鏡脊椎手術が普及したことにより，従来から行われている椎間板ヘルニア摘出術や椎弓切除などの神経症状を伴う腰痛に対する神経除圧術に加えて，非特異的腰痛に対する手術治療への応用が進み普及しつつある[20,21]．非特異的腰痛の正確な診断が治療の前提となるが，椎間板や椎体終板，椎間関節，Bertolotti症候群の肥大横突起などさまざまな腰痛源に対して8 mm前後の小切開で手術が可能となり，とくに椎間孔を経由する経椎間孔アプローチの全内視鏡手術では局所麻酔で腰椎手術が可能である．長期的な効果についてはこれからエビデンスの高い報告が増えてくることが予想され，さらなる発展が期待される手術分野である．

　　　　　　　　　　　　　　　　（杉浦宏祐，藤谷順三，西良浩一）

▶全内視鏡脊椎手術：full-endoscopic spine surgery

■文献

1) Fujii T, Matsudaira K. Prevalence of low back pain and factors associated with chronic disabling back pain in Japan. Eur Spine J 2013；22：432-8.

2) 厚生労働省．令和4年国民生活基礎調査の概況．https://www.mhlw.go.jp/toukei/saikin/hw/k-tyosa/k-tyosa22/index.html

3) Deyo RA, Weinstein JN. Low back pain. N Engl J Med 2001；344：363-70.

4) 日本整形外科学会，日本腰痛学会監修．腰痛診療ガイドライン 2019．改訂第2版．南江堂；2019.

5) Verhagen AP, et al. Red flags presented in current low back pain guidelines：a review. Eur Spine J 2016；25：2788-802.

6) Aprill C, Bogduk N. High-intensity zone：a diagnostic sign of painful lumbar disc on magnetic resonance imaging. Br J Radiol 1992；65：361-9.

7) Modic MT, et al. Degenerative disc disease：assessment of changes in vertebral body marrow with MR imaging. Radiology 1988；166 (1 Pt 1)：193-9.

8) Tonosu J, et al. Diagnosing discogenic low back pain associated with degenerative disc disease using a medical interview. PLoS One 2016；11：e0166031.

9) Yamashita K, et al. Direct measurement of radiation exposure dose to individual organs during diagnostic computed tomography examination. Sci Rep 2021；11：5435.

10) Yamashita K, et al. Accurate diagnosis of low back pain in adult elite athletes. J Med Invest 2019；66：252-7.

11) Suzuki H, et al. Diagnosis and characters of non-specific low back pain in Japan：The Yamaguchi Low Back Pain Study. PLoS One 2016；11：e0160454.

12) Qaseem A, et al；Clinical Guidelines Committee of the American College of Physicians. Noninvasive Treatments for Acute, Subacute, and Chronic Low Back Pain：A Clinical Practice Guideline From the American College of Physicians. Ann Intern Med 2017；166：514-30.

13) Foster NE, et al；Lancet Low Back Pain Series Working Group. Prevention and treatment of low back pain：evidence, challenges, and promising directions. Lancet 2018；391：2368-83.

14) Fernández-Rodríguez R, et al. Best exercise options for reducing pain and disability in adults with chronic low back pain：Pilates, strength, core-based, and mind-body. A network meta-analysis. J Orthop Sports Phys Ther 2022；52：505-21.

15) Pilatess JH．日本ピラティス研究会訳，武田淳也翻訳監修・編著．ターン・トゥー・ライフ・スルー・コントロロジー．現代書林；2018．p.36-58.

16) Cook G．SFMA ブレイクアウトの詳細とフローチャート．中丸宏二ほか監訳．ムーブメント．ナップ；2014．p.118-9.

17) 鈴木 岳．動作評価に基づく段階駅コンディショニング．西良浩一編．極めるアスリートの腰痛．文光堂；2018．p.151-9.

18) Ohtori S, et al. Change in Modic type 1 and 2 signals after posterolateral fusion surgery. Spine (Phila Pa 1976) 2010；35：1231-5.

19) Lin GX, et al. Worldwide research productivity in the field of full-endoscopic spine surgery：a bibliometric study. Eur Spine J 2020；29：153-60.

20) Sugiura K, et al. Discoscopic findings of high signal intensity zones on magnetic resonance imaging of lumbar intervertebral discs. Case Rep Orthop 2014；2014：245952.

21) Sairyo K, et al. A new surgical strategy for the intractable chronic low back pain due to type 1 Modic change using transforaminal full-endoscopic disc cleaning (FEDC) surgery under the local anesthesia：A case report and literature review. J Med Invest 2021；68：1-5.

4章 整形外科の代表的な病態と治療

骨腫瘍および軟部腫瘍

■ 概略

骨軟部腫瘍は整形外科の日常診療で遭遇する機会の多い疾患である．そのほとんどは良性であるが，1%程度に悪性が含まれており，悪性疾患は命にかかわるため早期診断が重要で，その扱いに注意が必要である．本項では日常診療での骨腫瘍および軟部腫瘍の診察法・診断法ついて概説する．

▶ 骨腫瘍：bone tumor

▶ 軟部腫瘍：soft tissue tumor

■ 骨腫瘍の診察法・診断法

1. 問診および理学所見

悪性骨腫瘍は原発性・転移性ともに，疼痛を主訴として来院することが多い．とくに下肢での荷重時の疼痛性跛行は悪性骨腫瘍の特徴的な症状である．骨肉腫や Ewing（ユーイング）肉腫などの若年者に発生する原発性悪性骨腫瘍は，しばしば初期診断を成長痛としていることを経験する．成長痛では昼間に持続的な疼痛性跛行を伴うことはまれで，関節疾患との鑑別が困難なこともあるが，若年例であっても悪性骨腫瘍を念頭においてほしい．また整形外科診療においては関節を中心に X 線撮像することが一般的だが，骨腫瘍はその存在部位に圧痛や叩打痛がはっきりとあることが多く，適切な診断には疼痛部位を中心とした画像検査が必要となる．

腫瘍性疾患を疑う3つのポイントを紹介する[*1]．①数か月の単位で階段状に疼痛が増悪している，もしくは鎮痛薬の使用が増加している．②通常の NSAIDs で疼痛改善効果が乏しく，最大用量を使用している．③強い疼痛と理学的所見が一致しない．急速な高齢化を背景にがんの骨転移の患者は著しく増加し，日常診療で悪性骨腫瘍と遭遇する機会はありふれたものとなりつつある．多忙な日常診療ですべての患者に腫瘍性疾患を疑い精査することに障壁があることを理解しているものの，上記の症状はがんのような増殖性疾患に特徴的な疼痛であり，そのような場合は X 線像を丁寧に観察し，躊躇なく MRI や CT などの画像精査を行ってほしい．

[*1] 経験的にこの3項目のうち2項目が該当した場合に悪性疾患を疑い CT や MRI などの精査を積極的に行うようにしている．

2. X 線検査

一般的に骨腫瘍は，疼痛を主訴とする患者に X 線検査を実施し，溶骨性所見を同定することで診断される．X 線での溶骨性病変は type I：地図状（辺縁が同定できる），type II：虫食い状（不ぞろいな溶骨性病変が散在性に存在する），type III：浸透状（微小な溶骨性病変が無数に散布されている）の3つの亜型に分類される[1]（図1）．type I の地図状は Ia：辺縁硬化がある，Ib：辺縁硬化がない，Ic：境界が不明瞭，のさらに3つに細分化されている（図2）．こ

▶ 溶骨性病変：osteolytic lesion

378

骨腫瘍および軟部腫瘍

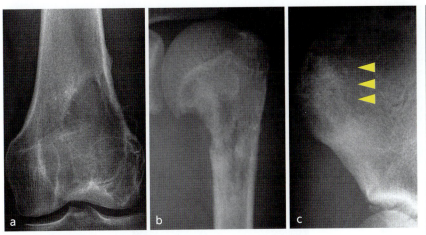

図1 溶骨性病変のX線分類
地図状，虫食い状，浸透状の3つの亜型に分類される．a：type Ⅰ（地図状；骨巨細胞腫），b：type Ⅱ（虫食い状；骨肉腫），c：type Ⅲ（浸透状；Ewing肉腫）．

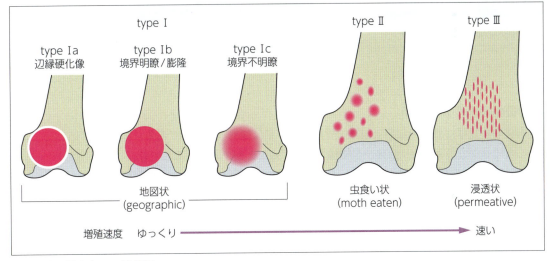

図2 溶骨性病変のX線分類
type Ⅰはさらに3つに細分化されている．

の分類は骨腫瘍の成長速度を示したもので，悪性度が上がるにつれて，辺縁が不明瞭となり病変がskipもしくは浸透状となる．絶対的なものではないが，臨床的にはtype Ⅰaの辺縁が明瞭で硬化像を伴うもの以外，つまりtype Ⅰb以上は悪性疾患を念頭においた対応が必要となる．

この分類に加えて腫瘍内の石灰化や骨膜反応の有無を用いて初期診断を行うが，骨腫瘍はX線のみでは悪性度や組織型を含めた確実な診断は困難で，生検による組織診断が必要となることが多く，すみやかな精査や専門施設への紹介が必要となる．

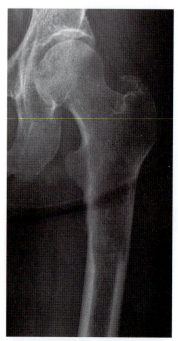

図3　甲状腺癌の大腿骨骨転移
初診時X線像にて溶骨性病変が同定される．

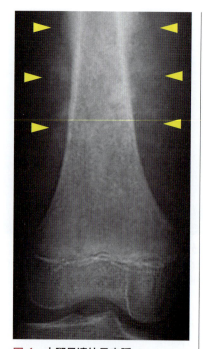

図4　大腿骨遠位骨肉腫
初診時X線像にて周囲にモヤモヤとした骨膜反応（矢頭）を呈している．

a．溶骨性病変のX線診断

　最も重要な点は，骨折の診断と同様に骨皮質を丁寧に観察することである．そのことで骨皮質の菲薄化や膨隆や欠損像を同定することができる．そして骨梁の網目構造が不明瞭化もしくは欠損していないか観察すると，突然溶骨性病変がはっきりと見えてくる．例として初診時に診断されなかった甲状腺癌の大腿骨転移の症例を提示する（図3）．丁寧にX線の全体を観察し溶骨性病変を同定してほしい[*2]．

b．骨腫瘍X線診断の問題点

　骨腫瘍診断の問題点は，悪性度が高い疾患ほど境界が不明瞭で，X線のみでは病変の同定が容易ではないという点である．骨肉腫やEwing肉腫などの高悪性度骨腫瘍の溶骨性所見は把握が困難であることが多い．そんなとき骨の周囲にモヤモヤとした硬化性変化や骨皮質の不整像に気づくことがある（図4）．これは骨膜反応といわれるもので，詳細は割愛するが，骨膜反応を示す病変は早期診断がきわめて重要な疾患が疑われるため，骨折の治癒過程でみられる単層性の骨膜反応以外は早急な精査や専門病院への紹介が求められる．

c．初診時原発不明がん骨転移の精査

　40歳以上の成人において不明瞭な溶骨性病変を認めた場合，がんの骨転移が疑われる．骨転移を初期症状として整形外科の外来を受診する患者は年々増加している．原発巣の症状が出現せず骨転移を主訴として来院する患者は，肺癌，血液疾患（骨髄腫／リンパ腫），泌尿器科疾患（前立腺癌／腎癌）に大別され，

*2
本症例は初診時にX線で溶骨性所見を診断できなかった症例である．関節を中心にX線をみてしまうと骨幹部の溶骨性所見を見落とすことがある．大腿骨近位は骨転移の好発部位であり，股関節痛の強い高年齢の患者のこの部分を丁寧に観察することは重要である．

骨腫瘍および軟部腫瘍

これらを念頭においた原発検索が必要となる.

　CTと特異的な腫瘍マーカーを含む血液検査で約半数は診断されるが，そこで有意な所見がないと，どの診療科にも紹介できずに悩むことも多い．その場合は，はっきりしない原発巣の検索を行うより，早期に骨転移巣の生検をすべきである．主な理由を以下に示す．①原発巣が微小もしくは消失していることがあり，原発検索の正診率が低い．②生検しなければ診断が困難な血液疾患が存在する（骨原発悪性リンパ腫や非分泌型骨髄腫）．③骨転移巣の病理診断（免疫染色や遺伝子検索）にて原発推定が可能となることがある．④たとえ原発不明癌であっても治療方針が決定する．近年原発不明癌を含むあらゆる癌腫において病理診断に応じた個別化治療が進み，転移巣の組織採取の意義が高まっている[*3].

■ 軟部腫瘍の診察法・診断法

1. 問診および理学所見

　軟部腫瘍では理学所見から得られる情報は多い．視診（発赤や色素沈着の有無）や触診（大きさ，しこりの硬さ，圧痛や放散痛の有無，皮膚や深部との可動性）の理学所見は必ずとるべきである．

　軟部腫瘍はその多くが無痛性腫瘤を主訴として来院される．この腫瘤の有症期間と増大自覚の有無は良悪性の判断材料の一つとなる．とくに数か月の単位での腫瘤の増大は，悪性軟部腫瘍を念頭においた早急な精査が必要となる．しかし滑膜肉腫や類上皮肉腫などの数年単位の緩徐な増大を示す組織型が存在することや，神経線維腫症1型や脱分化型脂肪肉腫など良性や低悪性度の疾患より悪性転化や高悪性度の病変が出現することがあり留意すべきである．

　「痛みのない表面の平滑な腫瘤は悪性ではないので放置してもよい」との判断は間違いである．悪性軟部腫瘍は高悪性度であっても無痛性の平滑な腫瘤であることが多い．発赤は感染疾患を疑う所見であるが，隆起性皮膚線維肉腫という悪性の組織型の特徴でもある．疼痛や圧痛は，血管腫や血管平滑筋腫や神経鞘腫など良性腫瘍や，滑膜肉腫という悪性腫瘍で特徴的にみられる．皮膚や深部との可動性は，腫瘍の局在や周囲の正常組織との浸潤性を示す所見となる．これらの理学所見は診断の一助となるが，軟部腫瘍の適切な診断にはMRIなどの画像診断や生検や切除による組織診断が欠かせない．

　悪性軟部腫瘍が疑われる場合にはすみやかに専門病院への紹介が重要となる．イギリスの軟部肉腫ガイドラインでは「大きくなっている」「大きさが5cm以上」「痛みを伴う」を肉腫の特徴だとしており，痛みの有無にかかわらず大きくなっている，もしくは5cm以上の腫瘤は，早急に超音波検査を行うか2週間以内に専門病院への紹介を促している[2,3]*4.

2. 超音波検査

　外来で簡便に行う低侵襲な検査で有用である．①腫瘍をはっきり触知できない場合の腫瘤の同定，②腫瘤の局在（皮下や筋肉内など明瞭に描出される），

*3
転移巣の多くは脊椎に存在し，CTガイド下針生検が必要となる．転移性骨腫瘍に対する正診率は高く，整形外科医にも習得してほしい手技である．微小肺癌の骨転移症例は，骨転移巣の生検により遺伝子変異などが検出され確定診断されることも多い．

*4
このNational Institute for Health and Care Excellence（NICE）の軟部肉腫ガイドラインの発行前と比べて発行後は高悪性度肉腫の患者で生命予後の改善がみられたことが報告されている[3].悪性を疑う症例を専門施設へすみやかに紹介することで生存率も向上する可能性がある.

381

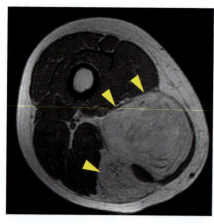

図5 大腿異型脂肪腫様腫瘍
MRI T2強調水平断像．右大腿内側後方の内転筋群と薄筋の筋間に脂肪組織と同じ信号の大きな多房性腫瘍を認める（矢頭）．

③血流の有無（生検ルートの決定や良悪性の鑑別となる），④隣接する神経や血管との連続性を含む位置関係の同定，などが診断の一助となる．しかしその大きさや深度の評価には限界があり，病理学的に確証を得ることは困難で，MRIなどの適切な精査が必須となる．

3. X線とCT

軟部腫瘍の診断においては忘れがちであるが，X線とCTのいずれかは行うべきである．MRIは石灰化や骨化の検出が困難という欠点があるが，血管腫，滑膜性骨軟骨腫症，骨化性筋炎，腫瘍性石灰化などはX線やCTで特徴的な石灰化や骨化所見を確認することで診断に至る．

4. MRI

軟部腫瘍の性状と存在部位を把握するのに最も適した画像検査である．出血や脂肪や水分などの性状を把握するとともに，腫瘍の局在や進展・浸潤様式を描出することが可能となる．上記の理学所見では把握困難な情報を得ることが可能となり，MRIの精査なしで治療方針決定を行うことは避けるべきである．本項で画像所見の詳細を示すことは困難だが，特徴的なMRI所見についていくつか提示したい．

a. 脂肪腫

T1強調像・T2強調像高信号の多房性腫瘍として描出されることで容易に診断可能である．しかし同様の画像所見を呈し，増大傾向が強く局所再発しやすい中間群の異型脂肪腫様腫瘍[*5]が鑑別となる（図5）．

脂肪腫との鑑別では，深在性[4]，部位（下肢）[5]，大きさ（10 cm以上）[5]，MRIでの造影効果[4]は異型脂肪腫様腫瘍を疑う特徴として有用であることが報告されている．しかしこれらは感度が高いものの特異度は低く確定診断に至るものではない．つまり脂肪腫と同様の画像所見を呈して，小さな異型脂肪腫様腫瘍が少なからず存在する．脂肪腫は症状がない場合には切除せず保存的に経過をみることが多いが，増大傾向を明らかに認める場合は，異型脂肪腫様腫瘍の可

[*5]
以前は高分化型脂肪肉腫といわれていたもので，後腹膜や精索や縦隔などの予後の悪いものと区別するために，四肢や表在体幹など外科的治癒切除が可能な解剖学的部位に発生するものは異型脂肪腫瘍様腫瘍といわれている．

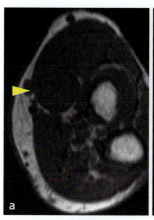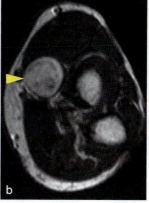

図6　上腕神経鞘腫
a：MRI T1強調水平断像，b：MRI T2強調水平断像．境界明瞭でT1強調像で等信号，T2強調像で辺縁が高信号で内部はモザイク状の低信号を伴う（矢頭）．

能性があることを患者に伝えることが望ましい．

b．神経鞘腫

　境界明瞭でT1強調像で低信号〜等信号，T2強調像で辺縁が高信号で内部はモザイク状の低信号を示すいわゆるtarget sign[*6]を呈する[6]（図6）．主要神経から発生している場合は神経周囲の脂肪によって腫瘍辺縁を薄く取り囲んでいるsplit fat signを呈する．神経との連続性が描出され，叩打したときの放散痛であるTinel（ティネル）徴候が明らかであれば診断は可能となる．

c．弾性線維腫

　肩甲骨下部に発生することが多く，前鋸筋と胸壁のあいだにT1強調像・T2強調像ともに低信号の凸状の腫瘤として描出され，内部に脂肪成分の線状陰影を含むことを特徴とする（図7）．両肩を抱えるようにすると腫瘤が突出し，肩甲骨の深層に陥入する際にクリックを伴うことが多い．部位や理学所見と併せて診断できる疾患である[*7]（動画1）．

d．浸潤性軟部肉腫（ぜひ知ってほしいtail sign）

　悪性軟部腫瘍（肉腫）の最大の特徴は，画像では判断できない組織学的な浸潤を高率に伴うことである．未分化多形肉腫および粘液線維肉腫の組織型は組織学的浸潤性が顕著であることが報告され，そのため画像診断なく無計画に単純切除した場合，その後に播種性に再発する危険性を伴う[*8]（図8）．とくに高齢者の皮下などの浅層に発生する粘液線維肉腫は浸潤性の非常に強い組織型で，たとえ小さなものであってもその取り扱いには注意が必要である．

　そこでぜひ覚えておいてほしい画像所見が「tail sign」である．MRIのT2強調像・STIR像・造影脂肪抑制像において軟部腫瘍の辺縁より筋膜上に沿って尾を引くような所見を示すことがあり，これを「tail sign」という[7,8]（図9）．tail signは未分化多形肉腫や粘液線維肉腫などの浸潤性が強い肉腫の特徴的な画像所見であり，このほうき星のような像を見た場合には，悪性軟部腫瘍を念

[*6]
T2強調像でのtarget signの陽性率は45.3％で[6]，典型的な症例はさらに限られている．筆者は，内部のモザイクパターンと辺縁のT2高信号の両者がはっきりしない場合は，確定診断のため生検している．

[*7]
両肩を抱えるように肩甲骨を前方に移動させると，腫瘤が突出し，戻すと肩甲骨の深層に陥入する．MRIの冠状断にて特徴的な画像所見がみられ，容易に診断される．基本的に経過観察でよいが，クリックとともに疼痛があり日常生活に支障がある場合には切除手術を行う．

動画1

▶tail sign

[*8]
小さな軟部腫瘍であっても，止血が十分でなく適切なドレーン留置がされていないと出血汚染がすべて播種となることも経験する．そして必ず病理を確認し，悪性と診断された場合は早急に専門施設へ紹介してほしい．

■ 4章　整形外科の代表的な病態と治療

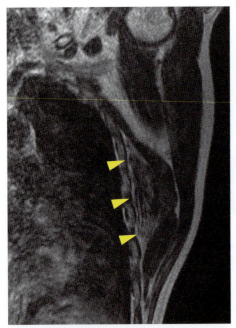

図7　弾性線維腫
MRI T2強調冠状断像．前鋸筋と胸壁のあいだにT1強調像・T2強調像ともに低信号で内部に脂肪成分の線状陰影を含む凸状の腫瘤を認める（矢頭）．

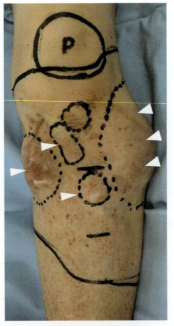

図8　下腿近位粘液線維肉腫
2 cmの軟部腫瘍を単純切除後，半年が経過し広範な播種性の再発を呈する．矢頭：再発腫瘤．

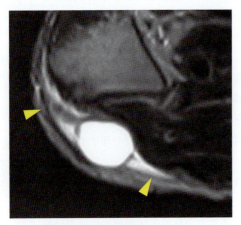

図9　下腿未分化多形肉腫
MRI T2強調像．腫瘍の辺縁に尾を引くようなtail signを呈する（矢頭）．

頭において専門病院へ紹介してほしい．

5．生検/組織検査

　軟部腫瘍の診断は臨床経過・理学所見・画像所見によって進められるが，確定診断には生検や切除による病理検査が必要となる．そこで注意する点を3つ

紹介する.

a. 生検か切除か

「軟部腫瘍診療ガイドライン2020」(以下，ガイドライン) では，2 cm 以下の軟部腫瘍に対しては診断を目的とした単純切除は許容されるものの，「浅在性 (皮下) である」「重要な臓器 (血管神経を含む) から離れている」「MRI などの術前画像診断が適切に行われている」という条件が満たされている場合のみと記載されている[9]. このガイドラインに記述されていることは留意し遵守すべきである.

b. 適切な生検

悪性軟部腫瘍においては切開生検や切除生検の侵襲が，根治手術を困難にする腫瘍の播種につながることをしばしば経験する. そのためガイドラインには適切な生検についての以下のような注意点が記載されている. ①皮膚切開は皮膚や軟部組織の再建が容易な四肢長軸に沿って入れる[*9]. ②重要な神経血管の近傍を進入経路としない. ③複数の筋の腫瘍汚染を避けるため，筋間ではなく単一の筋肉を進入経路とする. 詳細についてはガイドラインを確認してほしい[9].

c. 病理診断の困難さ

骨軟部腫瘍の診断には「Jaffe のトライアングル」という「経験ある放射線診断医・腫瘍整形外科医・病理医の三者の共同が必要である」ことが古くから提唱されている. このことの背景には診断の困難さや煩雑さが存在する. また悪性軟部腫瘍には多数の組織型が含まれており，上記の臨床医と病理医との共同により必要に応じて免疫染色や遺伝子変異の検出を追加することで正確な診断が可能となる.

しかし悪性軟部腫瘍はその稀少性から，精通する病理医が少なく診断に難渋することがある. フランスとイタリアにおける 1,463 症例の肉腫について診療を担当した医療機関の病理診断と専門家による中央病理診断とを比較した結果，完全一致 56%，一部に不一致 35%，完全に不一致 8%[*10]で，約 40% で診断の不一致があったと報告されている[10]. この背景には専門的な免疫染色や遺伝子検査体制が確立されている施設が少ない現実がある. そのため診断に難渋する，または臨床経過が異なる場合には，専門施設や専門病理医へ躊躇なくコンサルテーションしてほしい.

■ 結語

骨軟部腫瘍は整形外科の日常診療で比較的遭遇する機会の多い疾患である. 特徴的な疾患においては，その発生部位や画像所見を知ることで容易に診断が可能となる. その多くは良性疾患であるが，まれではあるものの，そのなかで悪性腫瘍を鑑別することが求められる. 精査や治療を行う場合はガイドラインを遵守し，診断や治療に悩む場合は躊躇せずに専門医へ紹介もしくはコンサルテーションをしてほしい.

(筑紫　聡)

---

*9
ガイドラインでは，四肢長軸に沿った縦切開を適切，横切開を不適切と紹介している[9]. 整容的な理由で横切開で実施されていることが多い. 生検時に操作された部分を含めた広範切除が必要で，横切開により多くの筋や神経血管などが犠牲となることがある.

*10
完全不一致となった 121 例中 60 例 (50%) は悪性から良性もしくは良性から悪性に変更され，49 例 (40%) が肉腫から癌腫に変更されていた[10]. 肉腫診断の精度向上のために病理コンサルテーションは必要な手順である.

■文献

1) Madewell JE, et al. Radiologic and pathologic analysis of solitary bone lesions. Part Ⅰ：internal margins. Radiol Clin North Am 1981；19：715-48.

2) Dangoor A, et al. UK guidelines for the management of soft tissue sarcomas. Clin Sarcoma Res 2016；15：6-20.

3) Fujiwara T, et al. Impact of NICE guidelines on the survival of patients with soft-tissue sarcomas. Bone Joint J 2021；103：569-77.

4) Nagano S, et al. Differentiation of lipoma and atypical lipomatous tumor by a scoring system：implication of increased vascularity on pathogenesis of liposarcoma. BMC Musculoskelet Disord 2015；16：36.

5) Brisson M, et al. MRI characteristics of lipoma and atypical lipomatous tumor/well-differentiated liposarcoma：retrospective comparison with histology and MDM2 gene amplification. Skeletal Radiol 2013；42：635-47.

6) Debs P, et al. MRI features of benign peripheral nerve sheath tumors：how do sporadic and syndromic tumors differ? Skeletal Radiol 2024；53：709-23.

7) Iwata S, et al. Impact of infiltrative growth on the outcome of patients with undifferentiated pleomorphic sarcoma and myxofibrosarcoma. J Surg Oncol 2014；110：707-11.

8) Imanishi J, et al. Tail of superficial myxofibrosarcoma and undifferentiated pleomorphic sarcoma after preoperative radiotherapy. Anticancer Res 2016；36：2339-44.

9) 日本整形外科学会監修，日本整形外科学会診療ガイドライン委員会/軟部腫瘍診療ガイドライン策定委員会編．軟部腫瘍診療ガイドライン 2020．改訂第 3 版．南江堂；2020．

10) Ray-Coquard I, et al. Sarcoma：concordance between initial diagnosis and centralized expert review in a population-based study within three European regions. Ann Oncol 2012；23：2442-9.

4章 整形外科の代表的な病態と治療

ロコモ，フレイル，サルコペニア

■ ロコモ・フレイル・サルコペニアとは

　わが国は高齢化が進み，健康寿命の延伸や介護予防が社会全体の大きな課題となっている．そのなかで，高齢期の心身の脆弱化を示す概念であるロコモティブシンドローム（以下，ロコモ），フレイル，サルコペニアの予防や対策が重要と考えられるようになっている．

▶ロコモティブシンドローム：locomotive syndrome

▶フレイル：frailty

▶サルコペニア：sarcopenia

1. ロコモ

　ロコモは，2007年に日本整形外科学会が提唱した概念で，「運動器の障害により移動機能の低下をきたした状態」と定義されている[1]（図1）．運動器の障害とは主に加齢に伴う運動器疾患や運動機能低下を表している．2024年度から開始される厚生労働省が主導する国民健康づくり運動「健康日本21（第三次）」では，「ロコモの高齢者の減少」が2035年度までに達成すべき目標の一つになっている．加齢とととともにロコモの該当者は増えていくが，その対策は高齢期だけでなく，壮年期，若年成人期から始まる．さらに，成長期に運動器を健康に保つために，「子どものロコモ」への対策も重要である．

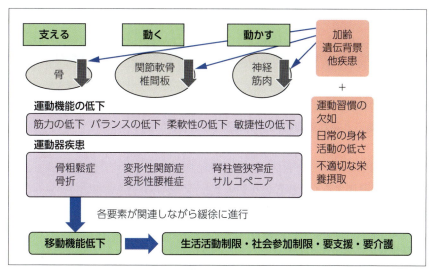

図1　ロコモティブシンドロームの概念
ロコモティブシンドローム（ロコモ）は，運動器の障害，すなわち運動機能低下や運動器疾患により，移動機能低下をきたした状態と定義されている．加齢以外に，運動習慣がないこと，身体活動が低いこと，不適切な栄養摂取がロコモの加速因子となる．ロコモを早めに察知して，加速要因を改善するように対策することはロコモ予防，そしてフレイル予防，介護予防につながる．

2. フレイル

フレイルは「加齢に伴う予備能力低下のため，ストレスに対する回復力が低下した状態」を表す"frailty"に由来し，2014年に日本老年医学会が提唱した．これは，要介護状態の前段階として位置づけられ，高齢期における身体的，精神・心理的，社会的な側面を含む包括的な脆弱性を意味している．許容範囲の広い概念であるので，オーラルフレイル（口腔・歯の虚弱），アイフレイル（眼の虚弱）といった用語も使われている．また，日本医学会連合は2022年に「フレイル・ロコモ克服のための医学会宣言」を発出し，医学界および国民に対してフレイルおよびロコモ対策に向けて協働するように求めている[2]．

3. サルコペニア

サルコペニアは1989年にRosenbergが提唱した概念[3]で，文字どおり「筋肉が減少した状態」を示している．サルコペニアは疾患として認定されており，ICD（International Classification of Diseases：国際疾病分類）にも記載されている．2010年に，ヨーロッパ関連学会によるワーキンググループ（European Working Group on Sarcopenia in Older People：EWGSOP）によって，「筋肉の減少を必須として，筋力の低下または運動機能の低下」を示す状態として整理され，それに沿った診断基準が発表された．現在は，この改訂版であるEWGSOP2が用いられ[4]，わが国においてはアジアのワーキンググループ（Asian Working Group on Sarcopenia）が2014年に発表したアジア基準の改訂版であるAWGS2019を用いて診断することになっている[5]．

■ ロコモ・フレイル・サルコペニアの判定

1. ロコモの判定

ロコモの評価法には，自己チェックとしてのロコモーションチェック（以下，ロコチェック）と，ロコモ度テストがある[1]．

▶ ロコモーションチェック（ロコチェック）

a. ロコチェック

ロコチェックは，「片脚立ちで靴下がはけない」などの簡単な7項目のチェックリストで，該当項目が1つでもあると運動機能の低下が予測され，ロコモのリスクがあるとされる．

▶ ロコモ度テスト

b. ロコモ度テスト

ロコモ度テストは，下肢筋力を評価する「立ち上がりテスト」，下肢筋力，バランスおよび柔軟性を評価する「2ステップテスト」，運動器の症状や生活機能を問う調査票「ロコモ25」の3種のテストから構成されている．少ないスペースで簡便に測定できる評価法である．

①立ち上がりテスト：10〜40 cmの台のうち，どの高さの台から両脚または片脚で立ち上がれるかで下肢筋力を評価する．両脚より片脚，高い台より低い台から立ち上がれると下肢筋力が高いと判定される．サルコペニアの判定には握力が用いられるが，ロコモでは移動に重要な下肢筋力を簡便に評価する方法が採用されている．

ロコモ，フレイル，サルコペニア

表1　ロコモ度テストの判定基準

	立ち上がりテスト	2ステップテスト	ロコモ25
ロコモ度1	片脚40cm不可 かつ　両脚20cm可	1.1以上 1.3未満	0〜7点
ロコモ度2	両脚20cm不可 かつ　両脚30cm可	0.9以上 1.1未満	8〜16点
ロコモ度3	両脚30cm不可	0.9未満	24点以上

いずれかの基準に該当した場合，ロコモ度1，ロコモ度2，ロコモ度3と判定する．
ロコモ度1はロコモが始まった状態と考えられる．ロコトレをはじめとする運動を習慣づけ，バランスがとれた十分な動物性蛋白質とカルシウムを含んだ食事摂取を心がける．
ロコモ度2はロコモが進行した状態と考えられる．運動と栄養に気をつけることと同時に，痛みが強い場合や筋力や歩行能力が急激に低下している場合は，なんらかの運動器疾患が存在する可能性もある．
ロコモ度3はロコモが進行して社会参加や社会生活に支障をきたしている状態と考えられる．運動器疾患が強く疑われるため，医療機関の受診が勧められる．

②2ステップテスト：最大の2歩幅を評価することで，下肢筋力，バランス能力，柔軟性を評価するテストである．両足をそろえて立った状態から，可能な限りの大股で2歩進み，その2歩幅を身長で割った数値を2ステップ値として評価する．2ステップ値は，歩行速度や歩行時の歩幅と高い相関がある．歩行速度の測定は広いスペースを要するが，2ステップテストは狭いスペースで可能である．

③ロコモ25：運動器の障害を早期に発見するために開発された調査票で，25項目の質問で運動器の症状や日常生活動作の困難さ，社会活動の困難さを問うものである．各項目に5段階の選択肢があり，それぞれ0点から4点までの評点がつき25項目の合計を0点から100点で評価する．合計点が低いほど良好な状態であると判断される．

上記の3テストについて，それぞれの判定基準が設定されている（表1）．移動機能の低下が始まりつつある段階をロコモ度1，移動機能の低下が進行して自立度の低下や運動器疾患の存在が疑われるロコモ度2，さらに進行して社会生活に支障をきたす状態がロコモ度3である．3テストのうち1つでも判定基準に該当した場合，それぞれロコモ度1，2，3と判定され，ロコモ度1に該当した時点でロコモであると判断される．

たとえば，片脚で40cmの台から立ち上がれなければロコモ度1，つまりロコモと判定されるため，かなり厳しい基準である．このことは，ロコモが運動器の脆弱化を早期に発見して予防につなげることを重要視していることの反映である．一方，地域在住の40歳以上を対象とした調査では，ロコモ度3になると6年後の要介護移行率と死亡率が，非該当者と比べて3倍以上に増えたことが報告されている[6]．

2. フレイルの判定

フレイルの判定には，2001年にアメリカの老年医学者Friedがfrailtyの判

4 章　整形外科の代表的な病態と治療

> **筋力低下**
> 　握力　男性　28kg 未満
> 　　　　女性　18kg 未満

> **身体機能低下**（以下の3つのいずれかに該当）
> 　歩行速度　6m 歩行で毎秒1m 未満
> 　5回椅子立ち上がりテスト　12秒以上
> 　Short Physical Performance Battery　9点以下

> **骨格筋量減少**
> 　DXA　男性　7.0kg/m² 未満　女性　5.4kg/m² 未満
> 　BIA　男性　7.0kg/m² 未満　女性　5.7kg/m² 未満

図 2　アジアでのサルコペニア診断基準（AWGS2019）

筋力低下または身体機能低下があり骨格筋量減少があればサルコペニアと診断し，3つとも該当する場合は，重度サルコペニア（severe sarcopenia）に該当する．一方で，筋力低下または身体機能低下がある場合は，サルコペニアの可能性あり（possible sarcopenia）と判定し，必要な介入を始めることを推奨している．

(Chen LK, et al. J Am Med Dir Assoc 2020；21：300-7[5]）より作成)

定基準として用いた Cardiovascular Health Study 基準（CHS 基準）[7] の日本語版である J-CHS 基準が用いられている[8]．下記の5項目のうち1，2項目が該当すればプレフレイル，3項目以上該当すればフレイルと判定される． ▶ J-CHS 基準

　1) 体重減少：意図しない年間 4.5 kg または 5% 以上の体重減少

　2) 疲れやすい：何をするのも面倒だと週に 3〜4 日以上感じる

　3) 身体活動量の低下：運動や体操をしていない

　4) 歩行速度の低下：毎秒 1 m 未満

　5) 握力の低下：男性 26 kg 未満，女性 18 kg 未満

　この基準を用いて地域高齢者を判定し，2年間追跡した調査では，健常者に比べてプレフレイル，フレイルの者は，要介護移行率が高いことが報告されている．

　また，介護予防に用いられた高齢者の脆弱化の調査票である基本チェックリストもフレイルの判定に用いられている．

3.　サルコペニアの判定

　サルコペニアの判定は，四肢骨格筋量および筋力や運動機能の低下を評価して判定する．アジアのサルコペニア判定基準である AWGS2019 によるアルゴ ▶ AWGS2019
リズムを**図 2** に示す[5]．四肢骨格筋量は DXA 法または BIA 法を用い，筋力の指標としての握力，運動機能の指標としての歩行速度（1 m/秒未満），5回立ち上がりテスト（12秒以上）などを用いる．

ロコモ，フレイル，サルコペニア

■ ロコモ・フレイル・サルコペニアの予防および対策

　ロコモ，フレイル，サルコペニアの予防や改善には，すべて運動と栄養が重要と考えられている．

　ロコモに対しては，有酸素運動や筋力トレーニング，バランストレーニング，ストレッチなどの運動に加えて，スクワットと片脚起立運動，ヒールレイズ（踵上げ運動），フロントランジがロコモーショントレーニング（ロコトレ）として推奨されている．また栄養については，バランスのとれた食事を基本として，蛋白質，カルシウム，ビタミンD，ビタミンKの充足が重要である．カルシウムとビタミンDは，大部分の日本人が不足状態にあるため注意が必要である．また，活動的で外出の多い生活習慣，そして運動器疾患の予防と適切な治療も重要である．

　フレイルの発症・進行を予防するための運動プログラムとしては，レジスタンス運動，バランストレーニングなどを組み合わせた多因子運動プログラムが推奨されている．運動プログラムは中等度から高強度の運動強度で，漸増的に運動強度を上げていくことが推奨されている．食事摂取については，バランスのとれた良質な食事とビタミンDなどの微量栄養素を十分にとることが勧められている．

　サルコペニアについても，ロコモやフレイルと同様に運動と栄養が推奨されている．

■ ロコモ・フレイル・サルコペニアの関係

　ロコモ・フレイル・サルコペニアはともに高齢期にかかわる脆弱性を示す概念であるが，ロコモは運動器の脆弱化，フレイルは包括的な脆弱化，サルコペニアは筋肉の脆弱化を表す．このため，かかわる範囲はフレイルが最も広く，次いでロコモ，サルコペニアと狭くなる．ただ，それぞれの評価基準が異なり，最も該当者が多く，最も早期に判定されるのはロコモである．40 cmの台から片脚で立ち上がれなければロコモと判定されるし，ロコモ25によるロコモ度1は，20歳代・30歳代でも10〜20%が該当する．実際，疫学研究の結果では40歳代以上を対象とした調査でロコモは70%で，そのなかにフレイル，サルコペニア該当者がほぼ完全に含まれている[9]．このことから，ロコモを早期から予防し，ロコモになっていても進行予防の対策を講じればフレイル，サルコペニアに陥らないと考えられる．

■ 子どものロコモについて

　「子どものロコモ」という言葉を知っているだろうか．

　たとえば，片脚立ちができない，しゃがみ込みができない，そんな子どもたちが少なくないことが明らかになってきている．

　近年のわが国の児童生徒が抱える運動器の問題点として，過度な運動や偏ったスポーツ習慣による運動器の傷害と，運動不足や食生活の乱れから生じる運

■ 4章　整形外科の代表的な病態と治療

表2　「子どものロコモ」と（大人の）ロコモティブシンドロームの対比

	子ども	大人
定義	姿勢，歩容異常，運動機能の低下	移動機能の低下
原因	運動器機能不全 筋力低下	運動器の障害（運動機能の低下および運動器疾患） 神経障害性疼痛に伴う運動疾患
帰結	運動，スポーツ障害・外傷による運動能力・意欲の低下	要介護リスクが上昇する
関連疾患	運動器疾患（先天性運動器疾患・脊柱側弯症など）および骨折，スポーツ障害など	骨粗鬆症および骨折，変形性関節症，変形性脊椎症および脊柱管狭窄症などの運動器疾患，運動器不安定症
評価法	子どものロコチェック（18項目） アンケート調査および調査票 子どものロコモ度テスト（5項目）	ロコモーションチェック ロコモ度テスト（立ち上がりテスト，2ステップテスト，ロコモ25）
対策	子どものロコトレなど運動習慣をつける 基本的運動動作と体幹筋機能訓練の全身運動など 食育など栄養摂取状況の改善 外遊び，運動遊びおよび生活活動を増やす	運動習慣をつける 栄養摂取状況を改善する 生活活動を増やす 運動器疾患の評価と治療
対策のための運動	姿勢と歩容状態を中心に個別または集団でウォーキングなど有酸素運動 全身の外遊び，運動遊び（校庭など） 子どものロコモーショントレーニングなど いろいろな種類のスポーツ活動，体操の奨励	有酸素運動，筋力トレーニング，種々のスポーツおよび体操，ロコモーショントレーニング（片脚立ち，スクワットなど）
自己トレーニング	全身のストレッチおよび子どものロコモーショントレーニング 親子でのロコモーショントレーニング	ロコモーショントレーニング

動器機能不全（不調）という二極化傾向がみられる．

　運動器機能不全（不調）とは，成長期の小児で，体幹や四肢の運動器機能が低下している，または不調の状態のことをいい，姿勢や歩容状態が悪く，四肢の関節可動域の低下，バランスの低下，筋力の低下などがみられ，日常生活・学校生活でスポーツ外傷・障害を引き起こしやすい状態をいう．

　このような小児の成長期における運動器疾患・障害・外傷および運動器機能不全（不調）などが原因で日常生活に支障をきたしている状態，または支障をきたすリスクが高い状態を子どものロコモティブシンドローム（「子どものロコモ」と称する）といい，現在この子どものロコモの増加が問題となっている．

　子どものロコモは次第に大人のロコモやフレイルへとつながっていく（表2）．

　なお，最近は中高年者の神経障害性疼痛に伴う運動器疾患が増加している．これが，ロコモやフレイルの原因の一つとなっていると考える．

（石橋英明，柴田輝明）

▶運動器機能不全（不調）

■文献
1) 日本整形外科学会. ロコモパンフレット 2020 年度版. https://locomo-joa.jp/assets/pdf/index_japanese.pdf（2023 年 12 月 1 日閲覧）.

2）日本医学会連合．フレイル・ロコモ克服のための医学会宣言．2022 年 4 月 1 日．
https://www.jmsf.or.jp/uploads/media/2022/04/20220401211609.pdf（2023 年 12 月 1 日
閲覧）．

3）Rosenberg IH. Sarcopenia：origins and clinical relevance. J Nutr 1997；127：
990S-991S.

4）Cruz-Jentoft AJ, et al. Sarcopenia：revised European consensus on definition and di-
agnosis. Age Ageing 2019；48：16-31.

5）Chen LK, et al. Asian Working Group for Sarcopenia：2019 Consensus Update on Sar-
copenia Diagnosis and Treatment. J Am Med Dir Assoc 2020；21：300-7.

6）Yoshimura N, et al. Epidemiology of locomotive syndrome using updated clinical deci-
sion limits：6-year follow-ups of the ROAD study. J Bone Miner Metab 2022；40：
623-35.

7）Fried LP, et al. Frailty ill older adults：evidence for a phenotype. J Gerontol A Biol Sci
Med Sci 2001；56：M146-56.

8）Satake S, et al. Prevalence of frailty among community—dwellers and outpatients in
Japan as defined by the Japanese version of the Cardiovascular Health Study criteria.
Geriatr Gerontol Int 2017；17：2629-34.

9）Yoshimura N, et al. Prevalence and co-existence of locomotive syndrome, sarcopenia,
and frailty：the third survey of Research on Osteoarthritis/Osteoporosis Against Dis-
ability（ROAD）study. J Bone Miner Metab 2019；37：1058-66.

4章 整形外科の代表的な病態と治療

成長痛

■ 概略

　小児期において一過性の下肢痛を訴えることは決してまれではない．そのなかで夜間に下肢痛を訴えるも朝になると改善し，病院での診察時にはまったく元気に走り回っているといった子どもに遭遇することがある．保護者らは夜間での痛がり方は尋常ではないため，絶対何か原因があるはずだと訴えるが客観的な所見は何も見当たらない[*1]．こういった症状を一般的に成長痛とよんでいるが，疼痛のメカニズムについてはよくわかっていない．成長痛のカテゴリーに Sever（シーヴァー）病などの骨端症を含める場合もあるが，今回これらは除外した．

■ 病態・臨床像

　Evans ら[1]は 4～6 歳児の 37％で本症が認められたことを報告しており決して珍しい病態ではない．発症年齢は 2～14 歳とされているが，最も多くみられるのは 3～5 歳とされる[2]．正確な原因は不明である．身長の伸びに伴う神経組織のストレッチ，器質的な疾患，リウマチ性疾患との関連は否定的とされている．一方，保護者の過保護の傾向，弟や妹の出現，転居など患児の精神的，家庭的な背景の関連が指摘されている[2,3]．

　典型的な臨床症状は夕方から夜間にかけての下肢痛である．なかでも膝関節，下腿後面が多い（表1）．疼痛部位はしばしば変化し多部位，両側性に出現する場合もある．Pavone らは片側性が 15％，両側性が 85％であったことを報告している[4]．疼痛の持続期間は多くは数時間以内とされ翌朝には消失している．診察時には疼痛部位の腫脹，熱感，圧痛などの異常所見は認められない．疼痛の頻度に関してもさまざまで，毎晩症状が出る患者もいれば半年に 1 回程度の場合もある[4]．

▶ 下肢痛：lower extremity pain

▶ 夜間痛：night pain

▶ 成長痛：growing pain

[*1]
実際に夜間に痛がる子どもに遭遇した親は，うちの子どもは何かとんでもない病気にかかっているのではないか，と大きな不安をかかえて来院している．診療では医師はまずその不安を受け止めてあげることが大事である．何を大げさなことを言っているのか，といった態度を見せると不信感を抱かれかねない．

表1　杉本らの報告による成長痛の疼痛部位

膝関節	27%
腓腹部	17%
足関節	15%
下腿前面	14%
大腿	13%
股関節	8%
足部	6%

（杉本義久ほか．日小整外会誌 1996；6：95-9[2]より）

成長痛

表2 Evans が記載する成長痛の診断基準，除外基準

	基準項目	除外項目
痛みの性質	間欠的；痛みのない日々もある	持続的
両側 or 片側	両側	片側
疼痛部位	大腿前面，膝後面，下腿後面	関節
発症時間	夕方から夜間	朝でも持続
局所所見	正常	腫脹，熱感，圧痛，可動域制限，跛行
検査所見	正常	なんらかの異常所見あり

（Evans AM. J Foot Ankle Res 2008；1：4-8[5]より）

■ 診断

Evans ら[5]による成長痛の基準を**表2**に示す．特徴的な症状から診断は容易であるが，あくまで除外診断がしっかりなされていることが重要となる[*2]．以下，鑑別を要する代表的な疾患を示す．

1. 鑑別診断

a. 白血病，悪性リンパ腫

白血病，悪性リンパ腫の患者が下肢痛，跛行を主訴に整形外科を受診することはよく知られている[6]．本疾患は生命予後にも関係する疾患であり，見逃した場合トラブルになる可能性がある．成長痛の除外診断にはまず念頭におくべきである．本疾患の下肢痛の原因としては白血病細胞の骨膜浸潤，疲労骨折，感染などが考えられている．白血病では単純X線写真にてなんらかの異常所見が認められることが94％とされており[6]一つの指標になると考える．ただし最も多い所見は単なる骨萎縮のみであり，派手な所見のみ見ていては見逃す[*3]．

b. 若年性線維筋痛症

小児の特異な発育環境と性格傾向に環境因子が心因的ストレスとして作用し発症すると推測されている[7]．全身痛，全身倦怠感，睡眠障害などを主訴とするとされているが，実際の臨床像，病態はいまだ解明されていない．好発年齢は10歳前後とされ成長痛に比べるとやや年長に多い傾向にある．

c. 類骨骨腫

長管骨骨幹部の骨皮質内または骨髄内に好発する良性骨腫瘍である．夜間痛を特徴としておりその点では成長痛と類似する．疼痛が片側性の場合は念頭におくべき疾患である．単純X線写真でnidusとよばれる骨透亮像と反応性の骨硬化像が認められる．

d. Perthes（ペルテス）病

5〜8歳の男児に好発する大腿骨近位骨端部の阻血性壊死である．原因はわかっていない．股関節の疾患であるが膝周囲の疼痛を訴えることも多い．疼痛は基本的には活動時であり安静時痛をきたすことは少ない．

*2
本疾患の診断のポイントは「鑑別診断がしっかりできているか？」に尽きる．基本的に器質的疾患であれば通常運動時に疼痛が増悪するはずである．夜間の安静時に疼痛が出現することはそんなに多くないことを念頭におくべきである．

*3
成長痛の診断には血液検査は不要とされている．しかしながら発熱，血色不良，局所の異常所見などが認められれば白血病を念頭におき採血が必要となる．

治療

基本的には治療は不要である．消炎鎮痛薬の投与などは，小児であることを考えるとむしろ控えたほうがよい．ただしこどもの痛がる部位を親がさすってやるなどの行為は効果的であることを説明する．後遺症を残すことはない[8].

診療のポイント

夜間に出現する子どもの一過性の下肢の疼痛では成長痛を念頭におく必要がある．診断のポイントは診察時にはまったく無症状であること，局所の異常所見がないことである．ただし鑑別を要する疾患の疑いがないことをしっかり確認することも大事である．

（小林大介）

■文献

1) Evans AM, et al. Prevalence of "growing pains" in young children. J Pediatr 2004；145：255-8.
2) 杉本義久ほか．いわゆる成長痛について．日小整外会誌 1996；6：95-9.
3) 横井広道．成長痛．日本小児整形外科学会監修．小児整形外科テキスト．改訂第2版．メジカルビュー社；2016．p.14-9.
4) Pavone V, et al. Growing pains：A study of 30 cases and a review of the literature. J Pediatr Orthop 2011；31：606-9.
5) Evans AM. Growing pains：contemporary knowledge and recommended practice. J Foot Ankle Res 2008；1：4-8.
6) Kobayashi D, et al. Musculoskeletal conditions of acute leukemia and malignant lymphoma in children J Pediatr Orthop B 2005；14：156-61.
7) 宮前多佳子．小児の線維筋痛症．臨床リウマチ 2014；26：20-8.
8) Uziel Y, et al. Five-year outcome of children with "growing pains"：correlations with pain threshold. J Pediatr 2010；156：838-40.

索引

和文

あ

アイシング	36
アイフレイル	388
亜急性腰痛	255
アキレス腱炎	114
アキレス腱症	105
アキレス腱断裂	106
アキレス腱付着部症	105, 114
悪性骨腫瘍	378
悪性腫瘍	
——の合併	337
——の脊椎転移	167
悪性リンパ腫	395
足（⇒「そく」もみよ）	
足	224
——の可動域	226
圧迫骨折	82
アナトミートレイン理論	257
アパタイト結晶	296
アレンドロン酸	12
アロプリノール	343

い

イグラチモド	329
異型脂肪腫瘍様腫瘍	382
異常感覚性大腿痛症	94, 96
痛み	244
——の治療	246
一次骨癒合	10
一過性大腿骨頭萎縮症	92
いわゆる腰痛症	367
インターロイキンβ	348
インピンジメント徴候	61
インピンジメントテスト	137

う

上後腸骨棘	89
内また歩き	237
うちわ歩行	210, 237
運動器機能不全（不調）	392
運動神経好性神経再生	47

え

腋窩神経	56
腋窩神経麻痺	61
エストロゲン	12
エルデカルシトール	318
遠位脛腓靱帯損傷	112
遠位橈尺関節不安定性	72
遠位橈尺関節不安定テスト	147
円回内筋症候群	276
炎症	249
——の治療	252
——のバイオマーカー	252
炎症性サイトカイン	250
炎症性ミオパチー	332
エンドセリン	250

お

黄色靱帯骨化症	161
凹足	118, 120
奥脇分類	180, 298
オーラルフレイル	388

か

鵞足炎	99, 100
外脛骨障害	116, 118
外後頭隆起	50
外骨格	4
外骨腫	185
外側楔状足底板装着	262
外側側副靱帯（LCL）損傷	102
外側半月板損傷	102
回内筋症候群	141
外反ストレステスト	199
外反肘	140
外反母趾	116, 117, 118, 121, 224
解離性大動脈瘤	85
顆間隆起骨折	204
鉤爪趾	116, 118, 121, 225
下肢 key muscle	161
下肢伸展挙上テスト	161, 172
下肢長	211, 218
下肢痛	394
荷重時痛	215
過剰骨	228

か（続き）

下垂手	272
下垂足	280
下前腸骨棘	92
鵞足滑液包炎	99, 100
下腿	105, 207
下腿コンパートメント症候群	230
下腿三頭筋腱炎	104
下腿周径	211, 218
肩関節周辺	56, 135
肩こり	350, 353
滑液	19
滑液包炎	99
合掌（回外）テスト	147
活性型ビタミン D3 薬	318
滑膜	18
滑膜性骨軟骨腫（症）	70, 169
滑膜肉腫	381
滑膜ひだ障害	70, 99
括約筋	29
化膿性屈筋腱鞘炎	148
化膿性股関節炎	171
感覚検査での注意点	283
感覚障害の分布	283
ガングリオン	229
寛骨臼縁症候群	90
寛骨臼形成不全	169, 172
寛骨臼骨折	92
眼精疲労	351
関節液	19
関節炎	100, 260
関節窩骨欠損	137
関節唇損傷	90, 169
関節痛	260
関節内遊離体	266
関節軟骨	14
関節ねずみ	266
——の摘出	268
関節包	18, 21
関節リウマチ	69, 91, 117, 121, 259, 322, 332, 337
感染症	82
感染性脊椎炎	166, 367
感染性膝関節炎	98
間葉系幹細胞	262
関連痛	79, 257

■ 索引

関連痛領域	258

き

気胸	81
キサンチンオキシダーゼ阻害薬	343
偽性局在徴候	285
偽痛風	186, 345
偽痛風性膝関節炎	346
機能性側弯症	156
基部裂離骨折	120
急性	255
急性コンパートメント症候群	208
急性大動脈解離	80
急性疼痛	245
急性腰痛	255
胸郭出口症候群	56, 62
強剛母趾	116, 121
狭窄性屈筋腱腱鞘炎	288
胸鎖乳突筋	50
共同意思決定	331
胸背部痛	76
胸部	76
胸膜炎	81
鋸筋	28
棘下筋断裂	136
棘下筋テスト	60, 137
棘間靱帯炎	368
棘上筋テスト	60, 137
虚血性心疾患	80
距骨壊死	112
距骨外側突起骨折	117
距骨下関節症・炎	113
距骨骨軟骨損傷	112
筋	26
筋区画内圧測定	213
筋挫傷	177
筋線維	29
筋損傷	94, 96
——後の対処	34
筋断裂	94
筋治癒機転	26
緊張型頭痛	51
筋膜	26

く

屈筋群のストレッチ	360
屈筋腱ストレッチ	292
グルココルチコイド	332, 334
グルココルチコイド誘発性骨粗鬆症	
	315

くる病	181, 239
クロロキン	348

け

経口ステロイド	265
脛骨骨幹部疲労骨折	309
脛骨神経麻痺	280
脛骨疲労骨折	106
頚神経叢浅枝	51
頚神経の支配領域	54
頚椎アライメント	364
頚椎後弯変形	353
頚椎症	52
頚椎症性筋萎縮症	281
頚椎症性神経根症	52
頚動脈結節	50
頚部	50, 124
頚部愁訴	365
頚部痛	54
"下駄履き"骨折	225
血液神経関門	44
血管内皮増殖因子	339
結晶性膝関節炎	98
血小板活性化因子	250
結晶誘発性関節炎	260, 263
ケラタン硫酸	16
腱炎	288
腱炎・腱付着部炎	97
腱滑膜炎	221
肩甲下筋テスト	60
健康関連 QOL	87
肩甲胸郭関節	59
肩甲上神経	56
肩甲上神経麻痺	62, 136
肩甲上腕関節	56
肩甲切痕	56
肩甲部	52
腱受容体	45
腱症	221
腱鞘炎	288
腱鞘滑膜炎	229
腱性および骨性槌指	71
腱断裂	221
肩内旋肘屈曲テスト	142
原発性悪性骨腫瘍	378
原発性骨粗鬆症	315
原発性変形性肩関節症	138
原発不明がん骨転移	380
腱板断裂	60, 136
腱板断裂性関節症	60, 138

肩峰下関節	59

こ

抗 CCP 抗体	325
抗 RANKL 抗体薬	318
後外側回旋不安定テスト	141
後外側支持機構	195
抗核抗体	325
抗環状シトルリン化ペプチド抗体	325
後脛骨筋腱炎・断裂	116, 118
後脛骨筋腱機能不全症	225
高血圧	352
後骨間神経麻痺	272
後縦靱帯骨化症	161
甲状腺癌の大腿骨転移	380
抗スクレロスチン抗体薬	318
硬性墜下（墜落）性歩行	171
後頭部	51
後方押し込みテスト	199
硬膜外膿瘍	367
絞扼性神経障害	56
高齢発症関節リウマチ	337
股関節	89, 169
股関節炎	91
牛車腎気丸	306
骨格筋	26
——の構造	29
骨芽細胞	8
骨化中心	6
骨吸収抑制薬	320
骨強度	7
骨形成促進薬	320
骨細管	3
骨細胞	8
骨挫傷	311
骨腫瘍	378
骨折治癒機転	2
骨折リスク	320
骨粗鬆症	82, 161, 315
骨粗鬆症治療薬	319
骨代謝マーカーの測定	317
骨単位	2
骨端異形成症	91
骨端線損傷	90
骨軟骨骨折	112
骨軟骨損傷	112
骨軟部腫瘍	85
骨肉腫	378
骨の進化	2
骨盤	89, 169

索引

骨密度測定	317
骨癒合	10
骨リモデリング	8, 318
骨量の制御機構	7
骨（骨折）の修復機転	10
子どものロコモ	391
こむら返り	304
コラーゲン	17
コラーゲン架橋	9
コラーゲン線維	14, 22
コルヒチン	265, 343, 348
コルヒチンカバー	343
コンドロイチン硫酸	16
コンドロネクチン	17
コントロロジー	370
コンパートメント症候群	70

さ

再生医療	262
サイトカイン	250
坐骨結節	89, 92
坐骨神経痛	92
坐骨神経麻痺	90, 96, 279
鎖骨バンド	359
坐骨付着部不全剥離損傷	301
サラゾスルファピリジン	329
サリルマブ	335
サルコペニア	387
三角靱帯損傷	114
三次元電磁気計測システム	205
三頭筋	28

し

子宮内膜症	85
軸索輸送	44
ジクロフェナク	342
自己炎症性疾患	252
自己免疫疾患	252
膝蓋下脂肪体炎	100
膝蓋骨亜脱臼・脱臼	97
膝蓋骨脱臼	181
膝蓋骨不安定症	97, 100
膝蓋靱帯炎	99
膝蓋跳動	196
膝窩嚢胞	103
疾患活動性評価	327
四辺形間隙	56
脂肪腫	382
尺骨管症候群	277
尺骨近位端部	68

尺骨神経高位麻痺	277
尺骨神経低位麻痺	277
尺骨バリアンス	150
若年性線維筋痛症	395
若年性特発性関節炎	181
芍薬甘草湯	306
ジャンパー膝	99
集学的診療	255
重症筋無力症	357
舟状月状靱帯損傷	73
修飾性抗リウマチ薬	328
終板障害	376
手根管症候群	54, 74, 273
首下がり症候群	353
種子骨障害	117, 121
腫瘍	82
腫瘍壊死因子	250
腫瘍随伴性 RS3PE	337
消化器疾患	85
症候性側弯症	156
踵骨骨髄炎	116, 120
踵骨骨折	116, 120
踵骨脆弱性骨折	120
踵骨前方突起骨折	117
踵骨疲労骨折・脆弱性骨折	116
硝子軟骨	14
上前腸骨棘	89, 92
小児	232
上方関節唇損傷	60, 61
上腕骨遠位端部	67
上腕骨外側上顆	64
上腕骨外側上顆炎	64
上腕骨内側上顆炎	140
上腕骨内側上顆の成長軟骨板離開	140
上腕骨内側上顆裂離	140
上腕二頭筋腱遠位断裂	141
上腕二頭筋長頭腱	56
上腕二頭筋長頭腱炎	61
踵・舟状骨癒合症	117
尻上がり現象	179
侵害受容性疼痛	244
伸筋群の等尺性運動	361
神経過誤支配	47
神経筋接合部	44
神経根間の吻合	285
神経根症	135
神経根性疼痛	284
神経細胞体	40
神経細胞体アポトーシス	46
神経軸索	40

神経自由終末	45
神経障害性疼痛	245
神経鞘腫	383
神経症状を伴う腰痛	368
神経線維腫症	156
神経線維腫症 1 型	381
神経治癒機転	40
神経痛	269
神経伝導速度測定	214
神経疼痛性筋萎縮症	282
神経麻痺	269
人工膝関節置換術	263
滲出性炎	252
浸潤性軟部肉腫	383
シンスプリント	106
靱帯	21, 22
——の修復	23
靱帯骨化症	82
診断的ブロック	369
深部腱反射	126
心膜炎	81
心理的ストレス	352

す

髄鞘	41
膵臓癌	81
髄内釘挿入	309
睡眠障害	247
スクリュー固定	309
スクレロスチン	8
ステロイド	296, 328
——の腱鞘内注射	293
ストレートネック	53, 364
スポーツヘルニア	92
スワン	373

せ

脆弱性骨折	91, 307, 318
脆弱性骨盤骨折	91
成人期扁平足	116, 118
正中神経高位麻痺	276
正中神経低位麻痺	273
成長円錐	47
成長痛	394
成長ホルモン	6
脊髄障害	285
脊髄の血管性病変	81
脊髄・馬尾圧迫症候群	367
脊柱回旋	154
脊柱靱帯骨化症	161

399

■ 索引

脊椎関節炎	332
石灰性滑液包炎	295
石灰性腱炎	137, 295
石灰沈着性腱板炎	60
石灰摘出術	296
赤筋線維	30
赤血球沈降速度	325
セラバンドによる肩甲帯訓練	360
セレコキシブ	342
線維性結合	22
線維軟骨結合	22
前距腓靱帯・踵腓靱帯損傷	113
前頚部	54
仙骨	89
前骨間神経麻痺	275
前十字靱帯損傷	24
全身性 ATTRwt アミロイドーシス	292
全身性エリテマトーデス	332
全身の統合	376
前足根管症候群	117, 120
選択的エストロゲン受容体モジュレーター薬	318
仙腸関節障害	368
先天性筋性斜頚	235
先天性股関節脱臼	91
全内視鏡脊椎手術	376
前方引き出しテスト	197

そ

増殖性炎	252
総腓骨神経麻痺	280
僧帽筋麻痺	61
足関節	109, 215
足関節炎	113
足関節後方インピンジメント症候群	114
足関節前方インピンジメント症候群	112
足関節不安定症	112
足関節不安定性	218
側頚部	55
足根管症候群	114, 116, 117, 119, 281
足根骨癒合症	119, 229
足底腱膜炎	117, 119
足底線維腫症	117, 119
続発性骨粗鬆症	315
鼡径靱帯	89, 93
鼡径部痛症候群	90, 92
鼡径ヘルニア	92, 169, 171

そとわ歩行	210
ソマトメジン C	6

た

第5中足骨基部骨折	120
第5中足骨基部裂離骨折	117
第5中足骨疲労骨折	117, 309
第1楔状・中足骨癒合症	116
第1中手骨基部脱臼骨折	71
体外衝撃波治療	309
太極拳	370
退行期骨粗鬆症	315
大後頭神経	51
帯状疱疹	83, 85
退色反応	150
体性痛	78
大腿	93, 177
大腿骨寛骨臼インピンジメント	90, 91, 172
大腿骨頭すべり症	91, 169, 240
大腿骨頭軟骨下脆弱性骨折	175
大腿骨内顆骨壊死症	101
大腿神経伸展テスト	161
大腿神経麻痺	90, 96
大腿二頭筋断裂	96
大腿四頭筋腱付着部炎	99
大転子	89
大転子滑液包炎	94
大動脈解離・瘤破裂	367
第2肩関節	59
第2中足骨疲労骨折	116
タクロリムス	329
多血小板血漿	262
立ち上がりテスト	388
脱臼	21
脱分化型脂肪肉腫	381
タナ障害	99
単球遊走蛋白質-1	250
炭酸アパタイト結晶	295
単純性股関節炎	239
弾性線維腫	383
胆石症	81
単ニューロパチー	285
弾発股	90, 91, 171
弾発指	72

ち

恥骨結合	89
恥骨結合炎	92
恥骨疲労骨折	92

遅発性筋痛	31
遅発性尺骨神経麻痺	140
肘外偏角	68, 139
中殿筋不全	170
肘頭滑液包	69
肘頭骨端離開	67
肘頭疲労骨折	67, 141, 309
肘内障	70
肘内側	140
肘部管症候群	54, 65, 140, 277
超音波骨折治療	308
長胸神経麻痺	61
腸脛靱帯炎	94, 102, 180
腸骨稜	89
腸恥隆起	89
長頭腱病変	137
腸腰筋腱炎	92
腸腰筋膿瘍	171

つ

椎間板性腰痛	368
椎間板ヘルニア	82
槌趾	118, 121, 225
椎体圧潰	82
椎体骨折	168, 367
椎体終板障害	368
痛覚変調性疼痛	84, 245, 259
痛風	340
痛風関節炎	121, 260, 263
痛風性関節炎	116

て

手	71, 144
手関節	71, 144
手関節鏡	151
抵抗下手関節背屈テスト	142
低マグネシウム血症	348
デノスマブ	319
デルファイ法	259
デルマトーム図	283
転移性脊椎腫瘍	85, 161, 367
転移巣	381

と

投球障害肩	61
凍結肩	61, 136
橈骨近位端部	68
橈骨神経管症候群	141
橈骨神経低位麻痺	272
橈骨神経麻痺	271

索引

疼痛回避歩行	171
糖尿病手症候群	292
特異的腰痛	164, 367
とくなが法	292
特発性後骨間神経麻痺	273
特発性脊柱側弯症	153
特発性前骨間神経麻痺	275
特発性大腿骨頭壊死症	91, 172
トコフェロール酢酸エステル	306
徒手筋力テスト	128
トシリズマブ	335
トリアムシノロンアセトニド	348
トリガーポイント治療	257

な

内果間距離	182
内骨格	4
内旋位歩行	237
内臓痛	78
内側脛骨ストレス症候群	208
内側側副靱帯損傷	24, 100
内側半月板損傷	101
内転筋付着部炎	92
内反膝	209, 236
内反小趾	117, 118, 121, 224
内反ストレステスト	200
内反肘	140
中指伸展テスト	142
軟骨	18
軟骨下脆弱性骨折	186
軟骨細胞	5
軟骨内骨化	5
軟性墜下（墜落）性歩行	171
難治性骨折超音波治療法	308
軟部腫瘍	378

に

肉芽腫性炎	252
肉離れ	94, 177, 298
二次骨化中心	6
二次骨癒合	10
二重エネルギー X 線吸収測定法	317
二頭筋	28
二腹筋	28
乳児股関節脱臼	236
尿酸一ナトリウム結晶	340
尿酸降下薬	343
尿酸生成抑制薬	343
尿酸ナトリウム塩結晶	263
尿酸排泄促進薬	343

尿路感染症	105
尿路結石	81, 85
尿路結石合併例	343

ね

粘液線維肉腫	383

は

肺血栓塞栓症	81
ハイドロキシアパタイト	296
背部	76
バケツ柄状断裂	191
破骨細胞	8
発育性股関節形成不全	91, 233, 236
発育性股関節脱臼	169
白筋線維	30
白血病	395
抜釘後再骨折	309
羽状筋	28
ばね指	72, 288
ハムストリング筋腱炎	104
ハムストリング腱不全剥離	301
ハムストリング症候群	180
半月板損傷	104, 191
ハンドレッド	371
半羽状筋	28
ハンマー趾	116, 118, 121, 225

ひ

腓骨筋腱脱臼	113
肘	64, 139
肘関節	64
肘関節外側	64
肘関節内側	65
肘関節後外側穿刺法	65
肘屈曲テスト	142
膝関節周辺	97, 181
膝関節靱帯損傷	97
膝関節軟骨損傷	97
膝半月板損傷	97
膝後十字靱帯損傷	190
膝周囲骨切り術	263
膝靱帯損傷	195
膝伸展テスト	172
膝前十字靱帯損傷	190
ヒスタミン	250
非ステロイド性抗炎症薬	265, 328
ビスホスホネート	12, 318
ビタミン D 測定	316
非特異的腰痛	164, 367

泌尿器科疾患	85
皮膚鼡径溝	89, 93
皮膚デルマトーム	257
皮膚の機械受容器	45
皮膚分節	283
びまん性特発性骨増殖症	82, 161
ピラティス	370
平山氏病	282
疲労骨折	120, 307
ピロリン酸カルシウム結晶	341
ピロリン酸カルシウム結晶沈着症	345
ピロリン酸カルシウム沈着症	332
ピヴォットシフトテスト	198

ふ

フェブキソスタット	343
腹臥位頚部伸展テスト	353
副甲状腺機能亢進症	348
副甲状腺ホルモン 1 型受容体作動薬	318
腹直筋付着部炎	92
不顕性骨折	311
ブシラミン	329
婦人科疾患	85
不全型 Brown-Séqurd 症候群	285
ブラジキニン	250
ブリッジ	376
フレイル	387
ブレークテスト	129
プレドニゾロン	328, 339, 342, 348
プロスタグランジン E2	250
プロテオグリカン	14, 16
プロレナール®	306
分娩麻痺	270

へ

閉鎖神経麻痺	96
併存症状のない腰痛	368
ヘモクロマトーシス	348
変形性 Lisfranc 関節症	116, 118
変形性関節症	70, 259, 332
変形性股関節症	90, 91, 92, 169, 171, 172
変形性脊椎症	82
変形性足関節症	112
変形性手関節症	74
変形性膝関節症	97, 100, 101, 103, 186, 260
——の痛みの発生機序	260
——の治療目標	262

401

■ 索引

──の病態 260
変性疾患 82
扁平足 225

ほ

放散痛 79, 257
紡錘状筋 27
母指 CM 関節症 72
母指 MP 関節尺側側副靱帯損傷 71
母趾種子骨の骨折 117, 121
ホップテスト 179
ポパイ様変形 61

ま

膜性骨化 5
マクロファージ 249
マジックテープ付き底敷 262
末梢神経 40
末梢神経支配図 285
末梢神経障害 285
末梢神経分布図 283
末梢動脈疾患 84
慢性 255
慢性コンパートメント症候群 209
慢性膵炎 81
慢性疼痛 245, 255
慢性腰痛 255

み

ミオシン重鎖 30
未分化多形肉腫 383

む

ムコ多糖 14
無髄線維 40
むずむず脚症候群 304
無痛性腫瘤 381

め

メトトレキサート 327, 335, 339, 348
免疫性ニューロパチー 282
免疫抑制薬 335

も

毛包受容器 45

や

夜間痛 394
野球肘 65

ゆ

有髄線維 40
有痛弧徴候 60, 136
有痛性分裂膝蓋骨 100, 185, 190
有痛性筋攣縮 304
ユベラ® 306

よ

溶骨性病変 378
腰仙椎分節異常例 285
腰椎固定術 376
腰椎椎間板症 163, 165
腰椎椎間板ヘルニア 92, 164
腰椎分離症 368
腰痛 84
腰痛症 367
腰部 84, 160
腰部脊柱管狭窄症 92, 163
ヨガ 370
抑肝散 306
翼状肩甲骨 136
四頭筋 28

ら

ランナー膝 102

り

リウマチ性膝関節炎 98
リウマチ性多発筋痛症 332, 337
リウマチ体操 330
リウマトイド因子 324
梨状筋症候群 90, 92, 279
離断性骨軟骨炎 70, 98, 112, 181, 185
リツキシマブ 336
リマプロストアルファデクス 306
リモデリング 7
隆起性皮膚線維肉腫 381
両大腿骨内側顆間距離 182
輪筋 29
リンパ増殖性疾患 329

る

類骨 5
類骨骨腫 395
類上皮肉腫 381

れ

裂離骨折 90, 94

ろ

ロイコトリエン B4 250
ロキソプロフェン 342
肋軟骨炎 83
ロコチェック 388
ロコモ 387
ロコモ 25 389
ロコモ度テスト 388
肋間神経痛 82
肋骨すべり症候群 83
ロモソズマブ 319

わ

腕神経叢 56
──の変異 285
腕神経叢損傷 269

数字

2 ステップテスト 389

欧文

A

A1 プーリーストレッチ 292
A1 プーリーの肥厚・硬化 288
Achilles tendinopathy 105
ACR/EULAR 関節リウマチ分類基準 322
Adam's 前屈テスト 153
ADL 評価 247
adolescent idiopathic scoliosis（AIS） 153
advanced glycation end products（AGEs） 9
Allen テスト 150
Allis 徴候 171, 236
anterior drawer test（ADT） 197
anterior interosseous nerve palsy 275
anti-citrullinated peptide antibody（ACPA） 325
articular capsule 18, 21

B

Büngner 46
Baastrup 病 165
Babinski 徴候 161
Babinski 反射 127

索引

Baker 囊腫	190
Baker 囊胞	103
ballottment of patella	196
ballottement test	73
Bankart 損傷	137
Bankart 病変	21
Barlow テスト	172
basic calcium phosphate (BCP)	295
bDMARDs	329
belly press test	60
Bennett 骨折	71
Bennett 病変	60
Bertolotti 症候群	368, 376
biceps long head tendinitis	61
birth palsy	270
blood-nerve barrier (BNB)	44
Blount 病	181, 185, 209, 238
bone bruise	311
bone remodeling	318
bone turnover marker	317
Bouchard 結節	72
BP (bisphosphonate)	319
brachial plexus injury	269
Bragard テスト	92, 172
BS-POP	86
bucket-handle tear	191
Bunnell の内在筋テスト	148

C

C-reactive protein (CRP)	252, 325
C3a	250
C5a	250
C5 神経根症	136
C 反応性蛋白	252, 325
calcific bursitis	295
calcific tendinitis	60, 295
calcium pyrophosphate deposition (CPPD)	345
calcium pyrophosphate (CPP)	341
canaliculi	3
Cardiovascular Health Study 基準	390
carpal tunnel syndrome	74, 273
carrying angle	68, 140
CDAI (clinical disease activity index)	328
center of ossification	6
cervical line	284
cervical spondylosis	52
cervical spondylotic radiculopathy	52

Charcot-Marie-Tooth 病	282
Charcot 関節	92
chin-on-chest deformity	353
chondrocyte	5
clenched-fist view	150
Cobb 角	154
compression fracture	82
congenital muscular torticollis	235
contorology	370
costal chondritis	83
CPP 結晶	347
crank test	61
crowned dens syndrome	347
crystal shedding	347
crystal-induced arthritis	260
csDMARDs	329
cubital tunnel syndrome	277
cubitus valgus	140
cubitus varus	140
cuff tear arthropathy	60
cytokine	250

D

DAS28-ESR	327
de Quervain 腱鞘炎	148
de Quervain 病	288
deep tendon reflex (DTR)	126
delayed onset muscle soreness (DOMS)	31
dermatome	283
developmental dysplasia of the hip	236
developmental dysplasia of the hip (DDH)	169
DHS テスト	353
dial test	200
diffuse idiopathic skeletal hyperostosis (DISH)	82, 161
digital Allen テスト	150
disc herniation	82
disease modifying antirheumatic drugs (DMARDs)	328
dislocation	21
double contour sign	264, 341
Drehmann 徴候	171, 241
drop foot	280
dropped head syndrome (DHS)	353
DRUJ ballottement test	147
DRUJ 関節症	73
DRUJ 不安定性	72

dual energy CT	313
dual-energy X-ray absorptiometry (DXA)	317
Duchenne 徴候	170
Dupuytren 拘縮	148

E

eccentric loading exercise	106
Ehlers-Danlos 症候群	156
Eichhoff テスト	148, 288
elbow flexion test	142
elderly-onset rheumatoid arthritis (EORA)	337
empty can test	60
enchondral ossification	5
enthesis	22
entrapment neuropathy	56
ESR	325
EuroQol (EQ-5D)	87
Ewing 肉腫	378

F

FABER (FABERE) テスト	171
FACET	367
FADIR テスト	172
FAIR テスト	172
fascia	26
fatigue fracture	307
femoral nerve stretch test (FNST)	161
femoroacetabular impingement (FAI)	91, 92
fibrocartilaginous enthesis	22
fibrous enthesis	22
finger floor distance	161
Finkelstein テスト	148
fragility fracture	318
fragility fractures of the pelvis (FFP)	91
frailty	387
FRAX®	315
free nerve endings	45
Freiberg 病	121, 224
Frohse のアーケード	67
Froment 徴候	149, 278
frozen shoulder	61, 136
full-endoscopic spine surgery	376

G

Gasser の分類	45

403

gastrocnemius recession 107
glucocorticoid (GC) 332, 334
gout 340
gouty arthritis 260, 263
grind test 148
growing pain 394
Guillain-Barré 症候群 282
Guyon 管症候群 277

H

HADS (Hospital Anxiety and
　Depression Scale) 87
hair follicle receptor 45
Havers 管 2
Health Related Quality of Life
　(HRQOL) 87
Heberden 結節 72
high intensity zone (HIZ) 性腰痛 368
Hill-Sachs 損傷 137
Hip Structure Analysis 9
Hoffmann 反射 127
Hunter 管症候群 180
hurdler's injury 94
hyaline cartilage 14
hyperextension test 183

I

ICD (inter-condylar distance) 182
idiopathic osteonecrosis of the
　femoral head (ONFH) 172
IFN-γ 250
IGF-1 6
IL-1β 250
IL-6 250, 253
IL-8 250
IMD (inter-malleolar distance) 182
INEM (isolated neck extensor
　myopathy) 357
insertional Achilles tendinopathy 105
insufficiency fracture 307
integration 376
intercostal neuralgia 82
intramembranous ossification 5
intrinsic tightness 148

J

J sign test 185
J-CHS 基準 390
Jackson テスト 125
Jacoby 線 89

Jaffe のトライアングル 385
JAK 阻害薬 329, 336
JISS 分類 298
JOABPEQ (JOA Back Pain
　Evaluation Questionnaire) 88
joint fluid 19
joint loose body 266
joint mouse 266
Jones 骨折 117, 120, 225

K

Köhler 病 116, 120
Kanavel 徴候 148
Kemp 徴候 284
Kemp テスト 161
KiRA 205
kissing contusion 312
knee arthrometer 205
knee extension recurvatum test 201

L

Lachman テスト 183, 197
Larsen grade 324
Laségue 徴候 172
LDL-receptor related protein (LRP) 1
11
leg cramp 304
lift off test 137
ligament injury of the knee 195
Lisfranc 関節損傷 116, 120
Lisfranc 関節脱臼骨折 120
Lloyd の分類 45
locomotive syndrome 387
low back pain 84, 367
lower extremity pain 394
lubricin 18
lymphoproliferative diseases (LPD)
329

M

M-CSF 8
manual muscle testing (MMT) 128
Marfan 症候群 156
marginal erosion 323
McCarty の診断基準 337
McGill Pain Questionnaire 86
MCP-1 250
medial tibial stress syndrome (MTSS)
208
Meissner 小体 45

meralgia paresthetica 94, 96
Merkel 小体 45
mesenchymal stem cell (MSC) 262
methotrexate (MTX)
327, 335, 339, 348
middle finger extension test 142
MMP-3 (matrix metalloproteinase-3)
325
MMPI (Minnesota Multiphasic
　Personality Inventory) 86
Modic type I 変化 165
Modic 変化 368, 376
modified Sharp score 324
monosodium urate (MSU) crystal
340
Morel-Lavallée lesion 177
Morton 病 116, 121, 227, 281
MOS 36-Item Short-Form Health
　Survey 87
moving valgus stress test 142
MP 関節他動過伸展ストレッチ 292
MP 関節他動深屈曲ストレッチ 292
MRI 損傷型分類 298
Mulder 徴候 121
Mulder テスト 227
muscle strain 96, 298
myosin heavy chain (MHC) 30

N

Neil-Patella 症候群 233
neuromuscular junction 44
neuropathic pain 245
night pain 394
nociceptive pain 244
nociplastic pain 245, 259
NRS (Numeric Rating Scale) 86
NSAIDs 296, 328, 342, 348

O

O'Brien テスト 61
O 脚 236
O 脚変形 209
occult fracture 311
ODI (Oswestry Low Back Pain
　Disability Questionnaire) 87
OPG (osteoprotegerin) 8
Ortolani テスト 172
Osgood-Schlatter 病 99, 188, 190
ossification of ligament 82
osteoarthritis (OA) 332

404

— of the knee 260
— of the wrist 74
osteoblast 8
osteochondral fracture 112
osteochondral lesion of the talus
　（OLT） 112
osteochondral lesion（OCL） 112
osteochondritis dissecans（OCD）
　　112, 185
osteoclast 8
osteocyte 8
osteoid 5
osteon 2
osteoporosis 315

P

Pacini 小体 45
PAF 250
Pain Catastrophizing Scale 87
painful arc sign 60, 136
paraneoplastic RS3PE 337
Parkinson 病 357
patella apprehension test 185
Patrick テスト 171
perfect O test 149
peripheral arterial disease（PAD） 84
　——による間欠跛行 85
peroneal nerve palsy 280
Perthes 病 91, 169, 234, 239, 395
Phalen テスト 149
piano key sign 147
pilates 370
PIP 関節脱臼骨折 71
piriformis syndrome 279
pivot shift test 184, 198
platelet-rich plasma（PRP） 262
PLRI テスト 141
polymyalgia rheumatica（PMR）
　　332, 337
posterior drawer test（PDT） 199
posterior interosseous nerve palsy
　　272
posterior sagging 199
posterolateral complex（PLC） 195
preferential motor regeneration
　（PMR） 47
progressive collapsing foot deformity
　（PCFD） 225
pronator teres syndrome 276
proximal ulna dorsal angulation

（PUDA） 68
pseudo-double contour 341
pseudogout 345
PTH1R（parathyroid hormone
　receptor 1） 319
PTHrP 6

Q

QOL 評価 247
quadrilateral space 56

R

radial nerve palsy 271
RANKL 8
Ranvier 絞輪 41
RDQ（Roland-Morris disability
　questionnaire） 87
red flag 徴候 160, 257, 367
resisted wrist extension test 142
restless legs syndrome 304
rheumatoid arthritis（RA）
　　322, 332, 337
rheumatoid factor（RF） 324
RICE 35
Risser sign 154
Romberg テスト 161
rotator cuff tear 60, 136
RS3PE 症候群 337
Ruffini 小体 45

S

sarcopenia 387
Saturday night palsy 272
Sauvé-Kapandji 手術 73
scaphoid shift test 147
scapholunate interosseous ligament
　injury 73
Scarpa 三角 89, 93
Schmidt-Lanterman 切痕 41
Schwann 細胞 40
sciatic nerve palsy 279
SDAI（simplified disease activity
　index） 328
SDS（Self-rating Depression Scale）
　　86
secondary centers of ossification 6
Seddon 分類 47
Segond 骨折 204
SERM（selective estrogen receptor
　modulator） 319

Sever 病 116, 120, 394
SF-8TM 87
SF-36® 87
shake hand test 147
shared decision-making 331
Sharpey 線維 29
Sherrington の axial line 284
shoulder injury in throwing athlete
　　61
shoulder internal rotation elbow
　flexion test 142
SLAC wrist 74
slipped capital femoral epiphysis 240
slipping rib syndrome 83
SLR テスト 92, 161, 172, 284
SLR（straight leg raising）運動 330
snapping finger 72, 288
Speed テスト 61
Spine painDETECT 86
spondylosis deformans 82
Spurling テスト 125, 284
Steinbrocker 分類 323
stenosing tendovaginitis of flexor
　tendon 288
straight neck 364
subchondral insufficiency fracture of
　the femoral head（SIF） 175
Sunderland 分類 48
swallow tail sign 136
synergy test 147
synovial fluid 19
synovial membrane 18

T

table tap test 148
tail sign 383
tarsal tunnel syndrome 281
tear drop sign 275
tenderness 183
TFCC（triangular fibrocartilage
　complex）損傷 72, 146
Thomas テスト 171
Thompson squeeze test 211
Thomsen テスト 142
thoracic outlet syndrome 62
tibial nerve palsy 280
Tietze 症候群 83
Tinel 徴候 65, 286
Tinel 様徴候 149
TNF 250

405

toddler's fracture	181	
toe-in gait	210, 237	
toe-out gait	210	
too many toes sign	118	
Trabecular Bone Score	9	
transient synovitis of the hip	239	
Trendelenburg 徴候	169	
trigger point injection	257	
tsDMARDs	329	
Turner 症候群	140	
two-finger squeeze test	106	

U

ulnar fovea sign	146
ulnar tunnel syndrome	277
ulnar variance	150
ulnocarpal stress test	146

V

VAS (Visual Analog Scale)	86
vascular endothelial growth factor (VEGF)	339

Vater-Pacini 小体	45
vicious cycle of reflexes	257
Volkmann 管	2
Volkmann 拘縮	70

W

waiters' tip position	271
Waller 変性	46

Y

Yergason テスト	61

中山書店の出版物に関する情報は，小社サポートページを御覧ください．
https://www.nakayamashoten.jp/support.html

本書へのご意見をお聞かせください
https://www.nakayamashoten.jp/questionnaire.html

ニュースタンダード整形外科の臨床　1

整形外科の病態と診察・診断

2024 年 12 月 5 日　初版第 1 刷発行

専門編集　　　井尻慎一郎（いじりしんいちろう）

発行者　　　　平田　直

発行所　　　　株式会社　中山書店
　　　　　　　〒 112-0006　東京都文京区小日向 4-2-6
　　　　　　　TEL 03-3813-1100（代表）
　　　　　　　https://www.nakayamashoten.jp/

装丁　　　　　ボブカワムラ　BOB-K. Design

印刷・製本　　株式会社 真興社

ISBN978-4-521-75091-0
Published by Nakayama Shoten Co.,Ltd.　　　　　　Printed in Japan
落丁・乱丁の場合はお取り替え致します．

・本書の複製権・上映権・譲渡権・公衆送信権（送信可能化権を含む）は株式会社中山書店が保有します．

・JCOPY〈出版者著作権管理機構　委託出版物〉
本書の無断複製は著作権法上での例外を除き禁じられています．複製される場合は，そのつど事前に，出版者著作権管理機構（電話 03-5244-5088，FAX 03-5244-5089，e-mail: info@jcopy.or.jp）の許諾を得てください．

本書をスキャン・デジタルデータ化するなどの複製を無許諾で行う行為は，著作権法上での限られた例外（「私的使用のための複製」など）を除き著作権法違反となります．なお，大学・病院・企業などにおいて，内部的に業務上使用する目的で上記の行為を行うことは，私的使用には該当せず違法です．また私的使用のためであっても，代行業者等の第三者に依頼して使用する本人以外の者が上記の行為を行うことは違法です．

診断の精度を上げ,患者満足度を高める
ニュースタンダード 整形外科の臨床
New Standard in Orthopaedic Practice

【編集委員】田中　栄（東京大学）
　　　　　　松本　守雄（慶應義塾大学）
　　　　　　井尻慎一郎（井尻整形外科）

B5判／並製／4色刷／各巻約300頁／予価11,000～13,000円

- 整形外科日常臨床で使える具体的な知識と技術を提供
- 治療は保存療法を中心に解説
- リアルな診断・治療の動画を多数掲載
- 最新知識,専門知識,Topics,診療のコツなどを適宜コラムやサイドメモで掲載

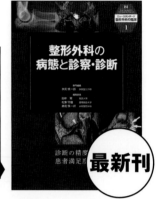

最新刊

シリーズ構成と専門編集

①	整形外科の病態と診察・診断　**最新刊**	井尻慎一郎（井尻整形外科）	定価 12,100円（本体11,000円+税）
②	整形外科の外傷処置—捻挫,打撲,脱臼,骨折—	井尻慎一郎（井尻整形外科）	予価 11,000円
③	整形外科の保存的治療のすべて	井尻慎一郎（井尻整形外科）	予価 11,000円
④	頚椎・胸椎の痛みと障害	筑田博隆（群馬大学）	予価 13,000円
⑤	肩・肘の痛みと障害	池上博泰（東邦大学）岩崎倫政（北海道大学）	予価 13,000円
⑥	手関節・手の痛みと障害	佐藤和毅（慶應義塾大学）	予価 13,000円
⑦	腰部の痛みと障害	川口善治（富山大学）	予価 13,000円
⑧	鼠径部〜股関節・殿部・大腿部の痛みと障害	坂井孝司（山口大学）	予価 13,000円
⑨	膝・下腿の痛みと障害	古賀英之（東京医科歯科大学）武冨修治（東京大学）	予価 13,000円
⑩	足関節・足の痛みと障害	仁木久照（聖マリアンナ医科大学）松本卓巳（東京大学）	予価 13,000円
⑪	見逃してはいけない腫瘍・リウマチ関連疾患（骨粗鬆症,代謝性・遺伝性疾患を含む）	門野夕峰（埼玉医科大学）小林寛（東京大学）	予価 13,000円

※配本順,タイトルなど諸事情により変更する場合がございます.

セットでお買い求めいただくとお得！13,200円off！
シリーズ全11冊 予価合計 150,700円（本体137,000円+税） ➡ **セット価格 137,500円**（本体125,000円+税）
※送料サービス

中山書店 〒112-0006 東京都文京区小日向4-2-6　TEL 03-3813-1100　FAX 03-3816-1015
https://www.nakayamashoten.jp/